Zerebrale und spinale Computertomographie

SCHERING

Zerebrale und spinale Computertomographie

Zweite, überarbeitete und erweiterte Auflage

von
Sebastian Lange
Thomas Grumme
Wolfgang Kluge
Kurt Ringel
Wolfgang Meese

Eine Veröffentlichung der
medizinisch-wissenschaftlichen
Buchreihe von Schering.

Englische Ausgabe unter dem Titel:
Cerebral and Spinal Computerized
Tomography

Eine über den Buchhandel erhältliche
Ausgabe erscheint im Verlag S. Karger
Basel – München – Paris – London –
New York – New Delhi – Singapore –
Tokyo – Sydney.

Die 1. Auflage erschien 1977 unter dem
Titel *Zerebrale Computer-Tomographie*
Autoren: Sebastian Lange,
Thomas Grumme, Wolfgang Meese

Sofern Angaben zur Anwendung von
Schering-Arzneimitteln gemacht werden,
ist jeder Leser aufgefordert, das aktuelle,
von uns herausgegebene wissenschaftliche
Informationsmaterial zu den genannten
Präparaten zu beachten.

Von Dr. Wolfgang Kluge ist eine Diaserie
mit Begleittext über zerebrale Computertomographie beim Verlag RECOM, Basel,
erhältlich. Sie kann unter der Bestellnummer 05 85 42 4 bezogen werden. Ein
Teil der Abbildungen in diesem Buch ist
dieser Diaserie entnommen.

Redaktion: HD Med. Information,
Sektion Medizinische Redaktion
Gestaltung: Schering Werbestudio
unter Mitarbeit von Urte von Bremen
Anatomische Zeichnungen: Klaus Bohm
Lithographie: Carl Schütte & C. Behling,
Berlin
Satz und Druck: Druckerei Hellmich KG,
Berlin
Printed in Germany

ISBN 3-8055-4591-6

Prof. Dr. med. Sebastian Lange
Röntgen- und Radiumabteilung
Knappschaftskrankenhaus
Dorstener Straße 151
D-4350 Recklinghausen

Prof. Dr. med. Thomas Grumme
Neurochirurgische Klinik
Zentralklinikum
Stenglinstraße
D-8900 Augsburg

Dr. med. Wolfgang Kluge
Arzt für Neurochirurgie
Bozener Straße 17
D-1000 Berlin 62

Dr. med. Kurt Ringel
Radiologisches Zentrum
Abt. Röntgendiagnostik
Zentralklinikum
Stenglinstraße
D-8900 Augsburg

Dr. med. Wolfgang Meese †

Inhalt

Zerebrale Computertomographie

Physikalische und technische Grundlagen **9**
Prinzip 9
Mathematische Bildrekonstruktion 11
Abbildungseigenschaften 11
Bildartefakte 13
Streifenförmige Artefakte 13
Flächenförmige Artefakte 13

Untersuchungstechnik **15**
Lagerung des Patienten 15
Kontrastmittelanwendung 15
Intravenöse Injektion 15
Intrathekale Applikation 16
CT-Luftzisternomeatographie 16
Intraventrikuläre Applikation 16

Das normale Gehirn **18**
Anatomische Grundlagen 18
Topographie des Gehirns im Computertomogramm 18
Neurofunktionelle Systeme 18
Pyramidenbahn 38
Sensible Leitungsbahn 38
Sehbahn 40
Bahnen der Augenmotorik 40
Sprachzentren 42
Riechbahn 42
Hörbahn 43

Schädelhirntraumen **44**
Gedeckte Hirntraumen 44
Epidurales Hämatom 45
Subdurales Hämatom 48
Akutes subdurales Hämatom 48
Akutes subdurales Hygrom 48
Chronisches subdurales Hämatom 48
Hirnkontusionen 53
Fokales traumatisches Ödem (Typ I) 53
Kontusionsblutungen (Typ II und III) 53
Diffuses traumatisches Ödem 53
Traumatische Subarachnoidalblutungen 56
Traumatische Ventrikelblutung 56
Traumatischer Hirninfarkt 56
Offene Hirntraumen 58
Schußverletzungen 58
Lufteinschlüsse (Pneumatozele und Pneumatozephalus) 58
Aszendierende Infektion 58
Spätfolgen eines Hirntraumas 60
Folgen und Komplikationen eines chirurgischen Eingriffs 62

Neuropädiatrische Erkrankungen **64**
Mißbildungen 64
Dysgenesien 64
Holoprosenzephalie 64
Olfakto-genitale Dysplasie de Morsier 64
Dysrhaphien 64
Cranioschisis totalis, Cranioschisis partialis 64
Arnold-Chiari-Mißbildung 66
Dandy-Walker-Syndrom 68
Balkenmangel 69
Dysrhaphische Äquivalente 69
Cavum septi pellucidi 69
Cavum Vergae 69
Cavum veli interpositi 69
Kongenitale Aquäduktstenose 69
Migrationsstörungen 72
Hirnvolumenstörungen 72
Phakomatosen (neurokutane Syndrome) 72
Neurofibromatose Recklinghausen 72
Tuberöse Sklerose (Bourneville-Pringel) 72
Sturge-Weber-Syndrom 72
Hippel-Lindau-Syndrom 73
Hydrozephalus beim Kind 73
Frühkindliche Hirnschäden 78
Intrakranielle Blutungen 78
Hypoxische Schäden des Gehirns 78
Hydranenzephalie 78
Porenzephalien 78
Hirnatrophien 80
Lokalisierte Hirnatrophien 80
Status spongiosus 80
Subdurales Hygrom des Kindes 80
Arachnoidalzysten 80

Vasopathien **84**
Hirninfarkt 84
Hirnmassenblutung 90
Aneurysmen 93
Angiome 99
Angioma capillare 99
Angioma cavernosum 99
Angioma venosum 99
Angioma arteriovenosum 99

Degenerative Erkrankungen **102**

Hirnatrophie 102
Generalisierte Hirnatrophien 104
Physiologische Involution 104
Senile Demenz (Hirnatrophie mit Alterspsychose) 104
Präsenile Demenz (M. Alzheimer) 104
Arteriosklerotische Demenz 104
M. Parkinson 104
M. Wilson 106
M. Jakob-Creutzfeldt 106
Toxische und iatrogene Enzephalopathien 106
Fokale Hirnatrophie 106
Regional-symmetrische Hirnatrophien 106
Pick-Krankheit 106
Huntington-Chorea 106
Progressive Paralyse 108
Kleinhirnatrophien 108
Normotensiver Hydrozephalus 108
Entmarkungsenzephalopathien 110
Multiple Sklerose 110
Progressive multifokale Leukoenzephalopathie 110
Leukodystrophien 110
Metachromatische Leukodystrophie 110
Spongioforme Leukodystrophie, M. Canavan 110
M. Alexander 110
Globoidzellenleukodystrophie Krabbe 112
M. Pelizaeus Merzbacher 112
Cockayne-Syndrom 112
Adrenoleukodystrophie 112

Entzündungen **114**

Generalisierte Enzephalitiden 114
Herdförmige Enzephalitiden 114
Metastatisch-eitrige Herdenzephalitis 114
Hirnabszeß 114
Epiduraler Abszeß, subdurales Empyem 116
Meningitis 119
Ventrikulitis 119
Tuberkulose 119
Sarkoidose 119
Zystizerkose 119
Echinokokkus 119
Toxoplasmose 119

Neoplasmen **122**

Eigenschaften, Klassifikation und computertomographische Kriterien 122
Astrozytome 126
Oligodendrogliome 128
Mischgliome 130
Diffuse Gliomatose 130
Glioblastome 132
Pilozytische Astrozytome (Grad I), (Spongioblastome) 134
Ependymome 136
Histiozytose X, Histiozytome 138
Maligne Lymphome 138
Leukose 138
Subependymale Riesenzellastrozytome 138
Gangliozytome (Nervenzelltumoren) 138
Monstrozelluläre Sarkome 138
Tumoren der Pinealisregion 140
Plexuspapillome 140
Medulloblastome 142
Meningeome 144
Durafibrome 148
Hämangioperizytome 148
Primäre meningeale Melanome 148
Neurinome 150
Hypophysenadenome 152
Angioblastome 158
Mißbildungstumoren 158
Skeletogene intrakranielle Tumoren 164
Gesichtsschädeltumoren mit intrakranieller Invasion 164
Metastasen 164

Orbita **168**

Untersuchungstechnik 168
Orbitastrukturen 168
Pathologische Prozesse 168

Differentialdiagnostische Tabellen **172**

Kalottennahe Herde 172
– hypodens 172
– hyperdens 174
Intrazerebrale Herde 176
– hypodens 176
– hyperdens 178
– kalkähnliche Dichte 180
– KM-anreichernd 182
Lage-, Form- und Größenveränderung des Ventrikelsystems 184
Intra- und paraventrikuläre Prozesse 186
Prozesse in der
– vorderen Schädelgrube und im Frontalhirn 188
– Sellaregion 190
– Pinealisregion und in der Gegend der Cisterna magna 194
– Kleinhirnbrückenwinkelregion 196

Prozesse der Felsenbeinregion **198**

Untersuchungstechnik 198
Mißbildungen 198
Gehörgangsstenose bzw. Atresie 198
Mittelohrdysplasie 198
Mißbildungen der Gehörknöchelchenkette 198
Mißbildungen des Innenohrs 198
Anomalien von Blutgefäßen und Nerven 198
Entzündungen 200
Otitis maligna externa 200
Otitis media acuta und Mastoiditis 200
Otitis media chronica und Mastoiditis 200
Angeborenes Cholesteatom 200
Neoplasien 200
Glomustumoren (Chemodektome, non-chromaffine Paragangliome) 200
Neurinome 200
Seltene benigne Tumoren 200
Primäre Malignome 200
Sekundäre Malignome 201
Andere seltenere Erkrankungen des Mittelohres 201
Erworbenes Cholesteatom 201
Traumen 202
Längsfraktur 202
Querfraktur 202
Isolierte Fraktur des Mastoids und des äußeren Gehörgangs 202
Ruptur der Gehörknöchelchenkette 202
CT-Luftzisternomeatographie 204

Prozesse der Schädelbasis und des angrenzenden Viszerokraniums **206**

Untersuchungstechnik 206
Morbus Paget 206
Fibröse Dysplasie 206
Osteoplastische Meningeome 206
Neurofibromatose 206
Osteome 206
Gesichtsschädelkarzinome 206
Primäre und sekundäre Schädelbasismalignome 206
Juveniles Angiofibrom 206
Nasennebenhöhlenhypo- bzw. -aplasie 208
Sinusitis 208
Granulomatöse Nasennebenhöhlenentzündungen und Pilzinfektionen 208
Polyposis nasi 208
Mukozele, Pyozele 208

Spinale Computertomographie

Untersuchungstechnik 210
Technische Voraussetzungen 210
Kontrastmittelanwendung 210
Anatomie 211
Atlantoaxiales Gelenk und normale Halswirbelsäule 211
Normale thorakale Wirbelsäule 216
Normale lumbosakrale Wirbelsäule 216
Inhalt des lumbosakralen Spinalkanals 216
Bandscheibenprolaps 218
Erscheinungsformen des zervikalen und lumbalen Bandscheibenprolapses 220
Zervikaler Prolaps 220
Lumbaler Prolaps 222
Spinalkanalstenose, Osteoarthropathie 226
Spinale Tumoren 226
Neurinom 228
Meningeom 228
Ependymom 228
Pilozytisches Astrozytom 228
Mißbildungstumoren 230
Metastasen inkl. malignes Lymphom, Plasmozytom 230
Spinale Traumatologie 234
Spinale Fehlbildungen 236
Dysrhaphische Störungen 236
Arnold-Chiari-Syndrom 236
Syringomyelie bzw. Syringohydromyelie 236
Mißbildungen der Wirbelkörper und Wirbelbögen 236
Entzündliche spinale Prozesse 238
Diszitis und Spondylitis 238
Myelitis 238
Arachnoiditis 238
Epiduraler Abszeß 238
Atlantoaxiale Manifestation der chronischen Polyarthritis (CP) 240
Postoperative Veränderungen und Komplikationen 242
Postoperative Narben nach lumbaler Bandscheibenprolapsoperation; das Bandscheibenprolapsrezidiv 242
Arachnopathie 242
Diszitis und Spondylitis 242
Meningocele spuria 242
Epidurale Nachblutung 242
Retroperitoneale Blutung 242

Verzeichnis der Bildtafeln **244**

Literatur **246**

Sachwortverzeichnis **253**

Physikalische und technische Grundlagen

Prinzip

Der englische Physiker Hounsfield (76, 77) hat 1968 in einer Patentschrift das Prinzip der Computertomographie erläutert: Ein eng eingeblendeter Röntgenstrahl tastet eine transversale Körperscheibe des Patienten in tangentialer Richtung ab, und das Strahlenintensitätsprofil hinter der Scheibe wird von einem Szintillationsdetektor registriert (Abb. 1). Wird diese lineare Abtastung aus zahlreichen Winkeln wiederholt, so kann die räumliche Verteilung der Absorptionswerte in der Objektscheibe berechnet und als Bild dargestellt werden (Abb. 2). Wegen der aufwendigen mathematischen Operation gelingt dies nur mit der modernen Computertechnik.

Der Vorteil der Computertomographie gegenüber der herkömmlichen Röntgentechnik ist ihre hohe Kontrastauflösung. Diese gute Auflösung ergibt sich daraus, daß zum einen die Meßanordnung störende Streustrahlen eliminiert und zum anderen die Empfindlichkeit des Detektors sehr viel höher ist als die des Röntgenfilms. Dadurch verbessert sich die Genauigkeit, mit der die Dichte im Objekt gemessen wird, um mindestens den Faktor 100, und es können beispielsweise intrakranielle Weichteilstrukturen differenziert werden. Wegen dieser hervorragenden Kontrastauflösung wurde die Computertomographie mit Recht als die wichtigste Etappe der diagnostischen Radiologie seit der Entdeckung der Röntgenstrahlen bezeichnet.

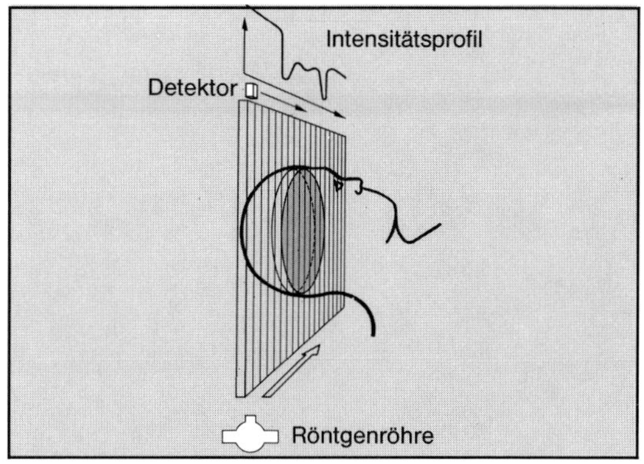

1

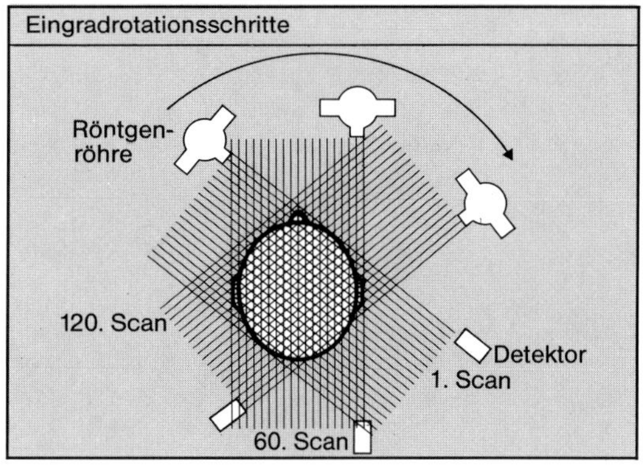

2a

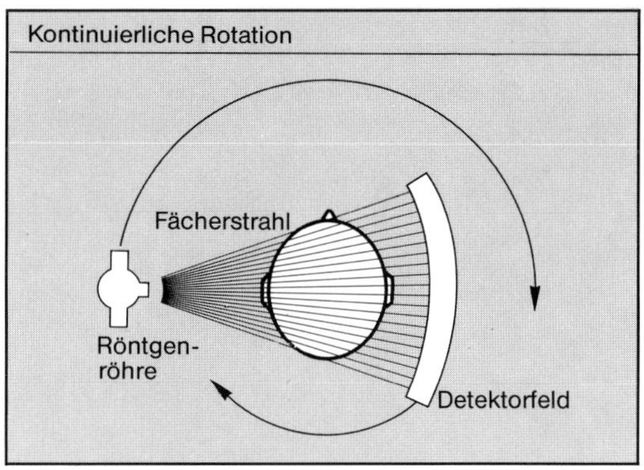

2b

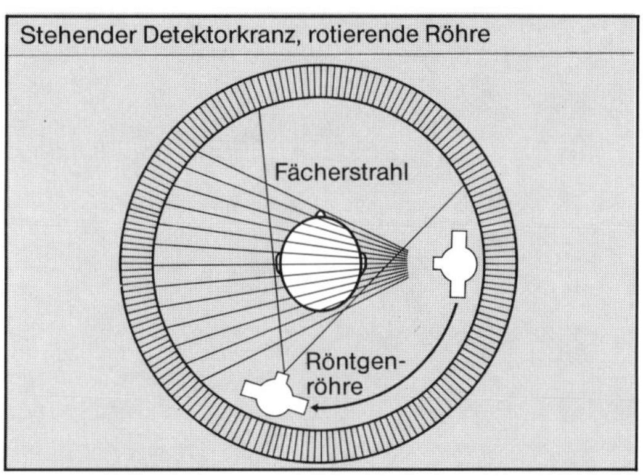

2c

Abb. 1: Lineare Abtastung einer Schädelschicht mit Röntgenröhre und Detektor.

Abb. 2a–c: Verschiedene Möglichkeiten des Abtastvorganges.
a: Nadelstrahl, Kombination von linearer Abtastung und Rotationsschritten bei Einzeldetektor.
b: Breiter Fächerstrahl mit Detektorfeld. Das Detektorfeld ersetzt die lineare Abtastung, so daß Röntgenröhre und Detektorfeld nur rotieren.
c: Feststehender Detektorkranz und rotierende Röntgenröhre mit Fächerstrahl.

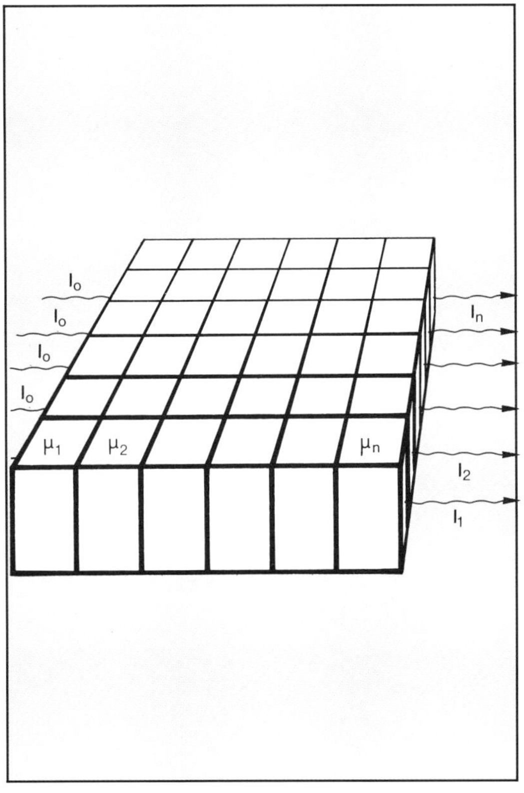
I_o
I_o
I_o
I_o
μ_1
μ_2
μ_n
I_n
I_2
I_1
3

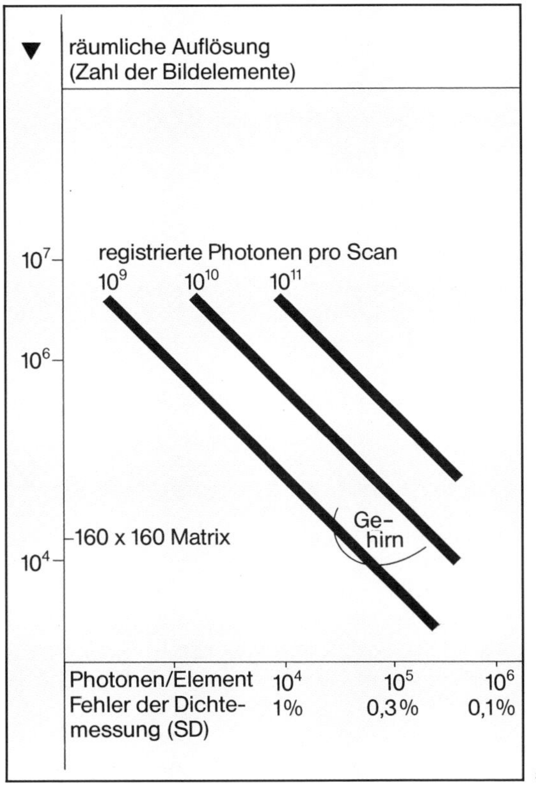
räumliche Auflösung
(Zahl der Bildelemente)
10^7
10^6
10^4
registrierte Photonen pro Scan
10^9 10^{10} 10^{11}
160 x 160 Matrix
Ge-
hirn
Photonen/Element 10^4 10^5 10^6
Fehler der Dichte-
messung (SD)
1% 0,3% 0,1%
5

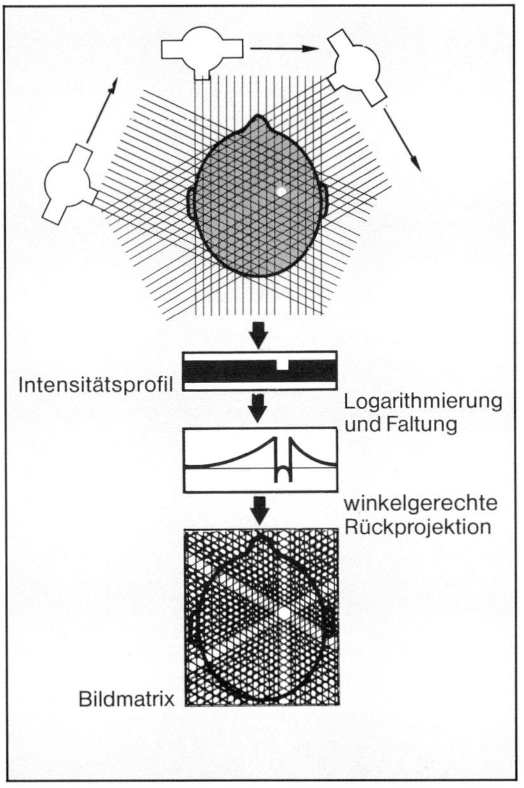
Intensitätsprofil
Logarithmierung
und Faltung
winkelgerechte
Rückprojektion
Bildmatrix
4

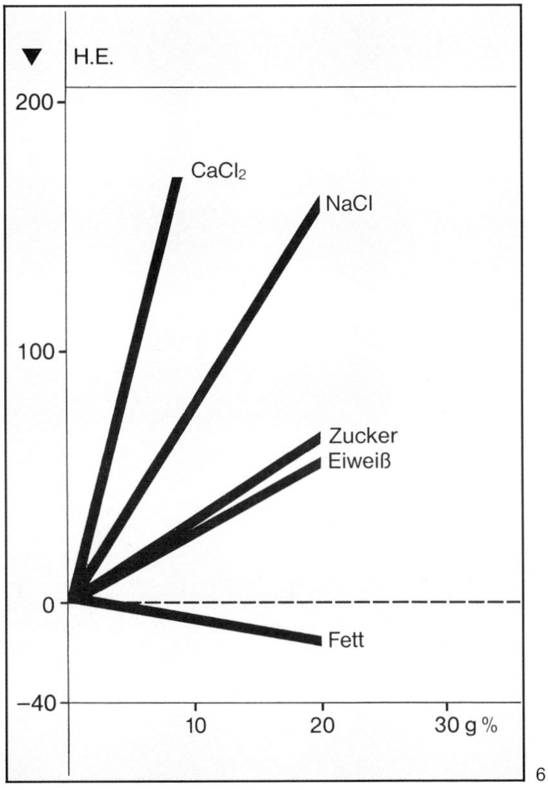
H.E.
200
100
0
−40
$CaCl_2$
NaCl
Zucker
Eiweiß
Fett
10
20
30 g %
6

Mathematische Bildrekonstruktion

Die mathematische Bildrekonstruktion, die in der Computertomographie angewendet wird, ist eine in der konventionellen Röntgenologie unbekannte Methode. Um sie zu verstehen, muß man sich die Objektschicht des Körpers in $n \times n$ nebeneinanderliegende gleich große Würfel (= Objektelemente = Volumenelemente = Voxel) unterteilt denken (Abb. 3). Durchdringt ein Röntgenstrahl n-hintereinanderliegende Objektelemente, so gilt nach den Absorptionsgesetzen:

$$\ln \frac{I_0}{I} = \sum_{i=1}^{n} \mu_i$$

(für I_0 = Eintrittsintensität, I = Austrittsintensität, μ = Absorptionskoeffizient des durchstrahlten Raumelementes). Da I_0 und I mit Detektoren gemessen werden, erhält die linke Seite der Gleichung einen Zahlenwert; auf der rechten Seite steht die Summe der vorerst noch unbekannten Absorptionskoeffizienten. Wird die Objektschicht aus mehr als $n \times n$ Richtungen durchstrahlt, so resultieren mehr als $n \times n$ Gleichungen, und die mathematische Lösung der $n \times n$ unbekannten Absorptionswerte der Objektelemente wird damit prinzipiell möglich. In der Praxis wird die Dichteverteilung jedoch nicht über die komplizierte Lösung des Gleichungssystems berechnet. Es wurden computergerechte Näherungsverfahren entwickelt (27). Eines dieser Näherungsverfahren, der sogenannte Faltungsalgorithmus (Abb. 4), hat sich für die Computertomographie besonders bewährt. Zum Schluß werden die errechneten Absorptionswerte in Graustufen umgesetzt und als Bild dargestellt. Jedes punktförmige Bildelement (Pixel) entspricht einem Objektelement (Voxel), und der Grauwert des Pixels repräsentiert den Absorptionswert des Voxels.

◄

Abb. 3: Objektmatrix. I_0 = Eintrittsintensität, I = Austrittsintensität, μ = mittlerer Absorptionskoeffizient des Matrixelementes.

Abb. 4: Schematische Darstellung der Faltungsmethode. Das Intensitätsprofil wird logarithmiert und mit einer Korrekturfunktion mathematisch gefaltet. Anschließend wird das Intensitätsprofil winkelgerecht auf die Bildmatrix projiziert. Die Summierung aller aus verschiedenen Winkeln aufgenommenen Projektionen ergibt das Bild.

Abb. 5: Zusammenhang zwischen Raum- und Dichteauflösung bei gegebener Photonenzahl/Scan (≙ Strahlenbelastung). Die anfallende Information wird anteilig als räumliche Auflösung und Dichteauflösung wiedergegeben. Nach McAtamney (118), verändert.

Abb. 6: Abhängigkeit der Absorptionswerte von der Konzentration verschiedener organischer Verbindungen und Salze (Eiweiß = Humanalbuminlösung, Fett = Erdnußölsuspension).

Abbildungseigenschaften

Der *Informationsgehalt* eines Computertomogramms ist abhängig von der Zahl der mit dem Detektor registrierten Photonen. Die Information wird einerseits von der Zahl der Bildrasterpunkte (räumliche Auflösung) und andererseits von den unterscheidbaren Dichtewerten (Kontrastauflösung) übermittelt. Da die dem Patienten zumutbare Strahlendosis die Zahl der Photonen begrenzt, ist eine Besserung der Dichteauflösung mit einer Vergröberung des Bildrasters bzw. eine Verbesserung der räumlichen Auflösung mit einer Verschlechterung der Dichteauflösung verbunden (Abb. 5). Die Dichte bzw. die Absorptionseigenschaft eines Objektdetails wird in willkürlichen Einheiten (Hounsfield-Einheiten, H.E.) gemessen, die den physikalisch definierten linearen Absorptionskoeffizienten direkt proportional sind (Abb. 6). Die Skala der Hounsfield-Einheiten ist so gewählt, daß Luft Werte von −1000, Wasser Werte von 0 und Knochen etwa Werte von +1000 besitzen (Abb. 7). Sehr dichter Knochen kann Werte bis zu ca. 3000 H.E. haben. Diese Zahlenwerte werden zur bildlichen Darstellung in geeignete Graustufen übersetzt.

Die *Kontrastauflösung,* d. h. der kleinste, im Bild eben noch erkennbare Dichteunterschied zwischen einem Objektdetail und seiner Umgebung, wird von mehreren Faktoren beeinflußt (Abb. 8 und 9). Ein wichtiger Faktor ist die Dicke der untersuchten Schicht; wird sie z. B. auf 2 mm reduziert, so beeinflußt dies das Signal-Rausch-Verhältnis ungünstig und die Kontrastauflösung verschlechtert sich, es sei denn, die Scanzeit wird verlängert. Bei einer Schichtdicke von 8 mm beträgt die Standardabweichung der gemessenen Dichtewerte unter optimalen Bedingungen zur Zeit 2–4 Hounsfield-Einheiten. Es reicht deshalb eine mittlere Dichtedifferenz von etwa 5 H.E. zwischen Objektdetail und seiner Umgebung, um das Detail zu erkennen. Bei größeren homoge-

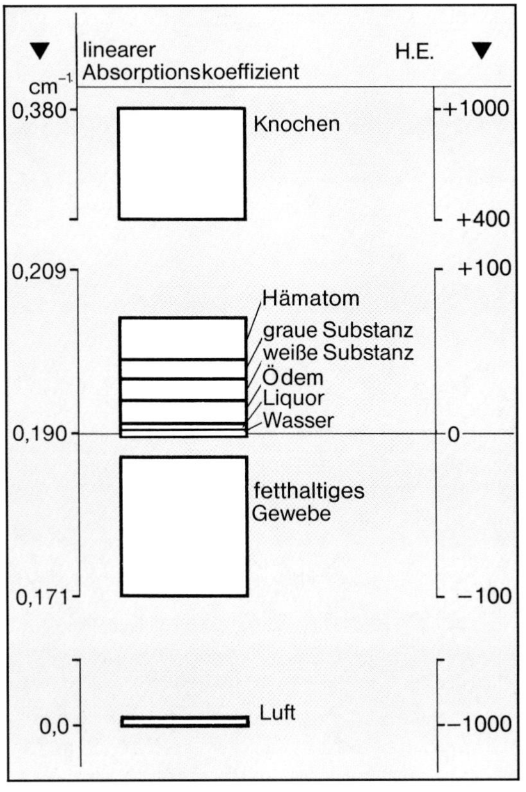
linearer Absorptionskoeffizient
cm⁻¹
H.E.
0,380
0,209
0,190
0,171
0,0
+1000
+400
+100
0
−100
−1000
Knochen
Hämatom
graue Substanz
weiße Substanz
Ödem
Liquor
Wasser
fetthaltiges Gewebe
Luft

7

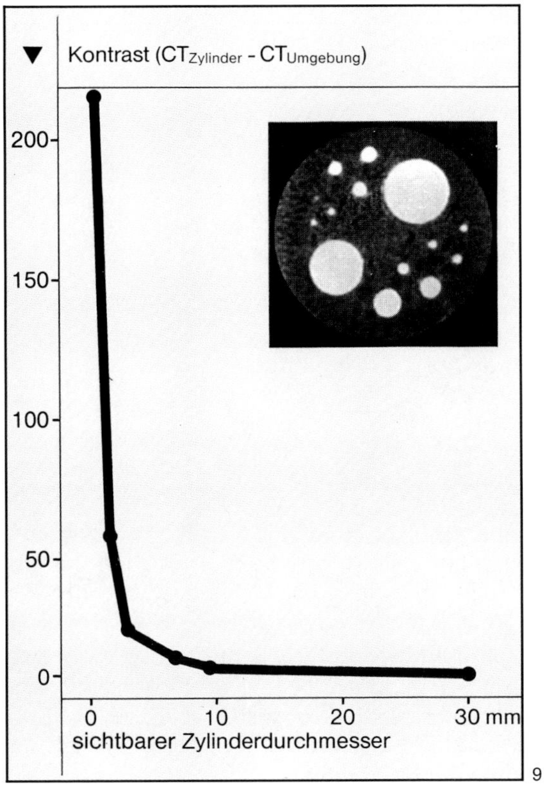
Kontrast ($CT_{Zylinder}$ - $CT_{Umgebung}$)
200
150
100
50
0
0
10
20
30 mm
sichtbarer Zylinderdurchmesser

9

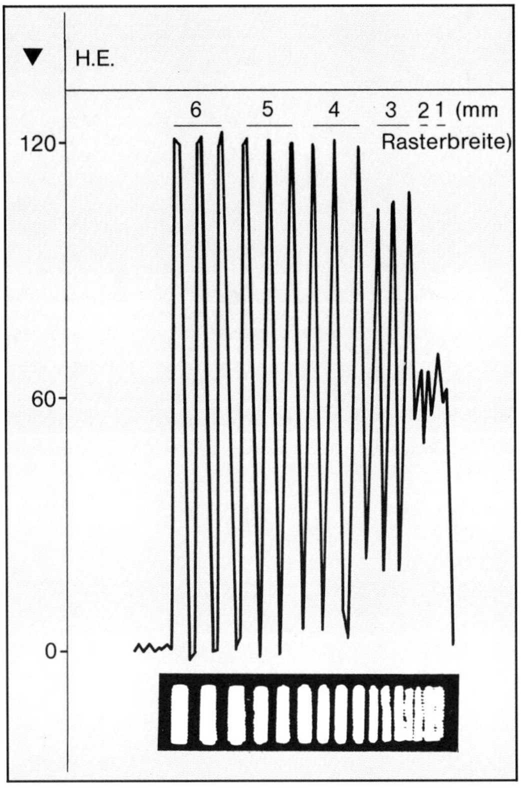
H.E.
6
5
4
3
2 1 (mm Rasterbreite)
120
60
0

8

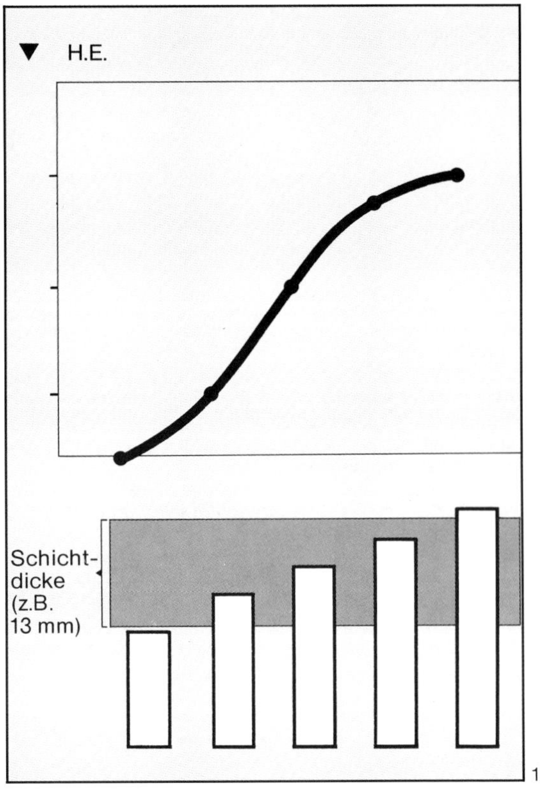
H.E.
Schicht-dicke (z.B. 13 mm)

10

nen Details können auch kleinere Dichtedifferenzen erfaßt werden (101, 103, 119).

Bei sehr kleinen Strukturen muß bedacht werden, daß jedes Objektelement ein bestimmtes Volumen (z. B. 1 × 1 × 8 mm^3) besitzt und daß der CT-Wert ein Mittelwert der Dichten aller in diesem Volumen enthaltenen Partikeln ist. Füllt eine intrakraniale Struktur das Elementvolumen nur teilweise aus (z. B. Mikrokalzifikationen), so beeinflußt es die mittlere Dichte des Volumens nur wenig und kann deshalb dem Nachweis entgehen (Partialvolumeneffekt, s. Abb. 10). Die *räumliche Auflösung* des Computertomogramms ist im Vergleich zur konventionellen Röntgenaufnahme schlecht. Dies hängt vor allem mit der Grobheit des Bildrasters zusammen. Darüber hinaus besitzen alle Objektkanten einen Unschärfehof, der bis zu drei Bildelemente umfassen kann (103).

Kontrast- und Detailauflösung beeinflussen sich gegenseitig. In der Regel ist die Detailauflösung um so höher, je größer der Dichteunterschied im Objekt ist, und die Kontrastauflösung ist um so besser, je größer die Objektdetails sind (Abb. 9).

◄

Abb. 7: Absorptionswerte der auf der Schädelschicht vorkommenden Strukturen bei einer Röhrenspannung von 120 kV.

Abb. 8: Dichteprofil einer Zeile im Computertomogramm eines Linienrasters. Mit abnehmendem Linienabstand verringert sich der Bildkontrast, obwohl der Objektkontrast konstant ist.

Abb. 9: Kontrastdetaildiagramm. Bis hinunter zu Zylinderdurchmessern von 3 mm werden Objekte sichtbar, deren Dichte sich von der Umgebung um ca. 5 Hounsfield-Einheiten unterscheidet. Zylinder mit kleineren Durchmessern bedürfen höherer Objektkontraste, um im Bild dargestellt werden zu können.

Abb. 10: Stufenphantom. Nur wenn ein Zylinder die gesamte Schichtdicke ausfüllt, wird vom Computertomographen seine Dichte exakt gemessen. Füllt der Zylinder die Schicht nur partiell aus, wird ein Wert gemessen, der anteilig das Material des Zylinders und der Umgebung repräsentiert (Partialvolumeneffekt).

Bildartefakte

Durch Störungen des Abtastvorganges oder der anschließenden Datenverarbeitung entstehen auf dem Computertomogramm streifen- und flächenförmige Zonen veränderter Dichte, die keinen Strukturen im Objekt entsprechen. Diese Artefakte sind in der Regel so charakteristisch, daß sie nur ausnahmsweise zu diagnostischen Schwierigkeiten führen (102).

Streifenförmige Artefakte

Sie entstehen bei unruhigen Patienten und können das Bild so stark stören, daß eine Beurteilung nicht möglich ist. Meist handelt es sich um Streifen erhöhter Dichte, die tangential oder in vertikaler Richtung vom Schädelknochen ausgehen (Streaking). Sägezahnartige Ausziehungen der Kalotte und fischgrätenartig angeordnete Streifenmuster sind weitere Bewegungsartefakte (Tafel 1/7). Das Rechenprogramm läßt Artefakte entstehen, wenn auf verhältnismäßig engem Raum hohe Objektkontraste vorliegen. Von metallischen Operationsclips und Kunststoffdrainagen ziehen radiäre Streifen über das gesamte Bild (Overrange-Artefakte; Tafel 1/8). Recht häufig erstreckt sich ein hypodenses Band von einer Pyramidenkante zur anderen quer durch den Hirnstamm, das ebenfalls von den Dichtesprüngen im pneumatischen System des Felsenbeins verursacht wird und Hounsfield-Linie genannt wurde. Bei einer schlechten Kalibrierung des Detektorkranzes finden sich auf dem Bild konzentrische hypodense Linien (Rotationsartefakte).

Flächenförmige Artefakte

Sie verleiten gelegentlich zu Fehldiagnosen. Hypodense Zonen finden sich in den basisnahen Schichten besonders medial vom Orbitadach, hinter den Sphenoidalflügeln und hinter den Pyramiden. Hyperdense Flecken können in der Gegend des Kleinhirns auftreten, wenn sich dort die von den knöchernen Strukturen ausgehenden Streifenartefakte überlagern und summieren (Tafel 1, Seite 14).

Tafel 1: Artefakte

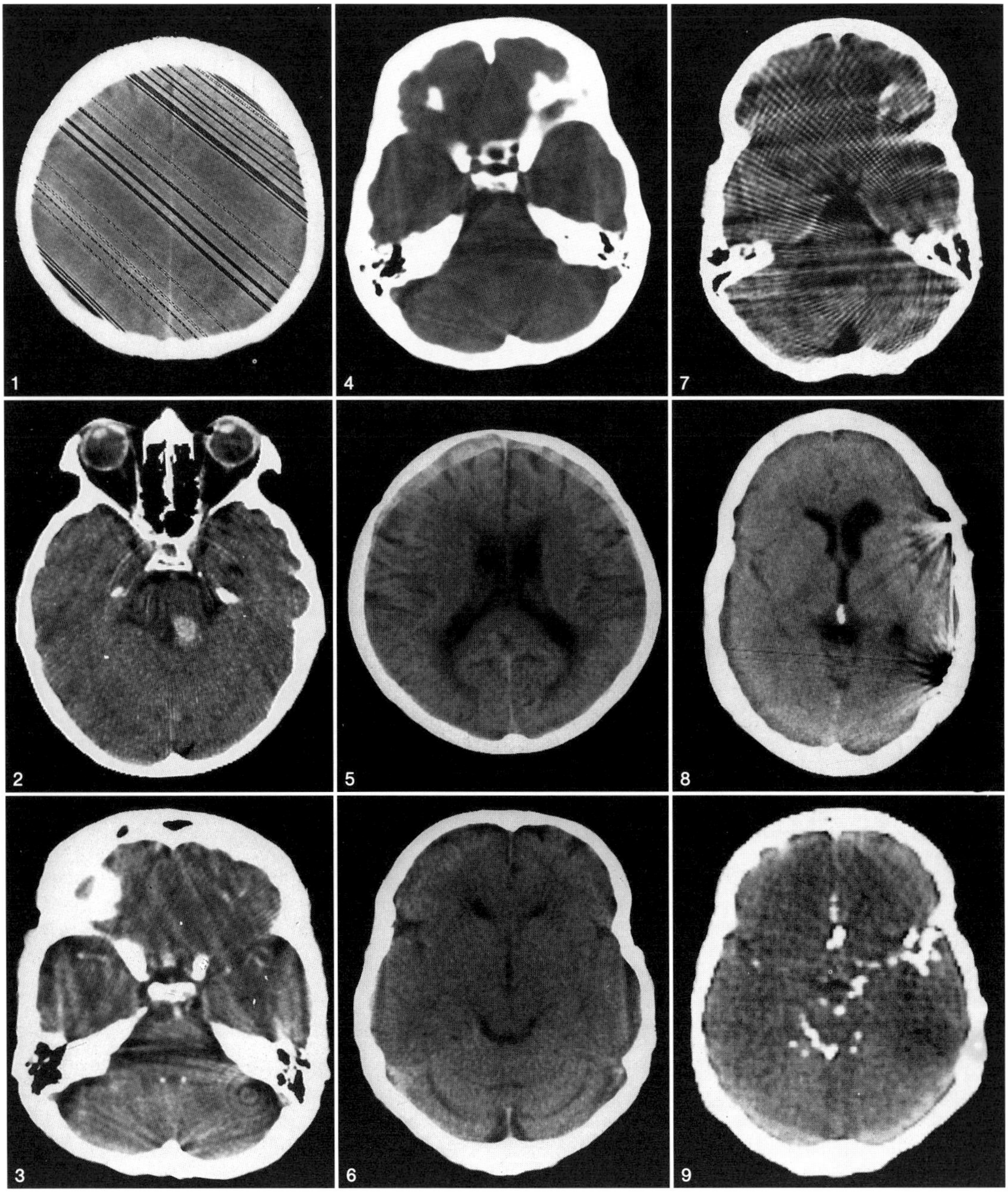

1 Mehrere parallele Streifen bei Ausfall eines Detektors (Gerät der 4. Generation).
2 Kreisartefakt. Konzentrische Ringe, mangelnde Kalibrierung eines Detektors (Gerät der 3. Generation). Nebenbefund Hirnstammblutung.
3 Hounsfield-Linie (hypodenser Streifen zwischen den Pyramiden). Kreisartefakt (konzentrische Ringe hinter der rechten Pyramide). Sternartefakt von der Protuberantia occipitalis interna ausgehend. Als Nebenbefund verkalkte Bochdalek'sche Blumenkörbchen.

4 Partialvolumeneffekt durch in die Schicht ragende knöcherne Anteile der frontalen Schädelbasis.
5 Partialvolumeneffekt von frontaler Schädelkalotte und frontaler Hirnrinde.
6 Schattenwurf („shading") beiderseits temporal, rechts mehr als links.

7 Fischgrätenmuster als Bewegungsartefakt.
8 Sternartefakt von einem Metallklipp ausgehend (Overrange-Artefakt).
9 Duroliopaque®-Reste in den basalen Zisternen.

Untersuchungstechnik

Lagerung des Patienten

Bei der üblichen Untersuchung liegt der Patient auf dem Rücken und zieht das Kinn leicht an. Der Gehirnschädel wird mit einer Serie von transversalen Schichten, die parallel über der Orbitomeatallinie liegen, dargestellt. Jede Schicht ist ca. 8 mm breit, so daß in der Regel 12 Schichten ausreichen, um die interessierenden intrakranialen Strukturen sichtbar zu machen. Allerdings müssen gelegentlich Zusatzschichten und Zwischenschichten angefertigt werden, die dann in Abhängigkeit vom Gerätetyp 2 oder 4 mm bzw. auch 1 bis 10 mm breit sein können.

Zur Abbildung von Strukturen der *hinteren Schädelgrube* hat sich eine Modifikation der Schnittführung bewährt. Der Kopf wird so anteflektiert, daß die Schnittebene in einem Winkel von 15° zu den Orbitomeatallinien liegt, bzw. die Gantry des Gerätes wird entsprechend geneigt. Bei der Darstellung der hinteren Schädelgrube werden in der Regel Schichtdicken von 2 oder 4 mm angewendet.

Für die Untersuchung der *Orbita* und der basalen Schläfenlappenabschnitte wird der Kopf so retroflektiert bzw. die Gantryebene so verändert, daß die Schnittebene 20° zur Orbitomeatallinie geneigt ist. Eine Umlagerung des Patienten kann gelegentlich notwendig werden, um z. B. einen Sedimentationseffekt in Seiten- oder Bauchlage zu beweisen.

Bei der *koronaren Schnittführung* liegt der Patient mit den Schultern auf einem Polster und retroflektiert den Kopf so weit wie möglich. Es wird angestrebt, die Schichtebene senkrecht zum Clivus zu legen, d. h., sie soll die Orbitomeatallinie etwa unter einem Winkel von 70° kreuzen.

Die Bildgüte der Computertomogramme leidet, wenn sich der Kopf des Patienten während der Untersuchung bewegt. Aus diesem Grunde ist bei unruhigen Patienten eine medikamentöse Sedierung und in seltenen Fällen sogar eine Intubationsnarkose notwendig.

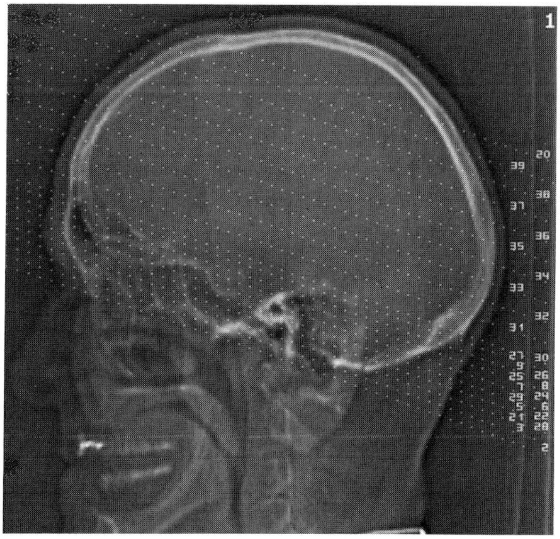

11

Abb. 11: Lage der Standardschichten parallel zur Orbitomeatallinie.

Kontrastmittelanwendung

Intravenöse Injektion

Nach einer intravenösen Injektion von Kontrastmittel (z. B. 1 ml Ultravist®/kg Körpergewicht) erhöhen sich die Absorptionswerte vom normalen Hirngewebe und von pathologischen intrakranialen Prozessen. Da sich letztere durch eine starke Kontrastmittelaffinität auszeichnen können, liefert die Kontrastmittelverabreichung wichtige Zusatzinformationen (3, 4, 10). In Abhängigkeit davon, wie häufig bestimmte Erkrankungen in den einzelnen Instituten vorkommen, werden 50 bis 90% aller Patienten im Anschluß an die Leerserie erneut mit Kontrastmittel computertomographiert.

Die Kontrastmittelanreicherung erklärt sich über verschiedene Mechanismen (44, 93):

– Das Kontrastmittel befindet sich intravasal. Dies dürfte für normale Blutleiter, Angiome, möglicherweise für einige stark vaskularisierte Tumoren zutreffen.

– Das Kontrastmittel befindet sich außer im Intravasalraum auch in einem relativ großen interstitiellen Raum. Es ist bekannt, daß ionische und auch nichtionische Kontrastmittel (z. B. Ultravist®), mit Ausnahme der Blut-Hirn-Schranke, Kapillaren schnell passieren. Deshalb wird dieser Mechanismus bei einigen Tumoren, die im Vergleich zum Gehirn einen großen interstitiellen Raum besitzen, der quantitativ wichtigste sein.

– Das Kontrastmittel könnte an Gewebsstrukturen adsorbiert oder von den Gewebszellen aufgenommen werden. Daß dieser Mechanismus eine Rolle spielt, wurde bisher nicht bewiesen.

Die differentialdiagnostischen Schlüsse, die aus der Kontrastmittelanreicherung gezogen werden können, basieren auf einigen Kriterien:

– dem Muster der Kontrastmittelanreicherung (homogen, fleckig, ringförmig usw.),

– der quantitativen Höhe der Kontrastmittelanreicherung

– und dem zeitlichen Verlauf der Kontrastmittelakkumulation (Kinetik), der mit Mehrfachmessungen erfaßt wird.

Die verschiedenen pathologischen Prozesse besitzen zwar im Mittel eine sie charakterisierende Form der Kontrastmittelanreicherung, jedoch verbietet die große Variabilität eine sichere Artdiagnostik mit Hilfe der genannten Kriterien.

Intrathekale Applikation

Die intrathekale Applikation eines Kontrastmittels ermöglicht eine detailreichere Abbildung der äußeren Liquorräume. Die Methode wird Computerzisternographie genannt (56). Dazu werden liquorisotones Iotrolan (Isovist®) oder Iopamidol 300 (Solutrast®) intralumbal appliziert. Bei Trendelenburg-Lagerung sammelt sich das Kontrastmittel in den Zisternen. Das Kontrastmittel kann auch bei C 1/2 eingegeben werden. Besonders die basalen Zisternen und ihre angrenzenden Strukturen können deutlicher als im Nativ-Computertomogramm dargestellt werden. Bei einigen Liquorzirkulationsstörungen (low-pressure hydrocephalus) wird die Computertomographie nach Iotrolan-Injektion auch als Funktionstest angewendet. Im Normalzustand dringt intrathekal appliziertes Kontrastmittel zwar auch gegen den Liquorstrom in das Ventrikelsystem vor, es ist aber dort nur kurze Zeit nachweisbar. Beim low-pressure hydrocephalus ist der Liquorstrom so verlangsamt bzw. geändert (191), daß Iotrolan in die Ventrikel gelangt und dort computertomographisch über einen längeren Zeitraum – d. h. mitunter bis zu 36 Stunden – in den Hirnkammern nachgewiesen werden kann. Die Untersuchung muß exakt durchgeführt werden: Der Patient darf während der Untersuchung nicht aufstehen und muß sich in leichter Kopftieflage befinden.

CT-Luftzisternomeatographie

Nach erfolgter Lumbalpunktion am sitzenden Patienten werden 2–5 ml Raumluft oder CO_2-Gas intrathekal eingegeben. Dabei wird der Kopf des Patienten vorher zur nichterkrankten Seite so geneigt, daß sich das Gas in der obenliegenden betroffenen Kleinhirnbrückenwinkelzisterne sammelt. Diese Region wird dann mit schmalen, teils überlappenden CT-Schichten (1–2 mm), Hochkontrastauflösung und auf +3000 H. E. erweiterter Hounsfield-Skala in axialer Schnittführung untersucht. Durch Kopfdrehung zur Gegenseite gelingt in der Mehrzahl der Fälle auch die Untersuchung der kontralateralen Kleinhirnbrückenwinkelregion in einer Sitzung.

Intraventrikuläre Applikation

Diese Untersuchung setzt die neurochirurgische Applikation eines Katheters über ein Bohrloch in das Ventrikelsystem voraus – und sollte deshalb nur für ganz spezielle Fragen erwogen werden: Hierzu gehören die Abklärung, ob und wie Zysten mit dem Liquorsystem kommunizieren, und ganz selten die Darstellung der Liquorräume im Bereich des Aquäduktes und der Vierhügelplatte. Letzteres wird bei der Anwendung von Kernspintomographen wahrscheinlich überhaupt nicht mehr notwendig sein. Wenn diese Untersuchung überhaupt durchgeführt wird, wird unter Durchleuchtungskontrolle über einen Drainagetubus liquorisotones Iotrolan (Isovist®) langsam in den Seitenventrikel injiziert und durch Umlagern des Kopfes in den III. und IV. Ventrikel gebracht. Das Computertomogramm zeigt dann das Kontrastmittel in den Liquorräumen bis zum Ort der Obstruktion (115).

►

Abb. 12: Dichtewerte von Verdünnungsreihen zweier Kontrastmittel.

Abb. 13: Dichtewerte verschiedener Hirnstrukturen vor und nach Injektion von Angiografin® (1 ml/kg Körpergewicht; Mittelwert aus je 20 Fällen berechnet).

Abb. 14: Dichtewerte von verschiedenen pathologischen Hirnprozessen vor und nach Kontrastmittelinjektion.

Abb. 15: Kinetik von Angiografin®. Beim Meningeom-Typ ändert sich die Dichte im pathologischen Prozeß parallel zur Dichte im Blut. Der Glioblastom-Typ zeigt dagegen allmähliche Anreicherung und verzögerte Elimination.

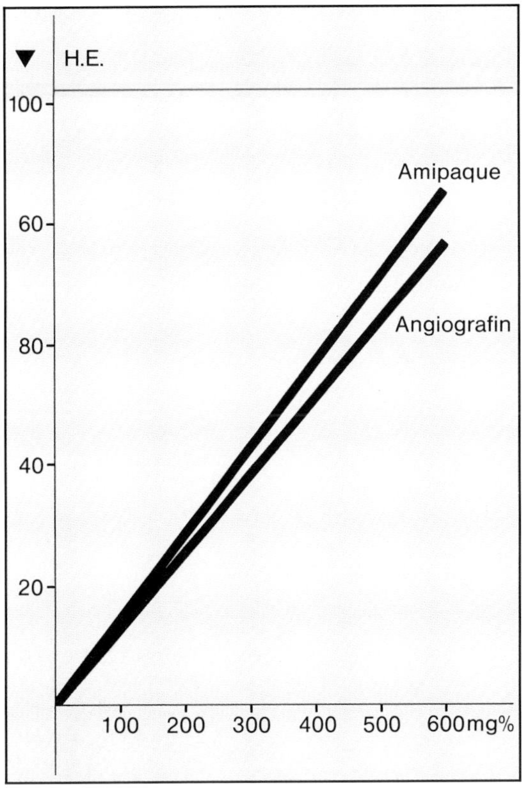
▼ H.E.
100
60
80
40
20
Amipaque
Angiografin
100 200 300 400 500 600mg%

12

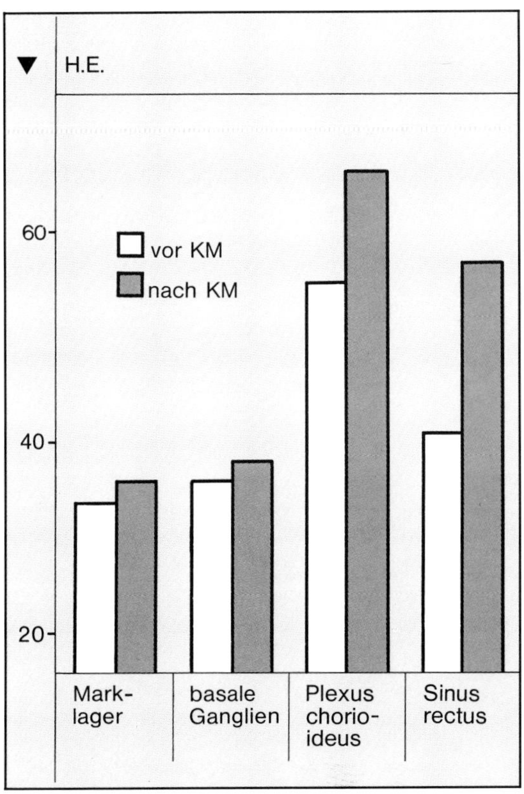
▼ H.E.
60
40
20
vor KM
nach KM
Mark-lager
basale Ganglien
Plexus chorio-ideus
Sinus rectus

13

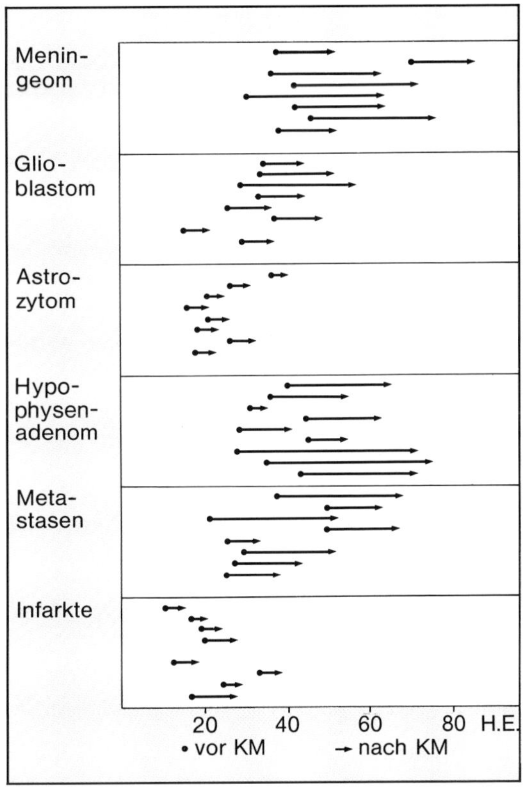
Menin-geom
Glio-blastom
Astro-zytom
Hypo-physen-adenom
Meta-stasen
Infarkte
20 40 60 80 H.E.
• vor KM
→ nach KM

14

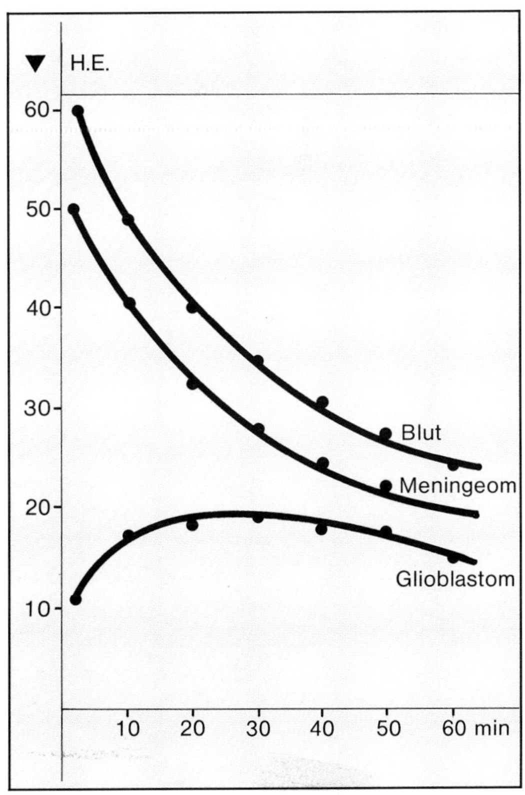
▼ H.E.
60
50
40
30
20
10
Blut
Meningeom
Glioblastom
10 20 30 40 50 60 min

15

Das normale Gehirn

Anatomische Grundlagen

Die anatomischen Grundlagen der intrakraniellen Strukturen werden mit den Abbildungen 16 bis 22 kurz rekapituliert.

Topographie des Gehirns im Computertomogramm

Jede Schicht zeigt charakteristische Hirnstrukturen, die auf den Tafeln 2 bis 8 (S. 24–36) schematisch erläutert werden. Wegen der physiologischen Variabilität des Gehirns und wegen der auch bei exakter Einstellung häufig modifizierten Lage der Schichtebenen sind bei einem Patienten meist nicht alle der im folgenden beschriebenen Strukturen sichtbar (Tafel 2, S. 24, 25). Die unterschiedlichen Absorptionseigenschaften lassen am gesunden Gehirnschädel im wesentlichen sieben Qualitäten voneinander abgrenzen: Schädelknochen und intrakraniale Kalzifikationen, graue Hirnsubstanz, Marksubstanz, Liquor, Fett und Luft. Ferner können Gefäße und Blutleiter nachgewiesen werden, die nach intravenöser Kontrastmittelinjektion eine Dichtezunahme aufweisen (Tafel 3, S. 26, 27).

Neurofunktionelle Systeme

Aufgrund klinischer, physiologischer, tierexperimenteller und neuroanatomischer Untersuchungen können heute definierte Leitungsbahnen bestimmten Neurofunktionen zugeordnet werden. Daher lassen sich auch mit einer gewissen Sicherheit die neurologischen Symptome und die CT-Befunde korrelieren (37, 43, 95) (s. S. 38–43).

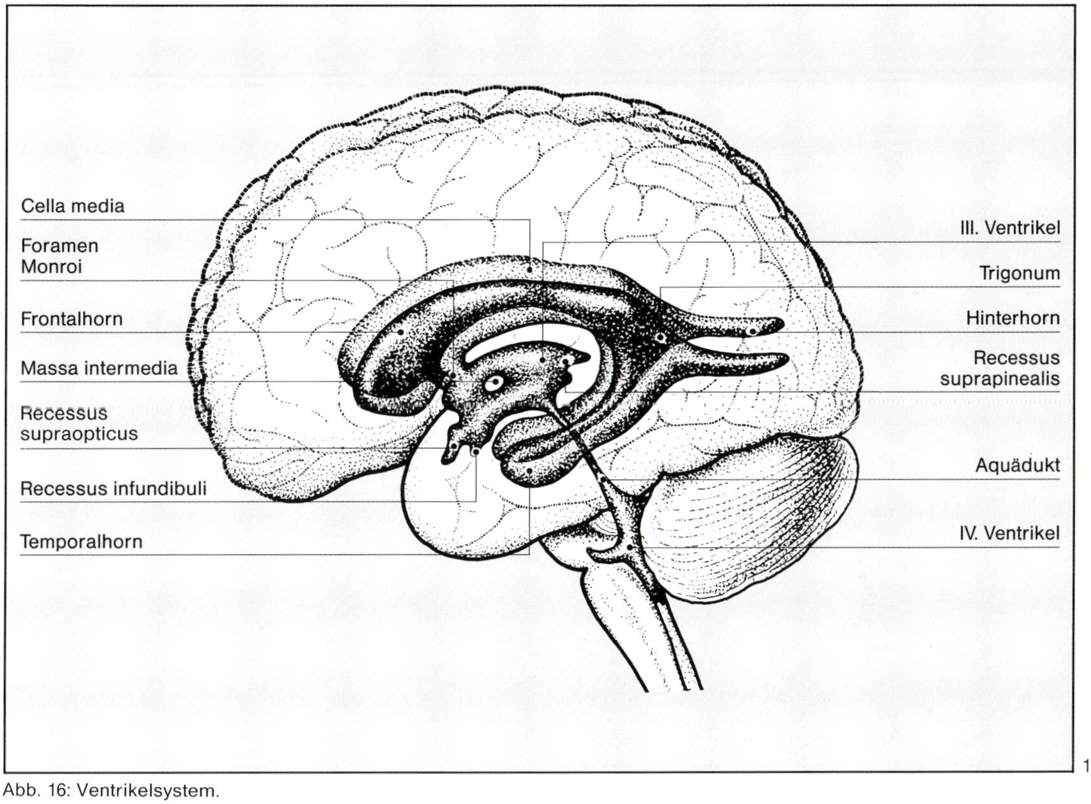

Abb. 16: Ventrikelsystem.

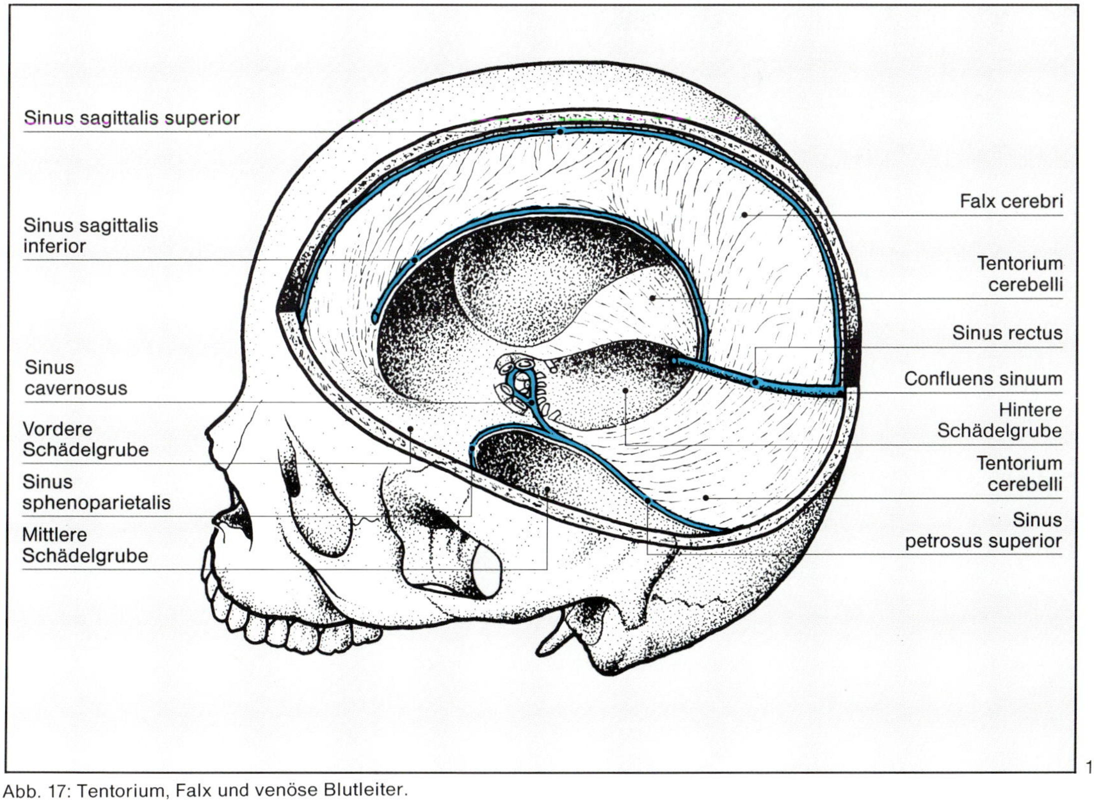

Abb. 17: Tentorium, Falx und venöse Blutleiter.

18
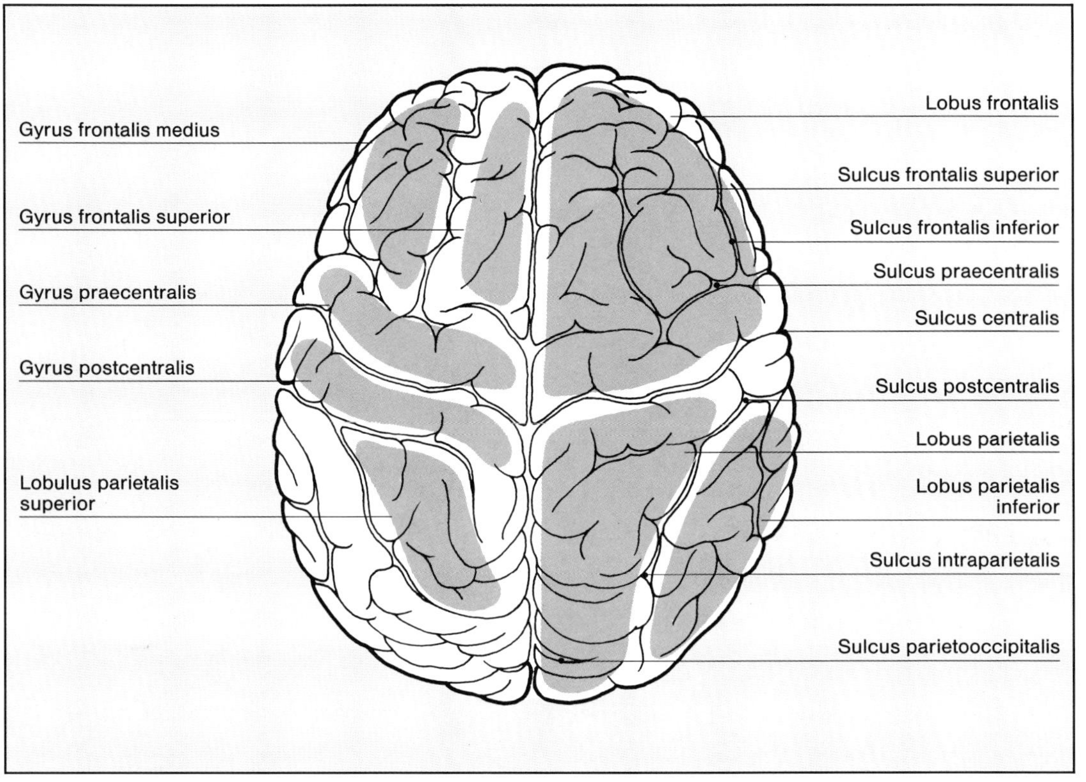

Abb. 18: Hirnoberfläche von oben.

19
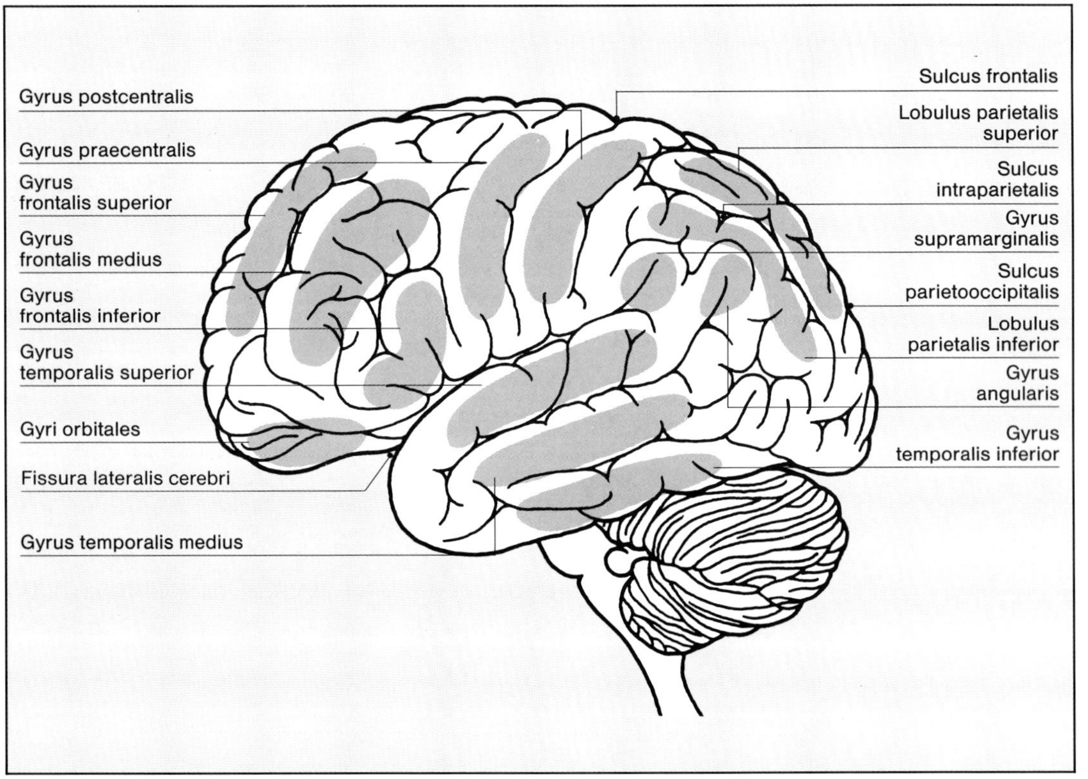

Abb. 19: Hirnoberfläche von links seitlich.

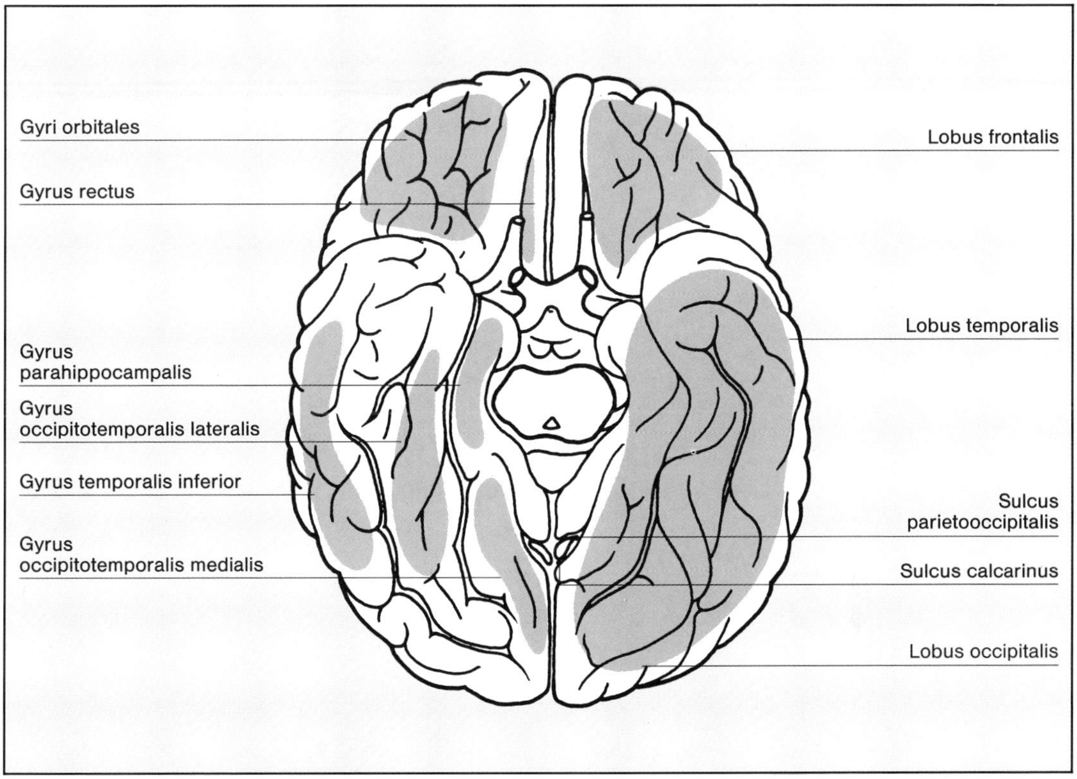

20

Abb. 20: Hirnoberfläche von basaler Sicht.

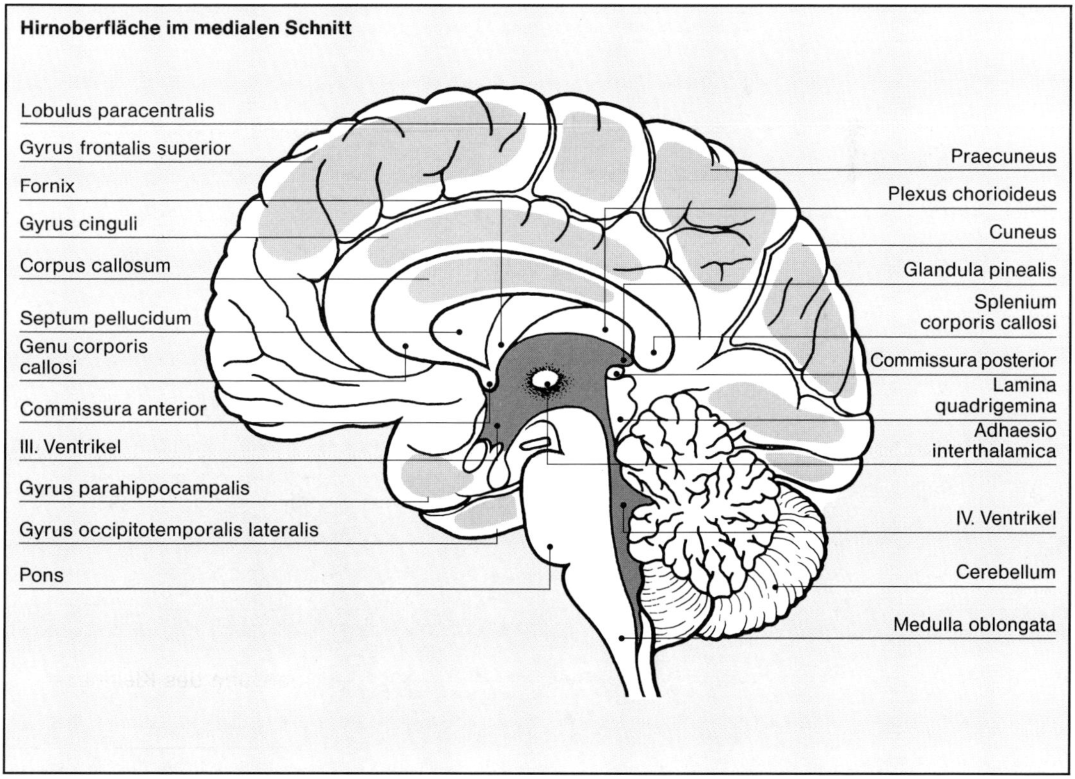

21

Abb. 21: Hirnoberfläche im medialen Schnitt.

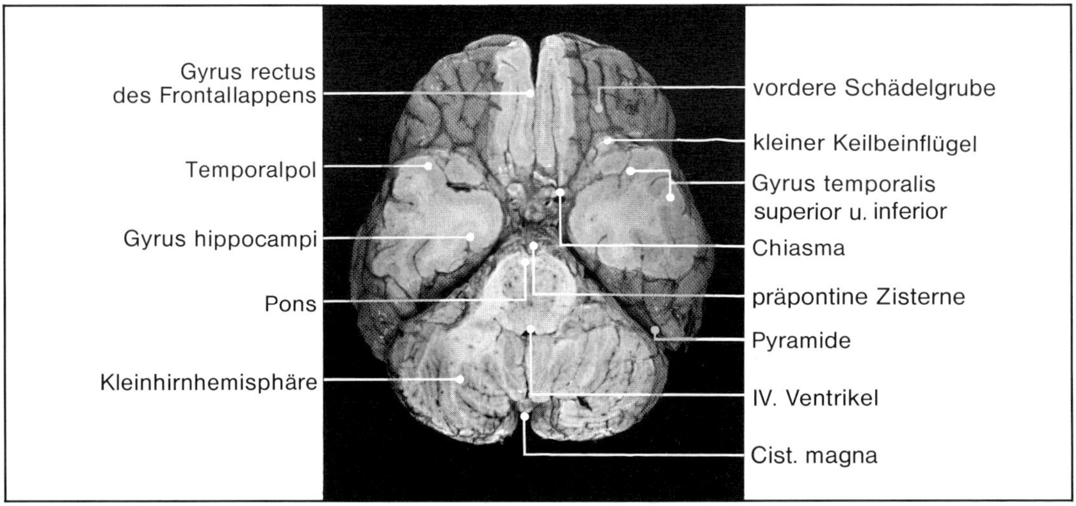

22a

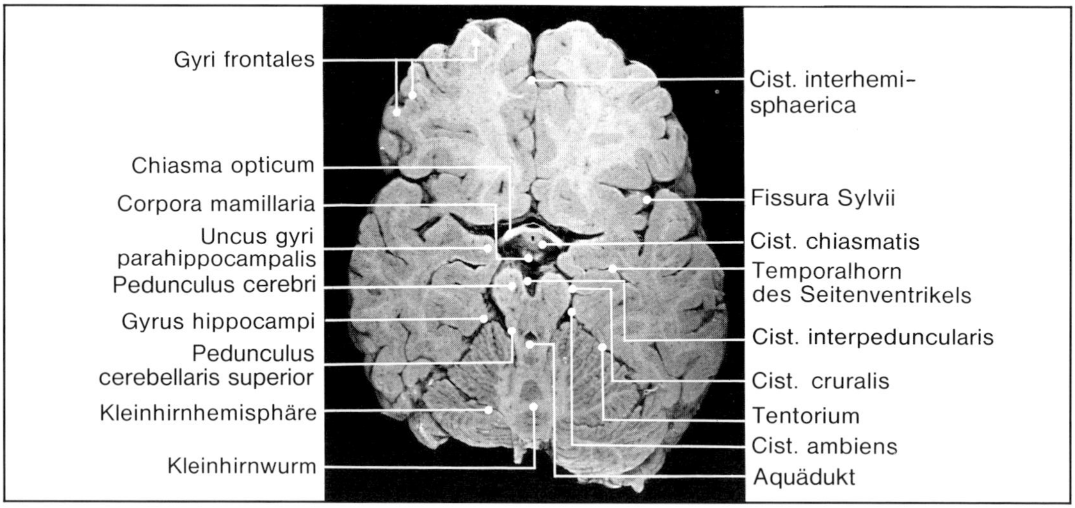

22b

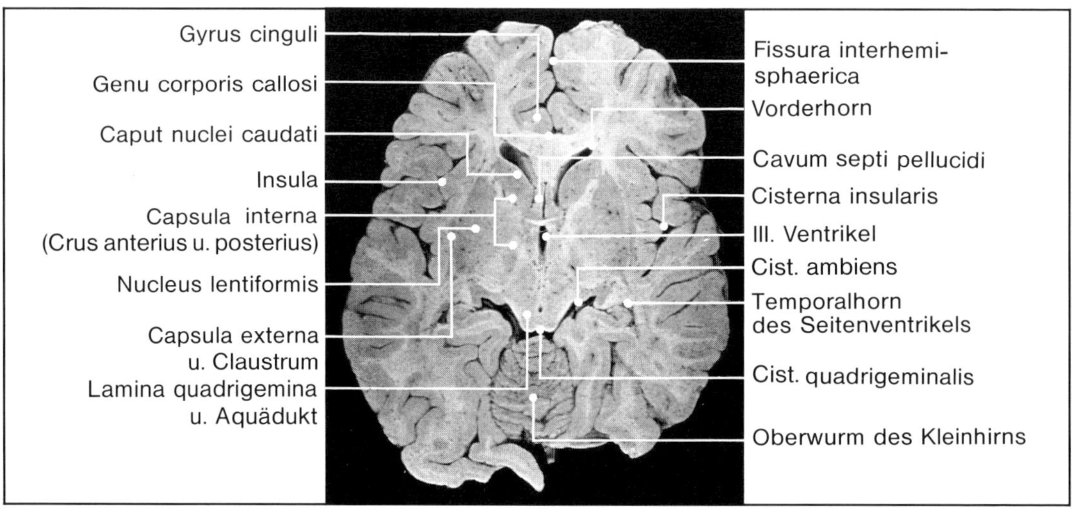

22c

Abb. 22a–c: Autoptische Hirnschnitte.

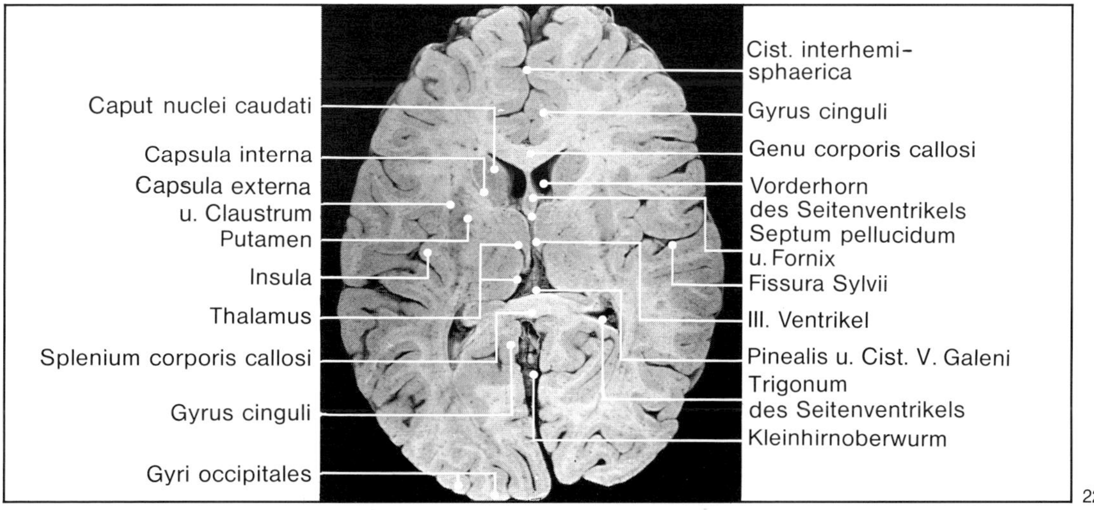

22d

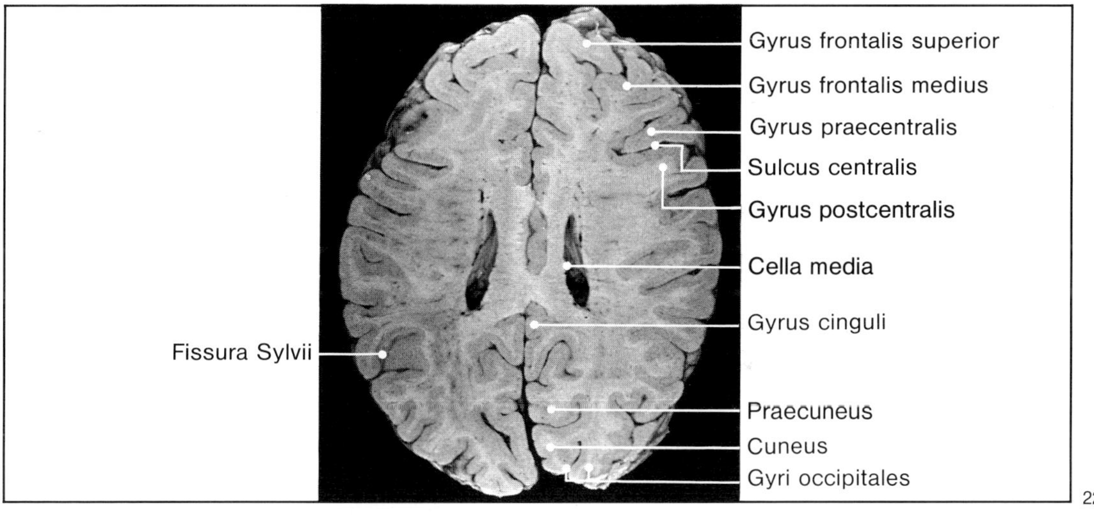

22e

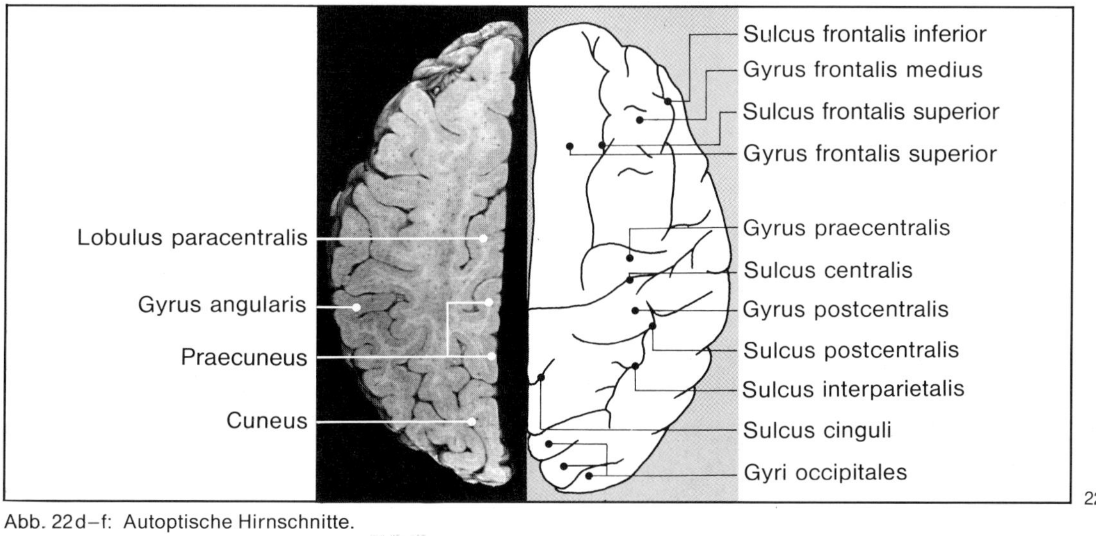

22f

Abb. 22d–f: Autoptische Hirnschnitte.

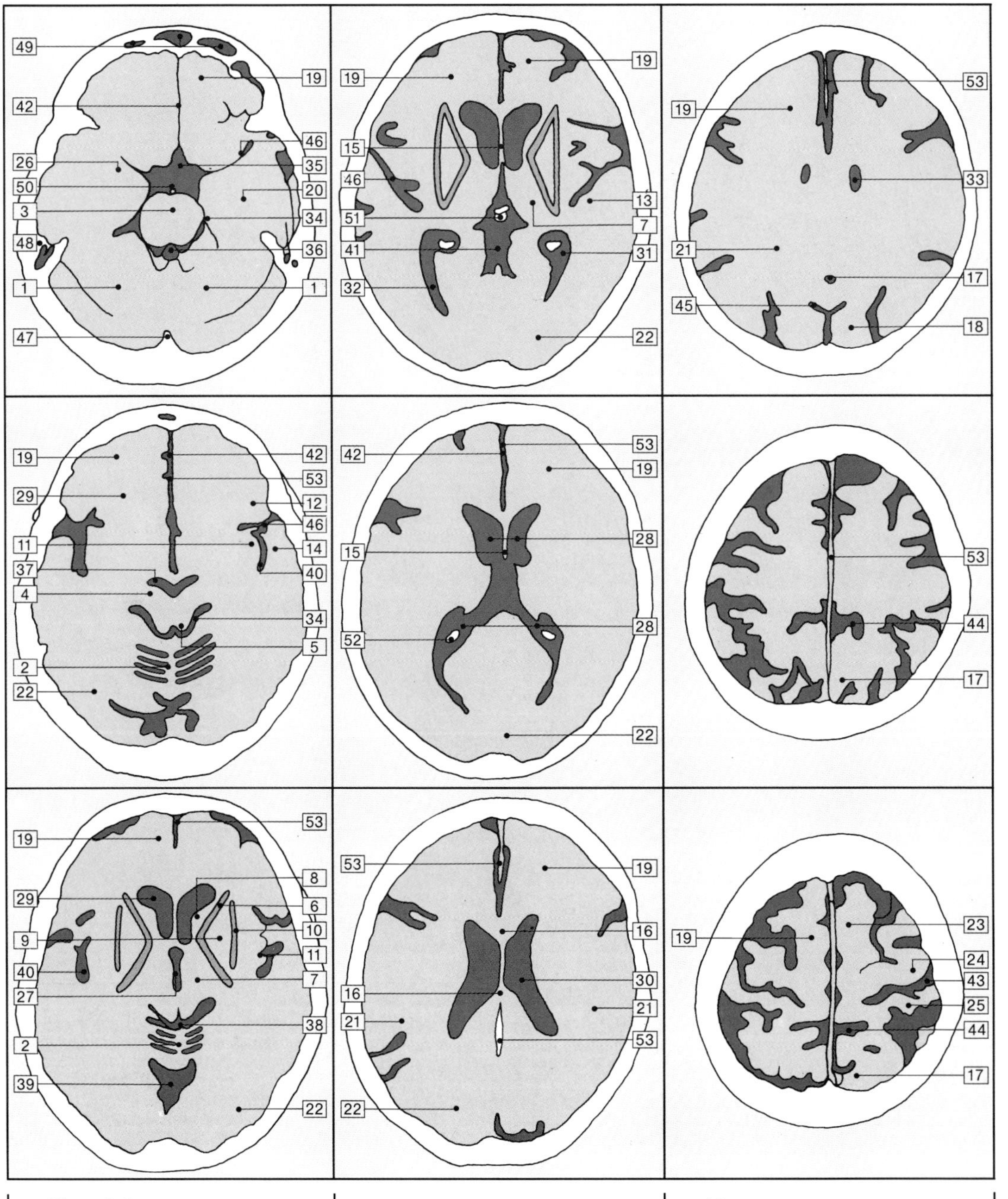

Hirnsubstanz
1 Kleinhirnhemisphäre
2 Vermis superior cerebelli
3 Pons
4 Pedunculi cerebri
5 Lamina quadrigemina
6 Capsula interna
7 Thalamus
8 Caput nuclei caudati
9 Nucleus lentiformis
10 Capsula externa
11 Insula
12 Operculum frontale
13 Operculum parietale
14 Operculum temporale
15 Septum pellucidum
16 Corpus callosum
17 Praecuneus
18 Cuneus
19 Lobus frontalis
20 Lobus temporalis
21 Lobus parietalis
22 Lobus occipitalis
23 Gyrus frontalis superior
24 Gyrus praecentralis
25 Gyrus postcentralis
26 Hippocampus

Liquorraum
27 III. Ventrikel
28 Seitenventrikel
29 Vorderhorn
30 Cella media
31 Trigonum
32 Hinterhorn
33 Temporalhorn
34 Cisterna ambiens
35 Cisterna basalis („Pentagon")
36 Cisterna cerebellaris superior
37 Cisterna interpeduncularis
38 Cisterna laminae quadrigeminae
39 Cisterna supravermis

Tafel 2b: Normalbefund des Gehirns ohne KM, axiale Schnittführung

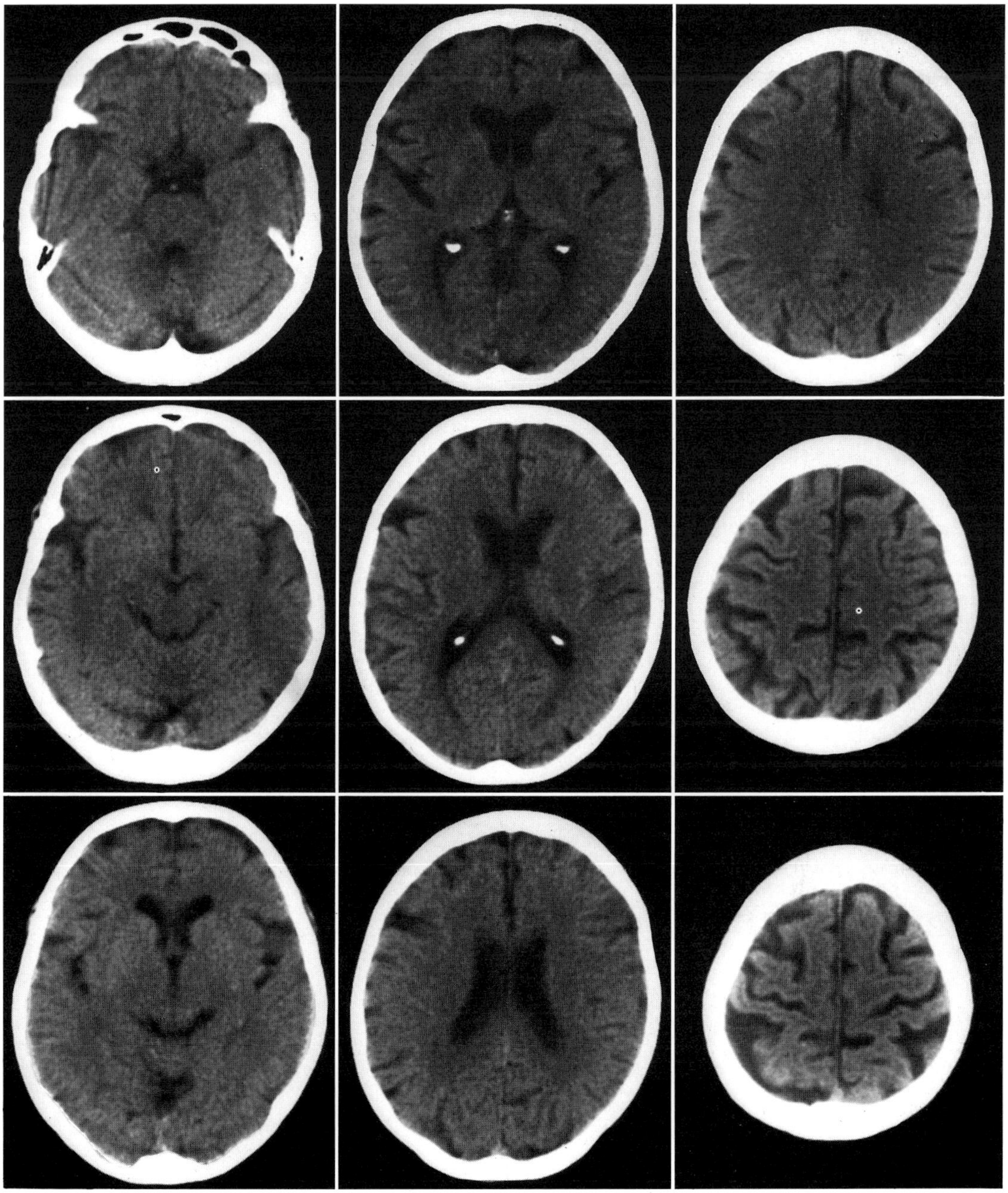

40 Cisterna insularis
41 Cisterna venae Galeni
42 Cisterna interhemispherica
43 Sulci centralis
44 Sulcus cinguli
45 Sulcus parietooccipitalis
46 Fissura Sylvii

Varia
47 Crista occipitalis interna
48 Felsenbein mit pneumatisierten Zellen
49 Sinus frontalis
50 A. basilaris
51 Corpus pineale
52 Plexus chorioideus
53 Falx cerebri

Tafel 3a: Normalbefund des Gehirns mit KM, axiale Schnittführung

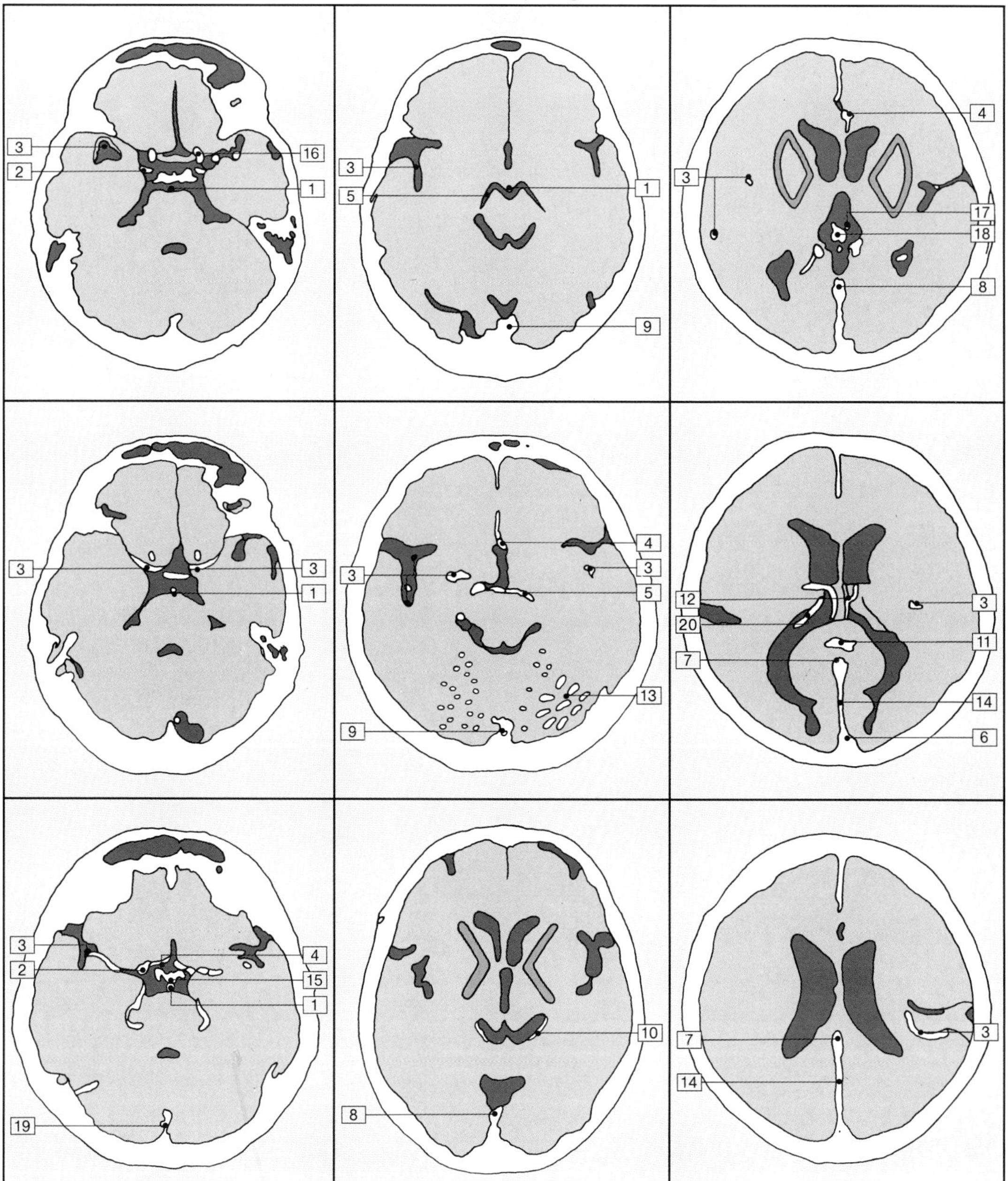

Arterien
1 A. basilaris
2 A. carotis interna
3 A. cerebri media
4 A. cerebri anterior
5 A. cerebri posterior

Venen
6 Sinus sagittalis superior
7 Sinus sagittalis inferior
8 Sinus rectus
9 Confluens sinuum
10 V. basalis
11 V. cerebri magna Galeni
12 V. cerebri interna
13 Tentorium
14 Interhemisphärenspalt

Varia
15 Dorsum sellae
16 Processus clinoideus anterior
17 Habenula
18 Corpus pineale
19 Falx cerebelli
20 Plexus chorioideus

Tafel 3b: Normalbefund des Gehirns mit KM, axiale Schnittführung

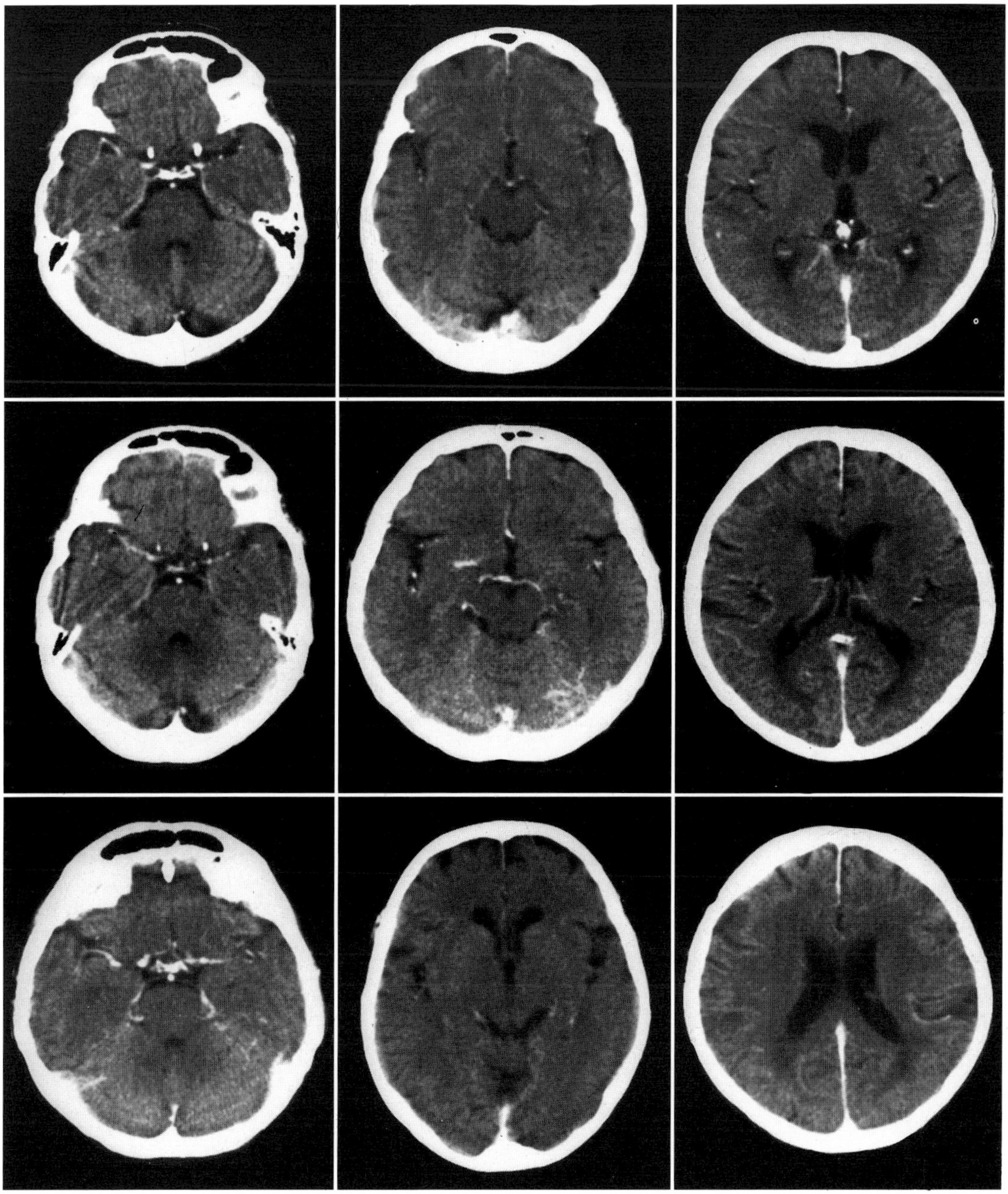

Tafel 4a: Normalbefund des Gehirns mit KM, koronare Schnittführung

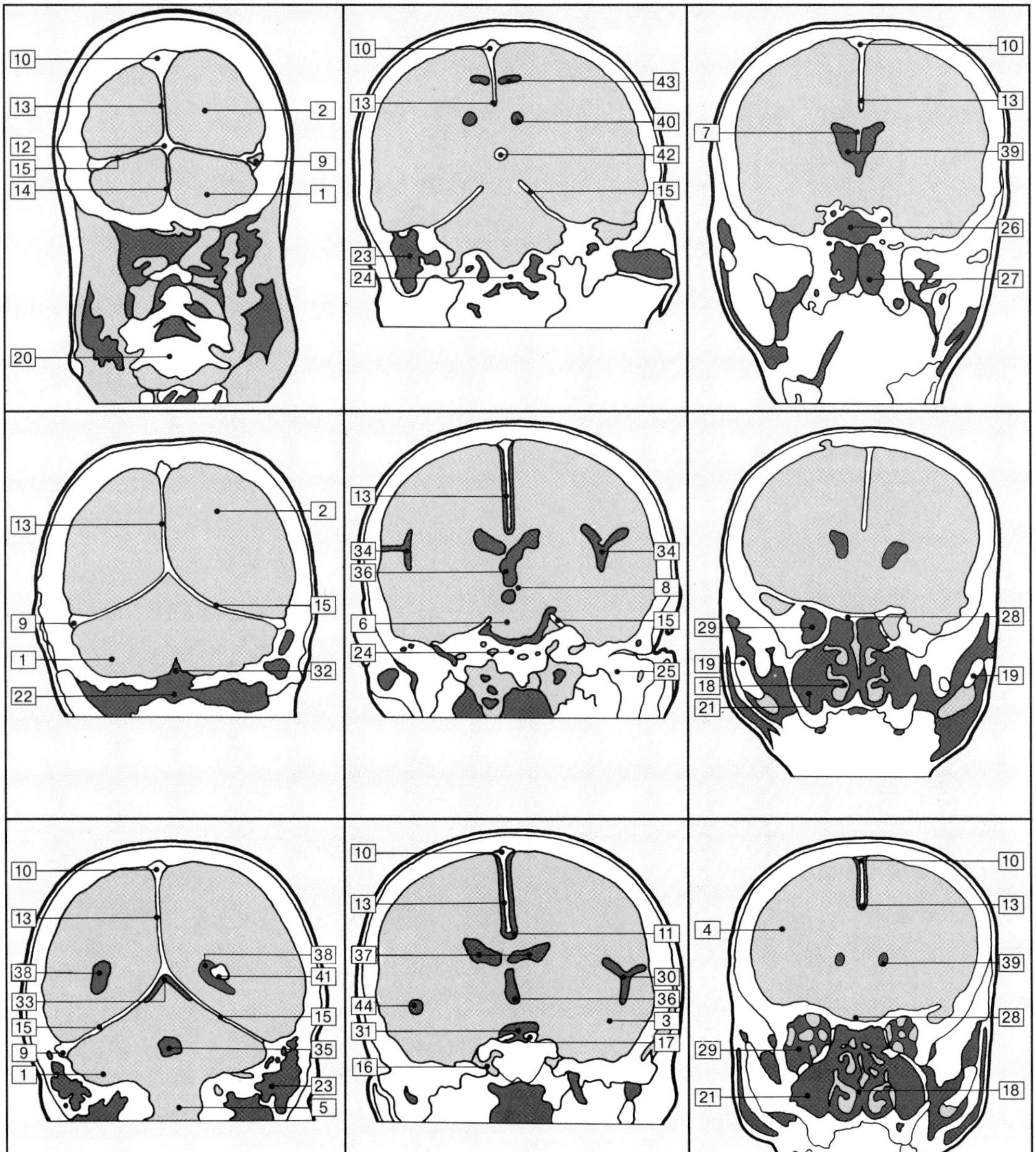

Hirnsubstanz
1 Cerebellum
2 Lobus occipitalis
3 Lobus temporalis
4 Lobus frontalis
5 Pons
6 Hypothalamus
7 Septum pellucidum
8 Adhaesio interthalamica
9 Sinus transversus
10 Sinus sagittalis superior
11 Sinus sagittalis inferior
12 Confluens sinuum
13 Falx cerebri
14 Falx cerebelli
15 Tentorium

Varia
16 Canalis caroticus
17 Sella turcica
18 Conchae nasales
19 Mandibula
20 HWK II
21 Sinus maxillaris
22 Foramen magnum
23 Mastoid
24 Clivus
25 Kiefergelenk
26 Sinus sphenoidalis
27 Choanen
28 Planum sphenoidale
29 Orbita

Liquorräume
30 Fissura Sylvii
31 Cisterna basalis
32 Cisterna cerebellomedullaris
33 Cisterna cerebellaris superior
34 Cisterna insularis
35 Ventriculus IV
36 Ventriculus III
37 Seitenventrikel

Tafel 4b: Normalbefund des Gehirns mit KM, koronare Schnittführung

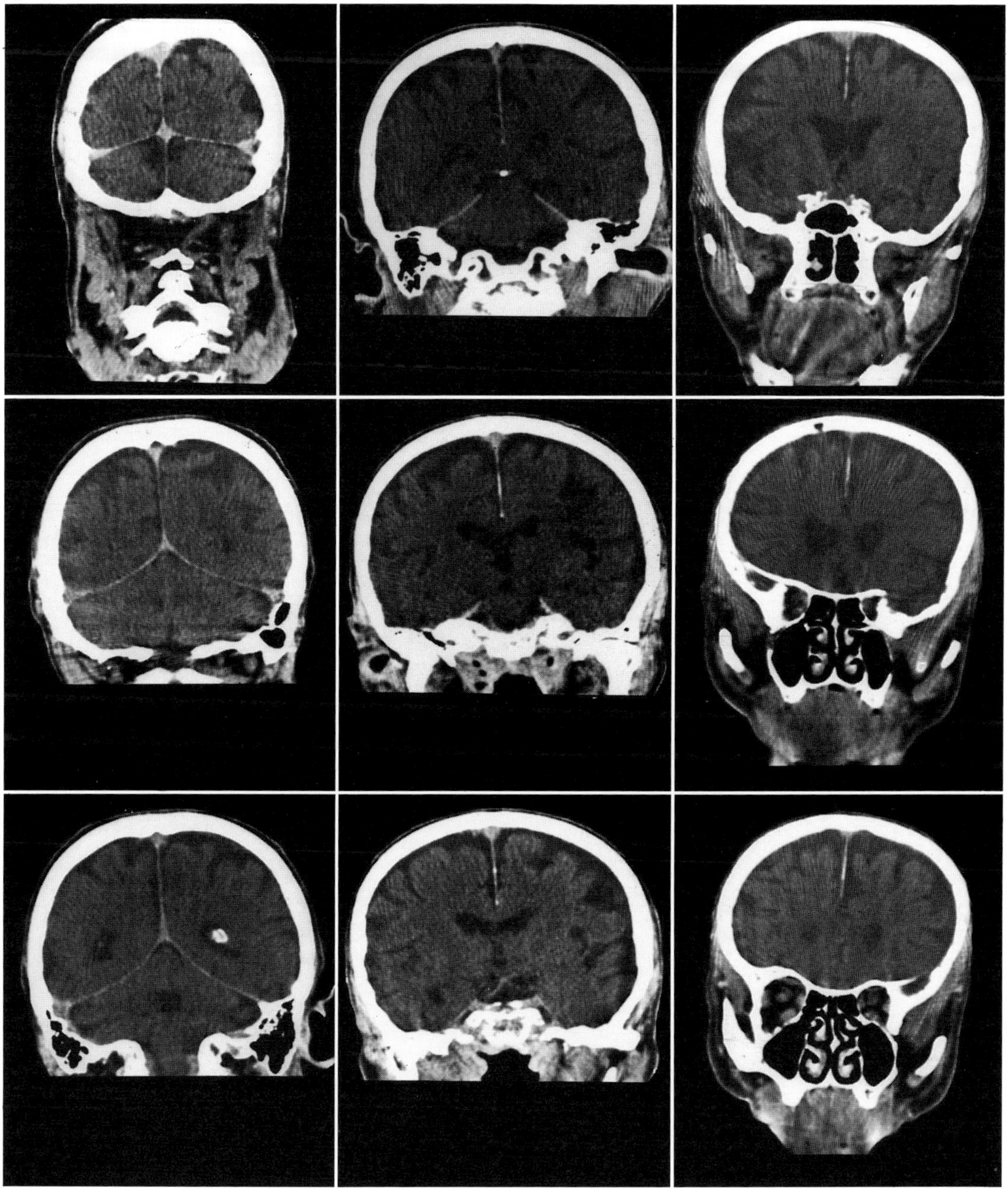

38 Hinterhorn
39 Vorderhorn
40 Cella media
41 Plexus chorioideus
42 Corpus pineale
43 Sulcus cinguli
44 Temporalhorn

Tafel 5a: Normalbefund, Zisternographie

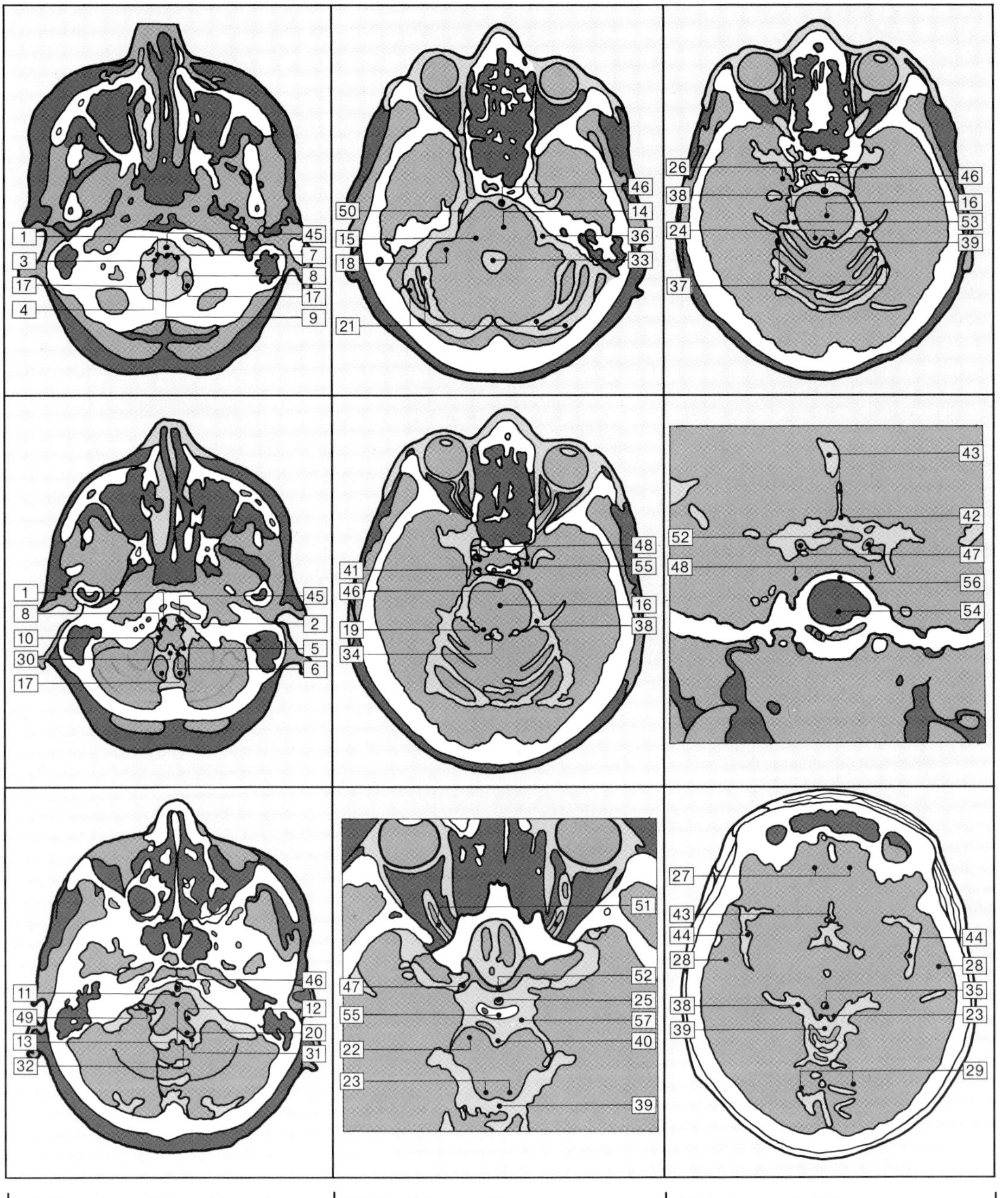

1 Pyramis medullae oblongatae
2 Oliva medullae oblongatae
3 Funiculus lateralis
4 Columna posterior
5 Tuberculum nuclei cuneati
6 Tuberculum nuclei gracilis
7 Fissura mediana anterior
8 Sulcus lateralis anterior
9 Sulcus medianus posterior
10 Sulcus lateralis posterior
11 Sulcus basilaris
12 Sulcus pontomedullaris
13 Pontomedullärer Übergang
14 Pons
15 Brachium pontis
16 Isthmus pontis
17 Tonsilla cerebelli
18 Flocculus
19 Pedunculus cerebellaris superior
20 Pedunculus cerebellaris inferior
21 Folia cerebelli
22 Pedunculus cerebri
23 Colliculus superior
24 Colliculus inferior
25 Infundibulum
26 Uncus gyri hippocampi
27 Lobus frontalis
28 Lobus temporalis
29 Lobus occipitalis
30 Foramen Magendii
31 Foramen Luschkae
32 Recessus lateralis ventriculi IV.
33 Ventriculus quartus
34 Oberer Teil des IV. Ventrikels
35 Aquaeductus
36 Cisterna pontocerebellaris
37 Cisternae cerebellares superiores
38 Cisternae perimesencephalicae
39 Cisterna quadrigemina
40 Fossa interpeduncularis
41 Cavum Meckeli
42 Cisterna chiasmatis

Tafel 5b: Normalbefund, Zisternographie

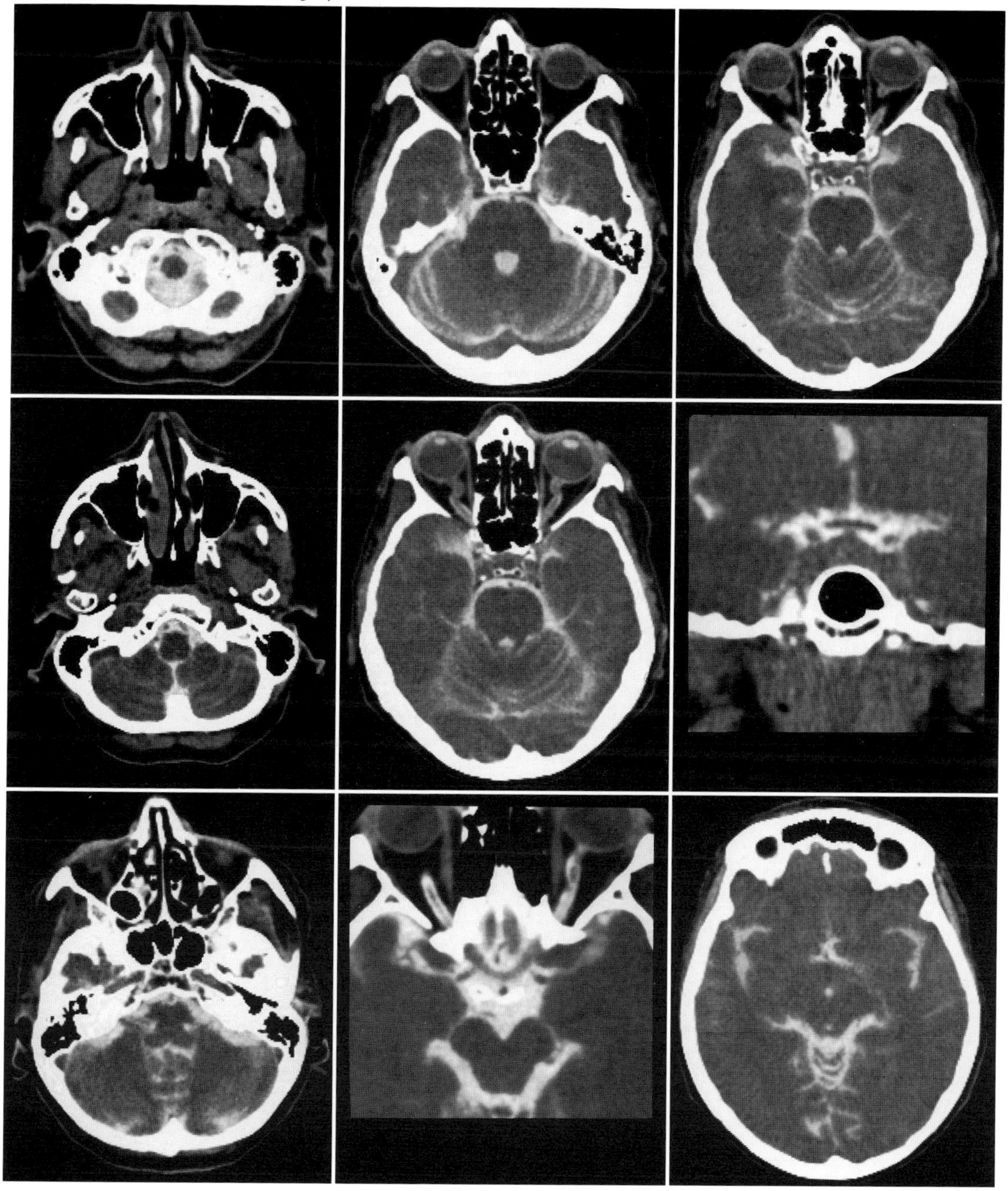

43 Fissura longitudinalis superior
44 Fissura Sylvii
45 A. vertebralis
46 A. basilaris
47 A. carotis interna
48 Sinus cavernosus
49 N. vestibulocochlearis
50 N. trigeminus
51 N. opticus
52 Chiasma opticum
53 Lage der Incisura tentorii
54 Sinus sphenoidalis
55 Dorsum sellae
56 Sellaboden
57 Pentagon

Tafel 6a: Normalbefund des Felsenbeins

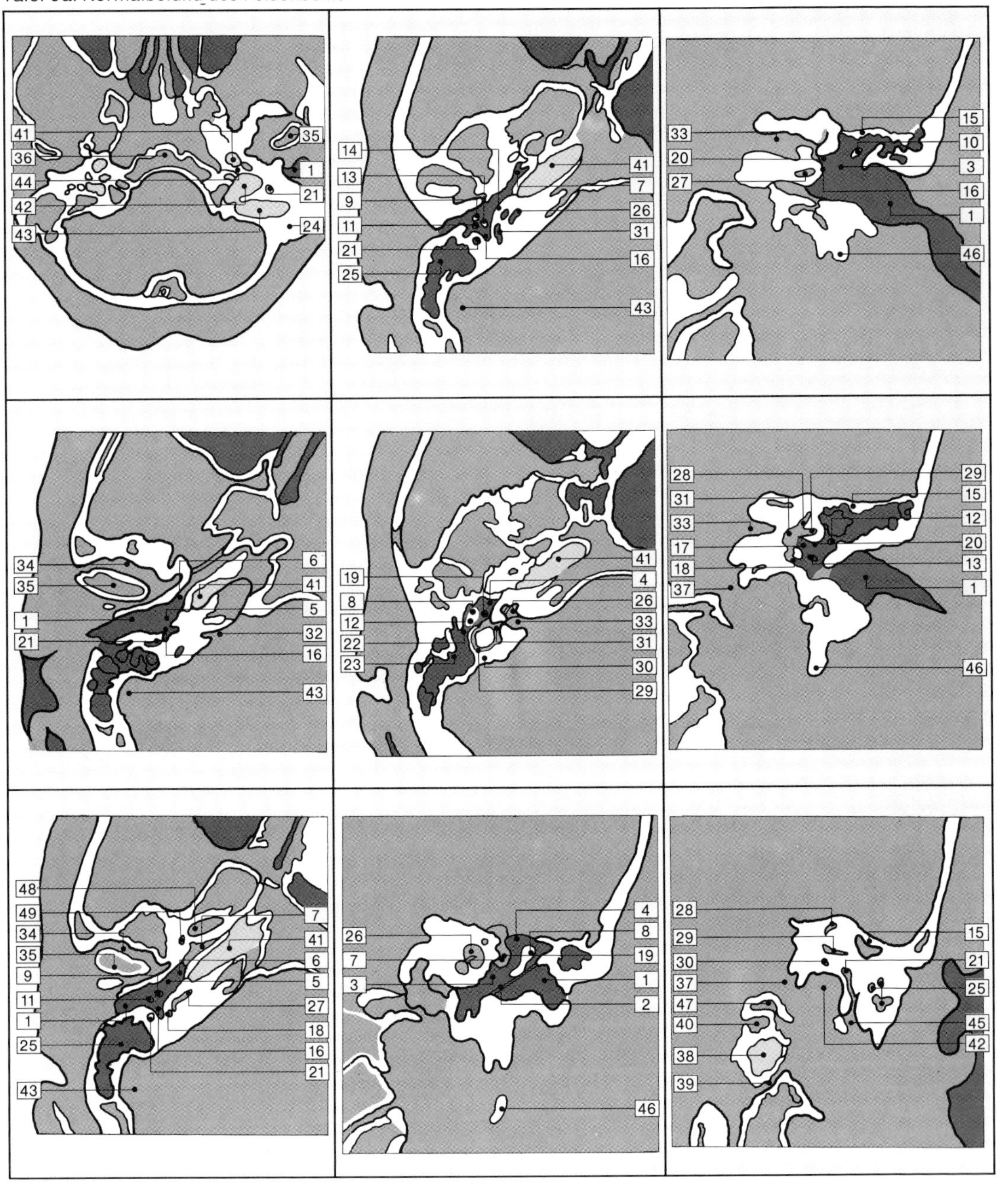

1 Meatus acusticus externus
2 Membrana tympani
3 Cavum tympani
4 Recessus epitympanicus
5 Recessus hypotympanicus
6 Semicanalis tubae auditivae
7 Semicanalis m. tensoris tympani
8 Caput mallei
9 Manubrium mallei
10 Corpus incudis
11 Crus longum incudis
12 Crus breve incudis
13 Stapes
14 Promontorium
15 Tegmen tympani
16 Sinus tympani
17 Fenestra vestibuli
18 Fenestra cochleae
19 Ganglion geniculatum
20 Canalis n. facialis (tympanales Segment)
21 Canalis n. facialis (mastoidales Segment)
22 Aditus ad antrum mastoideum
23 Antrum mastoideum
24 Processus mastoideus
25 Cellulae mastoideae
26 Cochlea
27 Cochlea (basale Windung)
28 Canalis semicircularis anterior
29 Canalis semicircularis lateralis
30 Canalis semicircularis posterior
31 Vestibulum
32 Aquaeductus vestibuli
33 Meatus acusticus internus
34 Art. temporomandibularis
35 Caput mandibulae
36 Clivus
37 Fissura petrooccipitalis
38 Condylus occipitalis
39 Art. atlantooccipitalis
40 Canalis hypoglossi

Tafel 6b: Normalbefund des Felsenbeins

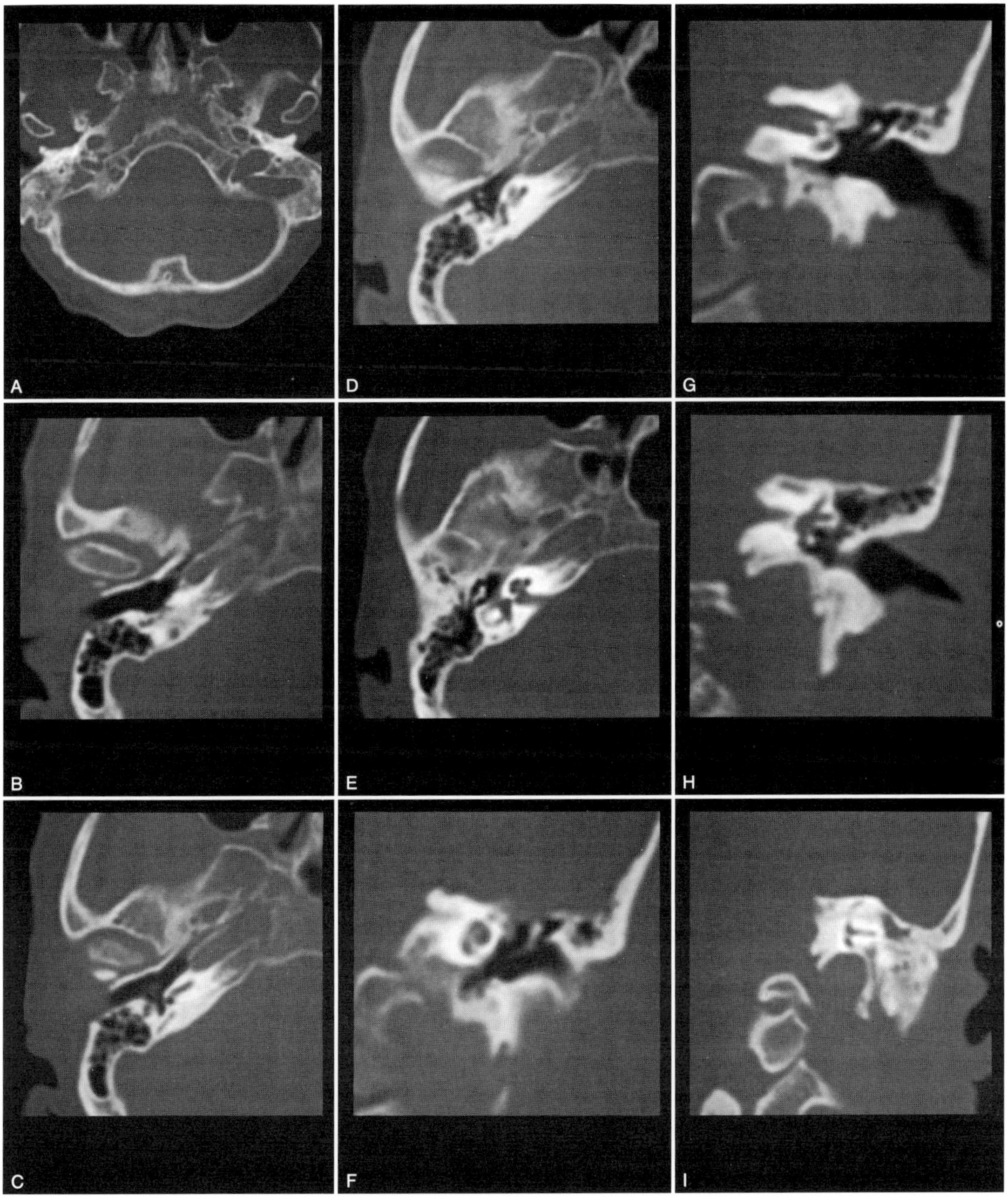

41 Canalis caroticus
42 Fossa jugularis
43 Sinus sigmoideus
44 Spina caroticojugularis
45 Foramen stylomastoideum
46 Processus styloideus
47 Tuberculum jugulare
48 Foramen ovale
49 Foramen spinosum

A–E Axiale Schnittführung.
F–I Koronare Schnittführung.

Tafel 7a: Normalbefund des Gesichtsschädels

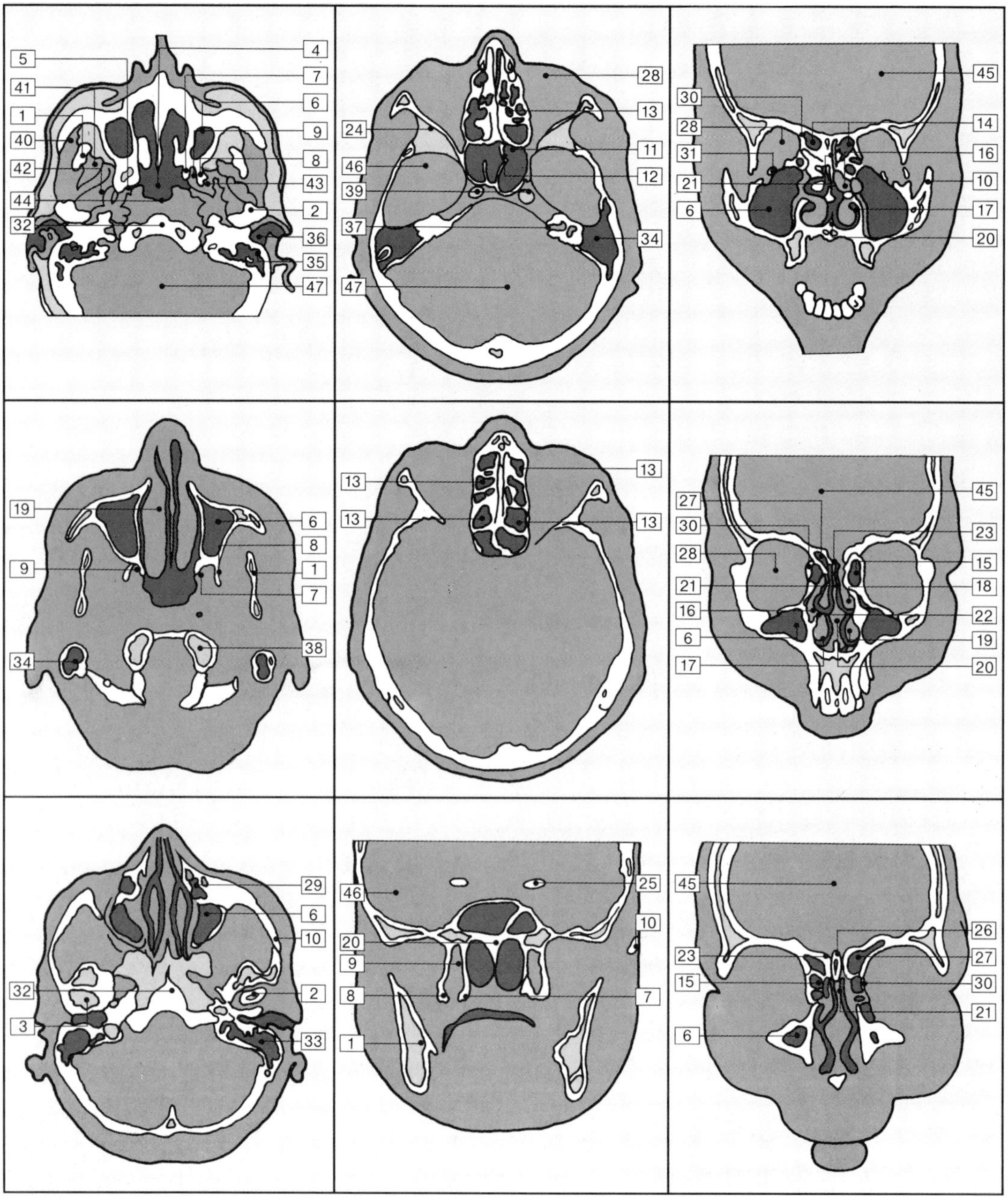

1 Mandibula
2 Caput mandibulae
3 Art. temporomandibularis
4 Epipharynx
5 Recessus pharyngeus lateralis
6 Sinus maxillaris
7 Lamina medialis proc. pterygoidei
8 Lamina lateralis proc. pterygoidei
9 Fossa pterygoidea
10 Arcus zygomaticus
11 Sinus sphenoidalis
12 Septum sinus sphenoidalis
13 Siebbeinlabyrinth
14 Cellula ethmoidalis posterior
15 Bulla ethmoidalis
16 Meatus nasi medius
17 Meatus nasi inferior
18 Concha media
19 Concha inferior
20 Vomer
21 Lamina perpendicularis ossis sphenoidalis
22 Proc. uncinatus ossis sphenoidalis
23 Lamina cribrosa
24 Ala major ossis sphenoidalis
25 Proc. clinoideus anterior
26 Crista galli
27 Sinus frontalis
28 Orbita
29 Canalis nasolacrimalis
30 Lamina papyracea
31 Canalis infraorbitalis
32 Clivus
33 Os petrosum
34 Proc. mastoideus
35 Cellulae mastoideae
36 Meatus acusticus externus
37 Meatus acusticus internus
38 Condylus occipitalis
39 A. carotis interna (petrosales Segment)

Tafel 7b: Normalbefund des Gesichtsschädels

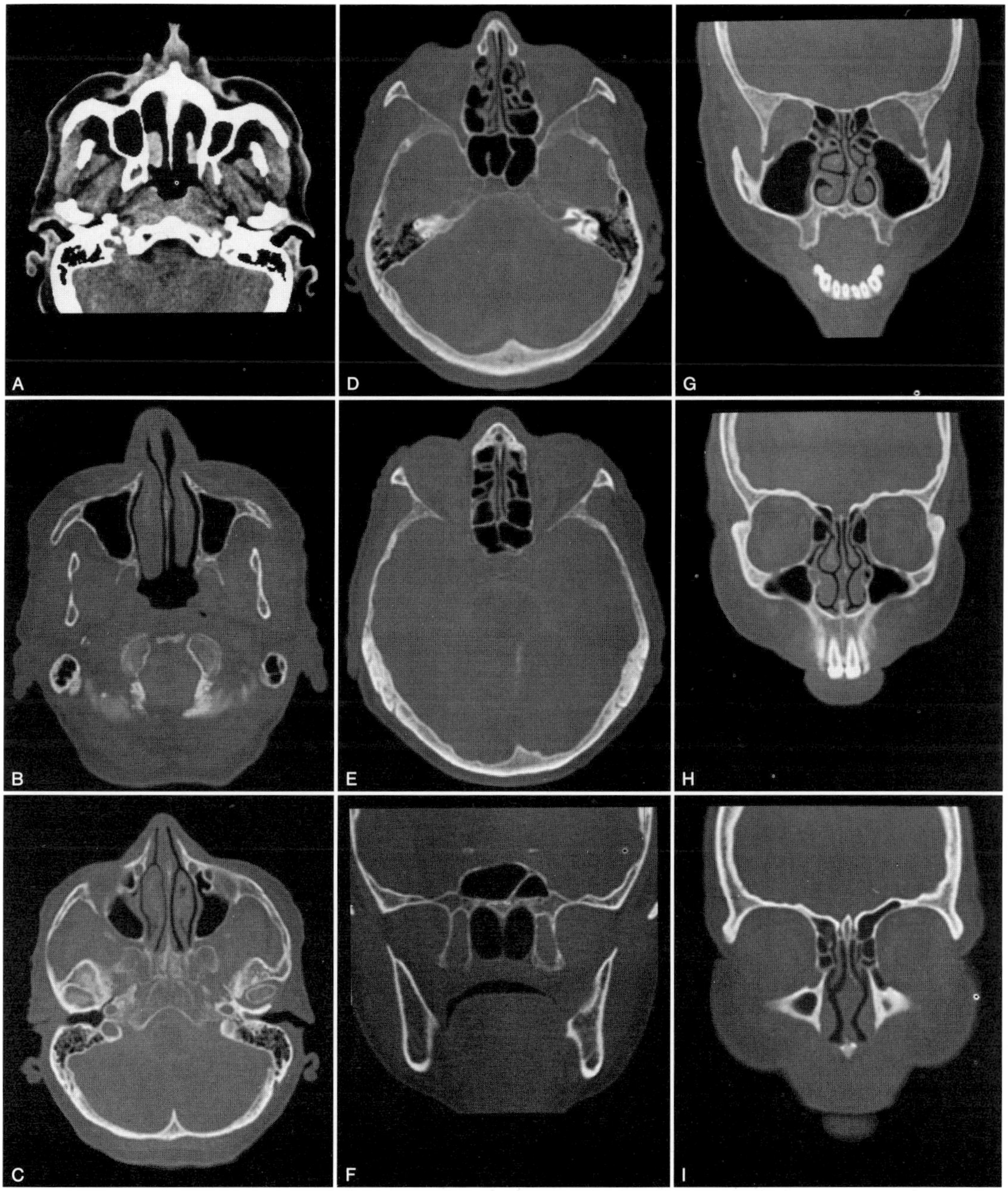

40 M. masseter
41 M. temporalis
42 M. pterygoideus lateralis
43 M. pterygoideus medialis
44 M. longus capitis
45 Fossa cranii anterior
46 Fossa cranii media
47 Fossa cranii posterior

A Axialer Schnitt durch Epipharynx und Parapharyngealraum.
B Axialer Schnitt durch Kieferhöhle und Pterygoid.
C Axialer Schnitt durch Kieferhöhle, Canalis nasolacrimalis und Clivus.
D Axialer Schnitt durch Orbita, Siebbeinlabyrinth und Keilbeinhöhle.
E Axialer Schnitt durch die oberen Abschnitte des Siebbeinlabyrinths.
F Koronarer Schnitt durch Keilbeinhöhle und Proc. pterygoidei.

G Koronarer Schnitt durch die hintere Lamina papyracea orbitalis, Siebbeinzellen und Kieferhöhle.
H Koronarer Schnitt durch die Lamina papyracea orbitalis, Beziehung zwischen dem Dach des Siebbeinlabyrinths und der vorderen Schädelgrube.
I Koronarer Schnitt durch die Lamina cribrosa.

Tafel 8a: Normalbefund der Orbita

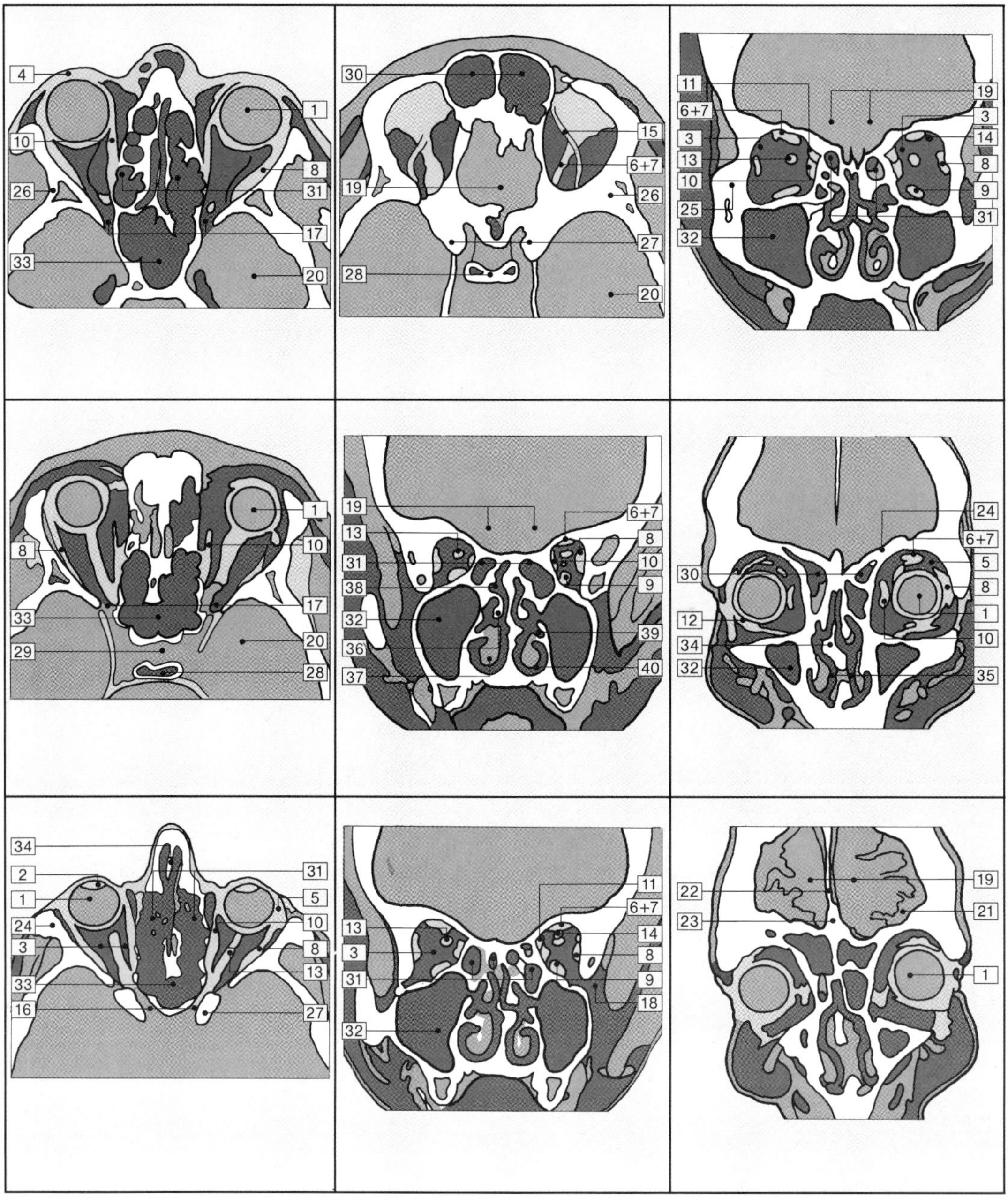

1 Bulbus oculi
2 Lens
3 Corpus adiposum orbitae
4 Palpebra superior
5 Glandula lacrimalis
6 M. levator palpebrae superioris
7 M. rectus superior
8 M. rectus lateralis
9 M. rectus inferior
10 M. rectus medialis
11 M. obliquus superior
12 M. obliquus inferior
13 N. opticus
14 A. ophthalmica
15 V. ophthalmica superior
16 Canalis opticus
17 Fissura orbitalis superior
18 Fossa pterygopalatina
19 Lobus frontalis
20 Lobus temporalis
21 Cavum subarachnoidale
22 Falx cerebri
23 Crista galli
24 Os frontale
25 Os zygomaticum
26 Os sphenoidale
27 Proc. clinoideus anterior
28 Dorsum sellae
29 Glandula pituitaria
30 Sinus frontalis
31 Cellulae ethmoidales
32 Sinus maxillaris
33 Sinus sphenoidalis
34 Septum nasi
35 Cavum nasi
36 Concha media
37 Concha inferior
38 Meatus nasi superior
39 Meatus nasi medius
40 Meatus nasi inferior

Tafel 8b: Normalbefund der Orbita

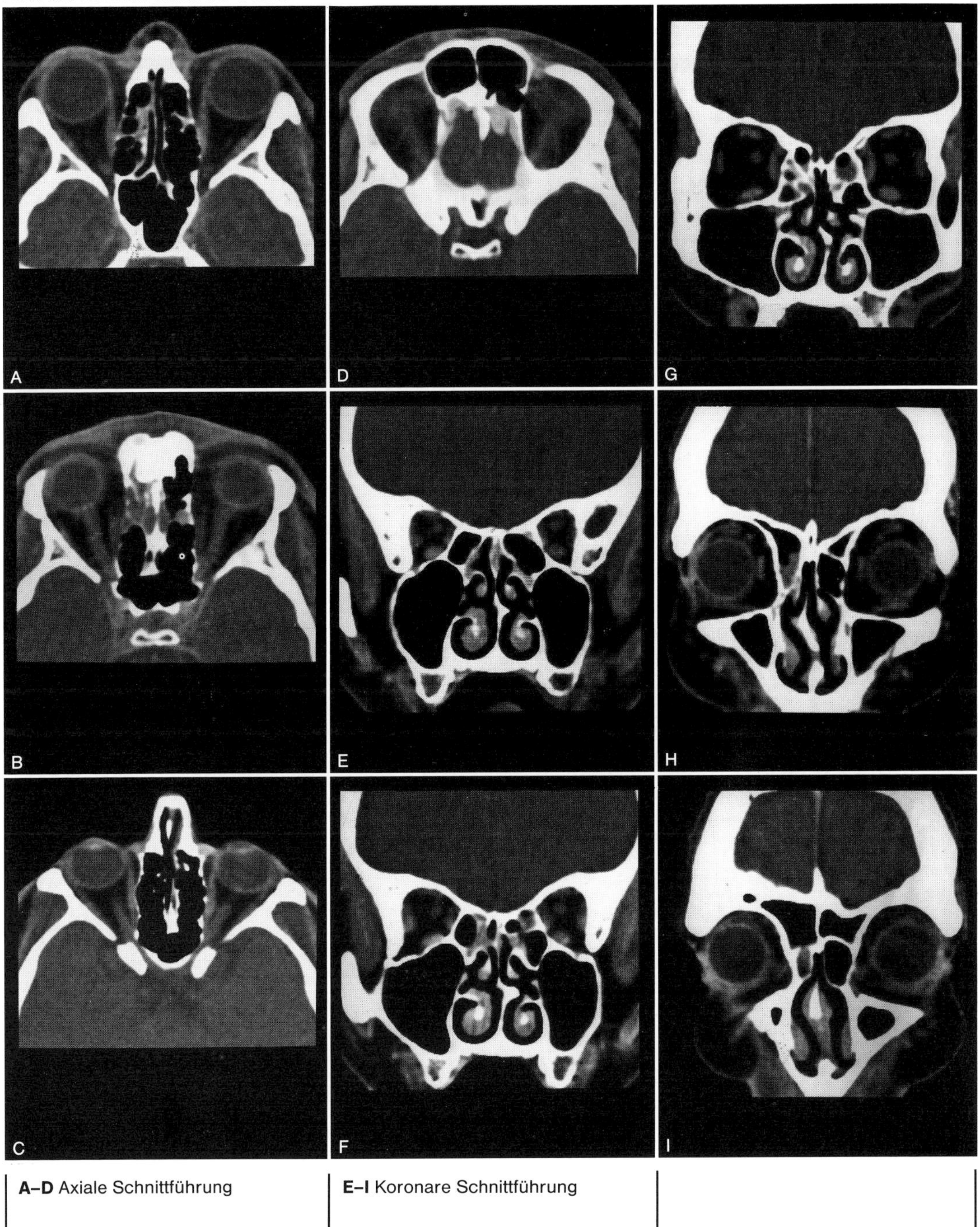

A–D Axiale Schnittführung

E–I Koronare Schnittführung

Abb. 23: Pyramidenbahn (rot) und sensible Leitungsbahn (blau).

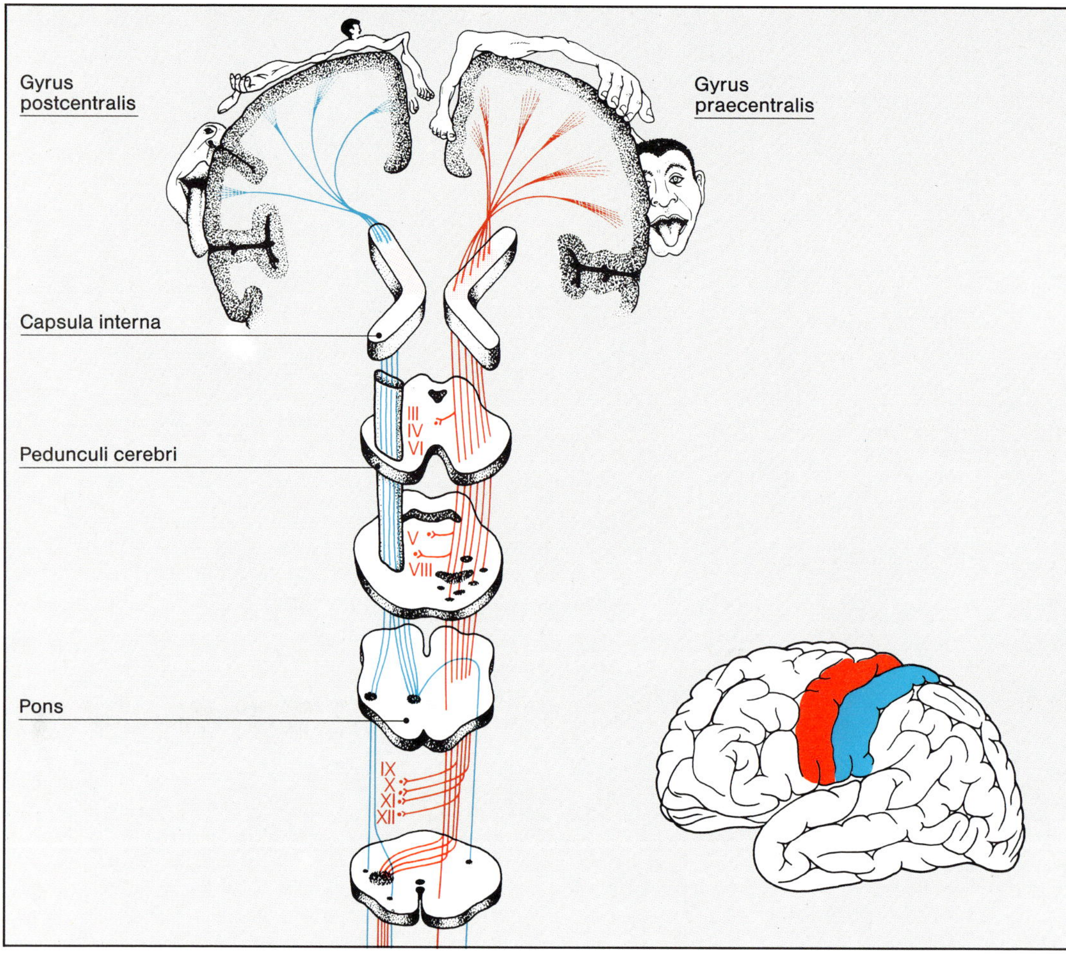

23

• *Pyramidenbahn* (Tafel 9, rot)

Der Tractus corticospinalis (Pyramidenbahn) beginnt in der vorderen Zentralwindung und einigen unmittelbar angrenzenden Nachbarwindungen. Die Fasern ziehen durch das Knie und das Crus posterius der inneren Kapsel, dann durch die Pedunculi cerebri und die Pars basilaris pontis. Im Hirnstamm kreuzen einige der Fasern und enden an den Kernen der motorischen Hirnnerven. Etwa 70% der übrigen Fasern kreuzen in der Pyramide der Medulla oblongata und ziehen zu den Vorderhornzellen des Rückenmarks.

Im Gyrus praecentralis und in der inneren Kapsel sind die Fasern nach den versorgten Körperregionen angeordnet (somatotope Ordnung – s. Abb. 23).

Ausfälle der Pyramidenbahn manifestieren sich klinisch als spastische Hemiparese, die je nach Ort des Ausfalls brachiofazial betont ist oder mehr die untere Körperhälfte betrifft. Bei Ausfällen im Hirnstamm finden sich ipsilaterale Hirnnervenlähmungen und kontralaterale Körperlähmungen (gekreuzte Lähmungen).

• *Sensible Leitungsbahn* (Tafel 9, blau)

Anterolaterales System: Schmerz, Kälte und Tastreize werden vom peripheren Neuron zum Hinterhorn eines Rückenmarksegmentes geleitet, von dort kreuzt der Tractus spinothalamicus auf die Gegenseite und zieht als laterales und anteriores Bündel hirnwärts.

Mediales Lemniscussystem: Die Reize der Mechanorezeptoren werden über das periphere Neuron im ipsilateralen Hinterstrang des Rückenmarks zum Nucleus gracilis und Nucleus cuneatus in die untere Medulla oblongata geleitet. Von dort kreuzt der Tractus bulbothalamicus zur Gegenseite und zieht

Tafel 9: Pyramidenbahn (rot), sensible Leitungsbahn (blau)

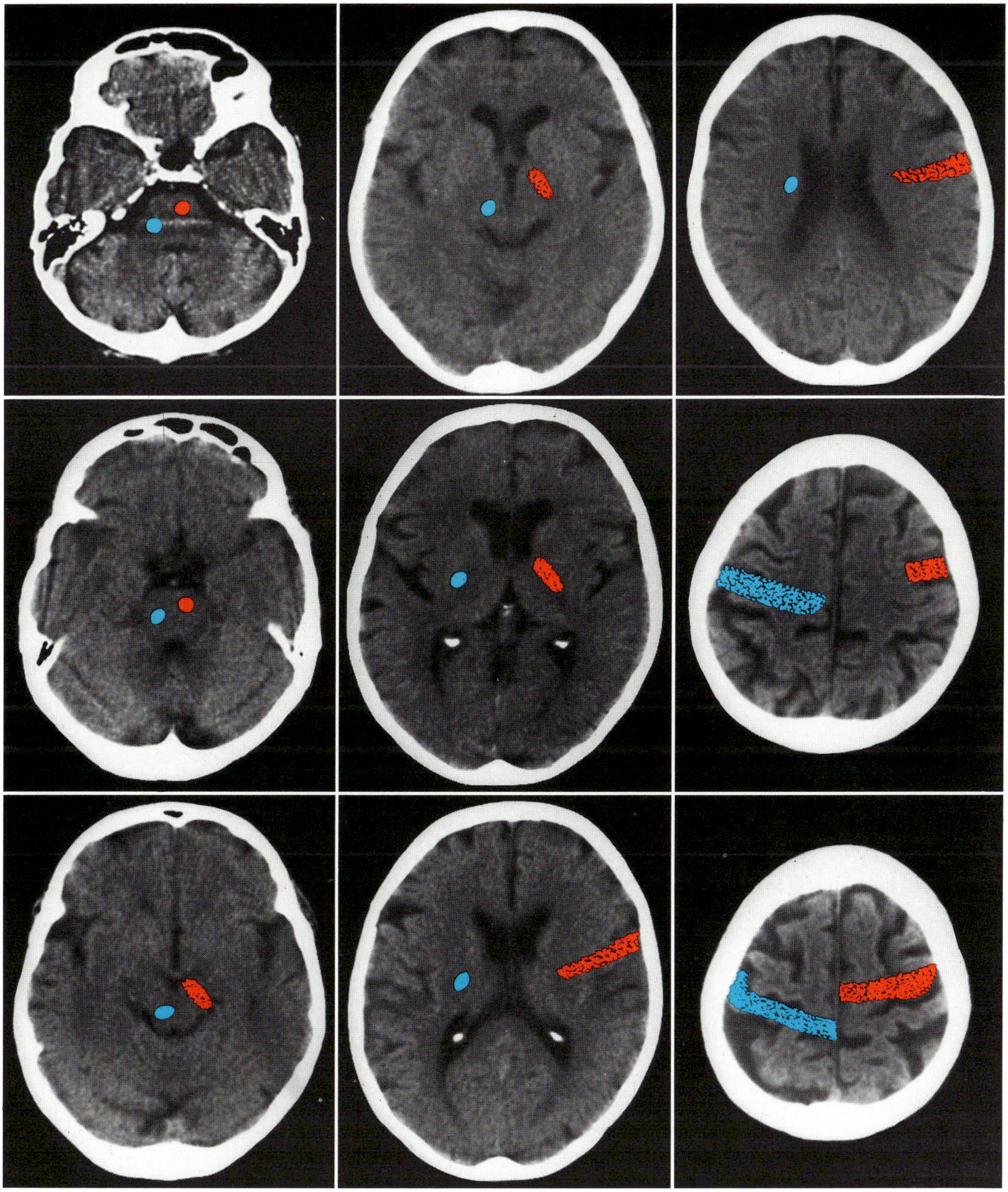

zusammen mit den Fasern des anterolateralen Systems im Tegmen pontis und mesencephali zum Thalamus. Von dort führt der Tractus thalamocorticalis durch das Crus posterius der inneren Kapsel zum Gyrus postcentralis.

Die sensiblen Zentren im Gyrus postcentralis sind ähnlich somatotop geordnet wie die der Pyramidenbahn. Eine Leitungsunterbrechung im anterolateralen System führt zu Störungen der Temperatur- und Schmerzwahrnehmung, eine Unterbrechung im medialen Lemniscussystem zu Tiefensensibilitätsstörungen (Lagesinn, Vibrationsempfindungen) und Störungen der Oberflächensensibilität (Zwei-Punkte-Diskrimination). Allerdings ist diese Differenzierung nur bei spinalen Läsionen anzutreffen, während bei zerebralen Läsionen in der Regel beide Systeme gestört sind.

Abb. 24: Sehbahn (blau), Bahnen der Augenmotorik (rot).

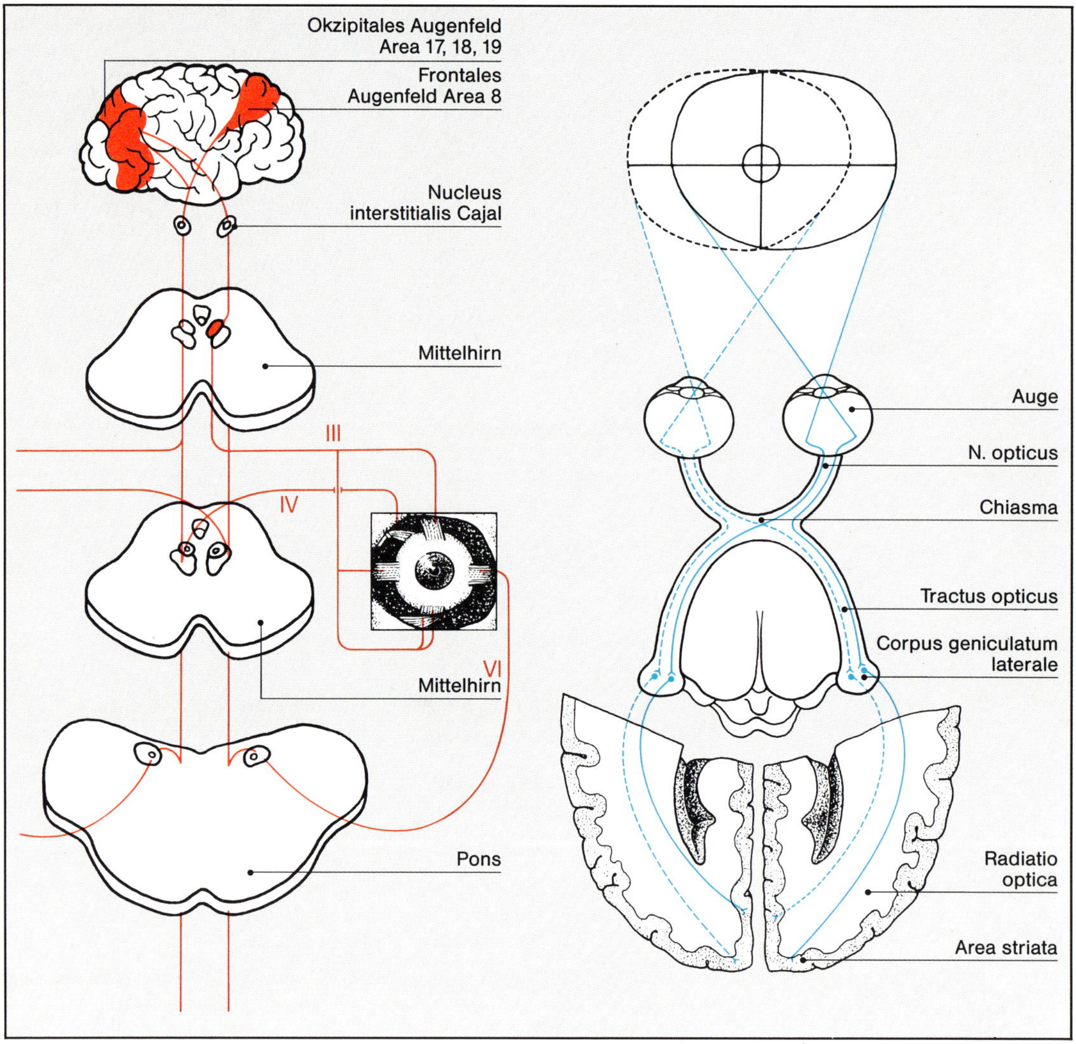

24

- *Sehbahn* (Tafel 10, blau)

Vom Auge zieht der N. opticus zum Chiasma opticum, wo die nasalen Fasern zum kontralateralen Tractus opticus kreuzen, während die temporalen Fasern in den ipsilateralen Tractus übergehen. Die Tractus optici führen zu dem primären Sehzentrum, d. h. zum Corpus geniculatum laterale. Von letzterem erstreckt sich die Gratiolet-Sehstrahlung zur Sehrinde in die Gegend des Sulcus calcarinus (Area striata 17).

Tumoren im Chiasma-opticum-Bereich können eine bitemporale, seltener eine binasale Hemianopsie verursachen. Bei Läsionen des Tractus opticus, des Corpus geniculatum und der Radiatio optica finden sich homonyme Hemianopsien nach kontralateral. Reizsymptome der Sehbahn, besonders am Sulcus calcarinus, sind Photopsien.

- *Bahnen der Augenmotorik* (Tafel 10, rot)

Die Augenbewegungen werden von zwei Hirnrindenarealen koordiniert. Das kleinere frontale Augenfeld steuert die willkürlichen, von optischen Reizen unabhängigen Bewegungen, das größere okzipitale Augenfeld reguliert die Augenbewegung beim Verfolgen optischer Reize. Von den Rindenarealen ziehen die Fasern zum Colliculus superior und zur Area praetectalis. Von dort laufen die Neurone durch die Formatio reticularis zu den Ursprungskernen der Hirnnerven III und IV, die im Tegmentum mesencephali vor dem Aquädukt liegen, und zum Kern des N. abducens im Tegmentum pontis. Die drei Nerven treten aus dem Hirnstamm und ziehen zunächst am Boden der

Tafel 10: Sehbahn (blau), Bahnen der Augenmotorik (rot)

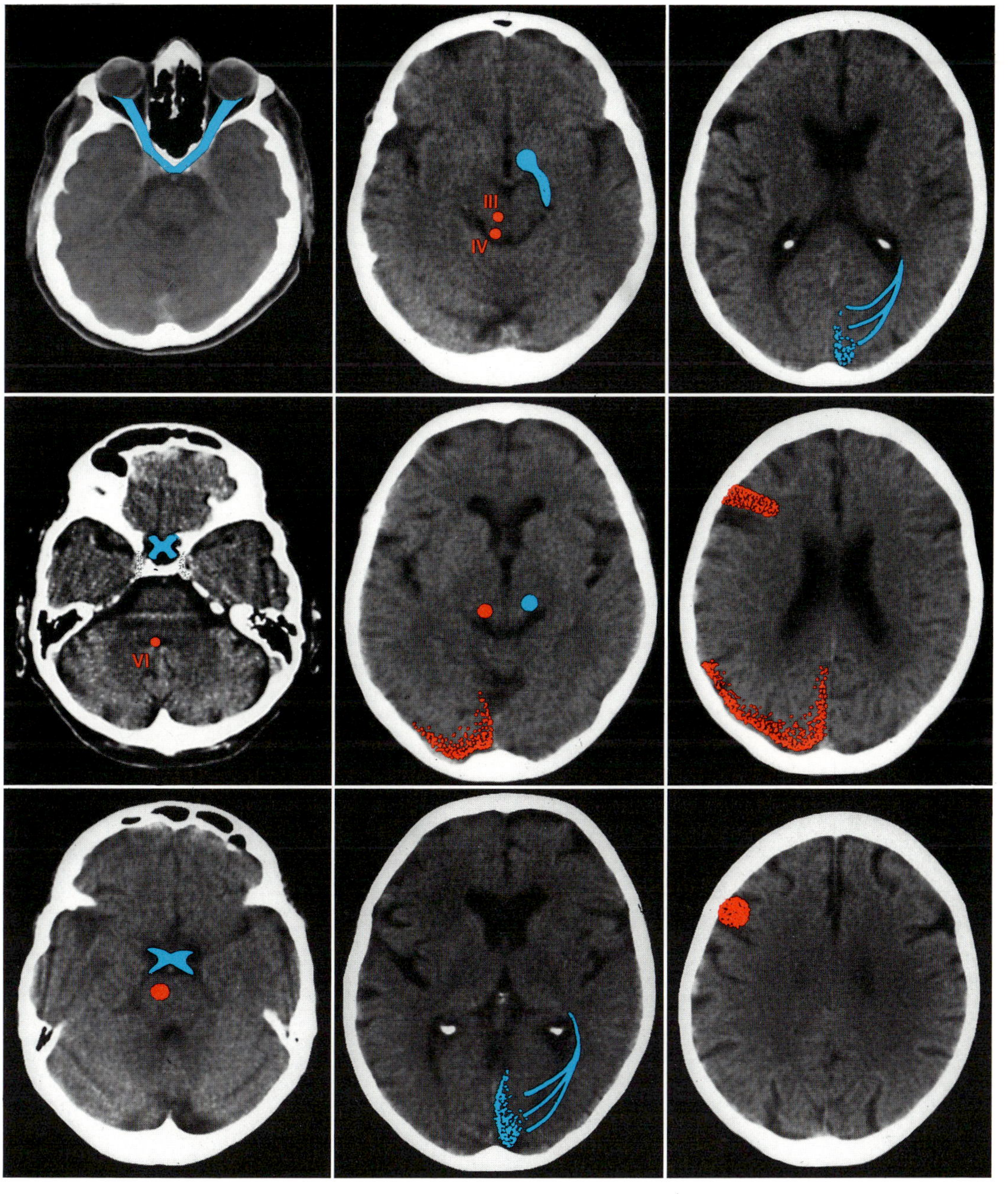

mittleren Schädelgrube und dann durch die Fissura orbitalis superior zu den Augenmuskeln.

Die Läsion eines peripheren Augenmuskelnervs verursacht einseitige Bulbusabweichungen mit Doppelbildern, eine Läsion des N. III führt darüber hinaus auch zu Störungen der inneren Augenmuskeln (Mydriasis, Akkommodationsstörungen). Bei supranukleären Läsionen resultieren Blicklähmungen beider Augen: Bei Großhirnprozessen ist der Blick in horizontaler Richtung gelähmt, wie z. B. bei der Déviation conjuguée (die Augen blicken meist den zerebralen Herd an); Läsionen der Vierhügelplatte führen zu vertikalen Blicklähmungen, die auch mit einer Konvergenzlähmung kombiniert sein können (Parinaud-Syndrom).

Abb. 25: Sprachzentren (rot, blau, gelb), Riechbahn (violett), Hörbahn (grün).

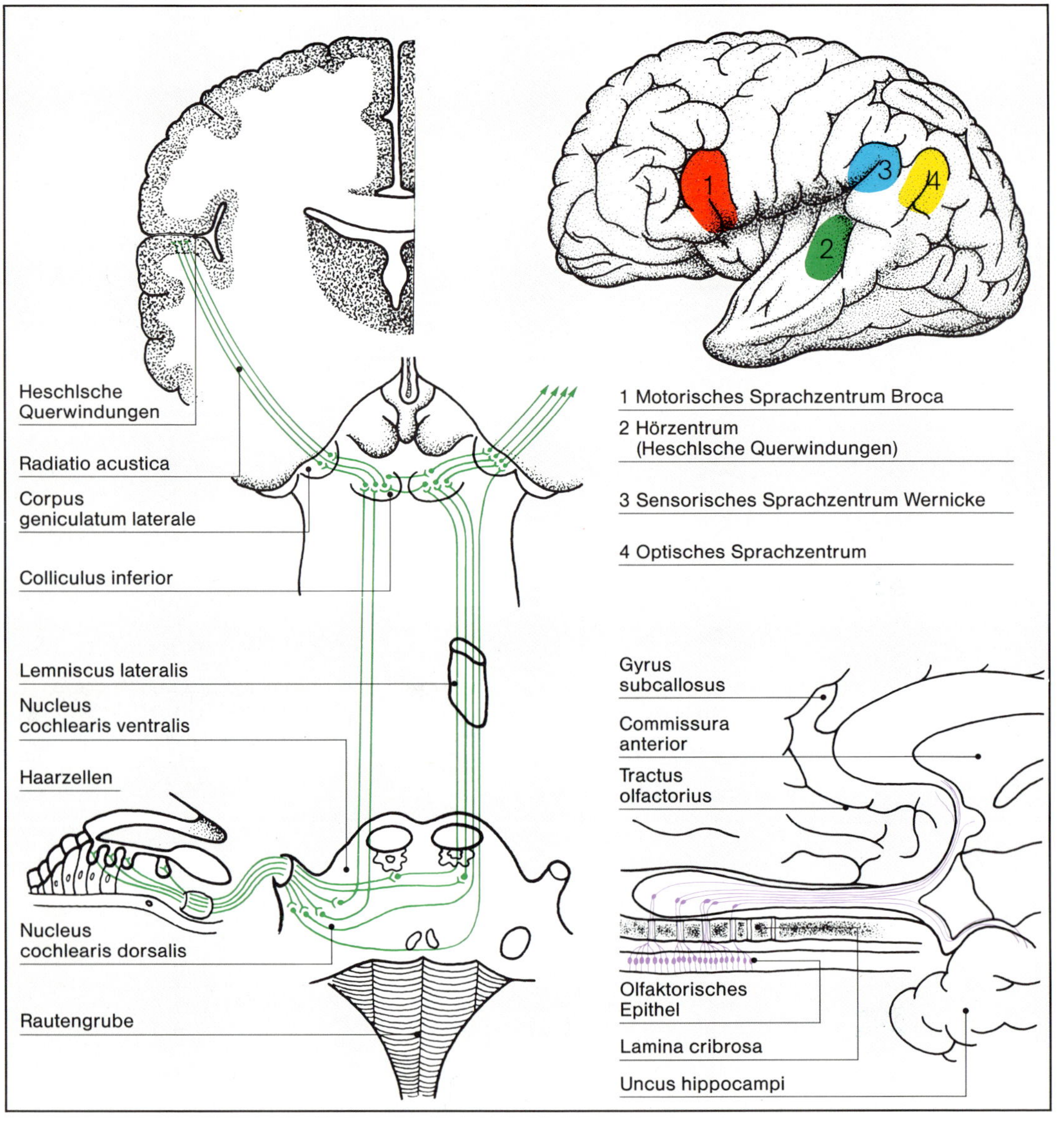

25

• *Sprachzentren* (Tafel 11, rot, blau, gelb)

Beim Rechtshänder sind die Sprachzentren in der Regel in der linken Hemisphäre lokalisiert. Das motorische Sprachzentrum (Broca) (Tafel 11, rot) liegt im Gyrus frontalis inferior (Area 44) im frontalen Operculum. Sein isolierter Ausfall führt zur Aphasie bei erhaltenem Sprachverständnis. Das sensorische Sprachzentrum (Wernicke) (Tafel 11, blau) liegt im Gyrus temporalis superior zwischen der Hörrinde und dem Gyrus angularis. Bei seinem isolierten Ausfall fehlt das Sprachverständnis. Die optische Sprachregion (Tafel 11, gelb) liegt im Gyrus angularis. Ihr Ausfall führt unter anderem zu Alexie, Agraphie und Akalkulie.

• *Riechbahn* (Tafel 11, violett)

Die vom Riechepithel kommenden Neurone durchbohren die vordere Schädelgrube in der Lamina cribrosa und münden im Bulbus olfactorius. Von dort zieht der Tractus olfactorius mit lateralen Fasern zum Uncus hippocampi und mit medialen Fasern zum Gyrus subcallosus und zur vorderen Kommissur. Ein Ausfall des Systems führt zur Anosmie. Bei der Temporallappenepilepsie können Geruchshalluzinationen vorkommen, die sogenannten Uncinatuskrisen.

Tafel 11: Sprachzentren (rot, blau, gelb), Riechbahn (violett), Hörbahn (grün)

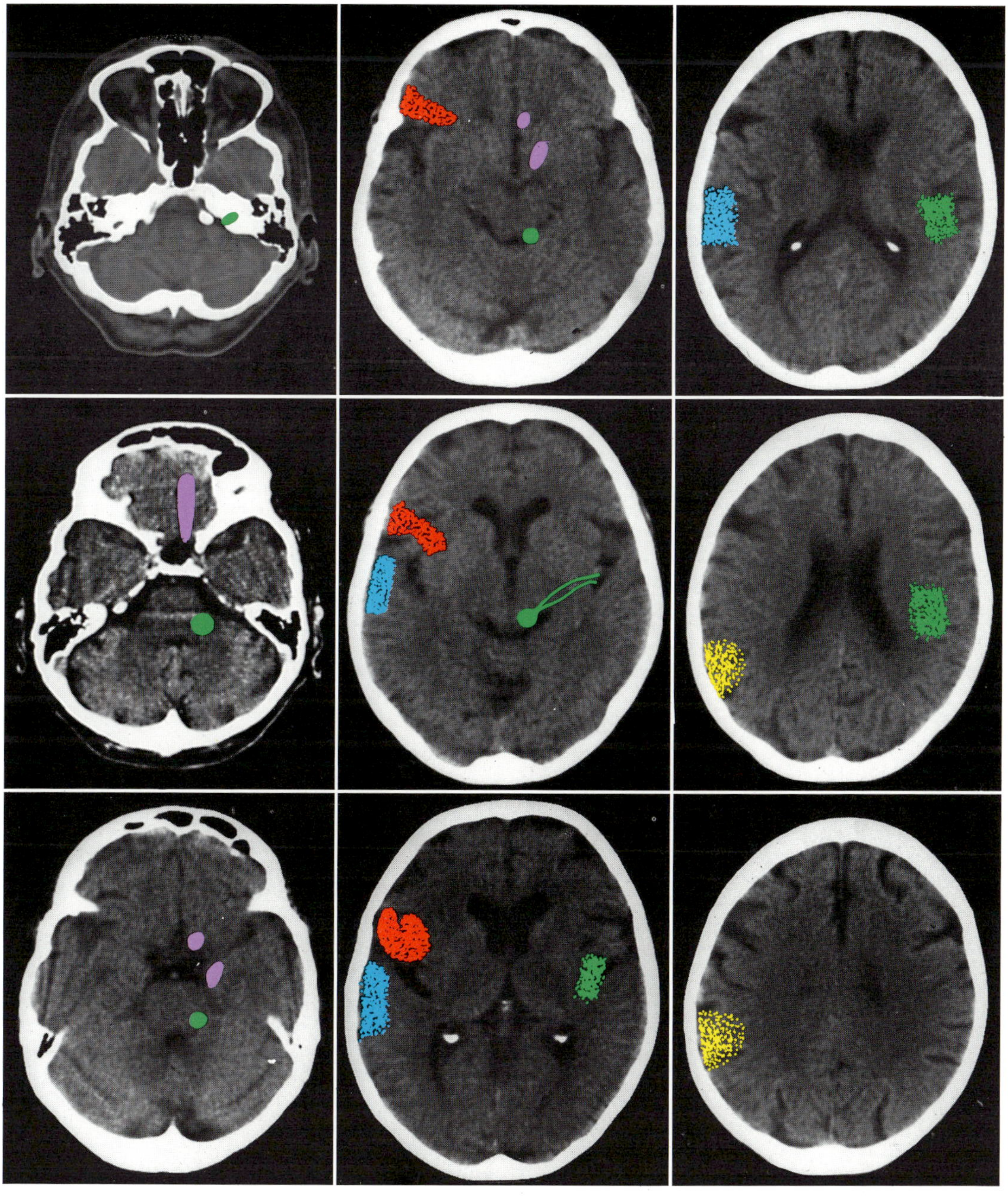

• *Hörbahn* (Tafel 11, grün)

Der aus dem Porus acusticus internus kommende Hörnerv tritt im Kleinhirnbrückenwinkel in die Brücke ein und zieht dort zu dem ventralen und dorsalen Nucleus cochlearis. Von dort laufen die Neurone teils gekreuzt, teils ungekreuzt im Lemniscus lateralis zum Colliculus inferior der Vierhügelplatte. Von dort reicht ein weiteres Neuron bis zum medialen Corpus geniculatum, von wo aus die Radiatio acustica zur Heschl-Windung im Operculum temporale zieht. Innenohrschwerhörigkeiten finden sich bei Tumoren im Kleinhirnbrückenwinkel, kortikale Schwerhörigkeiten bei Infarkten. Akustische Halluzinationen können bei der Temporallappenepilepsie auftreten.

Schädelhirntraumen

Es werden gedeckte und offene Hirnverletzungen unterschieden, je nachdem, ob die Dura mater intakt bleibt oder ob sie von Impressionsfrakturen oder spitzen Fremdkörpern perforiert ist.

Gedeckte Hirntraumen

Sie sind in Friedenszeiten weitaus häufiger als offene Hirnverletzungen. Die stumpfe Gewalteinwirkung verformt den Kopf momentan und akzeleriert den knöchernen Schädel relativ zum Gehirn (75). Das Gehirngewebe wird an der Stelle der Gewalteinwirkung (Coup) gestaucht und am gegenüberliegenden Pol (Contre-coup) gezerrt. Es resultieren Gewebsquetschungen und Gefäßeinrisse, die zu computertomographisch erkennbaren Veränderungen wie Hämatomen, Hirnödem und dadurch bedingten Massenverschiebungen führen können.

Beim komatösen Schädelhirnverletzten finden sich computertomographisch in 30% keine pathologischen Veränderungen, in 10% umschriebene Ödemzonen, in 20% intrazerebrale Kontusionsblutungen, in 20% epi- und subdurale Hämatome und in 20% Kombinationsverletzungen (109).

Die oft voluminösen intrakraniellen Hämatome verursachen eine akute und ausgeprägte Massenverschiebung, die die Gefahr in sich birgt, daß supratentorielle Gehirnanteile – nämlich die untere mediale Temporallappenwindung (Gyrus und Uncus hippocampi) – durch den Tentoriumschlitz nach infratentoriell herniieren und daß dadurch das Mittelhirn eingeklemmt wird. Später herniieren auch die Kleinhirntonsillen durch das Foramen magnum und klemmen die Medulla oblongata ein. Klinisch resultieren die verschiedenen Mittelhirnsyndrome bzw. das finale Bulbärhirnsyndrom.

Klinische Symptome

Nach dem Schweregrad werden unterschieden (128):

– Die einfache Schädelprellung, die lediglich mit Kopfschmerzen verbunden ist.

– Die Commotio cerebri, die durch eine kurzdauernde Bewußtseinsstörung mit antero-, kon- und retrograder Amnesie, durch einen passageren posttraumatischen Dämmerzustand sowie durch Schwindel und Brechreiz gekennzeichnet ist. Die Amnesie ist dabei das führende Symptom.

– Die Contusio cerebri, bei der die Bewußtseinsstörung länger als eine Stunde und der Dämmerzustand länger als einen Tag dauern kann und bei der zusätzlich neurologische Ausfälle wie Anosmie, Paresen, Sprach- und Sehstörungen oder epileptiforme Anfälle auftreten können.

– Die Compressio cerebri, bei der sich eine intrakranielle Raumforderung meist durch ein epidurales oder akutes subdurales Hämatom entwickelt. Nach einer initialen Bewußtseinsstörung und einem anschließenden symptomfreien Intervall kommt es zu einer tiefen Bewußtlosigkeit mit neurologischen Ausfällen. Das symptomfreie Intervall wird fast nur beim epiduralen Hämatom beobachtet und auch dann nur in 25% der Fälle. Eine einseitige Mydriasis ist Hinweis auf eine beginnende Herniation, während Koma, Streckkrämpfe und Pupillenstarre die komplette Einklemmung anzeigen.

Zusatzuntersuchungen

Die Schädelnativaufnahmen zeigen Frakturen der Kalotte, der Schädelbasis und des Viszerokraniums, und sie decken eine eventuell vorhandene Pneumatozele auf. Eine aus der Medianebene verlagerte verkalkte Pinealis kann auf eine Raumforderung hinweisen. Die zerebrale Arteriographie war vor der CT-Ära das wichtigste Verfahren, das die intrakraniellen Blutungen anhand von Gefäßverlagerungen erfaßte. Heute sind wenige Indikationen übriggeblieben: Traumatischer Karotisverschluß oder -dissektion; Verdacht auf nicht traumabedingte Blutungen aus Angiom, Aneurysma, Hirntumor; Carotis-Sinus-cavernosus-Fistel; Thrombose des Sinus sagittalis superior; Zirkulationsstillstand an der Schädelbasis. Auch ein ein- oder doppelseitiges isodenses subdurales Hämatom kann gelegentlich unsichere CT-Veränderungen aufweisen, die angiographisch gesichert werden müssen (129).

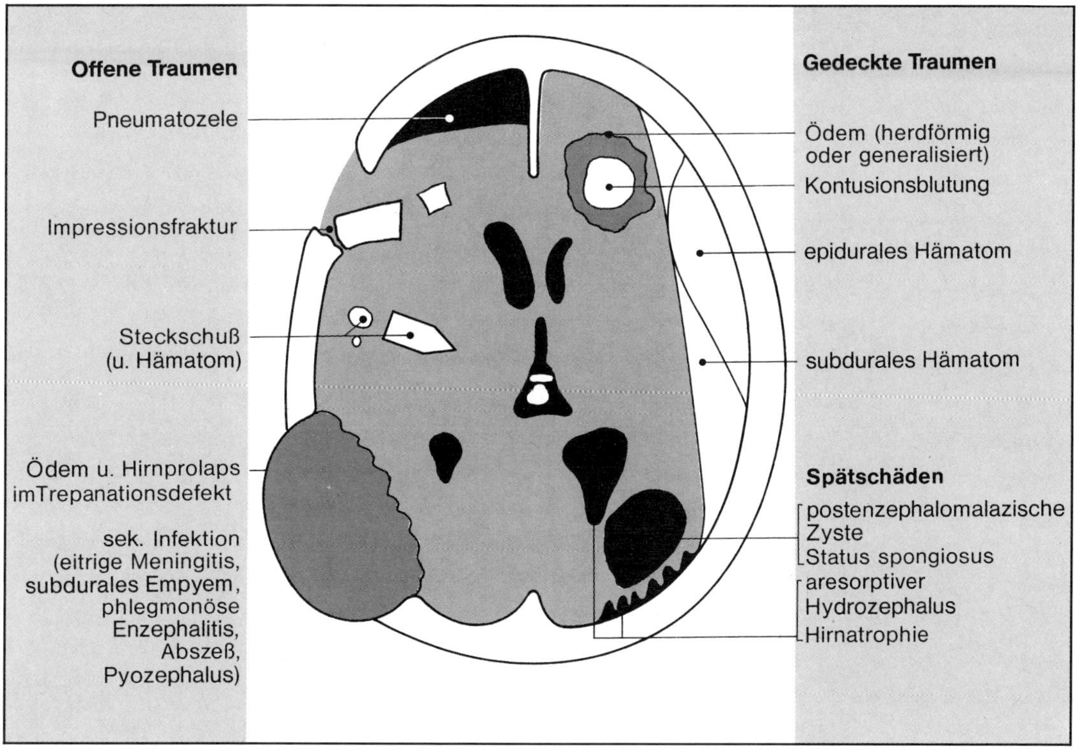

Abb. 26: Synopsis der Hirntraumen.

Epidurales Hämatom

Es entsteht an der Innenfläche der Kalotte aus Blutungen der A. meningica media oder einer ihrer Äste, selten auch venös aus Blutungen der Pacchionischen Granulationen und der Sinus und aus einem Frakturspalt. Meist ist es temporo-parietal lokalisiert; das epidurale Hämatom der hinteren Schädelgrube ist wegen seines meist foudroyanten Verlaufs klinisch besonders wichtig. Das Blut hebt die Dura mater von der Kalotte ab. Das klinische Bild ist in der Regel akut und wird durch die rasch einsetzende Compressio cerebri bestimmt, so daß oft nur die unverzügliche Operation den Patienten retten kann.

Computertomographisch zeigt sich das epidurale Hämatom als bi- bis plankonvexe hyperdense Zone, die der Schädelkalotte anliegt. Im Gegensatz zum subduralen Hämatom ist die Begrenzung zur Hirnoberfläche glatt. Es finden sich die Zeichen der Raumforderung (s. S. 125 und Tafel 12, S. 46), d. h., die Mittellinienstrukturen sind verlagert, und verschiedene Abschnitte der äußeren und inneren Liquorräume sind komprimiert.

Die Dichte des epiduralen Hämatoms ist nicht immer so einheitlich wie früher angenommen. Entsprechend der innerhalb des Hämatoms lokal unterschiedlich starken Gerinnung können gelegentlich neben den hyperdensen Bezirken auch hypo- und isodense Areale vorkommen. Eine seltene Variante ist das isodense epidurale Hämatom, das unmittelbar posttraumatisch beobachtet wird, wenn das frische Blut noch nicht geronnen ist. Das chronische epidurale Hämatom bietet bei beginnender Resorption der festen Blutbestandteile ein buntes Bild mit unterschiedlichen Dichten. Oft ist die abgelöste Dura bereits mit dem Nativscan scharf dargestellt; meist kann die Unterscheidung zum subduralen Hämatom nur geführt werden, wenn die Dura mater nach Kontrastmittelinjektion als dünner hyperdenser Streifen zwischen Hämatom und Gehirn sichtbar wird (129).

Tafel 12: Epidurales Hämatom

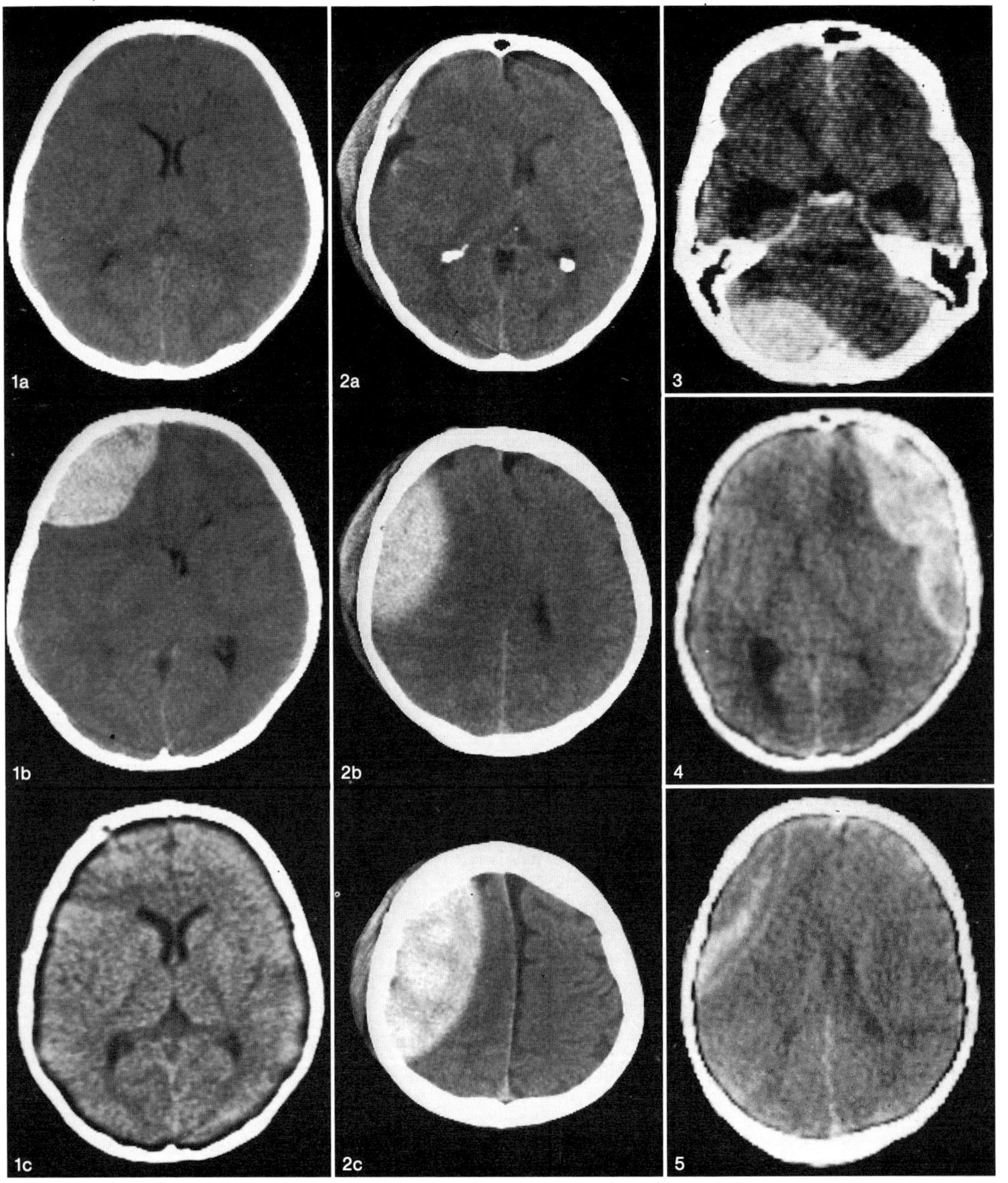

1 a–c Epidurales Hämatom links frontal, Verlauf. Initial lediglich Commotio cerebri und unauffälliges CT (a). 48 Stunden später zunehmende Bewußtseinsstörung und computertomographisch bikonvexer hyperdenser Herd mit Verlagerung und Kompression der Ventrikel (b). Postoperativ (c).

2 a–c Akutes epidurales Hämatom, Kopfschwartenhämatom und Verlagerung der Mittellinienstrukturen (a). Bikonvexer hyperdenser Herd frontoparietal mit Kompression der ipsilateralen Sulci und Verlagerung der Falx (b, c).

3 Akutes epidurales Hämatom der hinteren Schädelgrube. Erweiterung der Temporalhörner durch Kompression des IV. Ventrikels.

4 Epidurales Hämatom rechts frontotemporal. Zipfelförmige Einziehung der Dura durch Fixation am Keilbeinflügel.

5 Chronisches epidurales Hämatom links frontotemporal.

Tafel 13: Epidurales Hämatom, Verlauf

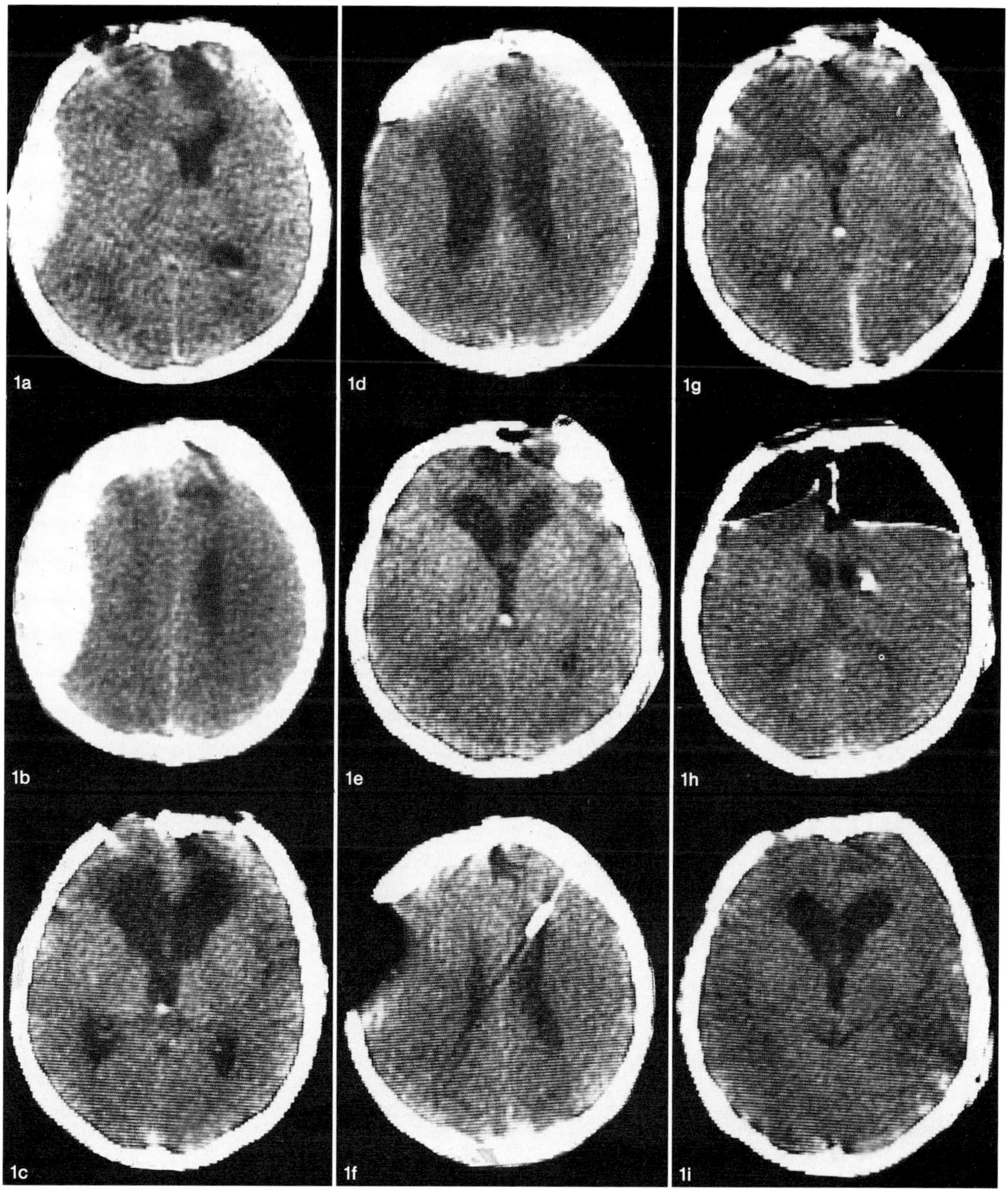

1a–i Epidurales Hämatom und frontobasale Schädelhirnverletzung, Verlaufsbeobachtung.
1a, b Nach einem Fenstersturz finden sich bei dem 34jährigen Patienten biparietale Kopfschwartenhämatome, ein linksparietales epidurales Hämatom mit Kompression des linken Ventrikels und Verschiebung des Septum pellucidum, eine bifrontale Fraktur und bifrontale Kontusionsherde.

1c, d 2 Monate postoperativ Hydrocephalus aresorptivus und Trepanationsdefekt.
1e, f 3 Monate nach der OP: Retraktion der Gehirnoberfläche im Trepanationsdefekt durch eine Ventrikeldrainage im rechten Vorderhorn.

1g 6 Monate nach dem Trauma: normal weites Ventrikelsystem. Weiterhin bifrontale Kontusionsherde.
1h 7 Monate nach dem Trauma: Pneumatozele bei Liquorrhö wegen Schädelbasisfraktur, Ventrikeldrainage im rechten Vorderhorn.
1i 10 Monate nach dem Trauma bei Klinikentlassung: Erweiterung der Vorderhörner durch frontalen Substanzdefekt.

Subdurales Hämatom

Es entsteht durch Abriß von Brückenvenen, Eröffnung von Pacchionischen Granulationen, Verletzungen von Piagefäßen oder aus blutenden Hirnkontusionen. Das Hämatom breitet sich im Subduralraum über größeren Anteilen einer Hemisphäre aus und komprimiert das Gehirn. Es kommt in jedem Alter, jedoch gehäuft zwischen dem 6. und 8. Lebensjahrzehnt vor, da durch die senile Atrophie die Beweglichkeit des Gehirns zunimmt und die Brückenvenen leichter einreißen (129).

- *Akutes subdurales Hämatom*

Das akute subdurale Hämatom führt zumeist Stunden bis zu ca. 2 Tage nach dem Trauma zur Hirnkompression; allerdings sind subakute Verlaufsformen mit bis zu ca. zehntägiger Anamnese bekannt (75).

Computertomographisch ähnelt es als hyperdense kalottennahe Sichel dem epiduralen Hämatom und kann von diesem oft nicht sicher abgegrenzt werden. Der Nachweis von Blut im Interhemisphärenspalt und auf dem Tentorium sowie eine gezähnte bis wellige Innenkontur des Hämatoms können differentialdiagnostisch als Hinweis auf die subdurale Lokalisation gewertet werden. Da jedoch in der Regel sowohl epidurale als auch akute subdurale Blutungen einer Trepanation bedürfen, ist die differentialdiagnostische Abgrenzung für das therapeutische Vorgehen weniger von Belang. Meist ist das subdurale Hämatom von einem ausgeprägten ipsilateralen Hirnödem begleitet, und die Massenverschiebung ist stark. Die Verlagerung der Mittellinienstrukturen kann das Foramen Monroi blockieren, und der kontralaterale Seitenventrikel ist dann erweitert.

- *Akutes subdurales Hygrom*

Das akute subdurale Hygrom kommt vor allem bei Kindern, aber auch bei Erwachsenen vor (129). Seine Entstehung wird dadurch erklärt, daß über einen ventilartigen Riß in der Arachnoidea Liquor in den Subduralraum eindringt. Das Flüssigkeitsvolumen ist meist geringer als bei der Blutung, kann aber dennoch erhebliche raumfordernde Wirkung haben (109). Das Computertomogramm zeigt eine liquordichte Sichel unter der Kalotte.

Ein subakutes bis chronisches subdurales Hygrom kann postoperativ nach schweren Schädelhirntraumen vorkommen. Das Hygrom entsteht im Bereich des Trepanationsdefekts oder infolge der Entlastung auch auf der Gegenseite der Operation.

- *Chronisches subdurales Hämatom*

Das chronische subdurale Hämatom stellt ein komplexes Krankheitsbild dar. Die Ursache bleibt häufig völlig offen. Bagatelltraumen, flache Pancake-Hämatome und traumatische Subarachnoidalblutungen können ätiologisch in Frage kommen. Der Begriff der Pachymeningiosis haemorrhagica interna wird von seiten der Pathologen als Synonym dieses Krankheitsbildes ohne sichere Traumagenese diskutiert. Dementsprechend ist das CT-Bild vielgestaltig, zumal Resorptionsvorgänge, Kammerungen durch Granulationsgewebe, Flüssigkeitstranssudationen und Verkalkungsvorgänge zusätzlich variable Veränderungen hervorrufen. Es lassen sich daher regelhafte Abläufe, etwa der CT-Bilder und des klinischen Verlaufs, nicht finden. In 10% sind die chronischen subduralen Hämatome doppelseitig.

Klinik

Die Beschwerden sind uncharakteristisch, und das Krankheitsbild wird oft lange verkannt. Mit Brückensymptomen – aber auch ohne sie – entwickeln sich Wochen bis Monate nach dem Trauma Kopfschmerzen und progrediente, anfangs wechselnde Bewußtseinsstörungen. Die neurologischen Ausfälle sind minimal oder fehlen ganz (128).

Computertomographie

Es finden sich die Zeichen der Raumforderung (S. 125 und Tafel 15/1–5) und eine plan- bis bikonvexe, der Kalotte anliegende Zone veränderter Dichte. Nach der Dichte des Hämatoms lassen sich vier Typen unterscheiden (3, 59):

Tafel 14: Akutes subdurales Hämatom

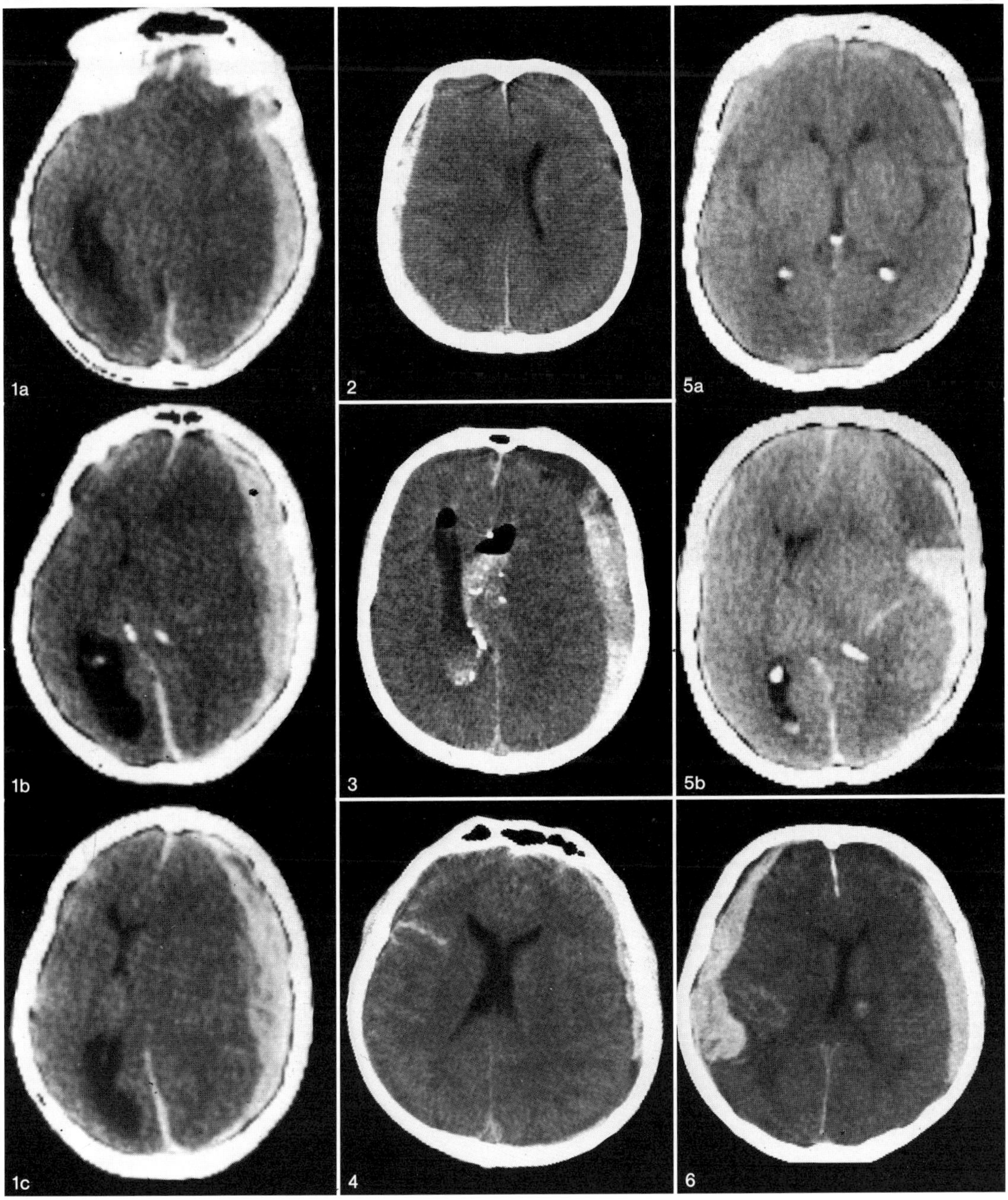

1a–c Akutes subdurales Hämatom rechts über der gesamten Hemisphäre. Starke Kompression und Verlagerung des Ventrikelsystems. Blut im Interhemisphärenspalt. Erweiterung des linken Hinterhorns (Foramen-Monroi-Blockade).

2 Akutes subdurales Hämatom links als Contre-coup-Läsion.

3 Akutes subdurales Hämatom nach Schußverletzung. Im Hämatombereich geronnene und ungeronnene Blutanteile. Verlagerung der Mittelstrukturen nach links bei Foramen-Monroi-Blokkade. Intrazerebrale Knochenfragmente und Lufteinschlüsse. Ventrikeleinblutung.

4 Subdurales „pancake"-Hämatom rechts frontotemporal. Traumatische Subarachnoidalblutung links.

5a, b Schmales subdurales Hämatom beidseits frontotemporal. 12 Stunden später (b) Größenzunahme des subduralen Hämatoms mit Sedimentierungseffekt (Alkoholkranker, Quickwert 18%).

6 Doppelseitiges akutes subdurales Hämatom. Beidseitige Kompression der Seitenventrikel (Hasenohrphänomen). Kleine Stammganglienkontusionsblutung rechts.

Hypodenses chronisches subdurales Hämatom (Typ I). Es findet sich in etwa 33% der Fälle. Die festen Bestandteile der Blutung sind vollständig resorbiert, und bei der Operation ist der Inhalt dünnflüssig, bernsteinfarbig und bräunlich. Computertomographisch hat die sichelförmige, kalottennahe Zone eine homogen verminderte Dichte. Eine Hämatomkapsel kann bereits auf dem Nativscan nachweisbar sein, wird aber besser nach Kontrastmittelgabe an der Grenze zum Hirngewebe dargestellt.

Inhomogen-dichtes chronisches subdurales Hämatom (Typ II). Es wird ebenfalls in etwa 33% gefunden. Infolge von rezidivierenden frischen Blutungen in ein chronisches Hämatom finden sich bei der Operation feste Koagel, kaffeesatzartige und dünnflüssige Bestandteile nebeneinander. Computertomographisch sind diese Bestandteile hypo-, iso- oder hyperdens. Die spezifisch schweren Koagel sedimentieren in die abhängigen okzipitalen Partien, und an der Grenze zwischen dichten und weniger dichten Blutanteilen bildet sich ein horizontaler Spiegel. Wird der Patient umgelagert, so können sich die verschiedenen Bestandteile wieder vermischen. Oft sind die Hämatome gekammert und haben eine dicke Kapsel.

Isodenses chronisches subdurales Hämatom (Typ III). Es wird in etwa 25% angetroffen. Bei der Operation findet sich eine weißbräunliche oder rotbraune Flüssigkeit und teilweise Schwartenbildungen. Computertomographisch hat es die gleiche Dichte wie das angrenzende Gehirn, weil die festen Blutbestandteile nur zum Teil resorbiert sind. Da sich das Hämatom vom Gehirngewebe in bezug auf seine Dichte nicht abhebt, bekommen die indirekten Zeichen der Raumforderung – wie die Verlagerung von Hirnstrukturen und die Kompression der Liquorräume – für die Diagnose eine größere Wichtigkeit. Nach Kontrastmittelgabe kann aber oft die Grenze des Hämatoms durch die sich kontrastierenden Gefäße im Subarachnoidalraum sichtbar gemacht werden. Dies kann besonders wichtig sein, wenn bei den seltenen bilateralen isodensen subduralen Hämatomen die Mittellinienstrukturen nicht verlagert sind. Als weiterer Hinweis gilt dann das sogenannte Hasenohrphänomen, d. h., die vorderen Anteile der Seitenventrikel nähern sich, und die normalerweise lateral-konkaven Vorderhörner legen sich wie Hasenohren an die Mittellinie an (114). Nur selten ist aber der computertomographische Befund unsicher, dann muß mit MNR und notfalls angiographisch verifiziert werden. Isodense chronisch subdurale Hämatome können durch ein inzipientes Gliom oder eine diffuse Gliomatose vorgetäuscht werden (s. S. 130).

Leicht hyperdenses chronisches subdurales Hämatom (Typ IV). Es hat eine Häufigkeit von 7–10%. Bei der Operation finden sich ein motorölartiger Inhalt und teilweise feste Koagel. Das zeitliche Intervall zwischen Trauma und Erkennung des Hämatoms schwankt zwischen 12 Tagen und 5 Wochen. Computertomographisch ist die kalottennahe Sichel leicht hyperdens.

Postoperative Verlaufsbeobachtungen. Postoperative Verlaufsbeobachtungen der chronischen subduralen Hämatome zeigen fast immer eine Luftansammlung im Subduralraum. Massenverschiebung, Lufteinschlüsse und erweiterte Subduralräume normalisieren sich häufig erst nach drei bis vier Wochen.

Tafel 15: Chronisches subdurales Hämatom

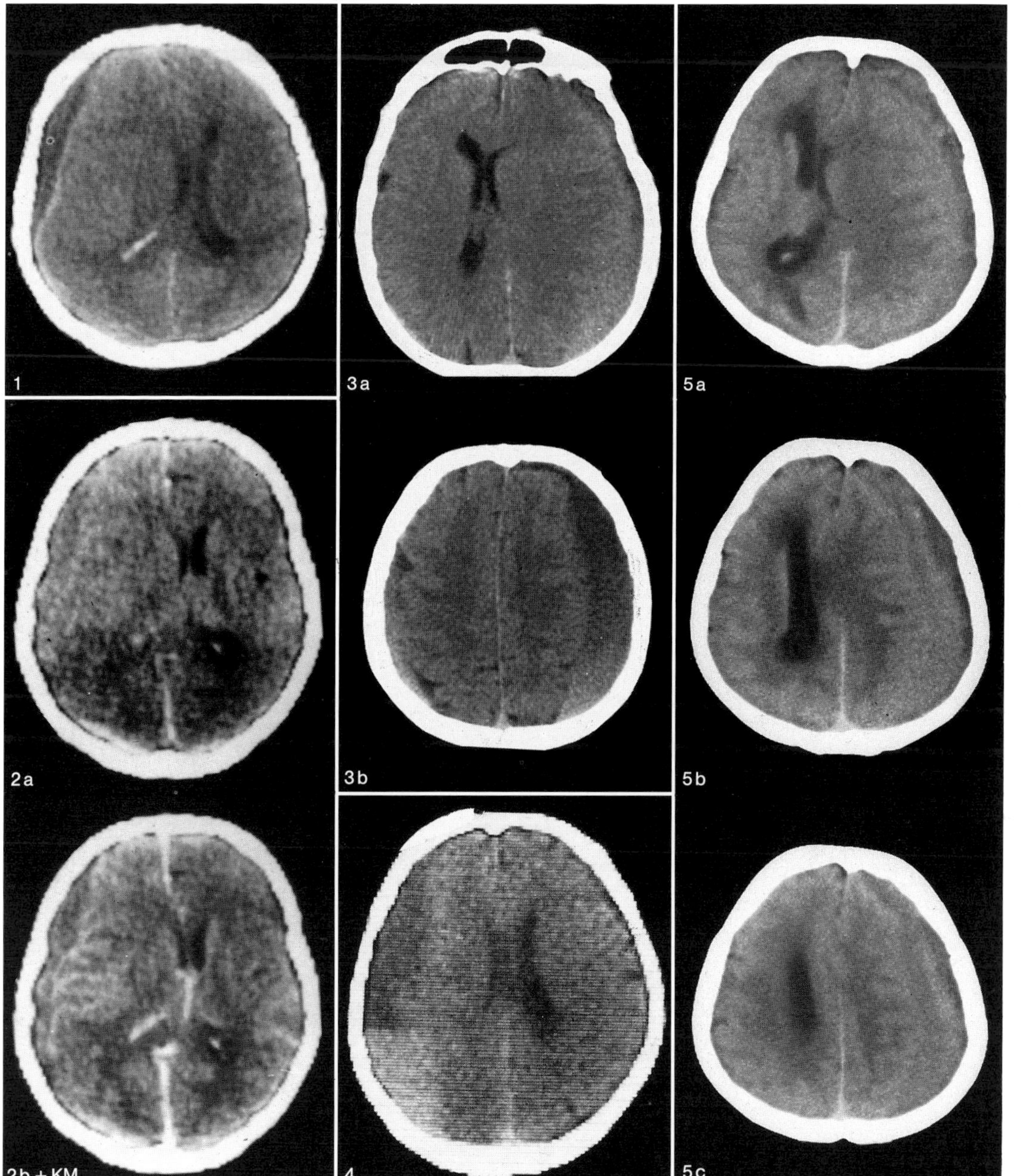

1 Chronisches subdurales Hämatom links hypodens (Typ I).
2a, b Chronisches subdurales Hämatom links (Typ I). Starke Mittellinienverlagerung, deutliche Demarkierung des Kortex nach KM-Gabe (b).

3a, b Chronisches subdurales Hämatom rechts frontoparietal mit gemischter Dichte (Typ II). Angedeuteter Sedimentationseffekt. Mittellinienverlagerung.
4 Chronisches subdurales Hämatom links mit deutlichem Sedimentationseffekt (Typ II).

5a–c Chronisches subdurales Hämatom rechts, iso- bis leicht hypodens (Typ II). Hochgradige Verlagerung des Septum pellucidum und linksseitige Foramen-Monroi-Blockade.

Tafel 16: Chronisches subdurales Hämatom

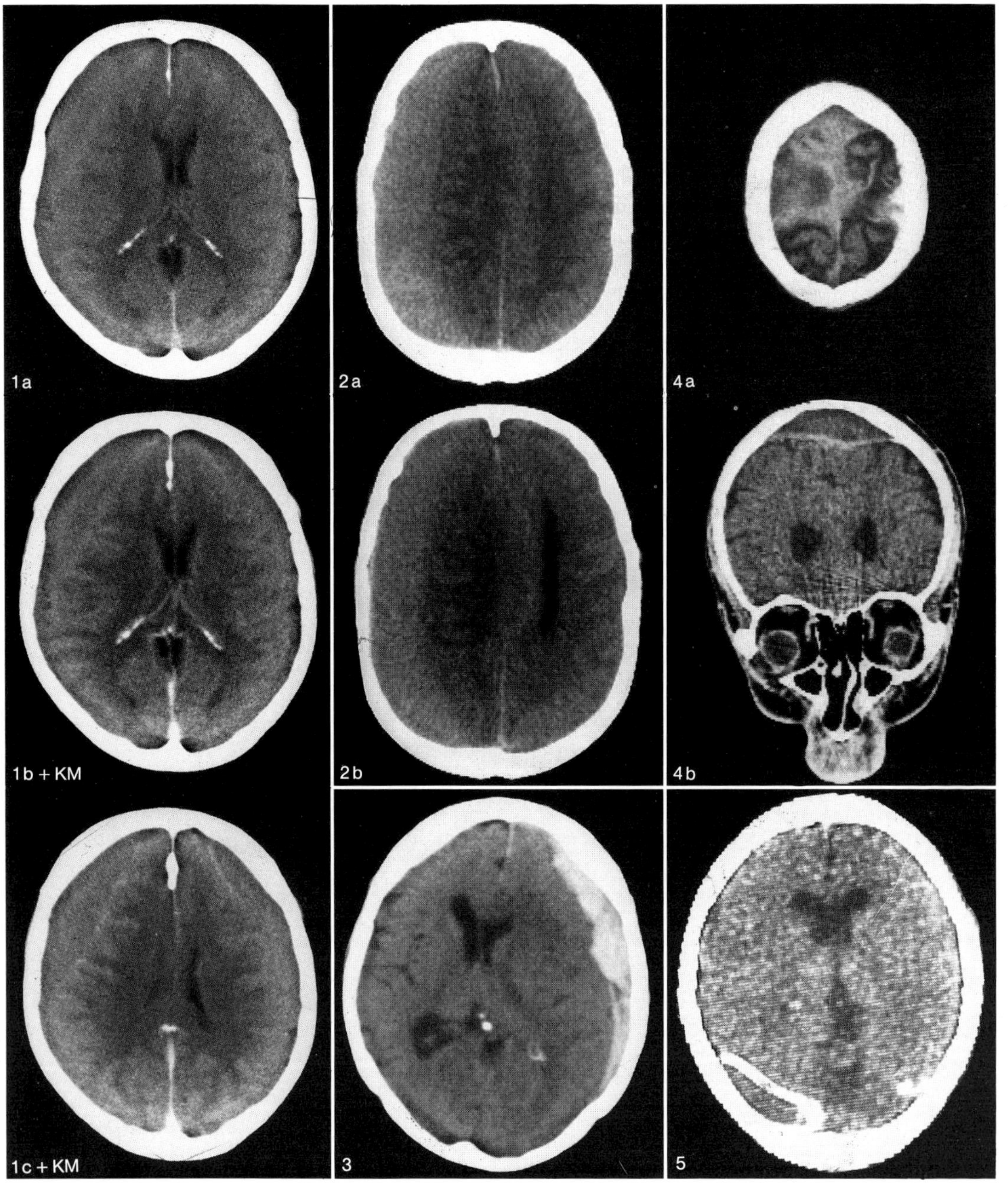

1a–c Doppelseitiges chronisches subdurales Hämatom (Typ III). Isodens, Kompression der Vorderhörner (Hasenohrphänomen). Nach KM-Gabe ist die Grenze von Hämatom zu Kortex deutlicher.

2a, b Chronisches subdurales Hämatom links frontoparietal (Typ IV). Leicht hyperdens, Kompression des Seitenventrikels.
3 Chronisches subdurales Hämatom mit akuter Einblutung.

4a, b Chronisches epidurales Hämatom hochparietal über dem Sinus sagittalis. Die genaue Diagnose ergibt sich erst durch den Koronarschnitt.
5 Verkalktes chronisches subdurales Hämatom links okzipital.

Hirnkontusionen

Die traumatischen Stauchungen und Zerrungen des Gehirns verursachen umschriebene Gewebsnekrosen und vor allem auch Gefäßläsionen mit Extravasationen von ödematöser Flüssigkeit und Blut. Es lassen sich unterscheiden (105):

– Das fokale traumatische Ödem mit guter Prognose (Typ I).

– Die fokale Kontusionsblutung (Typ II).

– Die multifokalen Kontusionsblutungen (Typ III), die oft auch mit epi- und subduralen Hämatomen kombiniert sind und eine hohe Letalität haben.

– Das diffuse traumatische Ödem mit einer ebenfalls hohen Letalität.

• *Fokales traumatisches Ödem (Typ I)*

Die Hirnläsionen beeinflussen die Permeabilität der Kapillaren und der Gliazellwände derart, daß wenige Stunden nach dem Trauma fokale Flüssigkeitsansammlungen im Gewebe resultieren, die nach 12–14 Stunden ihr Maximum erreichen. Das Ödem zeigt sich computertomographisch als meist schlecht abgrenzbare Zone verminderter Dichte. Ähnlich wie die Infarkte reichern die Ödembezirke gelegentlich wegen der gestörten Blut-Hirn-Schranke intravenös appliziertes Kontrastmittel an (5). Im Gegensatz zum perifokalen Tumorödem, das sich auf das Marklager beschränkt, erstreckt sich das traumatische Ödem auch auf Rinde und basale Ganglien. Es wirkt selten raumfordernd.

• *Kontusionsblutungen (Typ II und III)*

Die traumatische Zerrung des Gehirns lädiert intrazerebrale Gefäße, aus denen Blut ins Gewebe fließt. Die Hämatome entwickeln sich im Kortex und im kortexnahen Marklager und sind meist am Ort der Gewalteinwirkung (Coup) weniger stark ausgeprägt als auf der Gegenseite (Contre-coup). In Abhängigkeit von der Gewalteinwirkung sind aber alle Lokalisationen und Ausprägungen möglich.

• *Diffuses traumatisches Ödem*

Das generalisierte traumatische Hirnödem findet sich meist bei Kindern und Jugendlichen (106, 107). Computertomographisch wird es an der symmetrischen Kompression der Seitenventrikel und an der eingeengten Cisterna venae cerebri magnae Galeni erkannt. Da bei Kindern das Volumen der Liquorräume im Normalzustand bereits klein ist, ist die CT-Diagnose des generalisierten Hirnödems schwierig und kann manchmal erst retrospektiv mit Kontrolluntersuchungen bewiesen werden, und zwar dann, wenn sich eine allmähliche Vergrößerung der Liquorräume und eine Konzentrierung des Ödems in der periventrikulären Region zeigt. Gelegentlich findet sich als Begleitsymptom des diffusen traumatischen Ödems ein subdurales Hygrom, das auf Liquorresorptionsstörungen zurückgeführt wird (211). Die Ursache der traumatischen Hirnschwellung wird beim Kind in einer Hyperämie durch Vasoparalyse gesehen (211), wofür auch die geringe Dichteanhebung der weißen Substanz um 3–4 H.E. sprechen könnte.

Die Kontusionsblutungen finden sich nicht selten gemeinsam mit subduralen oder epiduralen Hämatomen, und sie sind in der Regel von einem Ödem begleitet. Zusammen mit letzterem wirken sie raumfordernd, d. h., sie komprimieren das Ventrikelsystem, verlagern die Mittellinienstrukturen, und sie können den Hirnstamm im Tentoriumschlitz einklemmen und dadurch den Tod herbeiführen (58, 75, 128, 171). Manchmal entstehen die Hämatome erst Stunden bis Tage nach dem Trauma, wenn über lokale Zirkulationsstörungen die Gefäßwände erst sekundär soweit geschädigt werden (107). Deshalb kann beim Schädelhirntrauma ein primär normales Computertomogramm keine Sicherheit für den weiteren Verlauf geben, und Kontrollen sind bei verschlechtertem neurologischem Befund notwendig.

Computertomographisch können kleinere Rindenprellungsherde wegen ihrer Nähe zur Kalotte dem Nachweis entgehen; oft werden sie aber an den begleitenden kleinen subarachnoidalen Einblutungen erkannt (s. unten). Die Marklagerblutungen zeigen sich hingegen eindeutig als umschriebene hyperdense Herde, die meist von hypodensen Ödemzonen begleitet sind (107). Selten ist die Blutung im Corpus callosum lokalisiert; sie soll durch heftige Gewalteinwirkung auf den Scheitel entstehen, durch die der Balken gezerrt und gegen die Falx cerebri gepreßt wird (107). Auch traumatische Stammganglienblutungen kommen vor. Innerhalb von Wochen werden die Hämatome vom Rande her re-

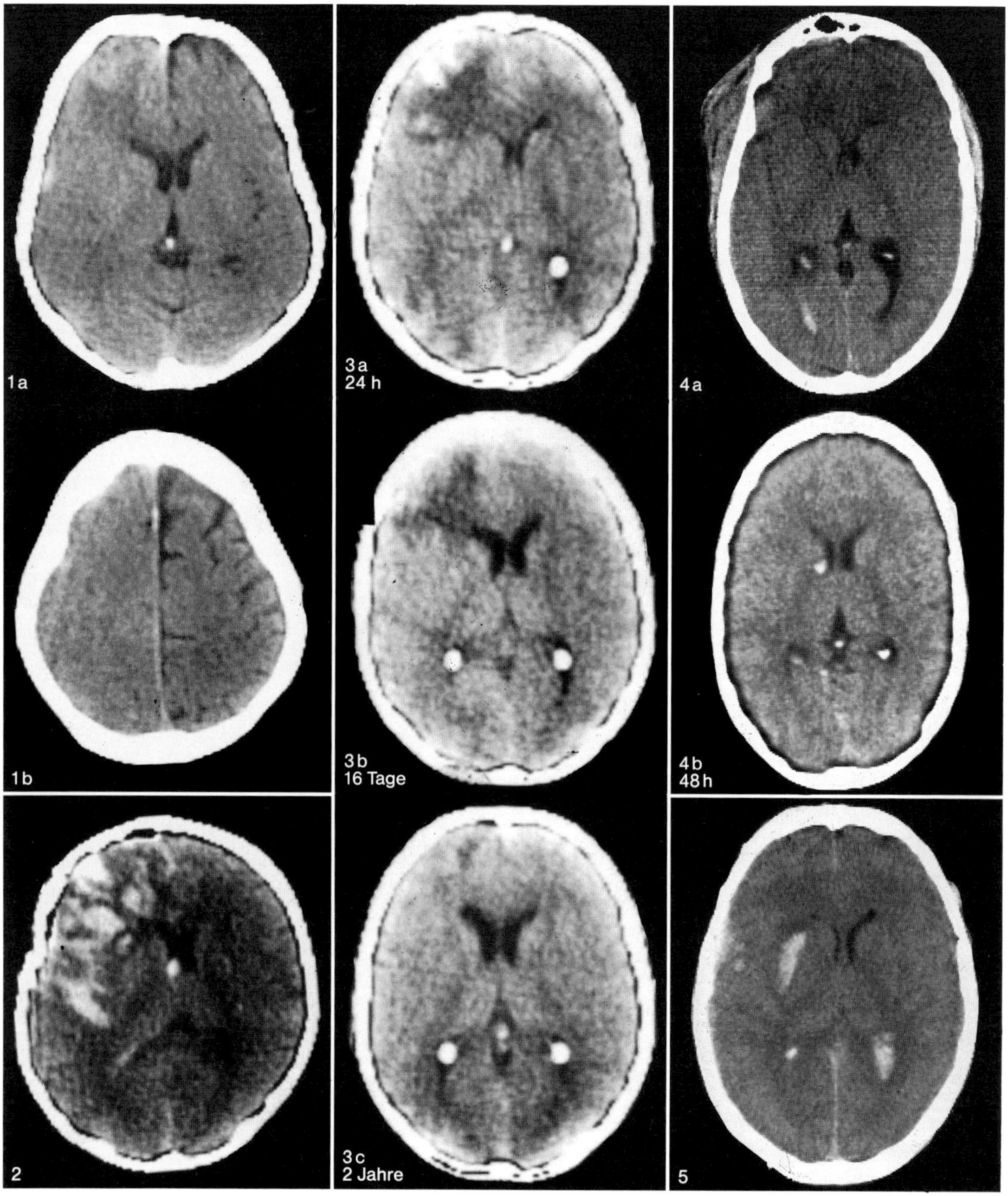

1a, b Kontusionsödem links frontal mit Schwellung der linken Hemisphäre. Kompression des Hemisphärenspaltes und der Sulci links (Typ I).
2 Kontusionsblutung links frontotemporal. Schädelfraktur mit Stufenbildung. Links frontal intraventrikuläre Blutung im linken Vorderhorn.

3a–c Hirnkontusion (Typ II). Im akuten Stadium hyperdense Blutung und perifokales Ödem links frontal mit Kompression des linken Seitenventrikels (a). Nach 16 Tagen (b) nur noch hypodense Zone links frontal und leichte Ventrikelasymmetrie. 2 Jahre später (c) findet sich noch ein diskreter Substanzdefekt links frontal.

4a, b Traumatische Stammganglienblutung. Initial diskrete Blutansammlung im linken Hinterhorn. 48 Stunden später punktförmige Blutung im Caput nuclei caudati.
5 Traumatische Stammganglienblutung. Blutung im Nucleus lentiformis mit Kompression des Vorderhorns. Blutansammlung im rechten Hinterhorn und in der Inselzisterne.

Tafel 18: Kontusionsblutungen

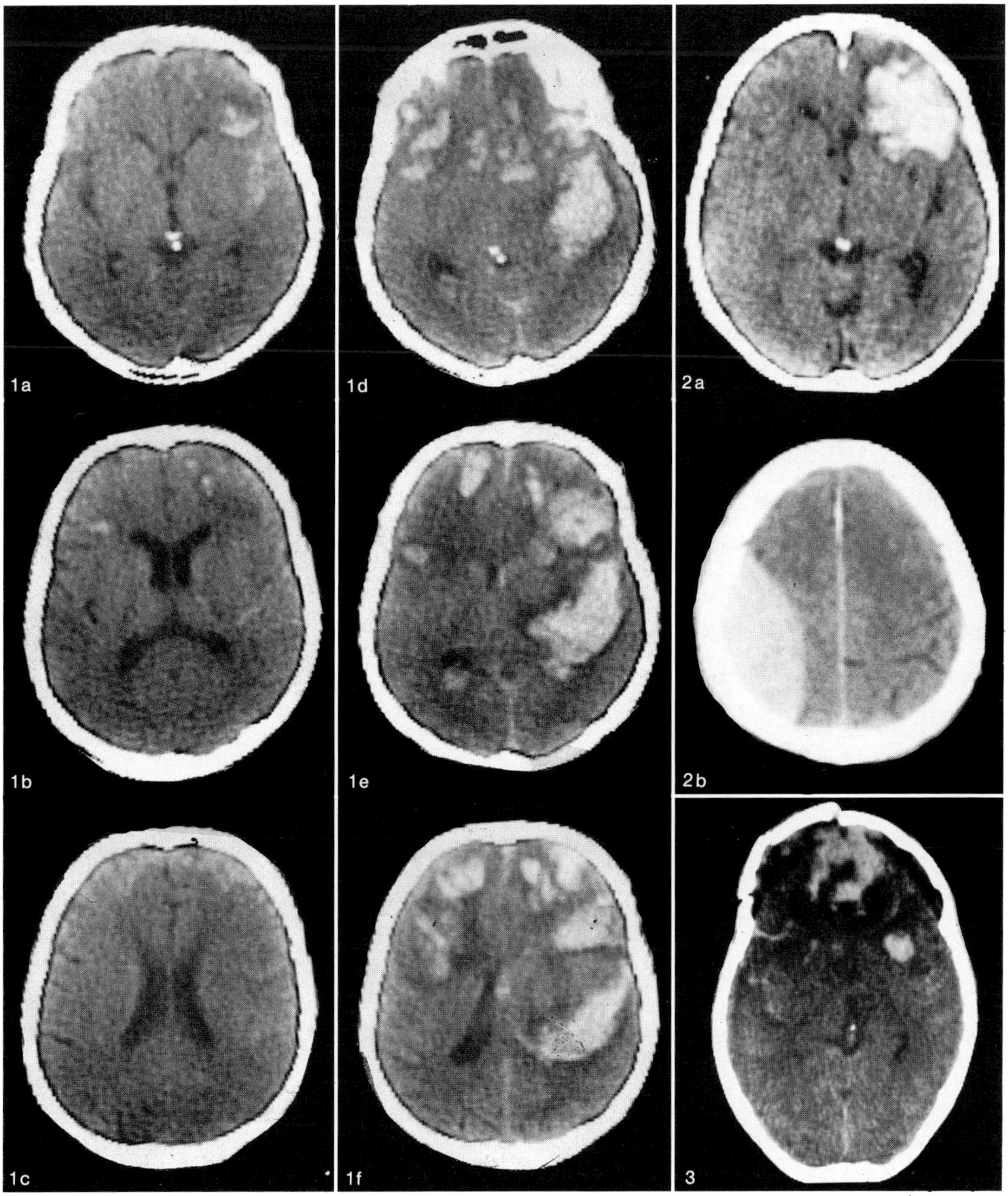

1a–f Kontusionsblutungen (Typ III). Multiple kleine Blutungsherde frontotemporal beidseits bei mittelständigem normal weitem Ventrikelsystem.

24 Stunden später (d–f) zeigt sich bei Verschlechterung der klinischen Symptomatik eine Zunahme der Kontusionsblutungen mit deutlicher Ventrikelkompression und Verlagerung.

2a, b Coup-Contre-coup-Verletzung. Kontusionsblutung rechts frontal und epidurales Hämatom links parietal.
3 Bifrontale Kontusionsherde, ausgeprägte Blutungen und Ödemzonen bifrontal, Kalottenfraktur.

sorbiert und stellen sich nach etwa 2–4 Wochen im Computertomogramm als isodense Herde dar, die von einem Ödemsaum umgeben sind, der wegen der gestörten Blut-Hirn-Schranke Kontrastmittel ringförmig einlagern kann.

- *Traumatische Subarachnoidalblutungen*

Subarachnoidalblutungen sind meist mit einer Kontusionsblutung kombiniert, sie kommen aber auch isoliert vor. Computertomographisch ist die Dichte in umschriebenen Partien des äußeren Liquorraums erhöht, besonders in den basalen, interhemisphärischen und insularen Zisternen. Dieses Zeichen wird allerdings wieder ausgelöscht, wenn eine zerebrale Volumenvermehrung die Subarachnoidalräume komprimiert. Andererseits kann eine isodense Subarachnoidalblutung im Bereich der Cisterna ambiens eine Zisternenkompression durch transtentorielle Herniierung imitieren. Beim Erwachsenen kann eine Falxverkalkung Blut im Interhemisphärenspalt vortäuschen, während beim Kind bis zum 16. Lebensjahr eine Verdichtung des Interhemisphärenspaltes als typisches Zeichen einer Subarachnoidalblutung gewertet wird (35).

- *Traumatische Ventrikelblutung*

Durch die traumabedingte Akzeleration und Verformung des Gehirns kann auch die Ventrikelwand mit dem Ependym und den subependymalen Gefäßen einreißen, so daß eine Ventrikelblutung resultiert. Andererseits können ventrikelnahe Kontusionsblutungen in die Hirnkammern einbrechen.

Das intraventrikuläre Blut sammelt sich in Rückenlage oft in den Hinterhörnern. Innerhalb von maximal 10 Tagen – also schneller als die intrazerebralen Hämatome – wird es resorbiert bzw. ausgewaschen. Gelegentlich kann das Blut den Liquorabfluß behindern und einzelne Ventrikelabschnitte aufweiten.

- *Traumatischer Hirninfarkt*

Das sehr seltene Krankheitsbild entsteht, wenn Scherkräfte auf die Intima der großen Hirnarterien wirken. Die verletzte Intima lagert angiographisch nachweisbare Thromben an, und es resultiert ein Infarkt, der computertomographisch als eine typische keilförmige, scharf begrenzte hypodense Zone im Versorgungsgebiet der betroffenen Arterie nachweisbar ist (5, 75). Ähnliche Befunde ergeben sich beim traumatischen Karotisverschluß bzw. bei der Karotisdissektion. Bei Massenverschiebungen und transtentorieller Herniierung kann auch eine Infarzierung im Versorgungsgebiet der A. cerebri posterior entstehen. Die Ursache hierfür dürfte am ehesten der behinderte venöse Abfluß sein.

Tafel 19: Traumatische Subarachnoidalblutungen

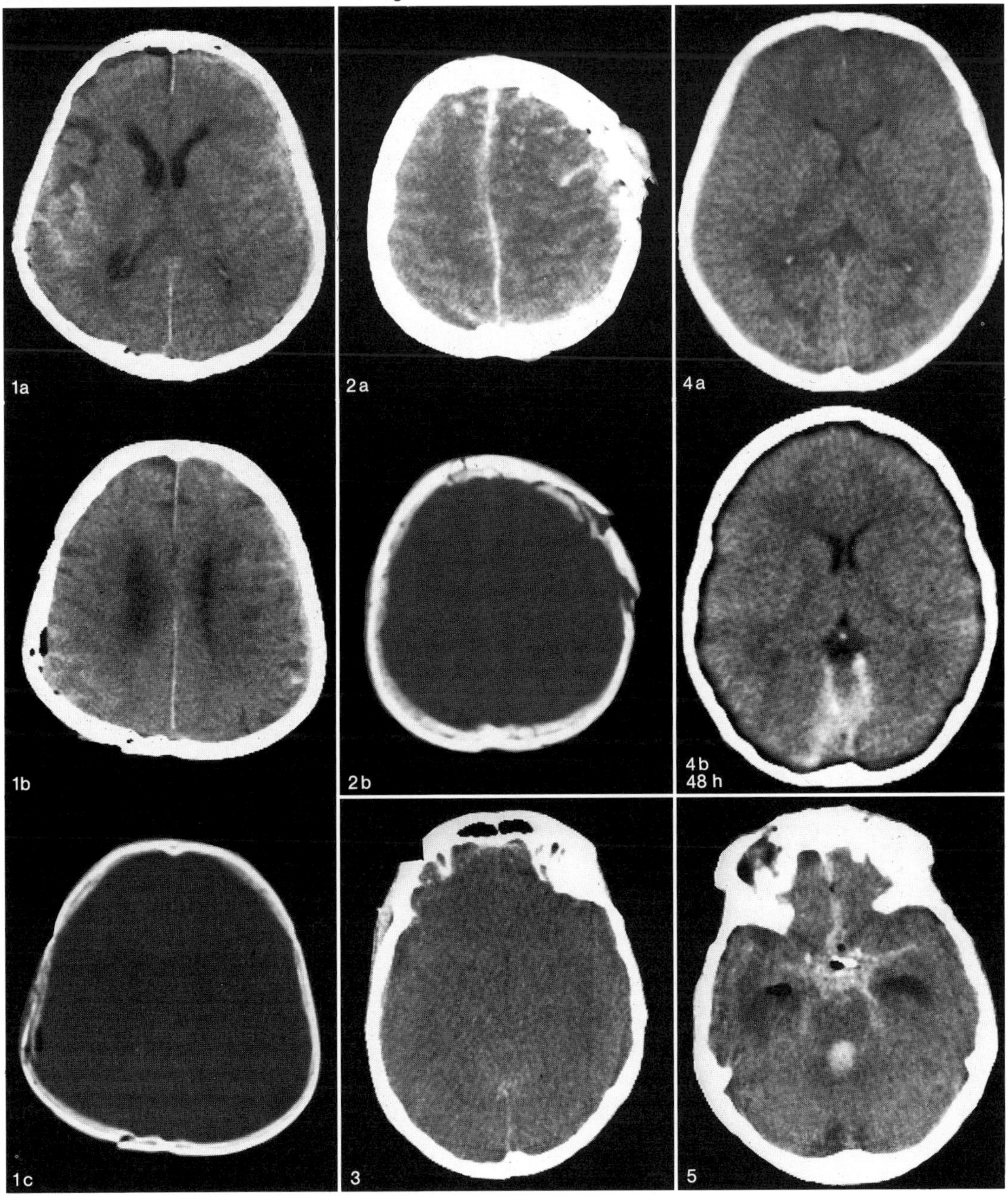

1a–c Traumatische Subarachnoidalblutung. Pancake-Hämatom links und rechts. Multiple Kalottenfrakturen und intrakranielle Luftblasen.

2a, b Impressionsfraktur rechts frontoparietal mit traumatischer Subarachnoidalblutung. Lufteinschlüsse unter der defekten Kalotte. Knochenfenstereinstellung (b).

3 Diffuses Hirnödem. Eine Stunde nach Schädelhirntrauma sind die Basalzisternen und die Ventrikel verstrichen.

4a, b Traumatische Subarachnoidalblutung. Initial keine pathologische Veränderung. 48 Stunden später hyperdense Blutung auf dem Tentorium.

5 Traumatische Subarachnoidalblutung. Ausguß der basalen Zisternen und des IV. Ventrikels. Luftblasen in der basalen Zisterne und im linken Temporalhorn durch offene Basisfraktur.

Offene Hirntraumen

Sie sind durch die traumatische Eröffnung der Dura mater bei gleichzeitiger Hautverletzung oder Kommunikation zu den Nasennebenhöhlen gekennzeichnet und entstehen bei Schußverletzungen und Impressionsfrakturen. Die Geschosse und Knochensplitter liegen intrakranial und sind wegen ihrer hohen Dichte computertomographisch leicht nachzuweisen. Sie zerstören lokal das Hirngewebe, so daß Hämatom-, Ödem- und Nekrosezonen resultieren, deren Komplikationen und Rückbildungen denjenigen bei gedeckten Schädel-Hirn-Traumen gleichen. Einige Besonderheiten der offenen Hirnverletzungen sind:

Schußverletzungen

Schußverletzungen zeigen computertomographisch die Knochenzerstörungen an der Ein- und eventuell auch an der Austrittsstelle des Projektils. Der intrazerebrale Schußkanal stellt sich wegen der Einblutungen typischerweise als gerades hyperdenses Band dar, in dem manchmal auch Knochensplitter oder das Projektil liegen.

Lufteinschlüsse (Pneumatozele und Pneumatozephalus)

Sie entstehen, wenn über die Knochen-Dura-Läsion Liquor ausläuft und Luft in den Subarachnoidalraum bzw. in das Ventrikelsystem gelangt. Meist kommen die Liquorfisteln bei Schädelbasisfrakturen vor, und der Liquor fließt durch die Nasennebenhöhlen und die Nase sowie über den äußeren Gehörgang nach außen. Infolge eines Ventilmechanismus am Durariß kann die intrakranielle Luft ein erhebliches Volumen erreichen und raumfordernd wirken. Sie findet sich in Rückenlage an den frontalen Polen und ist computertomographisch wegen ihrer niedrigen Dichte (H.E. um −1000) nicht zu verkennen.

Aszendierende Infektion

Die aszendierende Infektion kann eine eitrige Meningitis, ein subdurales Empyem oder einen intrakranialen Abszeß entstehen lassen (vgl. Kapitel „Entzündungen“, S. 114).

Tafel 20: Schußverletzungen

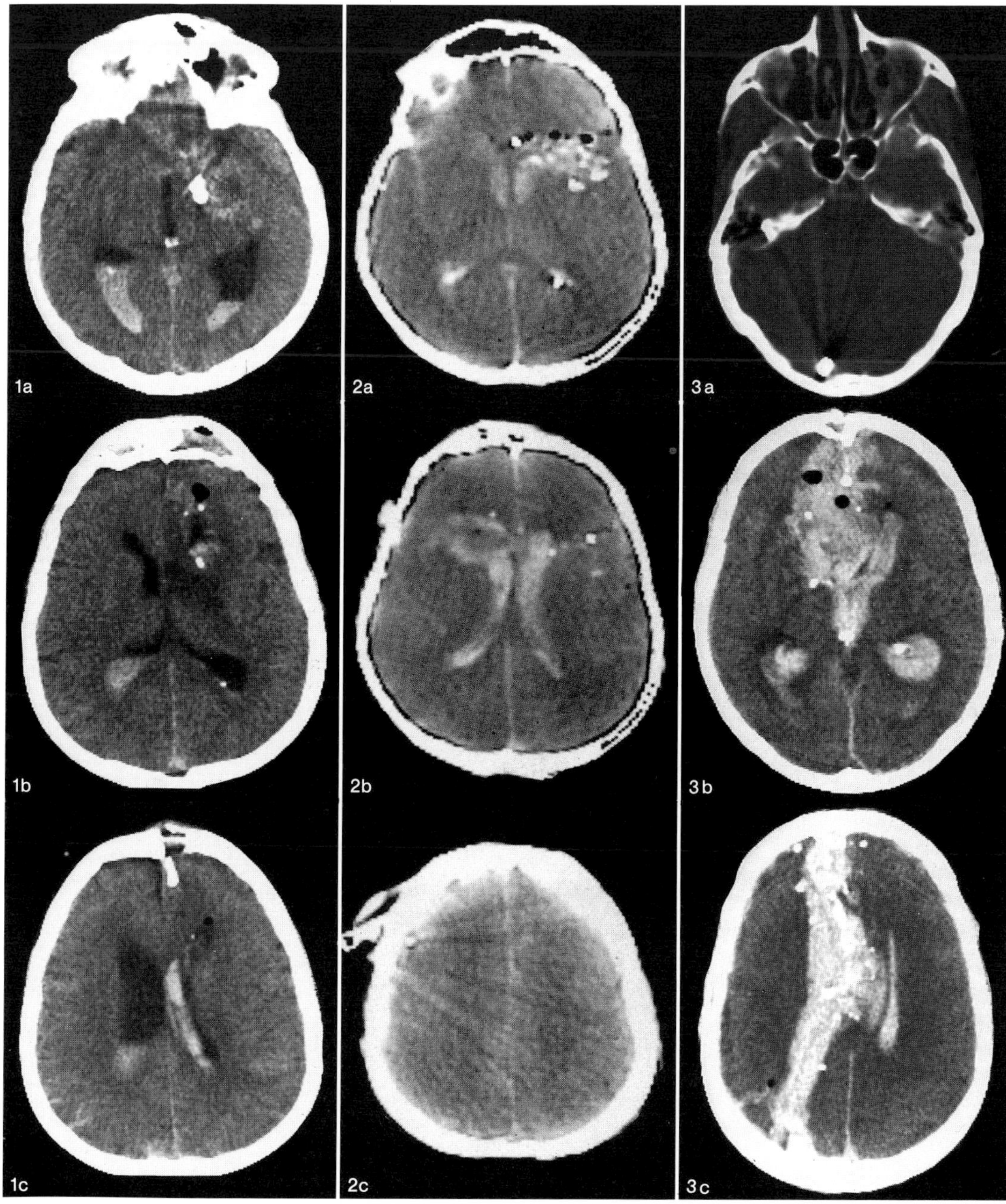

1a–c Frontaler Bolzenschuß. Knochensplitter, Luft und Blut im Schußkanal. Blutung im Seitenventrikel.

2a–c Schußverletzung. Durchschuß mit aufgesetzter Waffe von rechts temporal nach links frontoparietal. Luft und Knochensplitter im Schußkanal. Hämatozephalus, diffuses Hirnödem. Das Projektil steckt links in der Galea.

3a–c Innerer Winkelschuß von frontal mit blutigem Schußkanal. Haematocephalus totalis. Lufteinschüsse, Projektil links okzipital.

Spätfolgen eines Hirntraumas

Die Folgen von traumatischen Gewebsläsionen sind:

– Umschriebene Gehirnsubstanzdefekte. Ihr computertomographisch nachweisbares Ausmaß korreliert aber schlecht mit den posttraumatischen Funktionsausfällen und -störungen, was der Gutachter wissen muß.

– Die postkontusionelle gliöse Hirnnarbe (Status spongiosus) zeigt sich als meist kleine umschriebene Zone verminderter Dichte, die kein Kontrastmittel einlagert.

– Die posttraumatische Zyste ist computertomographisch eine rundliche, scharf begrenzte Zone mit liquorähnlicher Dichte. Häufig ist sie mit einer umschriebenen Hirnatrophie kombiniert.

– Die regionale Hirnatrophie wird computertomographisch an den umschriebenen Erweiterungen der benachbarten Liquorräume erkannt.

– Der posttraumatische Hydrocephalus communicans entsteht, wenn infolge einer Blutung der Subarachnoidalraum verklebt und dadurch der Liquorabfluß behindert wird. Computertomographisch zeigen sich erweiterte Ventrikel bei relativ normalen oder verschmälerten äußeren Liquorräumen (s. auch normotensiver Hydrozephalus, S. 108).

– Die „wachsende Fraktur“ ist selten und kommt bei Schädelfrakturen im Kindesalter vor, wenn sich die Leptomeninx und das benachbarte Gehirn in den Frakturspalt herniiert. Durch die Gefäßpulsation wird der Knochen resorbiert und der Frakturspalt verbreitert sich. Computertomographisch ist der breite Frakturspalt sichtbar, der von einer liquordichten Fortsetzung des Subarachnoidalraumes ausgefüllt ist.

Tafel 21: Spätfolgen eines Hirntraumas

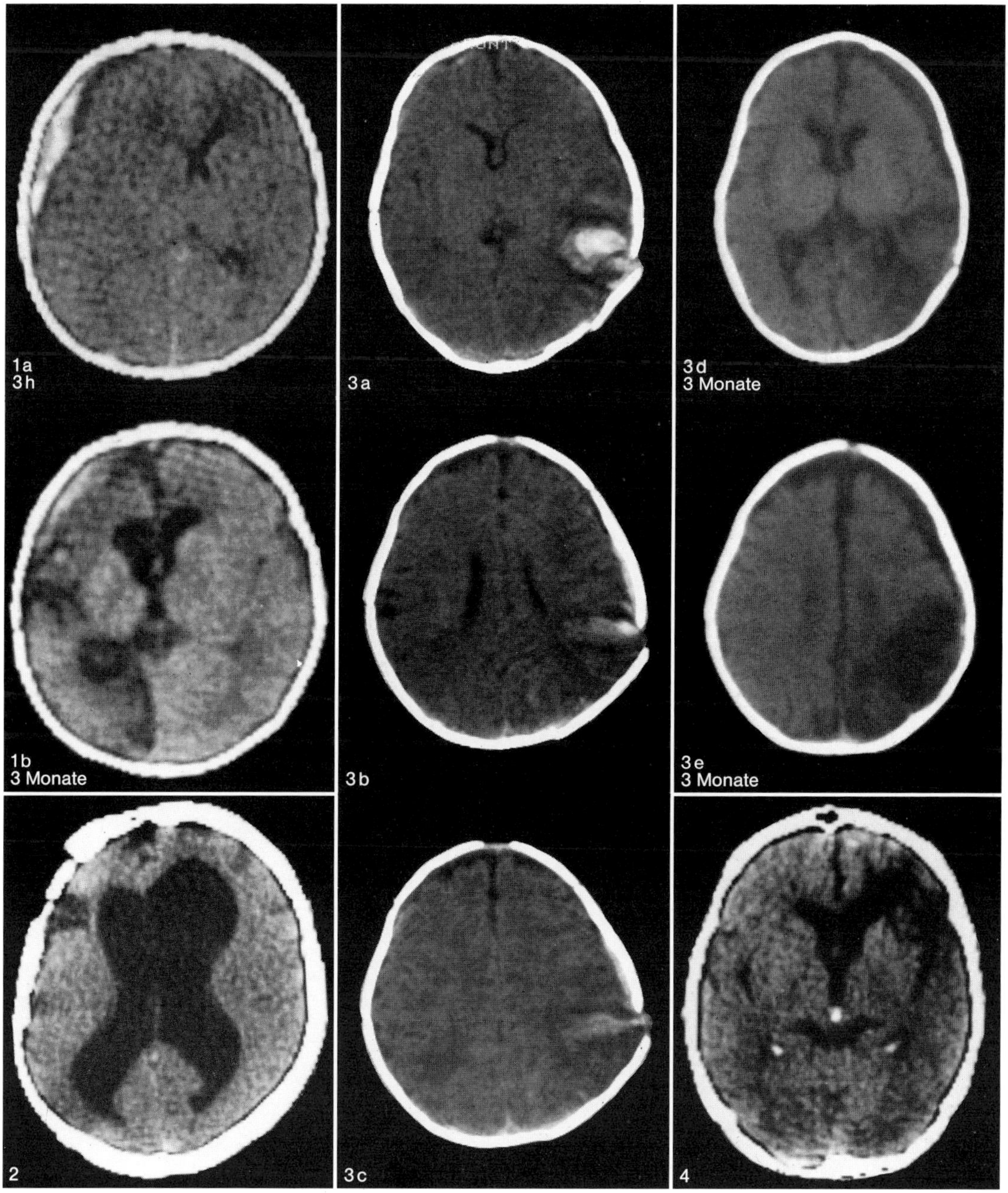

1a, b Hemiatrophie. Akutes subdurales Hämatom (a) bei einem Säugling mit ausgeprägter Mittellinienverlagerung. Die postoperative Kontrolle nach 3 Monaten zeigt eine Erweiterung der linksseitigen Liquorräume und verzogene Mittellinienstrukturen.
2 Posttraumatischer Hydrozephalus.

3a–e Wachsende Fraktur, Verlauf. Kontusionsblutung und Expressionsfraktur bei einem Säugling mit Hirnprolaps durch den breiten Frakturspalt.

3 Monate später (d, e) nach operativer Korrektur subdurales Hygrom und temporoparietookzipitale Substanzdefekte.
4 Frontaler Substanzdefekt rechts mit Ausziehung des Vorderhorns 25 Jahre nach frontaler Hirnkontusion.

Folgen und Komplikationen eines chirurgischen Eingriffs

Die zahlreichen Operationsfolgen und -komplikationen lassen sich auf dem Computertomogramm eindeutig erkennen, so daß die postoperative Überwachung der Patienten erleichtert wird.

Zu den Operationsfolgen zählen: der Trepanationsdefekt, der intrazerebrale Substanzdefekt, die im Operationsgebiet belassenen Metallclips und das Ödem, das auch zu einem passageren Prolaps des Gehirns durch die Trepanationslücke führen kann. Am Rande des postoperativen intrazerebralen Substanzdefektes entwickelt sich Granulationsgewebe, das Kontrastmittel ringförmig einlagern kann; dieser Befund kann gelegentlich computertomographisch nur mit Verlaufskontrollen gegen Rest- oder Rezidivtumoren und gegen Hirnabszesse abgegrenzt werden (S. 182).

Zu den wichtigsten Komplikationen gehören: epidurale, subdurale und intrazerebrale Hämatome (auch an operationsfernen Stellen infolge der Entlastung bei gesteigertem Hirndruck), das raumfordernde Ödem, der Spannungshydrozephalus durch Liquorpassagebehinderung, Infarkte (bei intraoperativem Verschluß der Gefäße oder nach Aneurysmaoperationen), Pneumatozelen, subdurale Empyeme und epi- sowie intrazerebrale Abszesse.

Ein durch einen raumfordernden Prozeß komprimiertes und verformtes Gehirn entfaltet sich normalerweise postoperativ; selten kann diese Entfaltung ausbleiben, so daß subdurale Hygrome entstehen. Als Spätfolge einer Operation kann gelegentlich durch Meningenverklebungen ein Hydrocephalus aresorptivus auftreten.

Tafel 22: Operationsfolgen

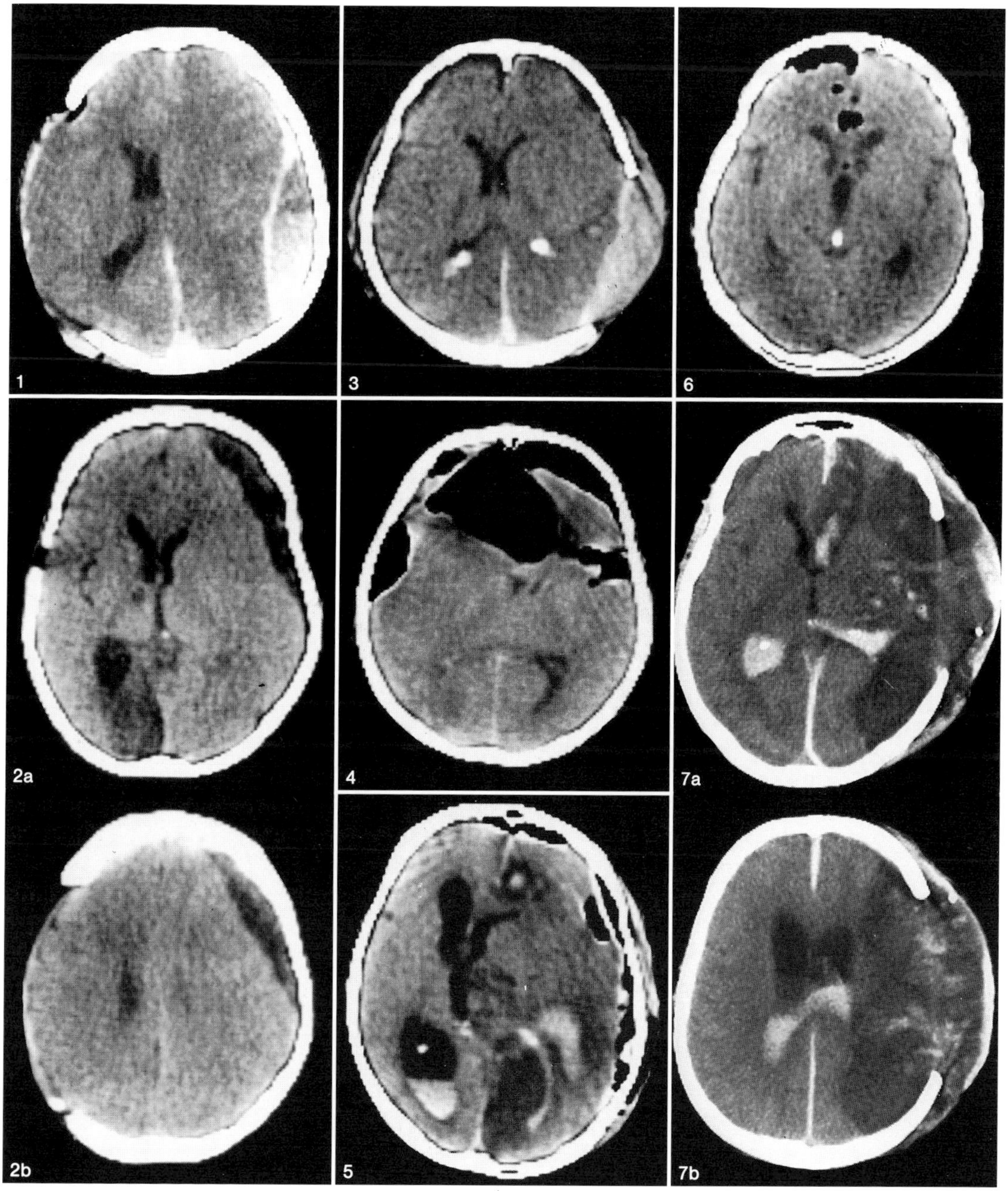

1 Subakutes epidurales Entlastungshämatom rechts nach Dekompressionsoperation links.
2a, b Subdurales Hygrom rechts frontotemporal nach linksseitiger Entlastungstrepanation. Infarkte links okzipital durch Einklemmung und in den linken Stammganglien als Folge von Gefäßeinklemmung.

3 Epidurale Nachblutung im Trepanationsbereich.
4 Intrakranielle Luftansammlung nach Entfernung eines Olfaktoriusmeningeoms mit Eröffnung der Frontobasis.
5 Zustand nach Entfernung eines epiduralen Hämatoms rechts. Sub- und epidurale Luftansammlungen. Multiple Einblutungen, Infarkt im Bereich der A. cerebri posterior, Mittellinienverlagerung und Foramen-Monroi-Blockade.

6 Subdurale und subarachnoidale Luftansammlung nach frontaler Trepanation links.
7a, b Hirnblutung, „Infarkt"-Ödem und Ventrikelblutungen nach Dekompressionsoperation bei schwerem Schädelhirntrauma. Hirnprolaps durch den Trepanationsdefekt.

Neuropädiatrische Erkrankungen

Im ersten Lebensjahr sind zerebrale Symptome überwiegend auf Mißbildungen und perinatale Hirnschädigungen zurückzuführen.

Zerebrospinale Mißbildungen kommen bei 0,1–0,9% aller Neugeborenen vor (84).

Die perinatalen Schäden sind die Folge von traumatischen, hypoxischen und entzündlichen Noxen, die zwischen der 30. Gestationswoche und dem Ende des ersten Lebensmonats einwirken. In dieser Zeit ist das Gehirn lädierbarer als im Erwachsenenalter (48, 84), so daß große Substanzdefekte resultieren, die sich morphologisch von kongenitalen Fehlbildungen teilweise nicht unterscheiden lassen.

Mißbildungen

Eine Einteilung der ZNS-Fehlbildungen nach Gross und Jellinger (57) ist geeignet, die computertomographisch diagnostizierbaren Mißbildungen zu klassifizieren (Tab. 1).

Dysgenesien

Dysgenesien sind schwere Mißbildungen, die auf einer Störung der frühembryonalen Entwicklung beruhen und in der Regel mit dem Leben nicht vereinbar sind. Die schwersten Formen wie Azephalie, Aprosopie und Zyklopie kommen deshalb auch kaum zur computertomographischen Untersuchung.

- *Holoprosenzephalie*

Sie ist eine Entwicklungsstörung des Vorderhirns (Prosenzephalon), die meist mit Anomalien des Gesichtsschädels (Anophthalmie, Mikrophthalmie, Agenesie des Septum nasi, Wolfsrachen und Hasenscharte) kombiniert ist.

Infolge einer unvollständigen Trennung und Differenzierung der Vorderhirnteile fehlen Mittellinienstrukturen (Falx cerebri, Interhemisphärenspalt, Balken, Septum pellucidum, Bulbus olfactorius), die Sylvischen Furchen sind verkümmert und weite Anteile der Seitenventrikel und des III. Ventrikels gehen in einem großen mittelständigen Monoventrikel auf. Nach dem Schweregrad wird die alobäre, die semilobäre und die lobäre Form der Holoprosenzephalie unterschieden (70). Computertomographisch fehlen die Mittellinienstrukturen, und es zeigt sich der große mittelständige Monoventrikel, der von einer schmalen Schale aus Gehirnsubstanz umgeben ist. Das Fehlen von Falx und Interhemisphärenspalt wird am besten mit koronaren Schichten belegt. Wenn zusätzliche Gesichtsanomalien fehlen, kann die Abgrenzung gegen einen fortgeschrittenen Hydrozephalus und eine Hydranenzephalie schwierig sein; die fehlende Falx cerebri ist aber diagnostisch richtungweisend.

- *Olfakto-genitale Dysplasie de Morsier*

Auch bei der olfakto-genitalen Dysplasie de Morsier fehlen Mittellinienstrukturen. Das Septum pellucidum, der Hypothalamus, das Riechhirn und der N. opticus sind hypoplastisch. Klinisch besteht ein Hypogonadismus, eine Anosmie, eine Amaurose und eine psychomotorische Retardierung mit epileptischen Anfällen. Computertomographisch zeigt sich meist ein Hydrozephalus besonders der Seitenventrikel; das Septum pellucidum fehlt, und die supraselläre Zisterne ist erweitert (139).

Dysrhaphien

In der Embryonalphase entsteht das Neuralrohr dadurch, daß Teile des Ektoderms als Furche in die Tiefe gesenkt werden, über der sich die Körperoberfläche schließt.

Verschlußstörungen verursachen zahlreiche, unterschiedlich stark ausgeprägte Mißbildungen, die unter dem Namen Dysrhaphien zusammengefaßt sind (dys = fehlerhaft, rhaphe = Naht).

- *Cranioschisis totalis, Cranioschisis partialis*

Die schwersten, mit dem Leben nicht zu vereinbarenden Dysrhaphien sind die Cranioschisis totalis und die Cranioschisis partialis (cranium = Schädel, schisis = Spaltung). Hierbei sind die Schädelknochen defekt und das Gehirn fehlt vollständig (Anenzephalie) oder teilweise (Meroenzephalie).

Bei den *Zephalozelen*, die an der okzipitalen und frontalen Konvexität und seltener an der Basis des Schädels vorkommen, prola-

27a 27c

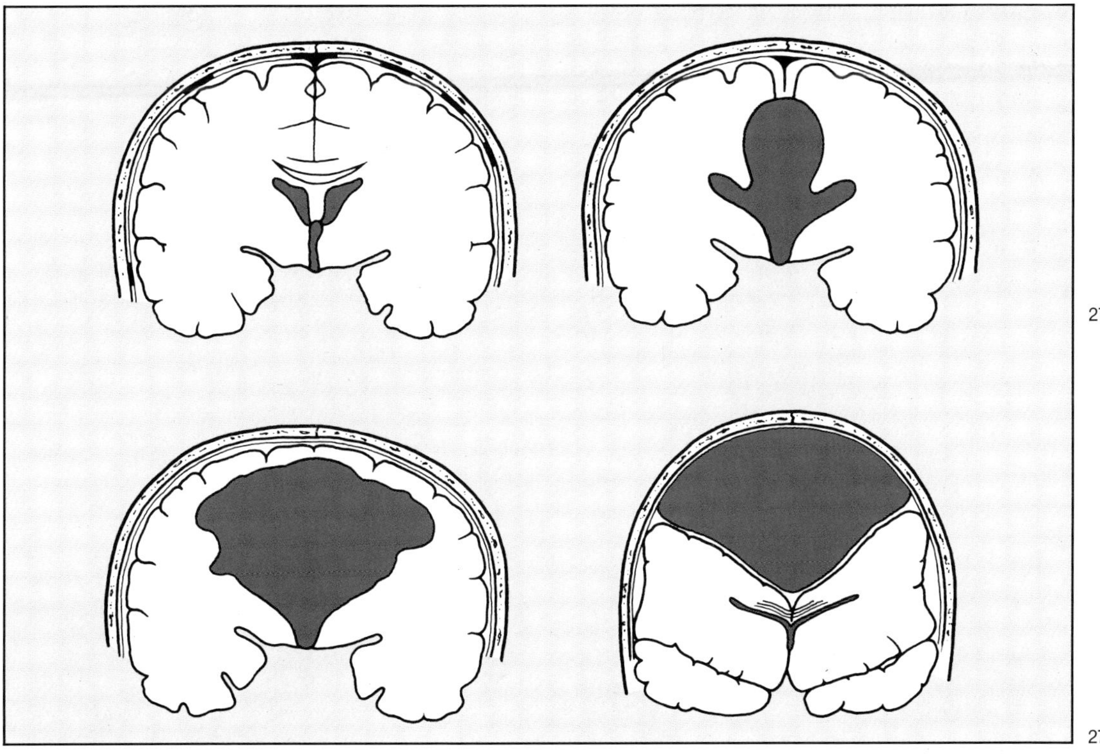

27b 27d

Abb. 27a–d: Holoprosenzephalie.
a: normaler Koronarschnitt
b: alobäre Holoprosenzephalie
c: lobäre Holoprosenzephalie
d: intradurale Zyste

Hauptgruppe der ZNS-Fehlbildungen (nach Gross und Jellinger [57, 84], verändert)
Dysgenesien: Gestörte Vorderkopfanlage bei geschlossenem Neuralrohr (z. B. Azephalie, Aprosopie, Zyklopie, Holoprosenzephalie, Arhinenzephalie, olfakto-genitale Dysplasie)
Dysrhaphien: Schlußstörung des Neuralrohres (Abb. 28a–d) Kraniale Dysrhaphien: Cranioschisis totalis (= Anenzephalie) Cranioschisis partialis (= Meroenzephalie) Zephalozelen (der Konvexität und der Basis) Balkenmangel, Kommissurenmangel, Monoventrikel Dysrhaphische Äquivalente (Cavum septi pellucidi, Cavum Vergae, Cavum septi interpositi) (Abb. 31) Rhombozerebelläre Dysrhaphien: Zephalo-, Meningozelen (okzipital und zerebellar) Hypoplasie des Kleinhirns, Dandy-Walker-Syndrom Arnold-Chiari-Mißbildung Aquäduktstenose
Migrationsstörungen: Schizenzephale Porenzephalie, Dysgyrie wie z. B. Agyrie, Makrogyrie, Mikrogyrie, Mikropolygyrie, perisylvische Aplasie
Hirnvolumenstörungen: Micrencephalia vera, Megalenzephalie
Hydrozephalie
Phakomatosen: Dysplasien mit blastomatösem Einschlag, z. B. Neurofibromatose Recklinghausen, tuberöse Sklerose, Hippel-Lindau-Krankheit, Sturge-Weber-Syndrom, Ataxia teleangiectatica Louis-Bar

Tab. 1

biert das Gehirn durch einen Knochendefekt nach extrakraniell, wobei je nach Beteiligung von Ventrikel, Hirnsubstanz und Meningen verschiedene Formen unterschieden werden (Abb. 28a–d).

- *Arnold-Chiari-Mißbildung*

Bei der Arnold-Chiari-Mißbildung ist das Kleinhirn, die Medulla oblongata und das obere Halsmark verformt, nach kaudal verlagert und dorsomedial gespalten. Dies kann mit einem Hydrozephalus, einer Meningomyelozele, einer Syringohydromyelie oder anderen Malformationen kombiniert sein. Nach dem Schweregrad werden vier Typen unterschieden:

– Typ I manifestiert sich in der Regel klinisch erst im Jugend- oder Erwachsenenalter mit Symptomen an den unteren Hirn- und oberen Zervikalnerven. Die Kleinhirntonsillen und die kaudalen Kleinhirnabschnitte sind durch das Foramen magnum in den Spinalkanal herniiert, und es kann eine Syringohydromyelie bestehen; der IV. Ventrikel liegt orthotop, und ein Hydrozephalus fehlt. Computertomographisch können die Kleinhirntonsillen nach intralumbaler Kontrastmittelinjektion als rundliche Aussparungen im Subarachnoidalraum dorsal vom oberen Zervikalmark nachgewiesen werden. Die Syringohydromyelie zeigt sich an einer umschriebenen Auftreibung des Halsmarks und eventuell an einer hypodensen Höhle in seinem Zentrum, die sich 6–12 Stunden nach der intrathekalen Kontrastmittelinjektion flau kontrastieren kann (109, 197) (s. S. 236, 237).

– Typ II manifestiert sich bereits beim Neugeborenen und Kleinkind. Neben den Tonsillen und den kaudalen Kleinhirnabschnitten ist auch der elongierte IV. Ventrikel nach kaudal disloziert, was zu einer Liquorabflußstörung mit Hydrocephalus internus führt. Fakultativ damit kombiniert finden sich zahlreiche andere Mißbildungen wie eine lumbale Meningomyelozele, ein Balkenmangel, ein Lückenschädel, eine Abflachung der hinteren Schädelgrube und eine Verformung ihrer Knochen sowie eine Falx- und Tentoriumhypoplasie.

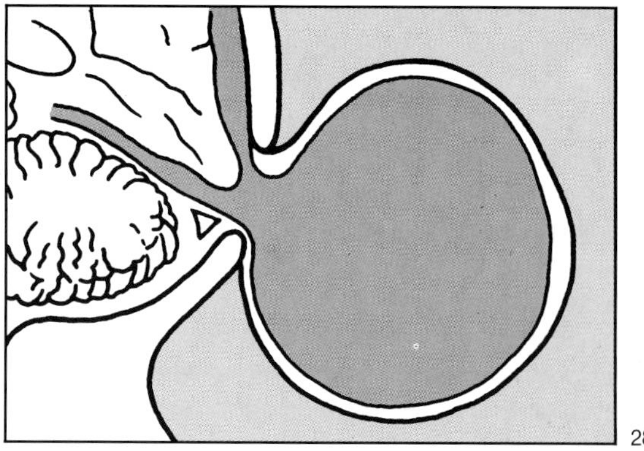
28a

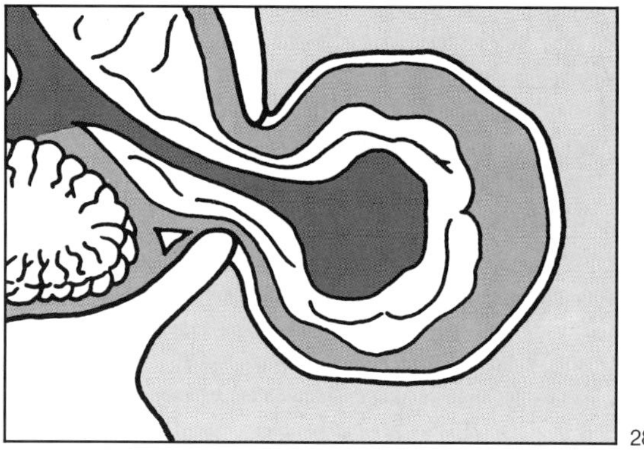
28b

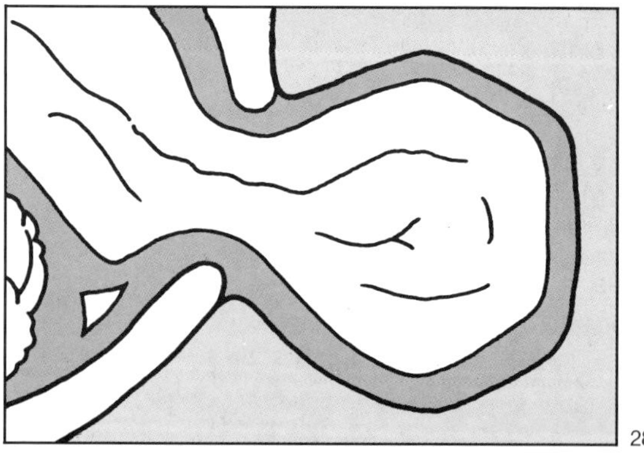
28c

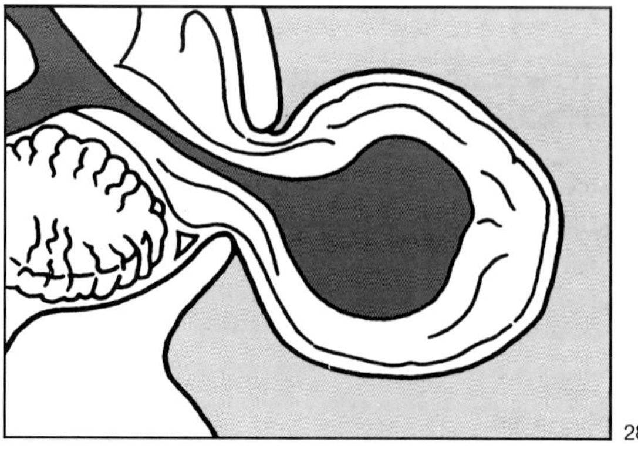
28d

Abb. 28a–d: Synopsis der Dysrhaphien.
a: Meningozele
b: Enzephalozystomeningozele
c: Enzephalozele
d: Enzephalozystozele

Tafel 23: Mißbildungen

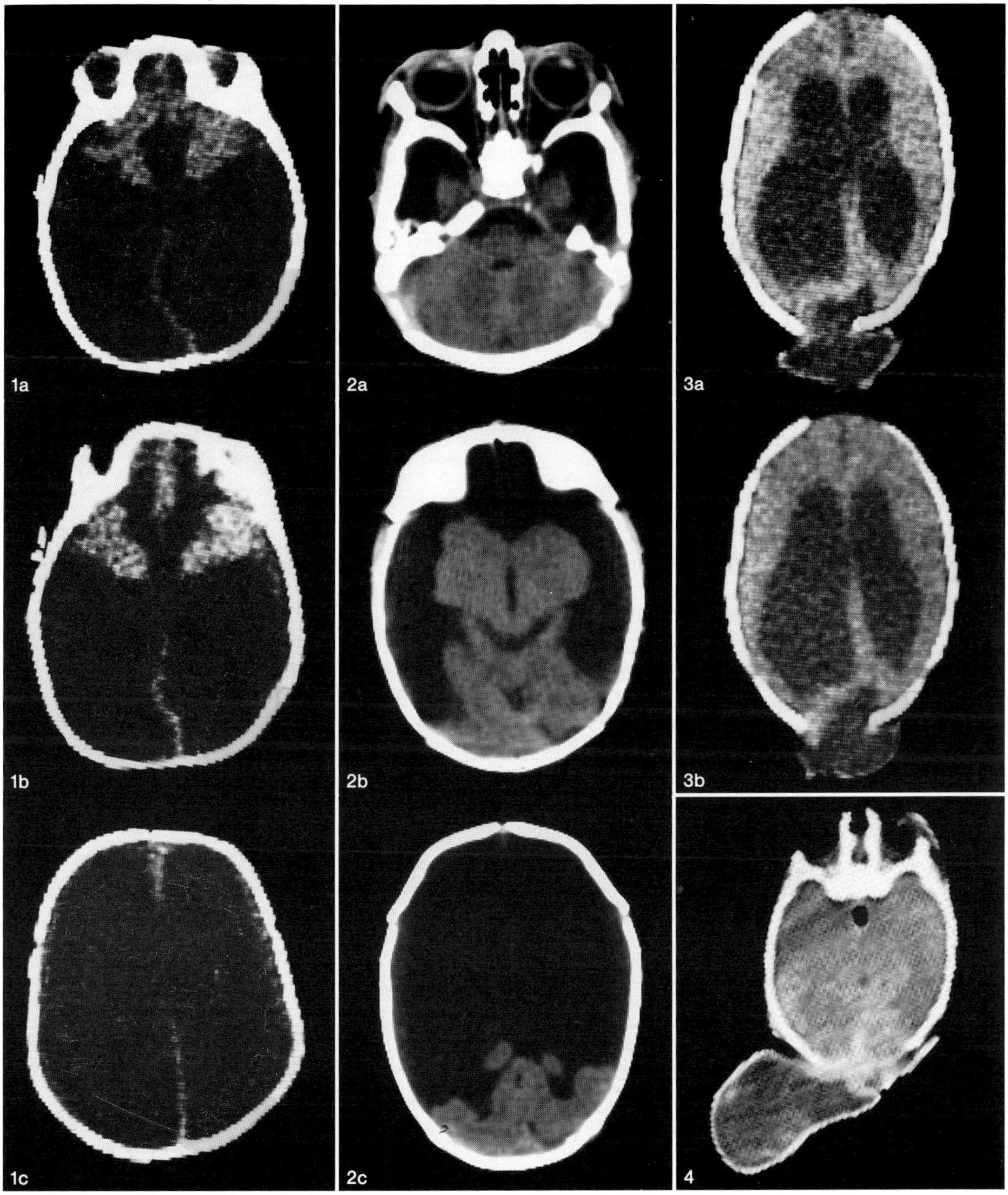

1a–c Rhinenzephalie. 4 Monate altes äußerlich unauffälliges Kind mit intakten vegetativen Funktionen, jedoch retardierter statomotorischer Entwicklung und positiver Diaphanoskopie. Nur das Rhinenzephalon ist angelegt, der übrige intrakraniale Raum mit Liquor gefüllt.

2a–c Hydranenzephalie. Nur die basalen Anteile des Gehirns wie Kleinhirn, Hirnstamm, Stammganglien und Teile des Okzipitallappens sind angelegt. Der übrige intrakraniale Raum ist liquorgefüllt.

3a, b Enzephalozystozele. Große Teile des erweiterten Subarachnoidalraumes sowie kleinere Teile des Gehirns sind prolabiert. 6 Wochen altes Kind mit zerebralen Koordinationsstörungen und Hydrocephalus internus.

4 Enzephalozystozele bei einem Neugeborenen. Luftblase im basalen Subarachnoidalraum nach Punktion.

Computertomographisch zeigt sich ein oft okzipital betonter Hydrozephalus der Seitenventrikel. Der III. Ventrikel bleibt meist schmal, da seine Wände von einer verbreiterten Massa intermedia zusammengehalten werden. Der IV. Ventrikel ist schlitzförmig eingeengt. Infolge der abgeflachten hinteren Schädelgrube und der Tentoriumhypoplasie ragen die kranialen Kleinhirnanteile durch einen U-förmig aufgeweiteten Tentoriumschlitz nach supratentoriell, wo sie – besonders nach Shuntoperationen – von relativ weiten perizerebellären Zisternen umrandet sind (133).

– Beim Typ III besteht zusätzlich eine hochzervikale oder okzipitale Enzephalozele.

– Typ IV ist durch eine besonders starke Kleinhirnhypoplasie gekennzeichnet (109).

- *Dandy-Walker-Syndrom*

Beim Dandy-Walker-Syndrom besteht eine Aplasie des Unterwurms und eine zystische Auftreibung des IV. Ventrikels, die die hintere Schädelgrube vergrößert und das Tentorium anhebt. Wegen einer oft gleichzeitig vorhandenen Atresie der Foramina Magendii et Luschkae oder wegen einer Abknikkung des Aquädukts sind die supratentoriellen Ventrikelabschnitte meist ebenfalls hydrozephal erweitert.

Computertomographisch zeigt sich in der hinteren Schädelgrube eine mit Liquor gefüllte – also hypodense – raumfordernde Zyste und ein supratentorieller Hydrocephalus internus. Da das Tentorium in der Medianebene stärker nach oben gedrängt ist als lateral, durchziehen seine lateralen Partien den axialen Schnitt fast senkrecht und bilden sich als V-förmige Figur leicht erhöhter Dichte ab (131).

Differentialdiagnostisch müssen andere Zysten der hinteren Schädelgrube abgegrenzt werden (s. S. 194, 195).

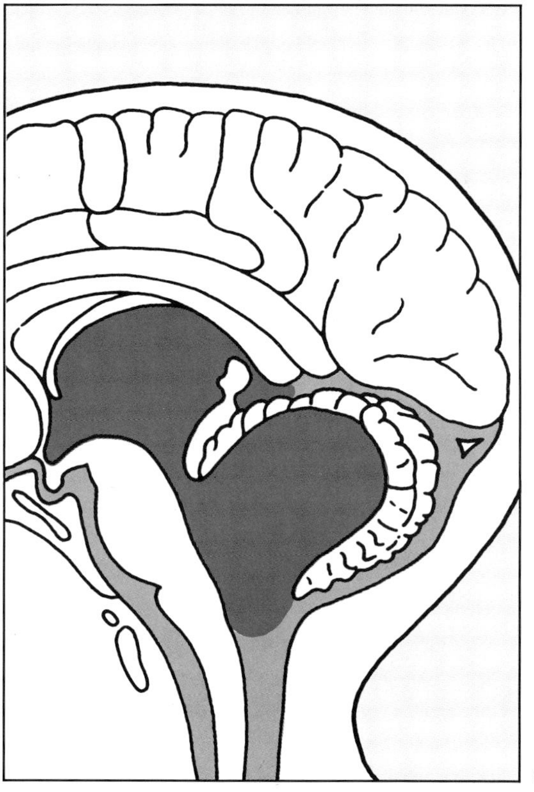

29

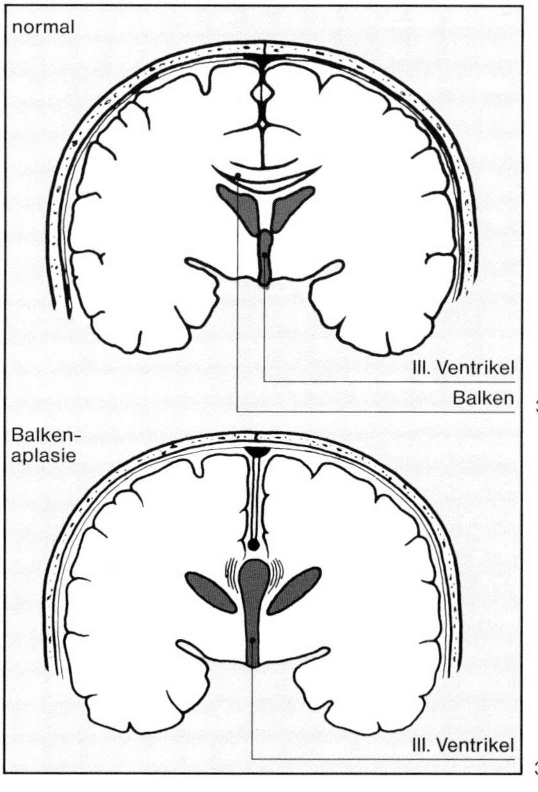

30a

30b

Abb. 29: Dandy-Walker-Syndrom (zystenförmige Erweiterung des IV. Ventrikels mit Verschlußhydrozephalus bei fehlerhafter Anlage des Kleinhirnwurms).

Abb. 30a, b: Balkenaplasie. (Der kranial erweiterte III. Ventrikel wird computertomographisch zwischen den Seitenventrikeln sichtbar.)

- *Balkenmangel*

Der Balkenmangel *(Dysgenesie des Corpus callosum)* ist oft mit anderen Mißbildungen (Dandy-Walker, Arnold-Chiari, Holoprosenzephalie, interhemisphärische Zysten u. a.) kombiniert. Die Balkenfasern richten sich longitudinal und vertikal aus (Abb. 30b) und drängen die Seitenventrikel nach lateral, während der etwas erweiterte III. Ventrikel weit nach oben reicht. Computertomographisch zeigt sich der weite III. Ventrikel zwischen den schmalen nach lateral gedrängten Seitenventrikeln. Im typischen Fall sind die Cellae mediae als nach medial konkave Sicheln angeordnet, was durch die longitudinal ausgerichteten Balkenfasern erklärt wird (109). Die Okzipitalhörner können infolge einer gleichzeitig bestehenden Markdysplasie aufgeweitet sein (129). Fehlt auch das Septum pellucidum, so resultiert ein in den frontalen Abschnitten gelegener Monoventrikel. Eine koronare Schnittführung hilft den Balkenmangel vom Cavum Vergae abzugrenzen, da sich bei letzterem das Dach des III. Ventrikels zwischen den beiden Liquorräumen abbildet.

Dysrhaphische Äquivalente

- *Cavum septi pellucidi*

Es entsteht, wenn die beiden normalerweise verschmolzenen Blätter des Septum pellucidum einen Spalt zwischen sich lassen, was als harmlose Variante bei etwa 10% der Erwachsenen vorkommt. Dieser Spalt kommuniziert in der Regel am Foramen Monroi mit dem Ventrikelsystem. Fehlt diese Verbindung, so entsteht eine mit Liquor gefüllte Septum-pellucidum-Zyste, die zu einem intermittierenden Hydrozephalus der Seitenventrikel führen kann.

- *Cavum Vergae*

Es ist eine Ausstülpung des Cavum septi pellucidi nach dorsal zwischen Fornix und Balken. Es zeigt sich computertomographisch als liquorgefüllter Schlauch zwischen den Cellae mediae der Seitenventrikel.

- *Cavum veli interpositi*

Es ist eine liquorhaltige Höhle, die sich von der Cisterna laminae quadrigeminae über dem Dach des III. Ventrikels nach vorn erstreckt. Computertomographisch zeigt es sich als keilförmige hypodense Zone zwischen den Seitenventrikeln, wobei die Basis des Keils an die Cisterna laminae quadrigeminae grenzt.

- *Kongenitale Aquäduktstenose*

Sie ist eine recht häufige Ursache des angeborenen Hydrozephalus. Computertomographisch ergibt sich der Verdacht, wenn die seitlichen Hirnkammern und der III. Ventrikel erweitert sind und der IV. Ventrikel in normaler Größe dargestellt ist.

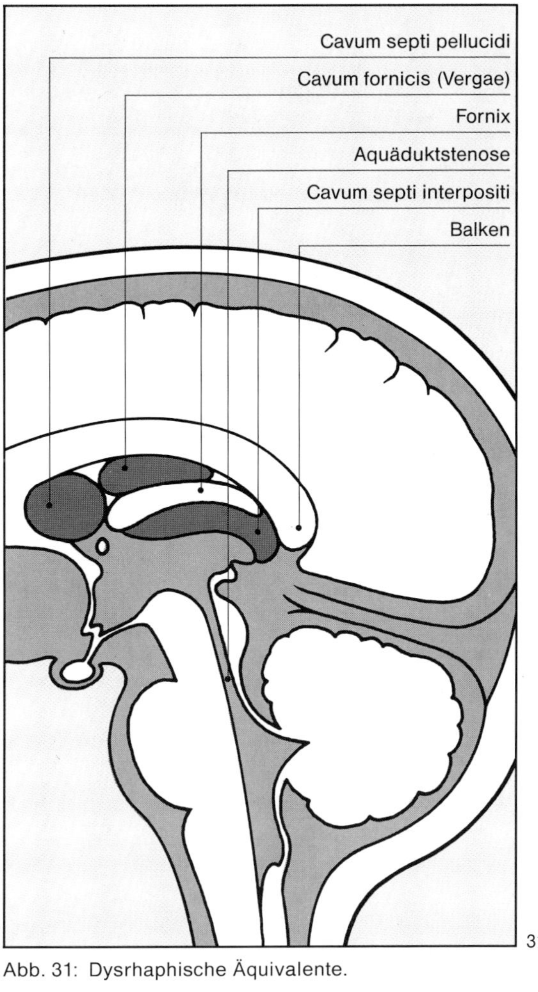

Abb. 31: Dysrhaphische Äquivalente.

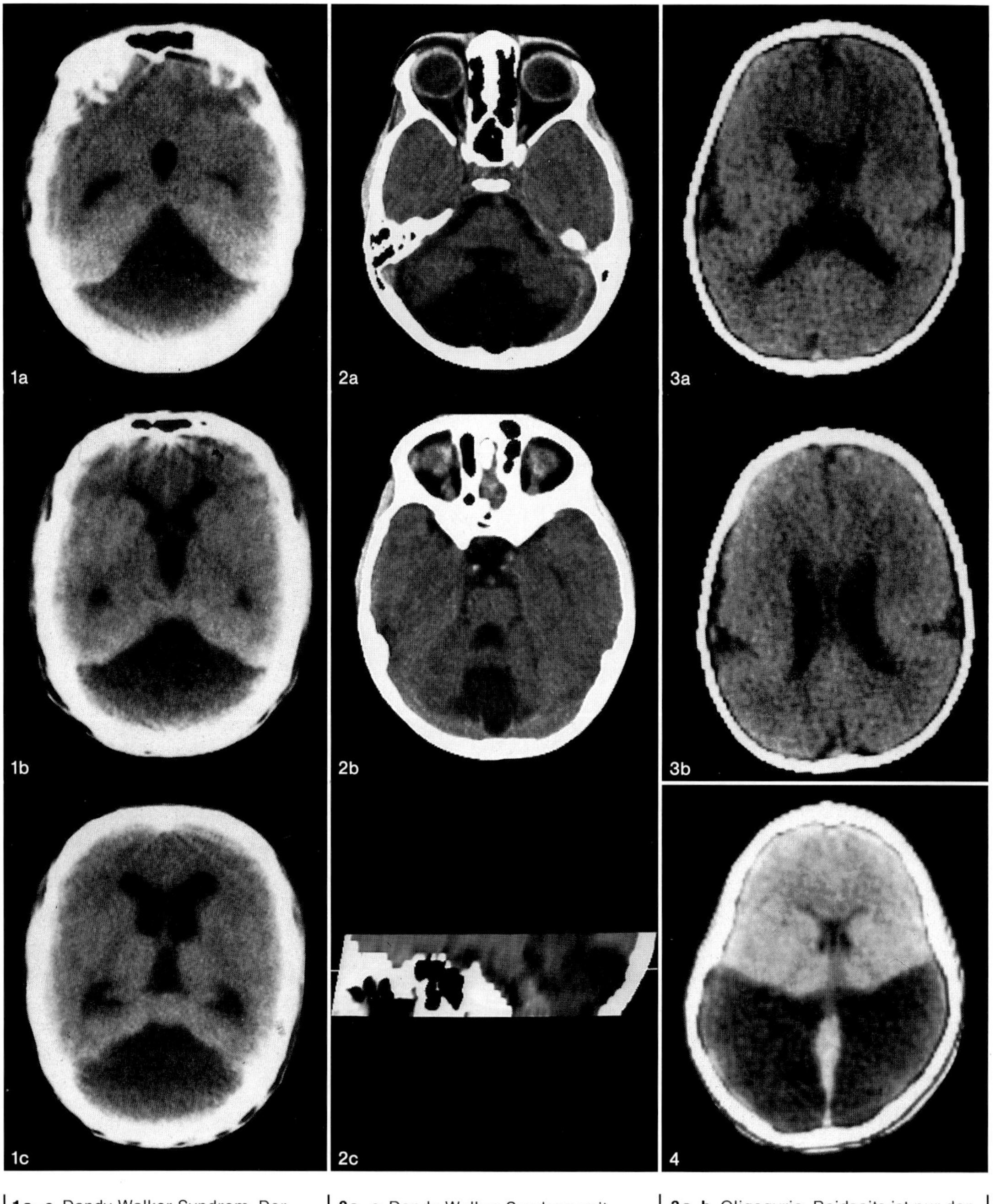

1a–c Dandy-Walker-Syndrom. Der Kleinhirnwurm ist aplastisch und der IV. Ventrikel ist zystisch erweitert. Hydrocephalus internus.

2a–c Dandy-Walker-Syndrom mit sagittaler Rekonstruktion.

3a, b Oligogyrie. Beidseits ist nur der erweiterte Sulcus temporoparietalis zu erkennen. Zusätzlich besteht ein Hydrocephalus internus mit Cavum Vergae und Septum-pellucidum-Zyste.
4 Parietookzipitale Lappenaplasie beidseits.

Tafel 25: Dysrhaphien, Phakomatosen

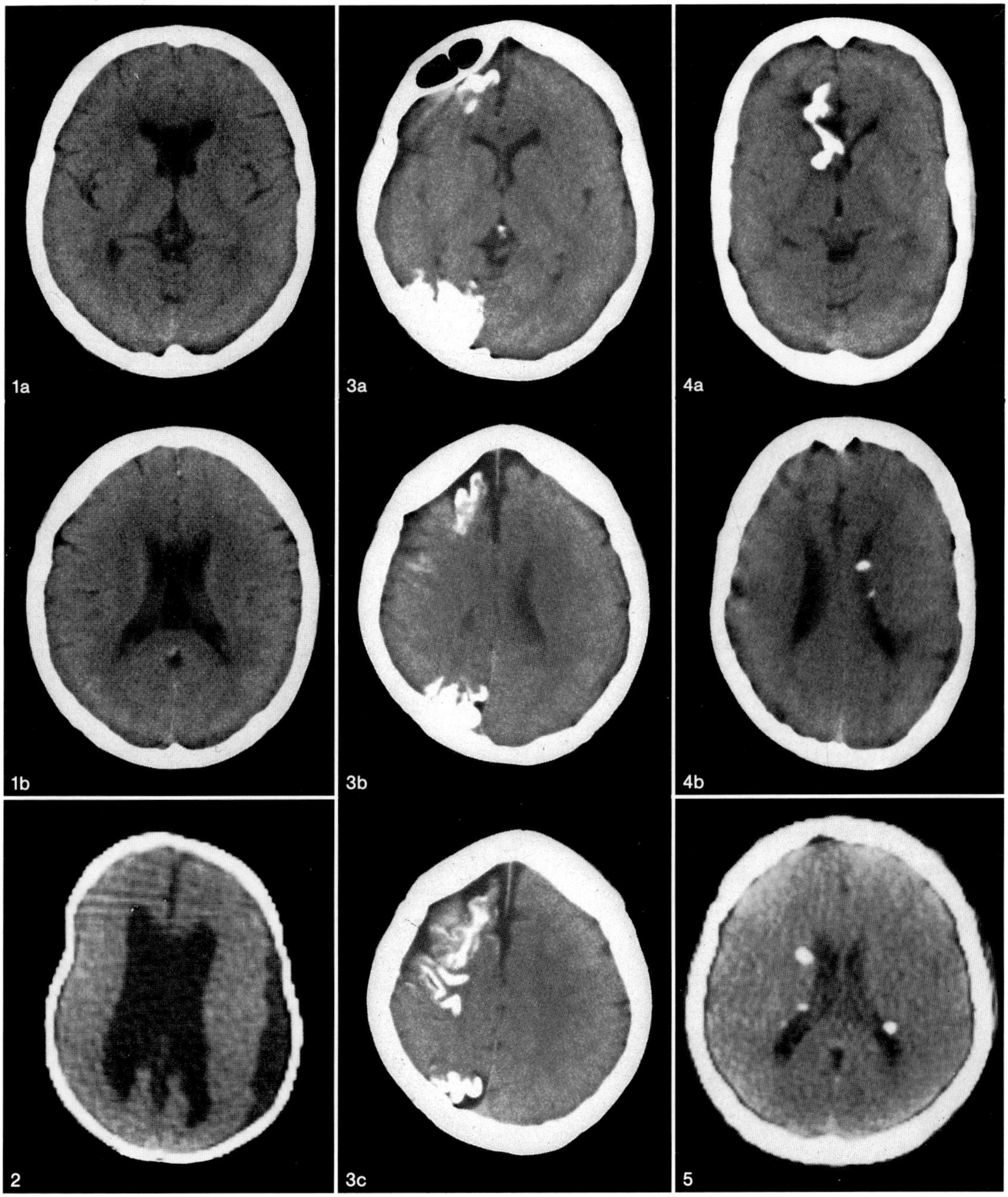

1 a, b Septum-pellucidum-Zyste zwischen den Frontalhörnern und Cavum Vergae zwischen den Cellae mediae. Es handelt sich um eine Normvariante, die meist keine klinische Bedeutung hat.

2 Balkenaplasie. Der erweiterte III. Ventrikel reicht weit nach oben.

3 a–c Sturge-Weber-Syndrom. Leichte Hemiatrophie links mit Pneumosinus dilatans. Ausgeprägte, den Hirnwindungen folgende Verkalkungen links.

4 a, b Tuberöse Sklerose. Paraventrikuläre Kalkherde.

5 Tuberöse Sklerose.

Migrationsstörungen

Im ursprünglichen Neuralrohr liegen die Neuroblasten in der Umgebung des Lumens, während ihre Fortsätze – also die spätere Marksubstanz – peripher angeordnet sind. In der Großhirnrinde kehrt sich diese Anordnung im Laufe der Entwicklung um, und die Ganglienzellen wandern nach außen. Störungen dieser Migration führen zu unterschiedlichen Rindenanomalien.

Die schwerste Form ist die *Agyrie* oder *Lissenzephalie* (lissos = glatt), die meist mit einer Mikroenzephalie und einer Mikrognathie kombiniert ist. Die Hirnoberfläche ist glatt und die Opercula sind verkümmert. Computertomographisch fehlen die kortikalen Sulci und die Sylvischen Furchen sind breit und keilförmig (Tafel 24/3a, b, S. 70). Leichtere Formen sind die *Pachy- oder Makrogyrie*, bei der sich breite verplumpte Hirnwindungen oft kombiniert mit Hydrozephalus finden, und die *Mikrogyrie* und *Mikropolygyrie*, bei der sich generalisiert oder umschrieben kleine enge Hirnfurchungen zeigen. Diese Formen lassen sich morphologisch und computertomographisch in der Regel von Hirnsubstanzminderungen anderer Ätiologie kaum abgrenzen (s. Ulegyrie S. 80).

Die *perisylvische Aplasie* ist eine Großhirnteilaplasie, der eine Wachstumsbehinderung der Opercula von Frontal-, Parietal- und Temporalhirn während des 5.–6. Fetalmonats zugrunde liegt. Der dadurch entstehende Defekt wird von einer primären Arachnoidalzyste ausgefüllt. Computertomographisch ist der scharf begrenzte Hirndefekt von einer liquordichten Zyste ausgefüllt, in deren Nachbarschaft die Kalotte oft verdünnt und ausladend ist. Das an die Zyste grenzende Hirnrelief ist zwar etwas dysplastisch, aber gut zu erkennen, im Gegensatz zu den sekundären Arachnoidalzysten, bei denen die Hirnfurchen komprimiert und verstrichen sind.

Hirnvolumenstörungen

Die *Megalenzephalie*, die bei einem Hirngewicht von mehr als 2000 g angenommen wird, ist klinisch oft mit Schwachsinn verbunden und kann als Hydrozephalus verkannt werden. Sie kann computertomographisch eindeutig vom Hydrozephalus abgegrenzt werden.

Die *Mikrenzephalie* ist eine proportionierte Verkleinerung des Neurokraniums und seines Inhalts bei normal großem Gesichtsschädel (Vogelkopf).

Phakomatosen (neurokutane Syndrome)

Phakomatosen sind dysontogenetische Prozesse mit blastomatösem Einschlag, bei denen Mißbildungen an Haut, Auge und Gehirn gemeinsam auftreten können. Oft handelt es sich um heredofamiliäre Veränderungen.

- *Neurofibromatose Recklinghausen*

Sie manifestiert sich mit Hautfibromen und -nävi sowie mit Neurinomen der peripheren Nerven. Intrakraniell finden sich Neurinome der Hirnnerven, die nicht selten multipel vorkommen, Meningeome und Spongioblastome. Das computertomographische Bild wird zusammen mit den Hirntumoren beschrieben (s. S. 134, 144, 150, 168). Eine zerebrale Sonderform ist die Makrozephalie oder die Hirnhemihypertrophie mit ipsilateraler Ventrikelerweiterung.

- *Tuberöse Sklerose (Bourneville-Pringel)*

Bei der tuberösen Sklerose (Bourneville-Pringel) finden sich im Gehirn sogenannte Rindenknoten aus fehldifferenzierten Gliazellen und subependymale Riesenzellastrozytome an den Ventrikelwänden, die gelegentlich die Liquorwege verlegen und zum Hydrozephalus führen. Die typische klinische Trias besteht aus Adenoma sebaceum, Epilepsie und Debilität. Computertomographisch lassen sich porenzephale und hydrozephale Aufweitungen erkennen. Die oft verkalkten Tumorknoten zeigen sich als multiple hyperdense Rundherde paraventrikulär und in der Hirnrinde. Die Knoten akkumulieren Kontrastmittel erst dann, wenn sie maligne entartet sind, was bei 10% der Erkrankten vorkommen soll (40).

- *Sturge-Weber-Syndrom*

Beim Sturge-Weber-Syndrom (enzephalotrigeminale Angiomatose) finden sich klinisch ein portweinroter Nävus des Gesichtes meist im 1. Trigeminusast, geistige Minderbegabung, epileptische Anfälle und Glaukome. Intrakraniell sind einzelne Hirnwindungen verkalkt, und es besteht eine leptomeningeale Angiomatose über der temporalen, parietalen und okzipitalen Region. Computertomographisch zeigen sich die kortikalen Kalkherde, und die leptomeningeale Angiomatose kann nach Kontrastmittelinjektion an einer diffusen marginalen Dichteanhebung erkannt werden.

- *Hippel-Lindau-Syndrom*

Beim Hippel-Lindau-Syndrom (retinozerebellare Angiomatose) zeigt sich computertomographisch im Kleinhirn eine kugelrunde hypodense Zyste, deren Rand Kontrastmittel anreichern kann. Gelegentlich kann auch ein der Zystenwand anliegender Angiomknoten nachgewiesen werden (s. Kapitel „Neoplasmen", S. 158, 159).

Hydrozephalus beim Kind

Die häufigste neuropädiatrische Erkrankung ist der angeborene Hydrozephalus, der bei 3‰ aller Neugeborenen vorkommt und manchmal mit einer Spina bifida kombiniert ist.

Die Vermehrung der intraventrikulären Liquormenge beruht auf verschiedenen Pathomechanismen:

– Beim Hydrocephalus occlusus verhindert eine Abflußstörung den Übertritt des Liquors aus den Ventrikeln in den Subarachnoidalraum.

– Beim Hydrocephalus aresorptivus (oder communicans) ist der Abstrom des Liquors aus dem Subarachnoidalraum gehemmt.

– Beim Hydrocephalus hypersecretorius wird zuviel Liquor produziert. Diese Form ist vergleichsweise selten und wird von einigen Autoren als Krankheitsbild sogar bestritten (128, 146, 161) (Abb. 32).

Die Ätiopathogenese des Hydrozephalus beim Kind ist vielfältig. So ist der Hydrocephalus occlusus durch kongenitale Mißbildungen (Aquäduktstenose, Arnold-Chiari-Syndrom, Dandy-Walker-Zyste und andere Dysrhaphien) bedingt, entsteht aber auch bei raumfordernden Zysten und Tumoren; auch eine Ependymverklebung infolge von intrauterinen Entzündungen (z. B. Toxoplasmose, Röteln, Zytomegalie etc.) oder infolge von perinatalen Ventrikelblutungen kann einen Hydrozephalus verursachen. Der Hydrocephalus communicans wird von Meningealverklebungen verursacht, die nach Meningitis oder traumatischen Subarachnoidal- und Subduralblutungen entstehen. Ein Hydrocephalus hypersecretorius soll bei Plexuspapillomen vorkommen (128, 146).

Klinische Symptome

Der Kopf ist abnorm groß und wächst zu schnell. Die Fontanellen klaffen und sind prominent. Die Stirnknochen wölben sich vor, und die vordere Schädelbasis wird nach unten gedrängt. Die Augäpfel kippen nach unten (Phänomen der untergehenden Sonne), was im Sinne eines Parinaud-Syndroms zu deuten ist (s. S. 41). Die somatische und geistige Entwicklung der Kinder ist retardiert, und es kommt zu einer Spastizität der Muskeln sowie gelegentlich zu Krampfanfällen.

Computertomographie

Hydrocephalus occlusus. Beim Hydrocephalus occlusus kann aus dem Verteilungsmuster der erweiterten Hirnkammer oft bestimmt werden, wo die Liquorpassage behindert ist (89):

– Die uni- bzw. bilaterale Blockade der Foramina Monroi führt zu einer einseitigen bzw. doppelseitigen Erweiterung der Seitenventrikel bei normal weitem III. und IV. Ventrikel.

– Die Aquäduktstenose ist die häufigste Ursache des kongenitalen Hydrozephalus und wird an der Erweiterung der Seitenventrikel und des III. Ventrikels bei normal weitem IV. Ventrikel erkannt. Gelegentlich ist auch der proximale Anteil des Aquäduktes erweitert und computertomographisch abgebildet.

– Eine Blockade der Foramina Magendii et Luschkae bewirkt eine Erweiterung aller Hirnkammern einschließlich des IV. Ventrikels.

Hydrocephalus communicans. Beim Hydrocephalus communicans zeigt sich computertomographisch eine meist globale Ventrikeldilatation geringeren Ausmaßes, wobei die Erweiterung des IV. Ventrikels am wenigsten ausgeprägt ist. Die basalen Zisternen sind meist erweitert; auch über den Hemisphären kann eine – wenn auch geringe – subarachnoidale Liquoransammlung sowie tiefe Sulci computertomographisch sichtbar werden.

Der kommunizierende Hydrozephalus ist gelegentlich von der Hirnatrophie schwer zu unterscheiden. Deshalb werden in Zweifelsfällen kurzfristige Verlaufskontrollen durchgeführt, um einen progredienten (d. h. aktiven) Hydrozephalus auszuschließen.

Aktiver Hydrozephalus. Der aktive Hydrozephalus ist durch eine Zunahme des Ventrikelvolumens gekennzeichnet und steht im Gegensatz zum stationären, d. h. kompensierten Hydrozephalus. Die Aktivität wird vor allem an der ausgeprägteren klinischen Symptomatik und an der Progredienz bei computertomographischen Verlaufskontrollen abgelesen. Einige Zeichen können aber bereits beim ersten Computertomogramm als Hinweis gelten:

– *Das periventrikuläre Ödem.* Durch das druckgeschädigte Ependym tritt Liquor in die angrenzende Hirnsubstanz über. Computertomographisch zeigen sich hypodense, bandförmige Zonen neben den Seitenventrikeln, vor allem am Frontal- und Temporalhorn, und die Konturen des Ventrikelsystems erscheinen durch das Ödem unscharf.

– *Die okzipital betonte Ventrikelerweiterung.* Dieses oft sehr ausgeprägte Phänomen (Tafel 26/2) wird damit erklärt, daß der Liquor das Hirnmark stärker schädigt als die basalen Ganglien und deshalb aus topographischen Gründen der Okzipitallappen schwerer betroffen ist. Andere glauben eine Erklärung im stärkeren Wachstum der okzipitalen Schädelkalotte zu sehen (132).

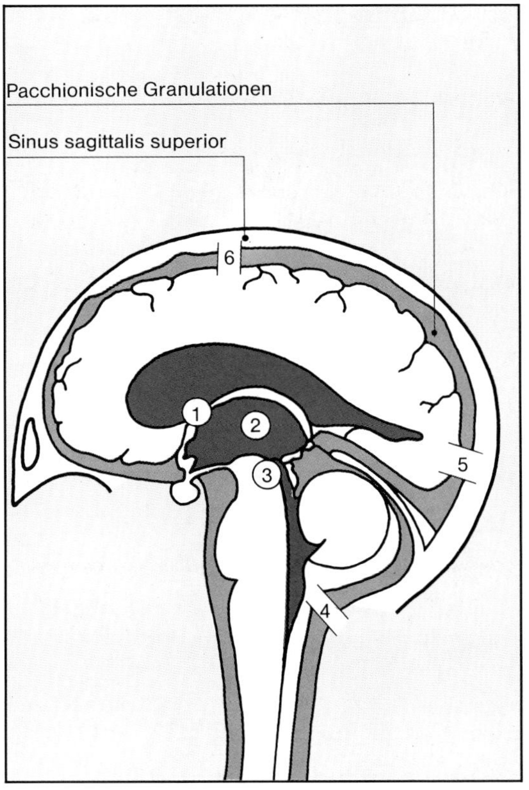

32

Abb. 32: Schema der Liquorzirkulation und der Hydrozephalusentstehung. Der Liquor cerebrospinalis wird im Plexus chorioideus gebildet. Er fließt aus den Seitenventrikeln durch die Foramina Monroi in den III. Ventrikel, dann durch den Aquaeductus Sylvii in den IV. Ventrikel und von dort durch die Foramina Magendii et Luschkae in die Cisterna cerebellomedullaris. Von der Zisterne strömt er im Subarachnoidalraum einerseits in den Spinalkanal, zum größeren Teil aber intrakraniell zu den Pacchionischen Granulationen, wo er ins Blut übertritt.
Die Ziffern bedeuten:
1) Foramen-Monroi-Blockade, einseitig
2) Tumoren des III. Ventrikels mit doppelseitiger Foramen-Monroi-Blockade
3) Stenose des Aquaeductus Sylvii
4) Verschluß der Foramina Magendii et Luschkae
5) Hindernis der extrazerebralen Liquorzirkulation, z. B. nach Meningitiden
6) Resorptionsstörung des Liquors über der Konvexität

Tafel 26: Hydrozephalus

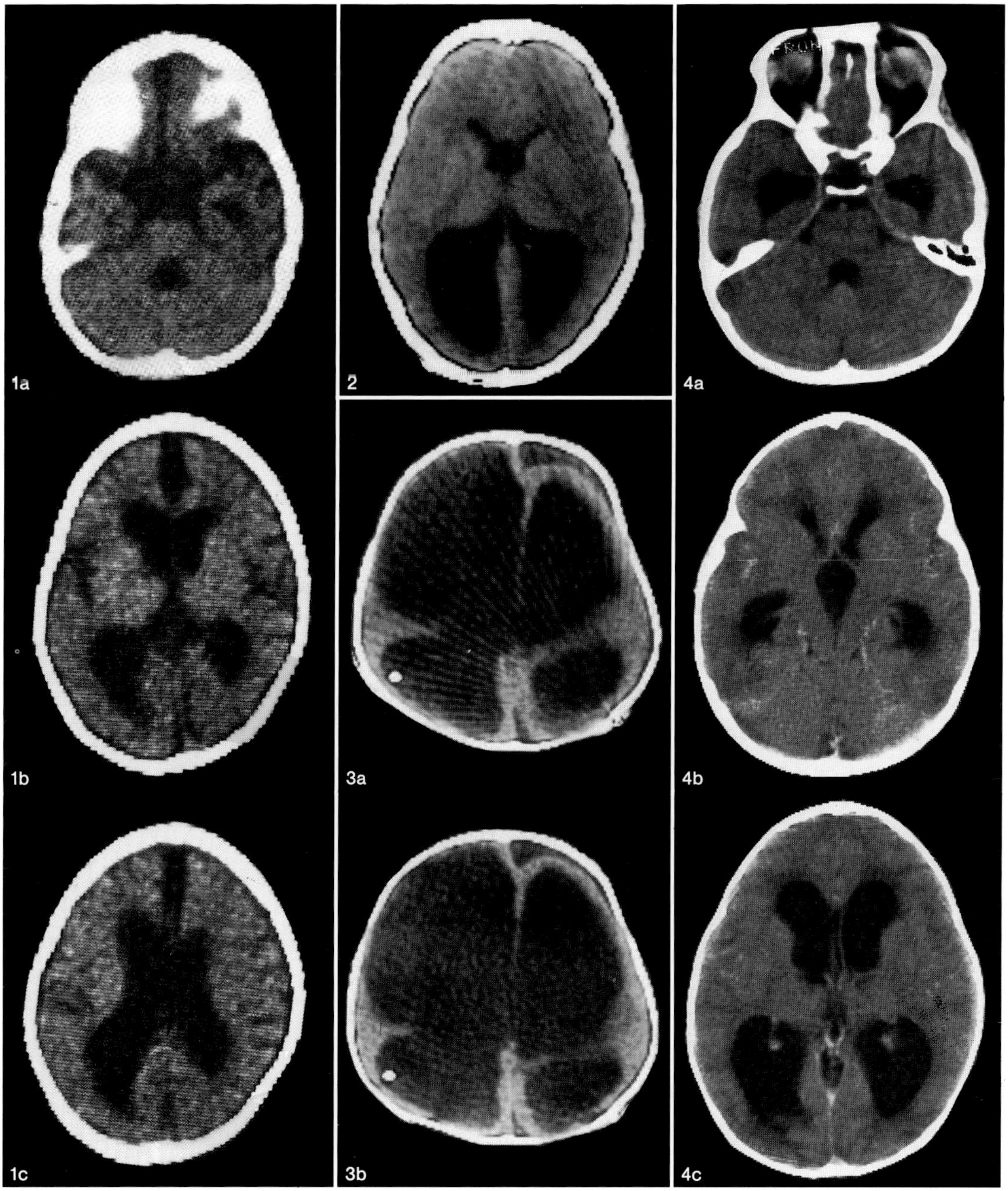

1a–c Hydrocephalus communicans. Deutliche Erweiterung der inneren und äußeren Liquorräume.

2 Okzipital betonter Hydrocephalus internus. Kleine Septum-pellucidum-Zyste.

3a, b Exzessiver Hydrocephalus internus. Verschwartetes Hygrom rechts frontal, Ventrikelkatheter im linken Hinterhorn.

4a–c Hydrocephalus internus bei chronischer Aquäduktstenose. Beachte die stark erweiterten Temporalhörner und den erweiterten Recessus supraopticus des III. Ventrikels.

Behandelter Hydrozephalus. Eine liquorableitende Drainage schafft über einen Katheter einen Abfluß aus dem Seitenventrikel in das rechte Herz oder ins Peritoneum.

Computertomographisch kann die Katheterspitze eindeutig lokalisiert werden; allerdings kann aus ihrer korrekten Lage nicht auf die Funktionstüchtigkeit geschlossen werden. Durch die Drainage nimmt das Ventrikelvolumen deutlich ab, und innerhalb von Tagen bis Wochen kann sich die zytoarchitektonische Struktur des Gehirns reorganisieren. Diese erstaunliche Zunahme des Gehirnvolumens wird durch eine Neuordnung der vorher gestreckten Nervenfasern erklärt (167). Oft bleiben eine Hirnatrophie mit breiten Zisternen und Sulci zurück.

Die meisten *Komplikationen* der Shuntoperationen können computertomographisch festgestellt werden:

– *Ein- oder doppelseitige subdurale Hygrome.* Sie finden sich gelegentlich nach Shuntoperationen und zeigen computertomographisch sichelförmige oder bandförmige, kalottennahe Zonen mit liquorähnlicher Dichte.

– *Subdurales Hämatom.* Bei voluminösen Hygromen werden die Brückenvenen überdehnt und zerrissen. Die computertomographisch hyperdensen Hämatome erscheinen sichelförmig im Subduralraum bzw. sedimentieren sie im Hygrom nach unten.

– *Intrazerebrale Hämatome* können die seltene Folge einer Gefäßläsion durch die Katheterimplantation sein. Mitunter liegt auch parallel zum Katheter eine kleine Blutspur. Blutspritzer im Seitenventrikel können auch beobachtet werden.

– *Ventrikelkollaps.* Durch eine forcierte Liquordrainage nähern sich die Ventrikelwände so stark, daß das Lumen computertomographisch schlitzförmig oder gar nicht mehr zu erkennen ist. Dieser Kollaps kann sehr selten durch eine Ventrikulitis mit Wandverklebungen und subependymalen Fibrosen fixiert werden. Dies kann zu besonderen diagnostischen Problemen führen, wenn eine Drainage insuffizient wird und sich der Ventrikel trotzdem nicht erweitert. Dieses sogenannte „Slit-Ventricle-Syndrom" ist durch eine intrakranielle Druckerhöhung bei engem Schlitzventrikel gekennzeichnet; die Drainageinsuffizienz wird dann nicht mit dem Computertomogramm, sondern allein anhand der klinischen Symptomatik diagnostiziert.

– *Shuntblockade.* Bei Drainageinsuffizienz zeigt die computertomographische Kontrollaufnahme eine Zunahme des Ventrikelvolumens, ein periventrikuläres Ödem und eine unproportionierte, manchmal okzipital betonte Dilatation, es sei denn, die Ventrikel sind verklebt (s. oben Schlitzventrikel).

– *Erweiterung isolierter Ventrikelanteile.* Bei Aquäduktstenose und Atresie der Foramina Luschkae et Magendii kann ein Hydrozephalus des IV. Ventrikels trotz einer supratentoriell gut funktionierenden Drainage persistieren. Auch andere Ventrikelabschnitte können erweitert bleiben, wenn sie nicht mit dem übrigen Ventrikel frei kommunizieren (z. B. Foramen-Monroi-Blockade). Oft sind dann mehrere Drainagen zur Beseitigung des Hydrozephalus notwendig.

– *Ventrikulitis.* Durch Infektion der Liquorräume kommt es zu einer Hyperämie des Ependyms und der subependymalen Grenzschichten, was sich computertomographisch durch eine Kontrastmittelanreicherung entlang der Ventrikelwände zeigt. Bei einer chronischen Ventrikulitis verursacht die Gliose bereits im Nativscan einen leicht hyperdensen Ventrikelsaum.

Tafel 27: Behandelter Hydrozephalus

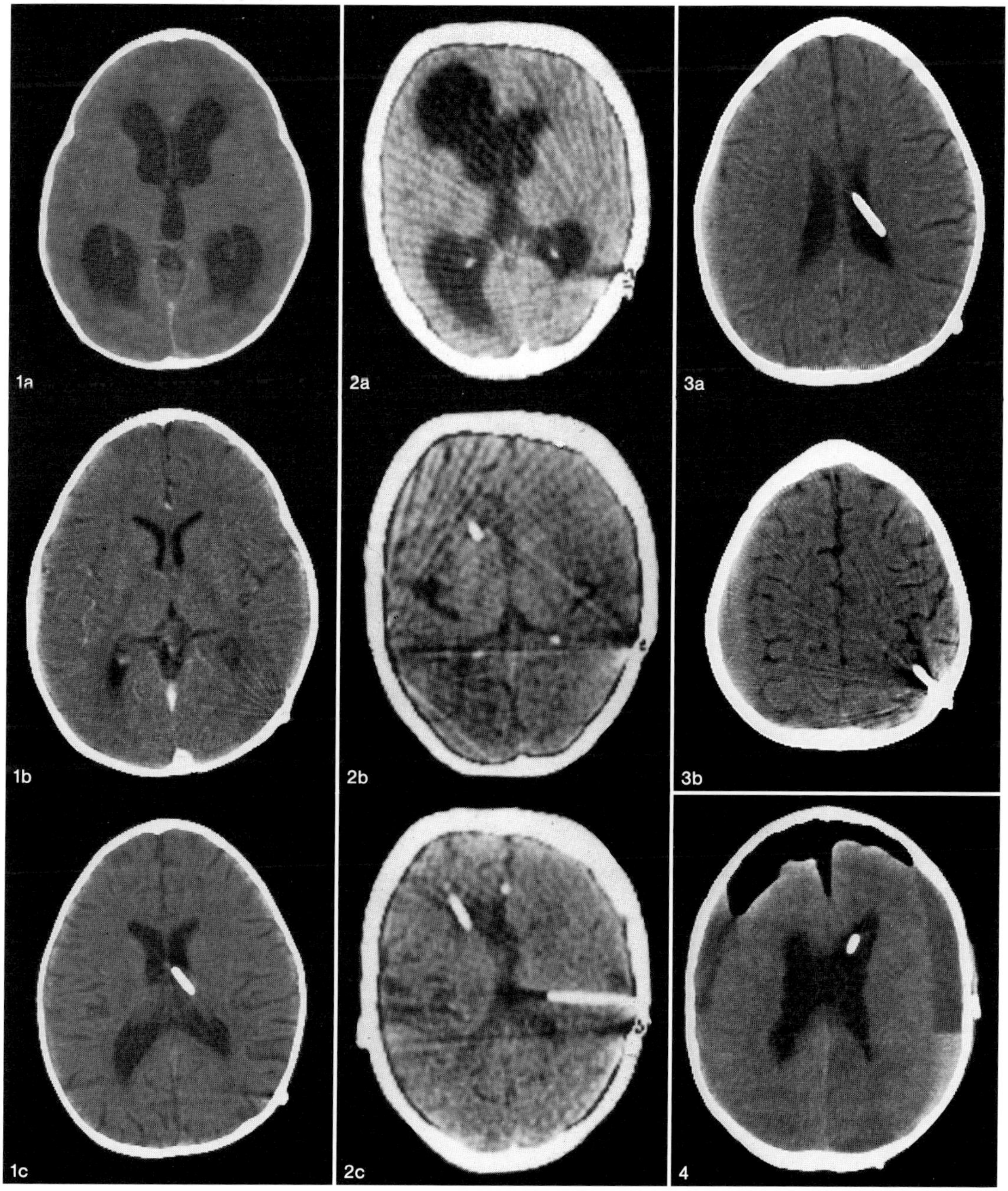

1a–c Hydrocephalus internus. Nach der Implantation eines ventrikuloatrialen Shunts (b, c) nimmt das Ventrikelvolumen ab und die kortikalen Sulci werden sichtbar.

2a–c Postmeningitischer Hydrozephalus mit porenzephaler Ausziehung des linken Vorderhorns nach doppelseitiger Drainage (b, c), schmaler Ventrikel und intrazerebraler Liquorkanal zur Drainagemündung rechts.

3a, b Chronisch subdurales Entlastungshämatom nach Shuntoperation. Leicht hyperdense Sichel unterhalb der Kalotte linksparietal (Überdrainage).
4 Subdurale Entlastungshämatome beidseits parietal, bifrontale, subdurale Luftansammlungen bei Drainage im rechten Seitenventrikel.

Frühkindliche Hirnschäden

Der frühkindliche Hirnschaden entsteht durch exogene Noxen in der prä-, peri- und postnatalen Phase bis zum Abschluß des 1. Lebensjahres. Das Ausmaß der Schädigung ist weniger abhängig von der Art der Noxe (Plazentainsuffizienz, Hypoxien, Infektionen, Intoxikationen und mechanische Geburtstraumen), sondern wird vielmehr vom Zeitpunkt der Entwicklungsphase bestimmt, in der die Noxe einwirkt.

Klinisch sind die morphologischen Defektsyndrome stationär. Sie manifestieren sich mit zerebraler Kinderlähmung (Morbus Little), Intelligenzdefekten und Epilepsie. Die Ätiologie der einzelnen Schäden bleibt meist unbekannt; sie werden am besten nach ihrem pathomorphologischen Erscheinungsbild unterteilt.

Intrakranielle Blutungen

Intrakranielle Blutungen sind die häufigste Todesursache von Neugeborenen. Raumfordernde Blutungen finden sich vor allem subdural nach Zerreißung der Brückenvenen, intrazerebral durch Läsionen der V. cerebri magna und der V. thalamostriata. Beim Frühgeborenen mit einem Geburtsgewicht unter 1000 g kann eine Hypoxie eine Blutung verursachen, die bei 90% der Fälle in der sogenannten Germinalmatrix entsteht, bei der es sich um eine gefäßreiche paraventrikuläre Zone in der Gegend des Nucleus caudatus und des Thalamus handelt. Diese Blutungen können das Ependym durchbrechen und zu einem Haematocephalus internus und externus führen. Die überlebenden Kinder entwickeln oft frühzeitig einen Hydrozephalus (129).

Hypoxische Schäden des Gehirns

Hypoxische Schäden des Gehirns führen zu Marklagernekrosen, in die es gelegentlich blutet. Die typischen Folgen der neonatalen Asphyxie sind Gliosen und zystische Defekte im periventrikulären Marklager. Ihre Ausdehnung reicht von Großraumdefekten bis zu Mikronarben.

- *Hydranenzephalie*

Bei der Hydranenzephalie sind die Karotiden infarziert, und die von ihnen versorgten Hirnanteile gehen bis auf membranartige Randstrukturen zugrunde und werden von Liquor ersetzt. Hingegen bleiben Hirnstamm, Kleinhirn und Reste des Temporal- und Okzipitallappens und selbstverständlich die Falx cerebri (DD: Holoprosenzephalie) erhalten. Bei mikrozephalen Köpfen ist die computertomographische Diagnose meist eindeutig. Beim Makrozephalus kann aber die Abgrenzung gegen einen extremen Hydrocephalus internus schwierig sein. Eine Kontrastmittelanreicherung in der Gegend der Sylvischen Furche kann dann ein Hinweis auf einen Hydrozephalus sein, dessen rarifizierte, aber vorhandene Gefäße auch angiographisch nachweisbar sind.

- *Porenzephalien*

Die Porenzephalien sind größere glattwandige Höhlen, die nach Infarkten in der Gehirnsubstanz entstehen. Diese Höhlen kommunizieren gelegentlich mit dem Ventrikelsystem und dem Subarachnoidalraum. Besteht gleichzeitig ein erhöhter Liquordruck, so werden die Höhlen zystisch dilatiert. Morphologisch sind diese postenzephalomalazischen Porenzephalien nicht von den schizenzephalen Porenzephalien zu unterscheiden, denen eine kongenitale Entwicklungsstörung zugrunde liegt, obwohl letztere oft multilokulär vorkommen. Im Hinblick auf eine sinnvolle Shunttherapie kann eine intraventrikuläre Kontrastmittelinjektion notwendig werden, um die Kommunikation der Zysten zu beweisen.

Tafel 28: Frühkindliche Hirnschäden

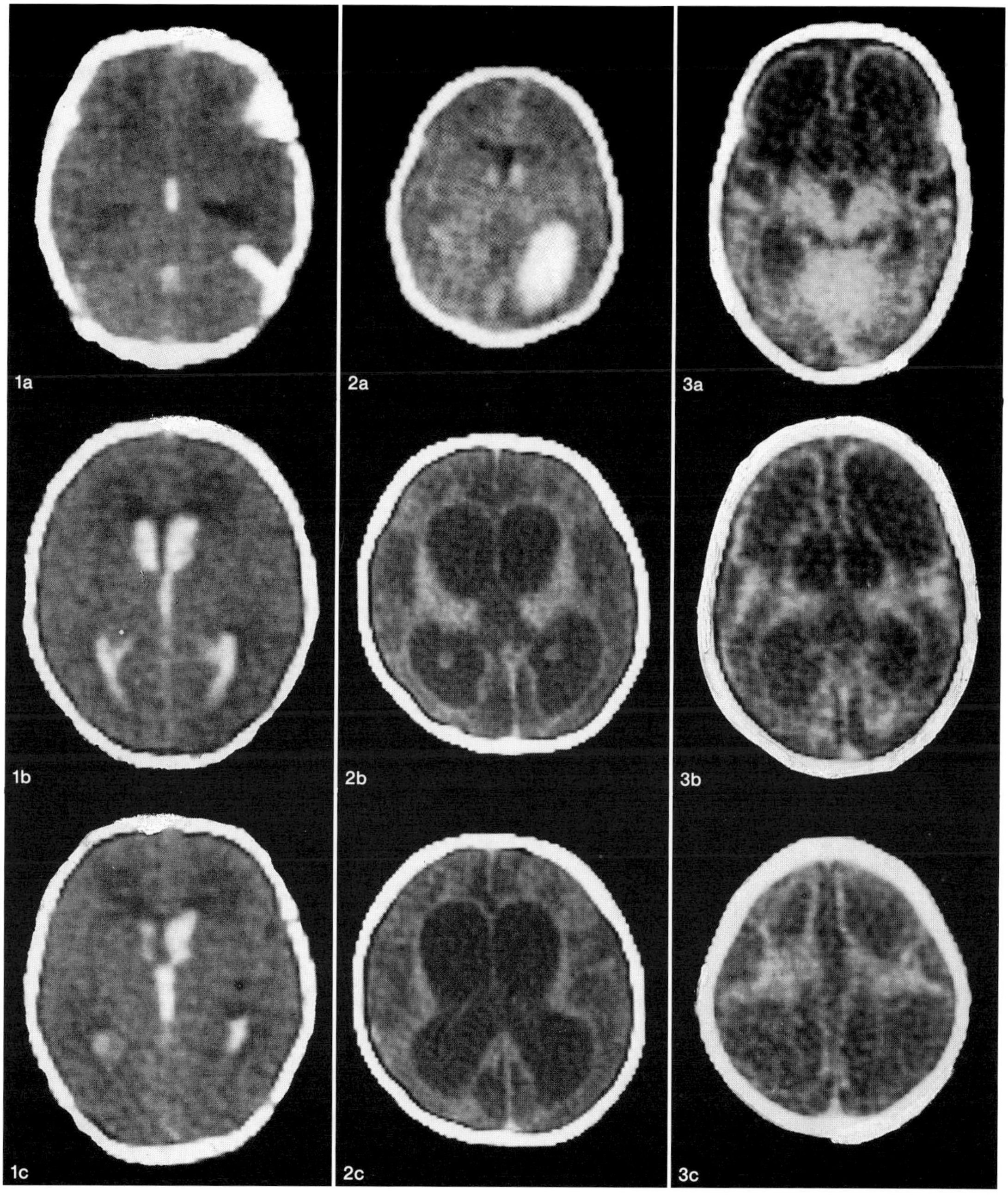

1a–c Perinatale Ventrikelblutung bei einem Frühgeborenen. Die Seitenventrikel sowie der III. und IV. Ventrikel sind mit Blut gefüllt.

2a–c Intrazerebrale Blutung rechts okzipital bei Frühgeborenem und diffuse Dichteminderung in beiden Hemisphären. Die Verlaufskontrolle nach einigen Wochen (b, c) zeigt einen Hydrocephalus internus und eine Dichteminderung des Marklagers und der Rinde.

3a–c Status spongiosus nach schwerer Enzephalitis mit Hydrozephalus.

• *Hirnatrophien*

Sie können die Folge frühkindlicher vaskulärer und infektiöser Hirnschäden sein. Bei der generalisierten Form zeigt sich ein Hydrocephalus e vacuo. Im Gegensatz zum Hydrocephalus communicans sind die kortikalen Sulci tiefer und breiter sichtbar.

• *Lokalisierte Hirnatrophien*

Sie sind computertomographisch leicht nachzuweisen. Es zeigt sich in den betroffenen Hirnarealen eine Ausziehung des Ventrikelsystems, eine Verbreiterung der Zisternen sowie eine Vertiefung und Verbreiterung der Hirnfurchen bzw. eine durch die narbige Schrumpfung der Hirnrinde charakterisierte *Ulegyrie* (ule = Narbe).

Eine Sonderform der lokalisierten Atrophie ist die *Hemiatrophia cranii.* Infolge eines ausgedehnten Infarktes ist die gesamte Hemisphäre atrophisch. Der knöcherne Schädel ist auf der betroffenen Seite weniger ausladend, und die Kalotte ist nicht selten verdickt und hyperpneumatisiert. Computertomographisch zeigt sich neben der einseitigen Ventrikeldilatation und den erweiterten Zisternen und Sulci eine Verlagerung der Mittellinienstrukturen einschließlich der Falx cerebri nach ipsilateral.

• *Status spongiosus*

Der Status spongiosus ist charakterisiert durch ein dreidimensionales Glianarbennetz, dessen Zwischenräume Liquor enthalten. Computertomographisch zeigen sie sich als demarkierte Zonen erniedrigter Dichte.

Subdurales Hygrom des Kindes

Im ersten, selten auch noch im zweiten Lebensjahr kommen subdurale Flüssigkeitsansammlungen vor. Diese sind oft symmetrisch, frontal und parietal angeordnet. Als Ursache werden rezidivierende Blutungen, thrombophlebitische Veränderungen der Brückenvenen und Meningitiden angegeben (48, 58). Computertomographisch zeigen sich die Hygrome als kalottennahe sichelförmige bis bikonvexe Streifen verminderter Dichte, die bei stärkerem Ausmaß zu einer Kompression der Ventrikel führen können. Nicht selten entsteht konsekutiv ein Hydrocephalus aresorptivus. Computertomographisch sollte mit Verlaufskontrollen der Erfolg der therapeutischen Fontanellenpunktion oder der Drainage geprüft werden.

Arachnoidalzysten

Arachnoidalzysten werden oft erst im Erwachsenenalter diagnostiziert. Es handelt sich um abgeschlossene Hohlräume zwischen Arachnoidea und Pia mater, die als kongenitale Fehlbildungen entstehen. Bevorzugter Sitz sind die basalen und die interhemisphärischen Zisternen, am häufigsten sind sie aber in der Sylvischen Furche und in der Fossa temporalis lokalisiert. Die Zysten sind mit einer klaren Flüssigkeit gefüllt. Sie wachsen langsam innerhalb von Monaten und Jahren, ehe sie sich klinisch mit epileptischen Anfällen, Schädelverformungen oder Hirndruckzeichen manifestieren. Liegen sie in der Nähe des III. Ventrikels, der Cisterna laminae quadrigeminae oder der Cisterna magna, so kann ein Hydrocephalus occlusus entstehen. Computertomographisch zeigen sich die temporalen Arachnoidalzysten als der Kalotte anliegende, halbkugelig ins Gehirn ragende Zonen mit liquorähnlicher Dichte. Ferner kann die Schädelkalotte über der Zyste verdünnt und vorgewölbt sein, und es finden sich die indirekten Zeichen der Raumforderung (s. S. 125 und Tafel 31/2–5). Gelegentlich ist eine Arachnoidalzyste auch mit einem subduralen Hygrom oder einem chronisch subduralen Hämatom kombiniert.

Tafel 29: Frühkindliche Hirnschäden

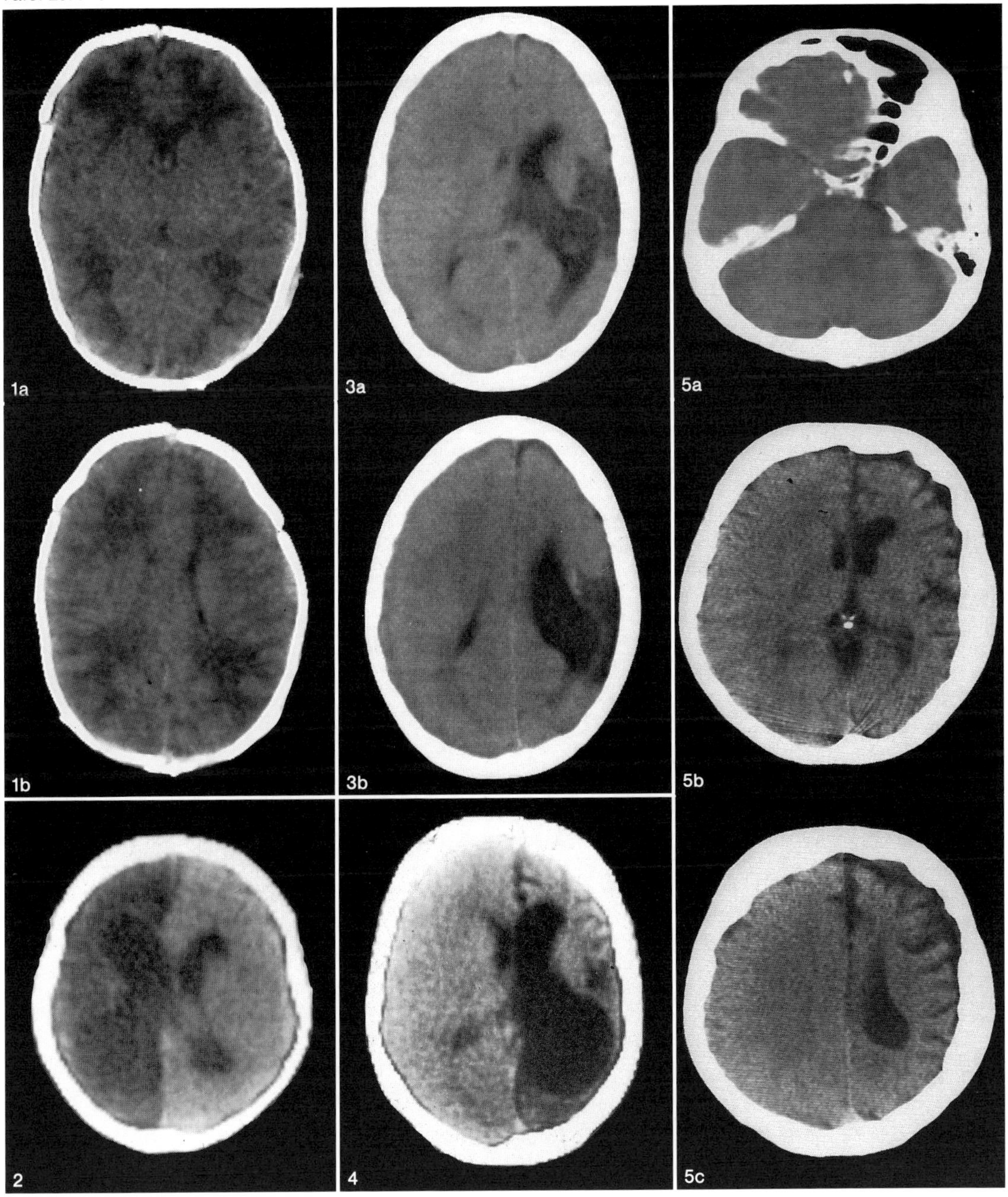

1a, b Unreifes Marklager. Dichteminderung im Marklager beidseits bei einem Frühgeborenen. Kleine Septum-pellucidum-Zyste.

2 Totalinfarkt der linken Hemisphäre. Erweiterung des linken Seitenventrikels und Dichteminderung der Hirnsubstanz bei komplettem Karotisverschluß links.

3a, b Frühkindlicher Mediateilinfarkt. Substanzdefekt parietal mit Ventrikelerweiterung und Verkleinerung der rechten Hemisphäre (Hemiatrophie).

4 Hemiatrophie rechts. Porenzephale Erweiterung des rechten Seitenventrikels und Verkleinerung der Hemisphäre.

5a–c Hemiatrophie rechts. Verkleinerte Hemisphäre und Ventrikelerweiterung rechts. Pneumosinus dilatans und verdickte Kalotte rechts.

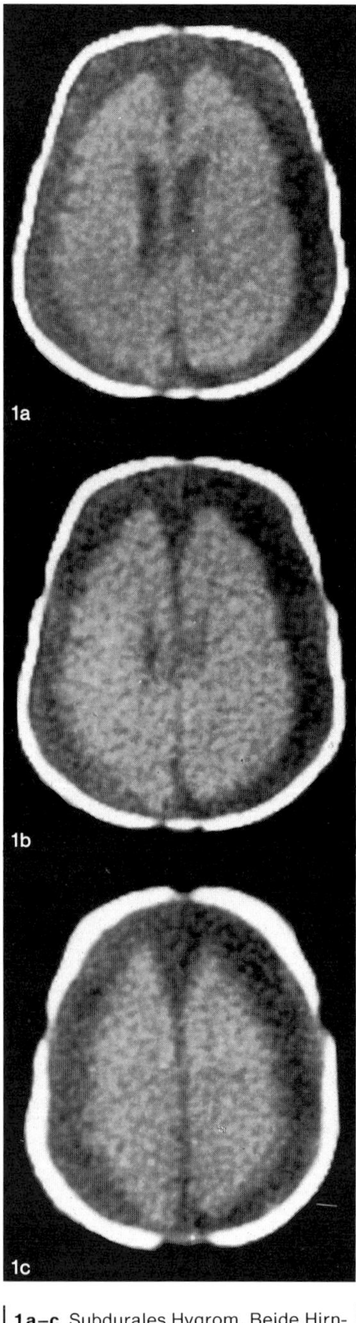

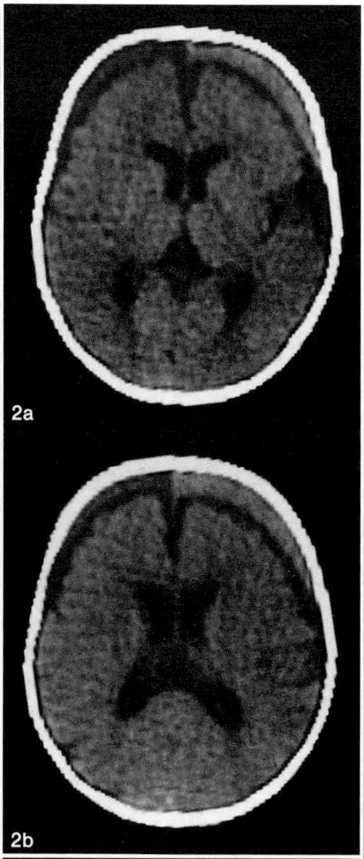

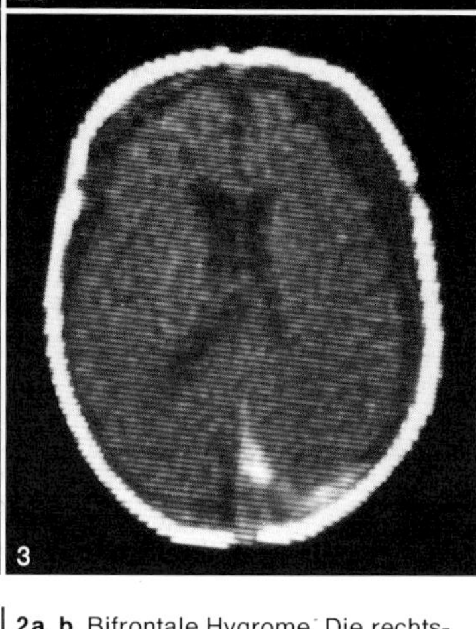

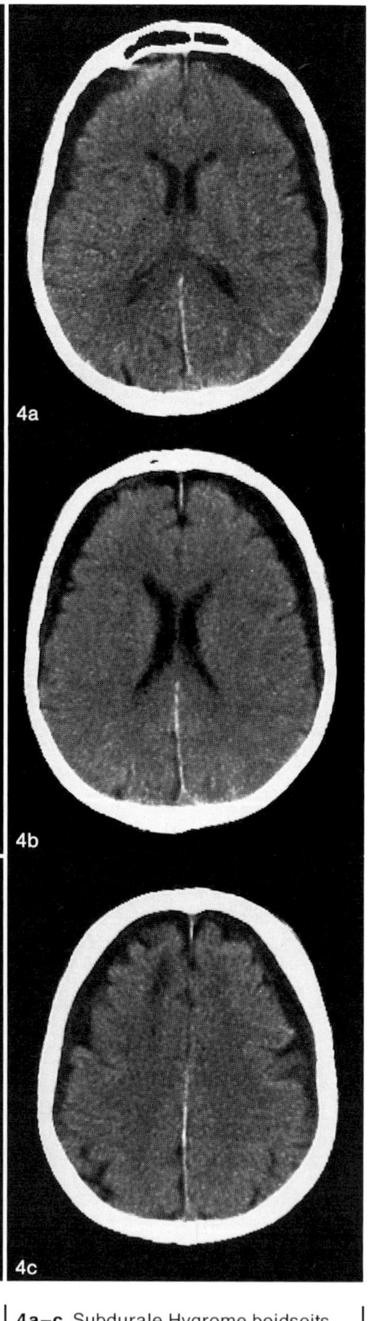

1a–c Subdurales Hygrom. Beide Hirnhälften sind von einem breiten liquordichten Flüssigkeitssaum umgeben.

2a, b Bifrontale Hygrome. Die rechtsseitige Dichteanhebung entspricht einer sichelförmigen Verschwartung nach rezidivierenden Blutungen aufgrund mehrfacher Punktionen.
3 Subdurales Hygrom mit okzipitaler Einblutung.

4a–c Subdurale Hygrome beidseits.

Tafel 31: Arachnoidalzysten

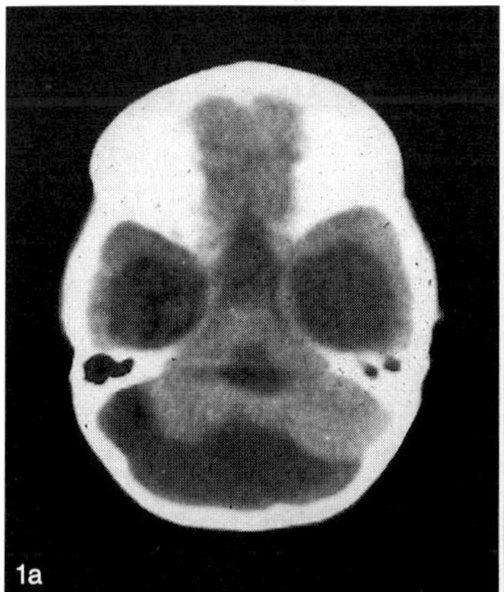

1a

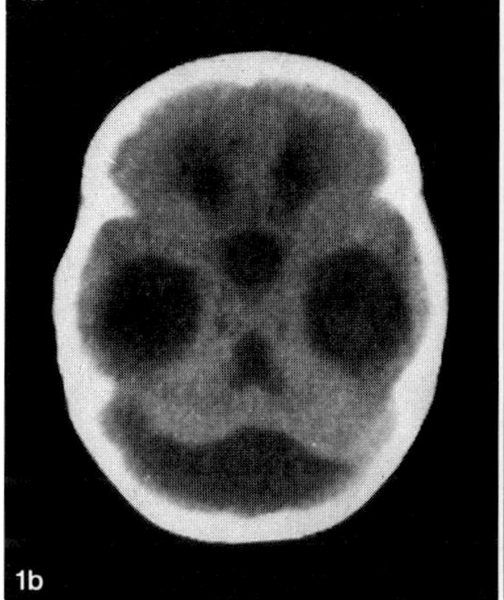

1b

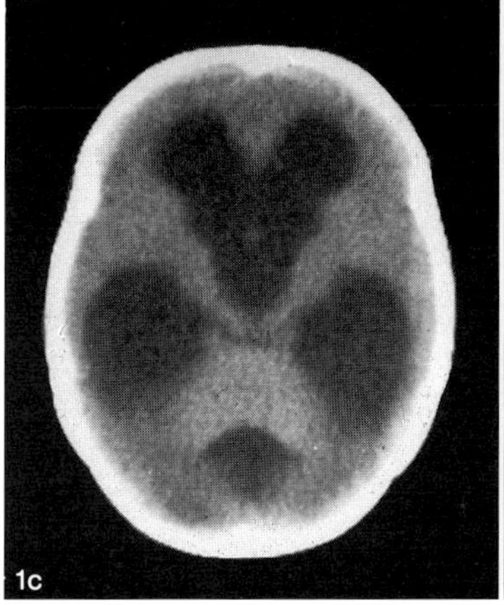

1c

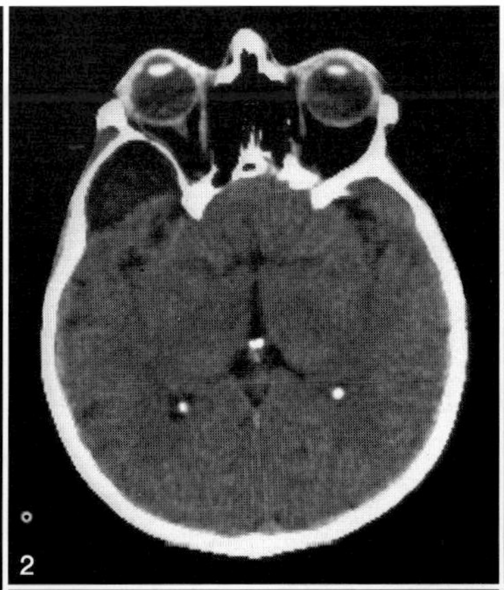

2

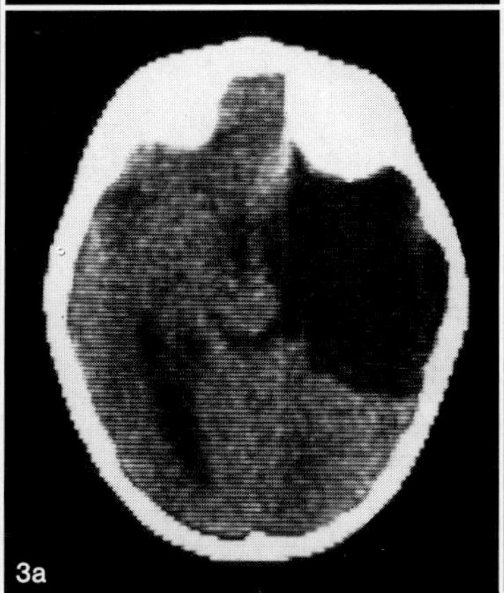

3a

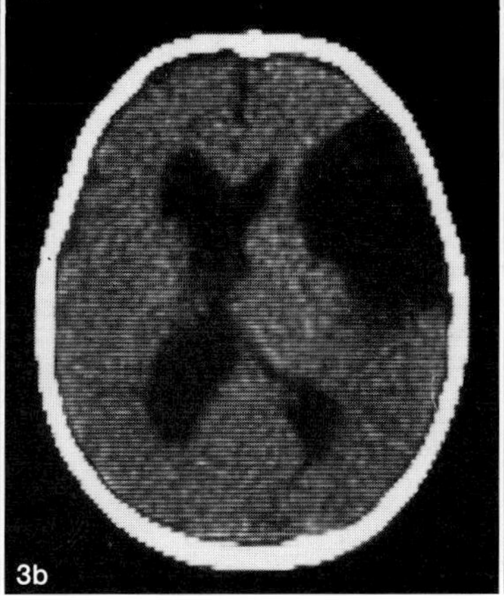

3b

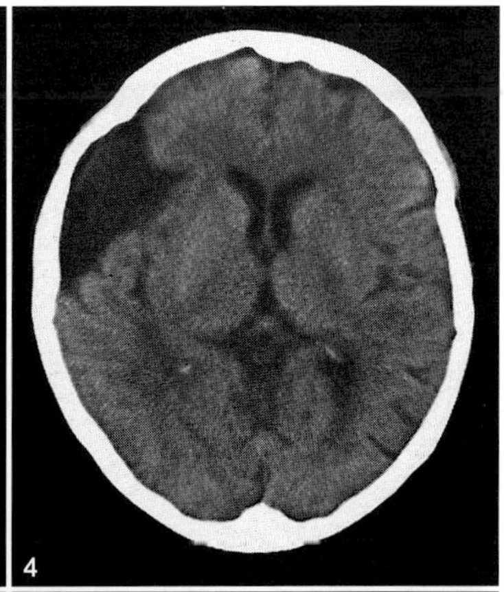

4

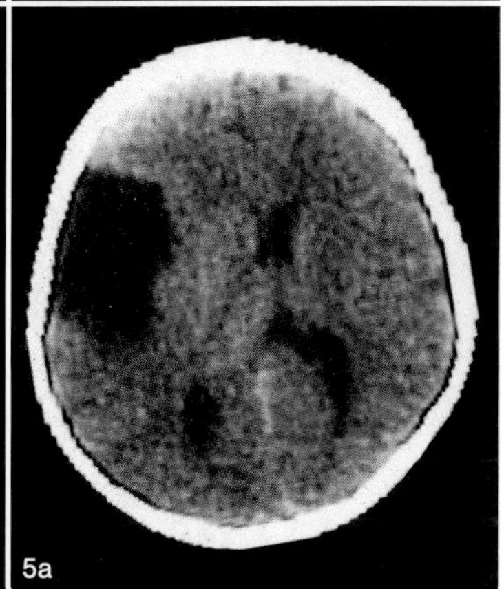

5a

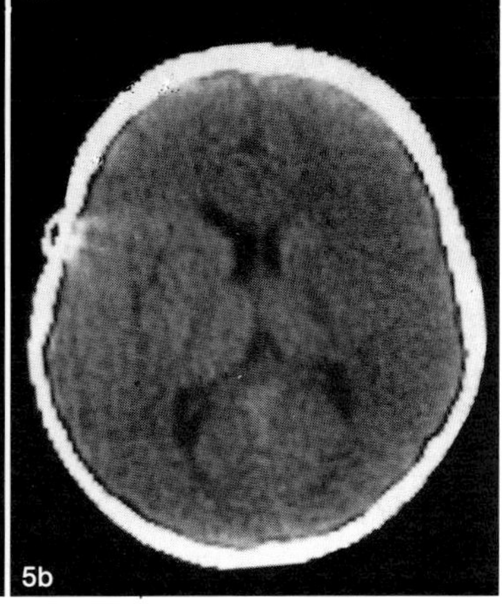

5b

1a–c Raumfordernde Zyste in der hinteren Schädelgrube mit hochgradigem Hydrocephalus internus. Im Gegensatz zum Dandy-Walker-Syndrom ist der Kleinhirnwurm angelegt (Gehirnsubstanz zwischen Zyste und IV. Ventrikel).

2 Arachnoidalzyste links temporopolar. Der Keilbeinflügel ist verdünnt und in die Orbita vorgewölbt.

3a, b Arachnoidalzyste rechts temporal mit Kompression des rechten Ventrikels und Verlagerung der Mittelliniensstrukturen.

4 Arachnoidalzyste links temporal. Leichte Vorwölbung der temporalen Schädelkalotte. Keine wesentliche intrakranielle Raumforderung.

5a, b Arachnoidalzyste links temporal mit Raumforderung (a) und nach Implantation einer Drainage (b).

Vasopathien

Obwohl das Gehirn nur 2% des Gesamtkörpergewichtes hat, benötigt es 20% des aufgenommenen Sauerstoffs und 16% des Herzzeitvolumens. Auf O_2-Mangelversorgung reagiert es früh mit anfangs reversiblen, später irreversiblen Funktions- und Strukturschäden (45, 128, 146).

Der zerebrale Insult ist nach Herzinfarkt und Tumorerkrankung die dritthäufigste Todesursache. Voraussetzung des zerebralen Insultes sind in ca. 75% arterielle Thrombosen, in ca. 10% Embolien und in ca. 15% Massenblutungen (128).

Hirninfarkt

Beim Hirninfarkt (ischämischer Insult, Enzephalomalazie) verstopft thrombotisches Material eine Arterie, deren Versorgungsgebiet infolge der lokalen Ischämie nekrotisiert. Das Gerinnsel entsteht meist in der Hirnarterie selbst, und zwar auf dem Boden einer Arteriosklerose oder seltener, auf dem Boden einer Arteriitis; es kann sich aber zunächst auch extrakraniell in den Herzkammern oder in den großen Halsgefäßen bilden, dort vom Blutstrom abgelöst und als Embolie in eine Hirnarterie geschwemmt werden.

Histologisch werden beim typischen Infarkt drei Phasen unterschieden (84, 170, 191):

– Die initiale Erweichung mit intra- und extrazellulärem Ödem.

– Die Kolliquation, die ab zweitem Tag mit Zerfall der Markscheiden und Karyolyse der Makroglia sichtbar wird. Gleichzeitig setzt eine Phagozytose des Markscheidenmyelins durch Fettkörnchenzellen (Mikrogliazellen und Histiozyten) ein.

– Die enzephalomalazische Zyste, die von Gefäßbaumresten gespinstartig durchzogen wird und einen liquorähnlichen Inhalt hat. Kleinere Erweichungsherde heilen mit gliösen Narben aus.

Die *Topik* der Hirninfarkte kann den Versorgungsgebieten der drei Großhirnarterien beiderseits und dem Vertebralis-Basilaris-System zugeordnet werden (Abb. 33). Die Arterien sind verschieden häufig von Verschlüssen befallen (A. cerebri anterior 13%, A. cerebri media 70%, A. cerebri posterior 10%). Die A. basilaris ist computertomographisch nur in 0,8% betroffen (8), obwohl Infarkte im Hirnstamm und im Kleinhirn tatsächlich viel häufiger vorkommen (ca. 15%) (128); sie sind aber in der Regel sehr klein und entgehen auch wegen der schlechteren Auflösung der basalen Schichten dem Nachweis.

Verschlüsse kleinerer Arterien sind computertomographisch ebenfalls erfaßbar, obwohl die topographische Zuordnung oft unsicher bleibt. Besonders seien erwähnt:

– A. Heubneri sive recurrens aus der A. cerebri anterior, bei deren Verschluß ein Psychosyndrom bis zum Mutismus und bei doppelseitigem Verschluß auch tödliche Verlaufsformen vorkommen.

– A. chorioidea anterior aus der A. carotis interna und die A. chorioidea posterior aus der A. cerebri posterior, deren Verschluß Hemiparesen verursachen.

Die sogenannten Grenzzoneninfarkte entstehen dort, wo sich zwei Gefäßprovinzen berühren und die Durchblutung – im Fall einer systemischen Hypotonie oder eines extrakraniellen Gefäßverschlusses – zuerst insuffizient wird („letzte Wiesen"). Der Grenzstreifen zwischen A. cerebri media und A. cerebri anterior liegt an der Konvexität paramedian und erstreckt sich entlang dem Gyrus frontalis medius nach dorsal bis zum sogenannten Dreiländereck, wo auch noch das Versorgungsgebiet der A. cerebri posterior angrenzt. Die Grenze zwischen den Stammganglienarterien und den Konvexitätsästen der A. cerebri media ist ebenfalls ein paramedianer Streifen, der in der Gegend des Caput nuclei caudati und des Centrum semiovale gelegen ist.

Treten mehrere Infarkte in verschiedenen Versorgungsgebieten auf, sollte stets der Verdacht auf Karotisstenose, Arteriitis oder rezidivierende Embolien aufkommen; dies muß besonders beim jüngeren Patienten arteriographisch abgeklärt werden.

Klinik

Beim klassischen Insult im Mediaversorgungsgebiet entwickelt sich nach einer möglichen passageren Bewußtlosigkeit mit schlaffer Lähmung eine spastische brachiofazial betonte Parese der kontralateralen

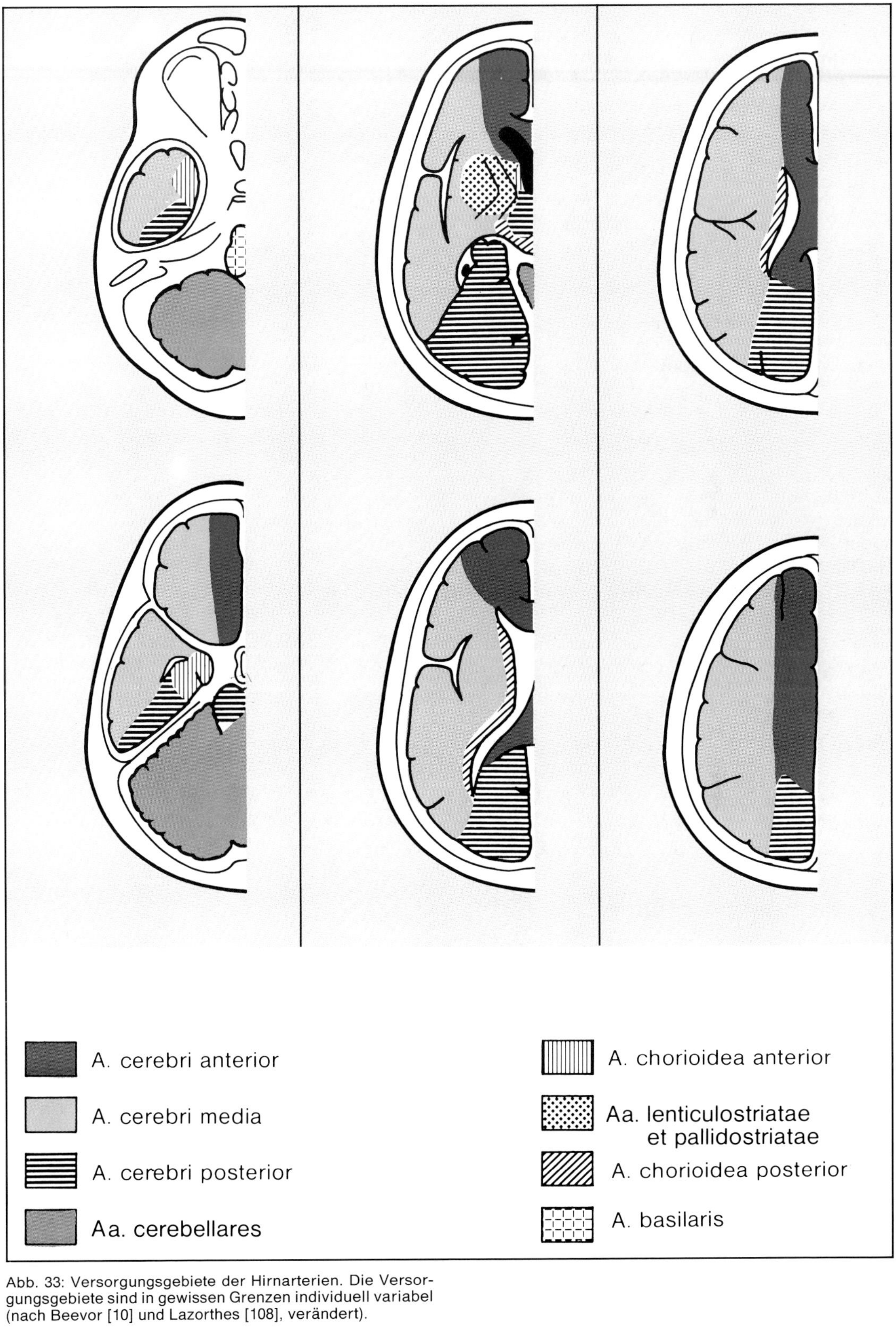

33

Abb. 33: Versorgungsgebiete der Hirnarterien. Die Versorgungsgebiete sind in gewissen Grenzen individuell variabel (nach Beevor [10] und Lazorthes [108], verändert).

Körperhälfte und – bei Befall der dominanten Hemisphäre – eine Aphasie. Der Anteriorinfarkt verursacht eine spastische Parese des kontralateralen Beins. Der Posteriorinfarkt führt zu einer homonymen Hemianopsie nach kontralateral. Auf die zahlreichen und komplexen neurologischen Syndrome bei kleineren Infarkten der Thalamusregion (Horner-Trias, Halbseitenschmerz), des Stammhirns (gekreuzte Lähmungen) und des Kleinhirns (zerebelläre Ataxie, Nystagmus etc.) kann hier nicht eingegangen werden.
Nach dem zeitlichen Verlauf der Symptomatik werden folgende ischämische zerebrovaskuläre Syndrome unterschieden:

„Transiente ischämische Attacken" (TIA). Transiente ischämische Attacken (TIA), die durch eine Rückbildung der klinischen Symptome innerhalb von 24 Stunden gekennzeichnet werden, sind nur in seltenen Ausnahmefällen computertomographisch nachweisbar. Oft werden sie durch extrakranielle Stenosen der Halsgefäße verursacht.

„Reversible ischämische neurologische Defizite" (RIND). Die Symptomatik bildet sich innerhalb von bis zu max. 3 Wochen zurück. Sie sind bereits in 2/3 der Fälle computertomographisch als hypodense Infarktzonen darstellbar (28).

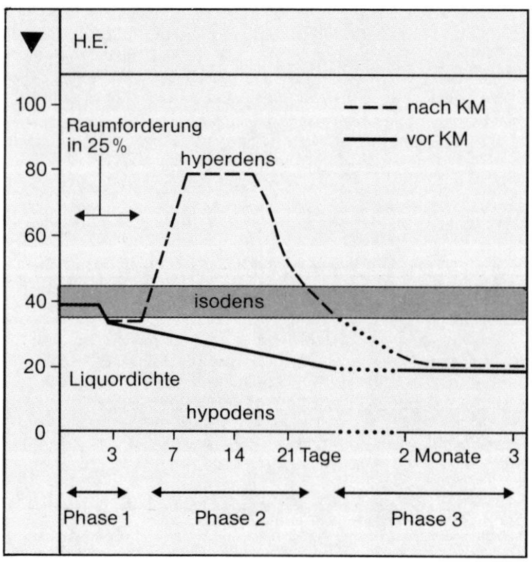

34

Abb. 34: Zeitlicher Verlauf von Dichte und KM-Einlagerung beim Infarkt.

„Completed stroke". Er ist durch ein irreversibles neurologisches Defizit gekennzeichnet.

„Progressing stroke". Der „progressing stroke" kennzeichnet sich durch ein neurologisches Defizit, das über Tage und auch Wochen zunimmt. Die Mortalität und die Morbidität ist bei dieser Variante eines ischämischen Syndroms hoch.

Computertomographie

Ischämischer Infarkt. In den ersten Stunden nach dem Gefäßverschluß bestehen trotz funktioneller Ausfälle noch keine morphologischen Veränderungen der Gehirnsubstanz, so daß das Computertomogramm keinen pathologischen Befund aufdeckt. Anschließend manifestiert sich aber der Infarkt im Frühstadium als unscharf begrenzte Zone mit gering erniedrigter Dichte, die raumfordernden Charakter haben kann. Der erste Nachweis im CT darf allerdings erst nach 8 Stunden, frühestens nach 4 Stunden erwartet werden.

Später nimmt die Dichte weiter ab, die Konturen werden scharf, und im Gegensatz zu anderen hypodensen Prozessen entwickelt sich eine meist keilförmige Zone, die den Versorgungsgebieten der Hirnarterien entspricht. Eine intravenöse Kontrastmittelinjektion führt oft zu marginalen oder fleckigen Dichteerhöhungen im Infarktgebiet, die vom 12. bis 21. Tag am deutlichsten ausgeprägt sind. Sie werden durch eine Luxusperfusion in paralytisch dilatierten Gefäßen und durch Bluthirnschrankenstörungen erklärt (8). Gelegentlich können kleinere Infarkte, die auf dem Nativscan hypodens dargestellt sind, durch Kontrastmitteleinlagerung isodens werden und dann dem Nachweis entgehen (sog. „zugespritzter Infarkt"). Das Endstadium eines Infarktes, die postenzephalomalazische Zyste, ist charakterisiert durch eine scharf begrenzte Zone mit liquorähnlicher Dichte, die als Folge des Substanzdefektes mit einer Erweiterung der benachbarten Ventrikel und Zisternenabschnitte kombiniert sein kann.

Tafel 32: Infarkte

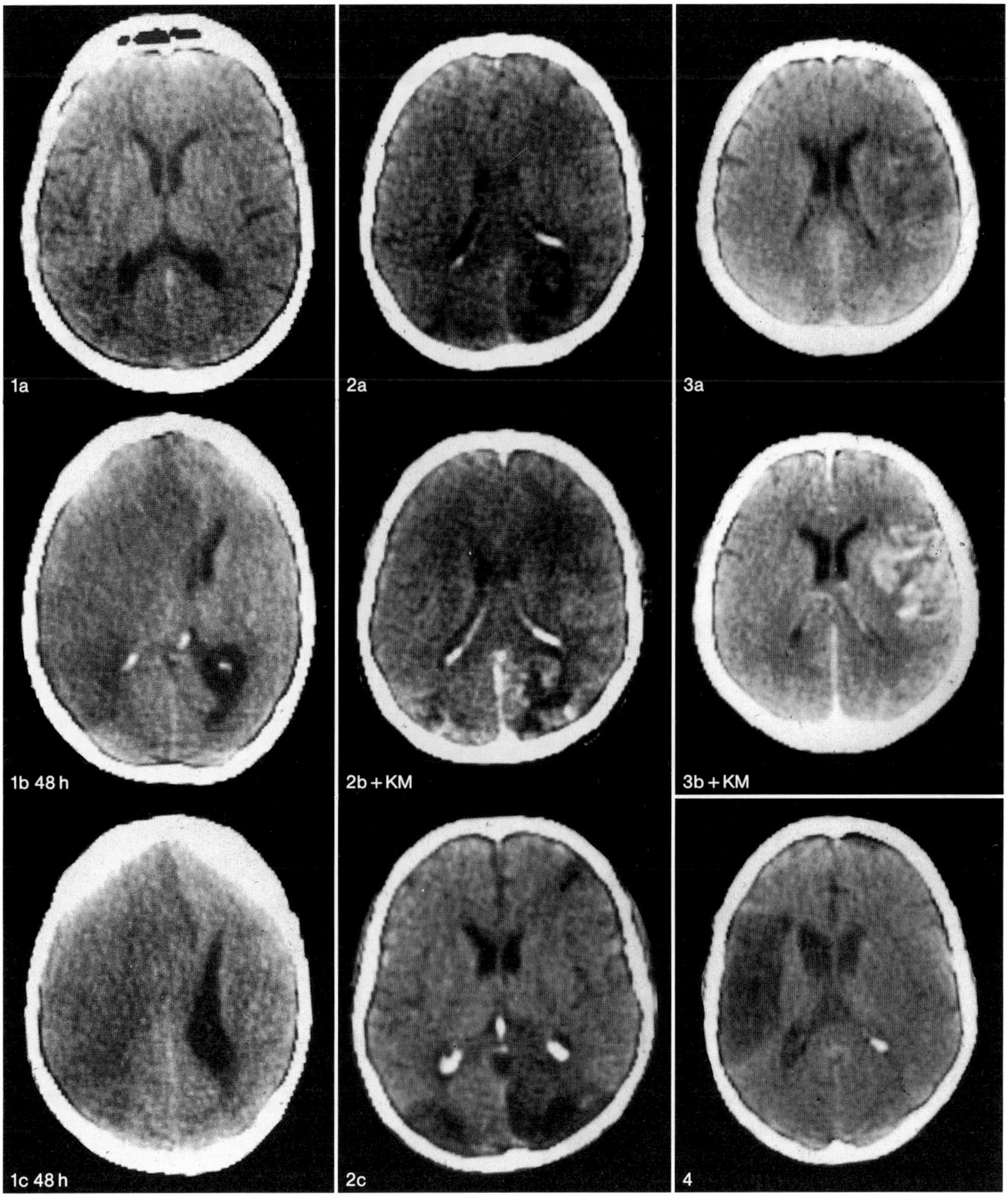

1 a–c Mediainfarkt und Anteriorinfarkt links. 8 Stunden nach Beginn der klinischen Symptomatik unauffälliges CT (a). 48 Stunden später (b, c) Ödem im Versorgungsgebiet der A. cerebri media und der A. cerebri anterior mit Kompression des Seitenventrikels. Verlagerung der Mittellinienstrukturen und geringe Foramen-Monroi-Blockade (sogenannter raumfordernder Infarkt).

2a–c Posteriorinfarkt beidseits. Eine Woche nach dem akuten Ereignis hypodenses Areal beidseits okzipital mit leichter Verlagerung des Plexus chorioideus. Nach KM-Injektion girlandenförmige Anreicherung infolge der Luxusperfusion (b). Die Verlaufskontrolle nach 3 Monaten (c) zeigt hypodense Defektzonen beidseits okzipital.

3a, b Mediainfarkt rechts. Hypodenses Areal im Versorgungsgebiet der Media mit sehr geringer Kompression des Seitenventrikels. Nach KM-Injektion starke Anreicherung durch Luxusperfusion. Die differentialdiagnostische Abgrenzung gegen ein Angiom bzw. einen Tumor gelingt nur mit der Verlaufskontrolle.

4 Mediainfarkt links. 3 Monate nach dem akuten Ereignis scharf begrenzte keilförmige hypodense Zone mit leichter Ventrikelausziehung.

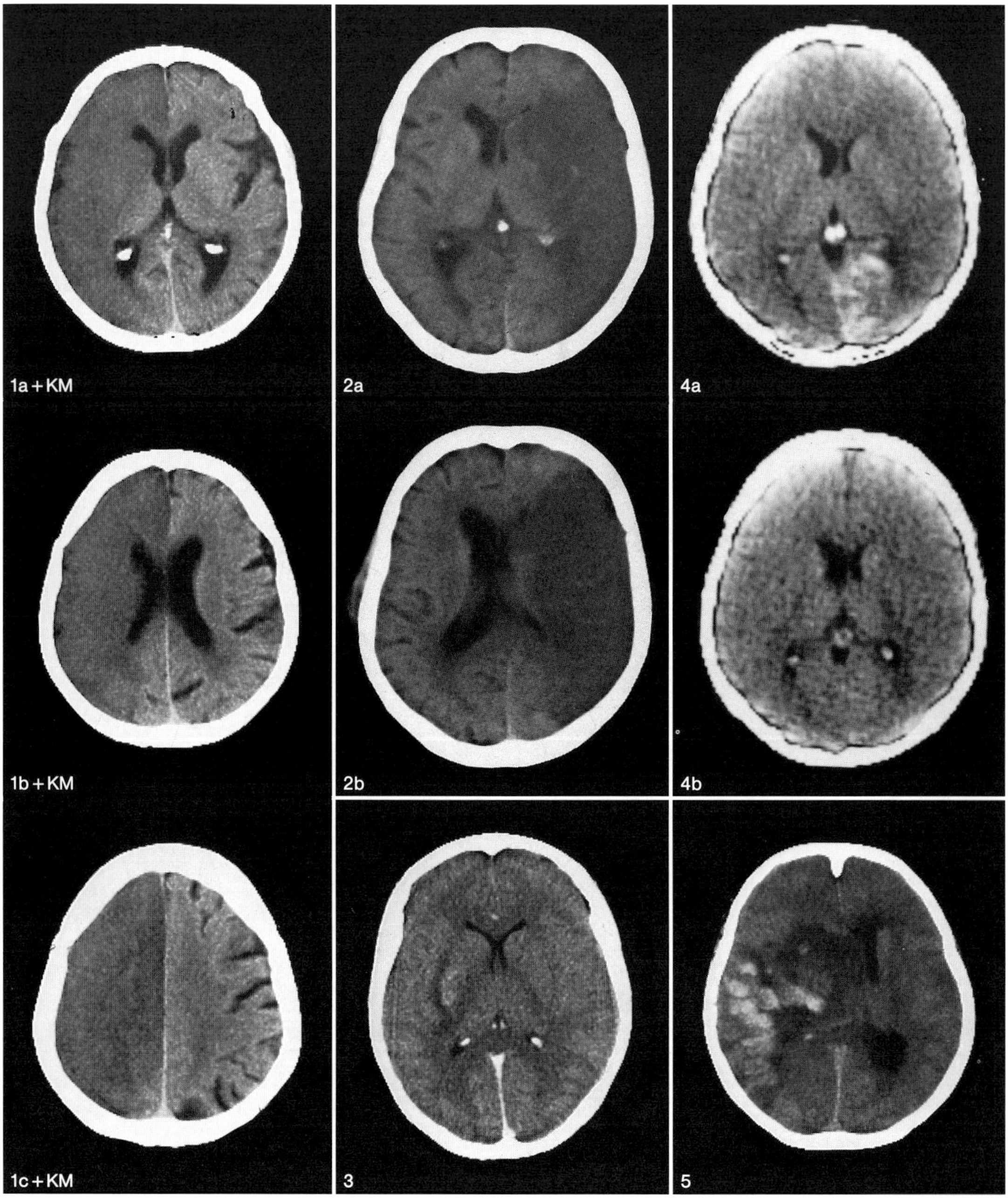

1a–c Frischer Infarkt der linken Hemisphäre durch Karotisverschluß. Homogene Dichteminderung mit Kompression der äußeren und inneren Hirnwindungen. Lediglich das Gebiet des Thalamus und das Versorgungsgebiet der A. cerebri posterior sind ausgespart.

2a, b Frischer raumfordernder Mediainfarkt rechts. Ödem im Versorgungsgebiet der A. cerebri media mit Kompression der äußeren und inneren Liquorräume.

3 Hämorrhagischer Stammganglieninfarkt. Hyperdenses Areal im Nucleus lentiformis mit Ödem der inneren und äußeren Kapsel.

4a, b Hämorrhagischer Infarkt. Hyperdense Einblutung im Versorgungsgebiet der A. cerebri posterior rechts. Die Verlaufskontrolle nach 8 Tagen (b) zeigt ein isodenses Infarktareal infolge der Resorption.

5 Hämorrhagischer raumfordernder Infarkt. Große hypodense Infarktzone im Versorgungsgebiet der A. cerebri media mit deutlicher Kompression und Verlagerung des Ventrikelsystems und fleckförmigen Einblutungen.

Tafel 34: Infarkte

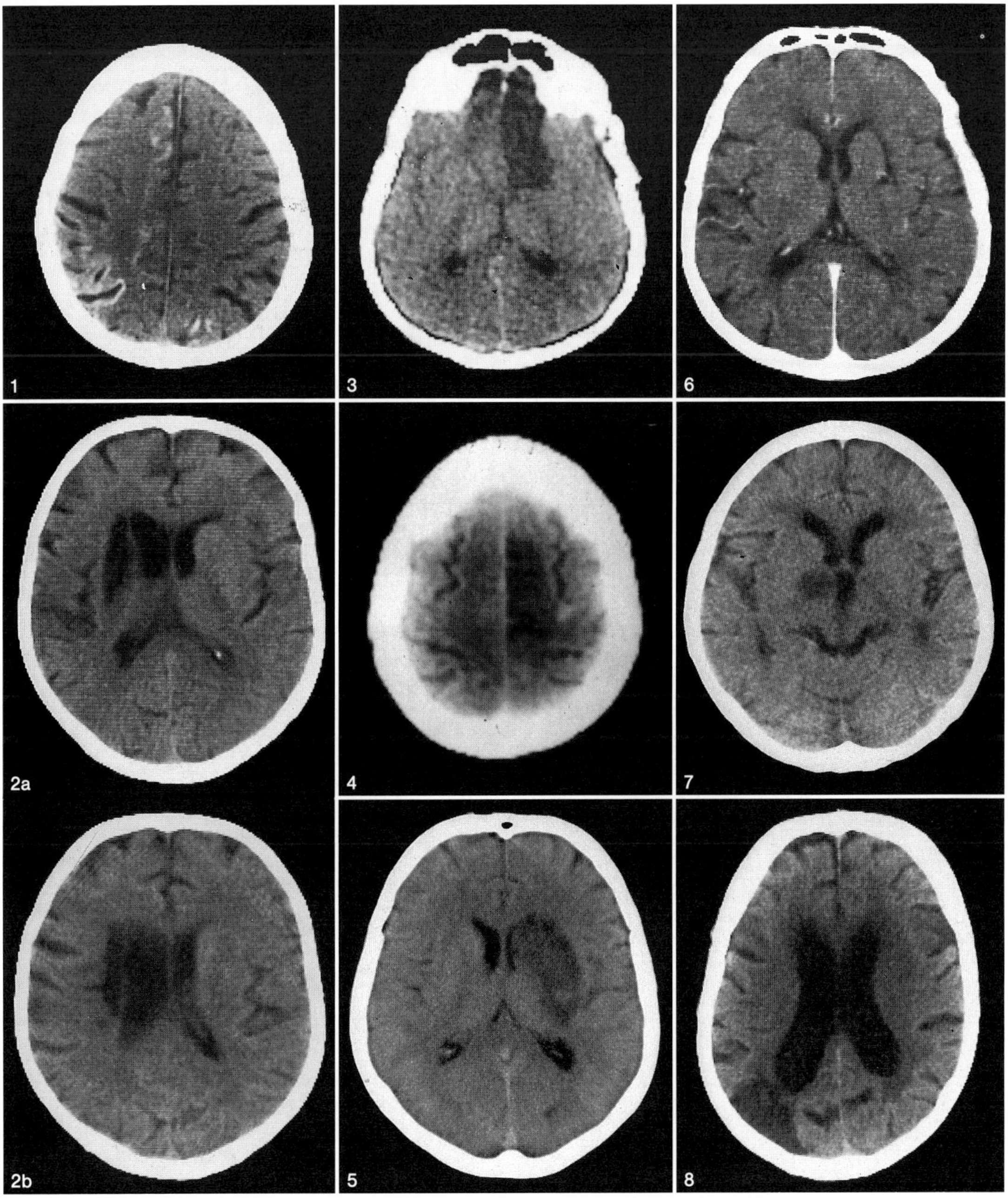

1 Hämorrhagische Infarzierung der Rinde im Versorgungsgebiet der Aa. mediae beidseits und der A. cerebri anterior links. Vasospasmus bei Subarachnoidalblutung.
2a, b Älterer Infarkt im Versorgungsgebiet der A. lenticulostriata.

3 Proximaler Anteriorinfarkt. Scharf begrenzte bandförmige Hypodensität rechts frontal paramedian.
4 Distaler Anteriorinfarkt. Hypodense Zone im Bereich der Mantelkante rechts.
5 Infarkt im Versorgungsgebiet der A. lenticulostriata und pallidostriata mit geringer Einblutung und Kompression des Vorderhorns.

6 Kleiner Grenzzoneninfarkt zwischen Stammganglienarterien und den Konvexitätsästen der A. cerebri media rechts.
7 Frischer Infarkt im Versorgungsgebiet der A. chorioidea anterior links.
8 Grenzzoneninfarkt. Keilförmiges hypodenses Areal in den „letzten Wiesen" zwischen A. cerebri media und A. cerebri posterior.

Hämorrhagischer Infarkt. Selten (6%) kommt es zu Einblutungen in die Nekrosezonen mit fleckiger Dichteerhöhung besonders in der Peripherie der Infarktzone. Die Kombination einer überwiegend im zerebralen Kortex lokalisierten hyperdensen Zone und eines hypodensen angrenzenden Marklagers ist spezifisch für einen hämorrhagischen Infarkt. Ein hämorrhagischer Infarkt findet sich besonders häufig im Gebiet der A. cerebri posterior. Nach 3 Wochen sind die Blutungen in der Regel resorbiert (30). Die Blutungen kommen besonders bei embolischen Gefäßverschlüssen vor, was mit der frühen Revaskularisation eines Infarktes nach Lyse der Embolie erklärt wird (32).

Basilaristhrombose. Eine Basilaristhrombose kann gelegentlich computertomographisch vermutet werden, wenn die thrombosierte A. basilaris primär dichter dargestellt ist und nach Kontrastmittelgabe die Dichte nicht ansteigt; die Diagnose muß aber meist arteriographisch gesichert werden. Eine progrediente Basilaristhrombose verursacht in einer späteren Krankheitsphase hypodense Hirnstammläsionen und Infarkte im Versorgungsgebiet der A. cerebri posterior, der A. cerebelli superior, der A. cerebelli inferior anterior (AICA) und der A. cerebelli inferior posterior (PICA). Bei ausgedehnten sogenannten raumfordernden Kleinhirninfarzierungen ist eine Kompression und eine Verlagerung des IV. Ventrikels mit konsekutivem Hydrocephalus occlusus eine nicht seltene Komplikation.

Venöser Infarkt, Sinusvenenthrombose. Der „venöse Infarkt" wird von einer Thrombose in Hirnvenen und Blutleitern verursacht, die Folge einer Hyperkoagulabilität (z. B. postpartal oder bei Kontrazeptivaunverträglichkeit), einer lokalen Entzündung (z. B. Otitis media, Sinusitis), eines Tumors oder eines Schädelhirntraumas ist (16). Mit fortschreitender Thrombosierung aszendierender kortikaler oder tiefer Hirnvenen kommt es zu einer Insuffizienz der venösen Drainage. Ödem, kleine, meist disseminierte Blutungen und hämorrhagischer oder blander Infarkt, die in den CSF-Raum durchbrechen können, sind beobachtet worden.

Die Computertomographie zeigt ausgedehnte Ödemzonen, die Kontrastmittel flekkig einlagern, und multiple kleine Blutungen, die bei der Sinus-sagittalis-Thrombose meist bilateral parasagittal angeordnet sind (16). Gelegentlich kann die Thrombose der Blutleiter auf dem Natiscan als hyperdenser kalottennaher Streifen gesehen werden (Tafel 36/3, 5a, 6). Die thrombosierten kortikalen Venen können als dichte gewundene Streifen imponieren (sogenanntes „cord sign"). Als pathognomonisch gilt das sogenannte „empty triangular sign", das CT-Korrelat des kontrastmittelumspülten Thrombus im Sinus sagittalis superior.

Zusatzuntersuchungen

Szintigraphisch werden in der 2. bis 4. Woche nach dem Insult Speicherherde aufgedeckt, die durch die erhöhte Radionuklidpermeabilität von neugebildeten Kapillaren erklärt wird. Die Arteriographie zeigt Gefäßstenosen und -abbrüche und Umgehungskreisläufe. Die Integrität des Hirngewebes ist durch eine Fülle von potentiellen Kollateralen gesichert, so daß gar nicht selten – und besonders beim klinischen Bild der transienten ischämischen Attacke – hochgradige Gefäßverschlüsse aufgedeckt werden, ohne daß es zu einem computertomographisch sichtbaren Infarkt gekommen ist. Bei der Venen- und Sinusthrombose fehlt eine Kontrastierung der betroffenen Gefäßabschnitte, und das Kontrastmittel wird über abnorme Kollateralen drainiert.

Hirnmassenblutung

Zerebrale Massenblutungen entstehen in der Mehrzahl der Fälle auf dem Boden einer hypertonischen Arteriosklerose (80, 146). Seltenere Ursachen sind Gefäßmißbildungen (s. S. 93, 99), eine Antikoagulantientherapie, Angiitiden, eine Amyloidangiopathie (kongophile Angiopathie), Tumorblutungen (z. B. Glioma apoplectiforme, Melanommetastasen) und hämorrhagische Infarkte bei Embolien oder Sinusthrombosen. Die Verdachtsdiagnose einer Amyloidangiopathie sollte bei älteren Patienten mit atypisch gelegenen rezidivierenden und multiplen Blutungen gestellt werden. Das Hämatom drängt das Hirngewebe auseinander, und voluminöse Hämatome erhöhen den intrakranialen Druck. Das Blut kann in die Ventrikel oder die Subarachnoidalräume eindringen und einen Haematocephalus internus und externus bedingen. Einige Tage nach der Blutung beginnt die Abräumung des Hämatoms vom Rande her. Als Endstadium bleibt eine oft spaltförmige, glattwandige

Tafel 35: Infarkte

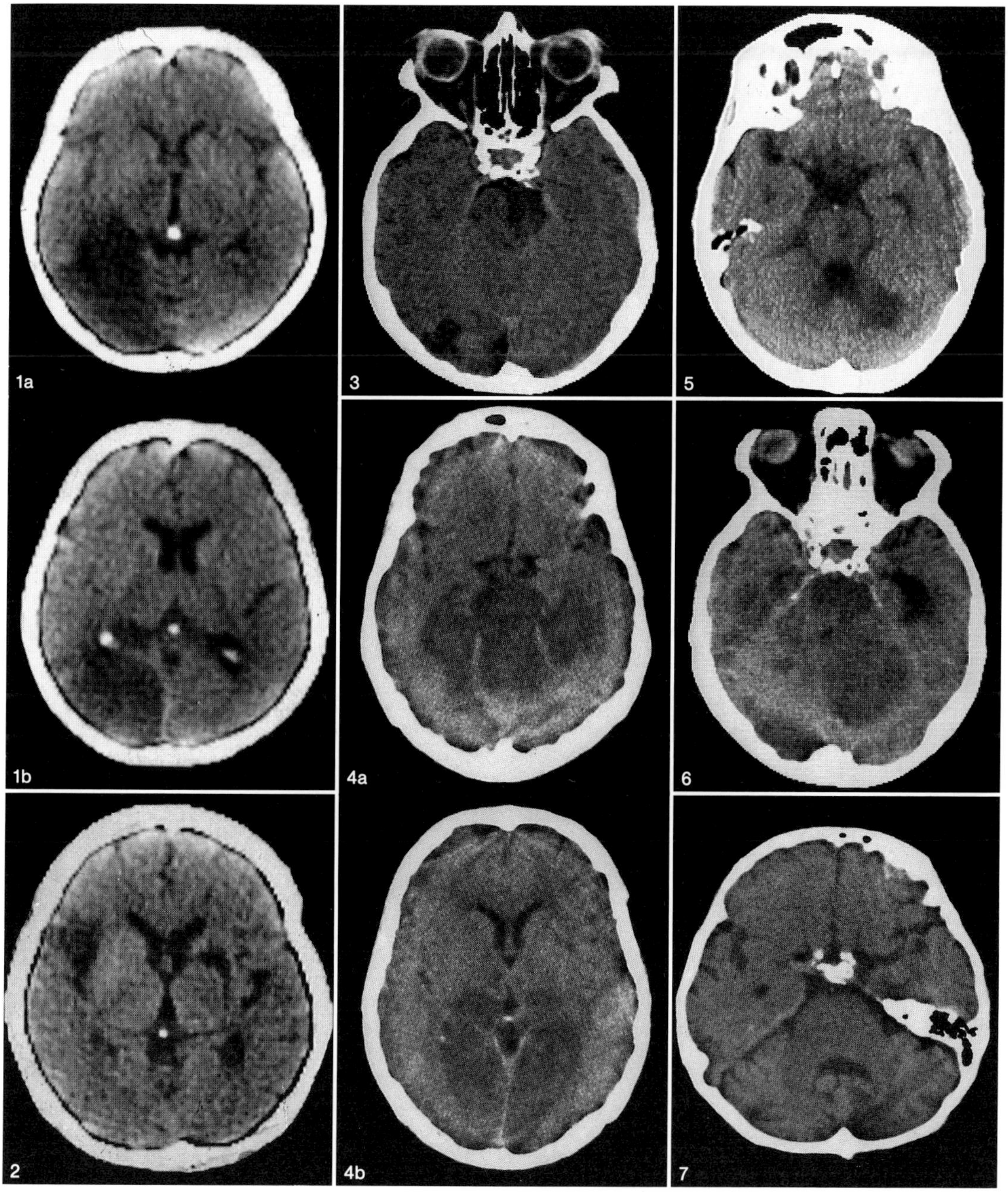

1 a, b Posteriorinfarkt links.
2 Multiple Infarkte durch Embolien bei Herzklappenfehler. Keilförmige hypodense Zone links temporal und hypodense Zone im Globus pallidus rechts.

3 Ponsinfarkt rechts. Als Nebenbefund kleiner Infarkt links okzipital.
4 a, b Basilaristhrombose. Infarzierung des Hirnstammes und des Mittelhirns, des Kleinhirnwurms und Teilen des Okzipitallappens beidseits. Die dorsalen Anteile des Thalamus sind ebenfalls betroffen (b).

5 Kleiner Hirnstamminfarkt und Kleinhirninfarkt rechts nach abgelaufener Basilaristhrombose.
6 Frischer Kleinhirn- und Hirnstamminfarkt mit Kompression des IV. Ventrikels und Hydrozephalus.
7 Älterer Kleinhirninfarkt rechts. Kleine keilförmige hypodense Zone in der Kleinhirnrinde.

Tafel 36: Infarkte, Sinusvenenthrombose

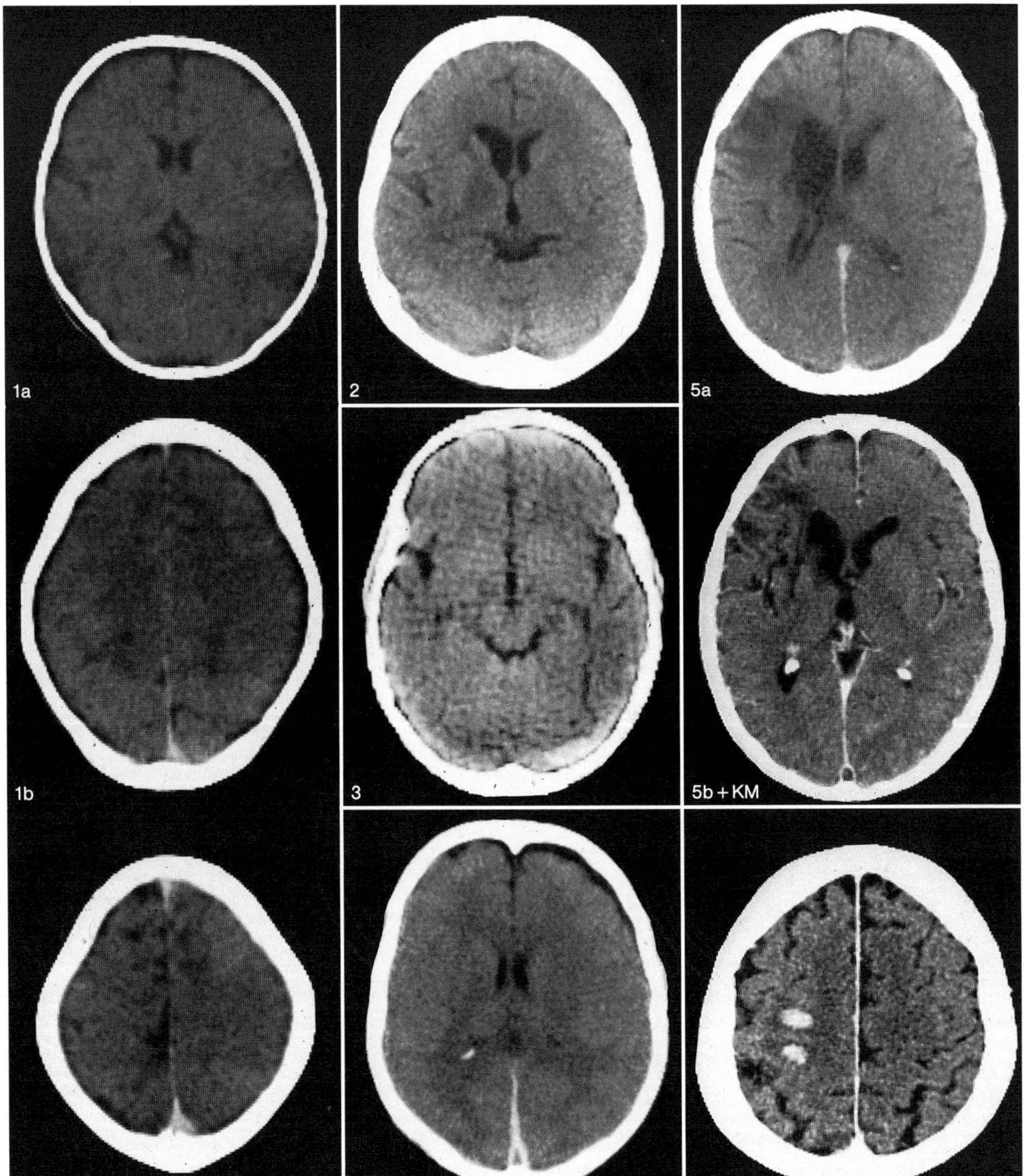

1a–c Disseminierte frische Teilinfarzierungen des Mediastromgebietes rechts, gedecktes Schädelhirntrauma mit traumatischer Karotisdissektion rechts.

2 Infarkt der A. chorioidea anterior links und der A. lenticulostriata.

3 Thrombose des Sinus transversus rechts. Hyperdenser Randstreifen im Verlauf des Sinus transversus. Der Befund wurde angiographisch gesichert.

4 Pseudo-Empty-Triangular-Sign bei traumatischer Subarachnoidalblutung.

5a, b Sinusvenenthrombose mit primär dichteerhöhtem Sinus rectus (Cord Sign). Nach KM-Gabe (b) Empty-Triangular-Sign.

6 Sinusvenenthrombose mit linkskortikalen Einblutungen.

Höhle. Die *Topik* der Massenblutungen ist vor allem gekennzeichnet durch:

– Stammganglienblutungen.
Laterale Form: Striatum-claustrum-Blutung aus der A. lenticulostriata (Apoplexie-Arterie).
Mediale Form: Thalamusblutung häufig mit Ventrikeleinbruch.

– Marklagerblutungen meist temporoparietal und frontal.

– Infratentorielle Blutungen im Hirnstamm und Kleinhirn.

Klinik

Die Symptomatik ähnelt der des ischämischen Insultes (s. S. 84–86), sie entwickelt sich aber oft abrupt und am Tage während der Arbeit. In 80% sind Hypertoniker betroffen (128). Streckkrämpfe und eine stertoröse Atmung können Ausdruck einer Ventrikeleinblutung sein.

Computertomographie

Das frische Hämatom ist ein scharf begrenzter, runder oder ovaler Herd von homogen erhöhter Dichte (55–90 H.E.). Es finden sich die indirekten Zeichen der Raumforderung (s. Abb. 40 S. 125 und Tafel 37/2–4, Tafel 38/2, 3). Bei Einbruch des Hämatoms in die Liquorräume sind Ventrikel, Interhemisphärenzisterne und basale Zisternen mit hyperdensem Material ausgefüllt. Oft sedimentiert das Blut in Rückenlage nach dorsal und findet sich symmetrisch in den Hinterhörnern. Der Nachweis von Blut im IV. Ventrikel und in den parapontinen Zisternen ist ein Signum mali ominis. Ab 3. bis 4. Tag wird ein perifokales Ödem als schmaler hypodenser Saum sichtbar. Diese Ödemzone und das sich dort bildende Resorptionsgewebe können ab dem 7. Tag mehrere Wochen lang Kontrastmittel ringförmig akkumulieren (Tafel 37/5a, b).

Die Dichte des Hämatoms nimmt langsam ab, sie wird fleckig inhomogen und ist nach 3–6 Wochen isodens, ohne daß die Raumforderung schon aufgehoben sein muß. Nach der vollständigen Resorption der Blutung (3. bis 6. Monat) normalisiert sich das Computertomogramm, obwohl gelegentlich eine kleine hypodense Defektzone mit lokaler Atrophie bestehen bleibt (32). Große Massenblutungen können aber auch entsprechend ausgedehnte hypodense Defekte hinterlassen.

Zusatzuntersuchungen

Auf dem Röntgenbild sind sehr selten die verkalkte Pinealis oder die Plexus chorioidei als Zeichen der Raumforderung verlagert. Die Szintigraphie zeigt ähnlich wie beim Infarkt eine herdförmige Nuklideinlagerung, die durch die gestörte Blut-Hirn-Schranke in den Kapillaren des Resorptionsgewebes bedingt ist. Angiographisch sind die Gefäße durch das raumfordernde Hämatom bogig verlagert.

Aneurysmen

Die sackförmigen, zylindrischen und fusiformen Aneurysmen entstehen auf dem Boden von kongenitalen Arterienwandschwächen sowie von arteriosklerotischen und bakteriellen Wandaffektionen. Ihr Prädilektionsort ist der Circulus arteriosus Willisii (Abb. 36, S. 96). Meist sind die Aneurysmen reiskorn- bis kirschkerngroß. Ihr Durchmesser kann aber bis zu 5 cm betragen; solche Riesenaneurysmen sind oft partiell thrombosiert und verkalkt. Eine Sonderform des fusiformen Aneurysmas ist die langstreckige Ektasie der A. basilaris (Megadolichobasilaris).

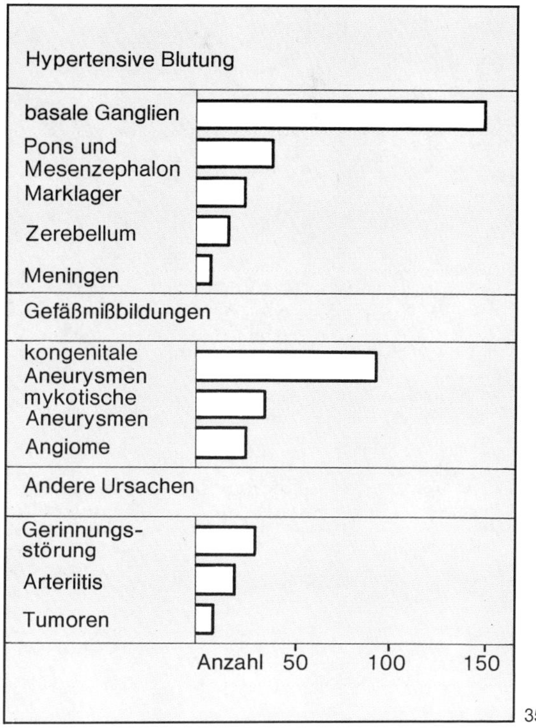

35

Abb. 35: Ursachen spontaner Hirnblutungen. Autopsiematerial aus dem London Hospital (1912–52) (nach Russel [169]).

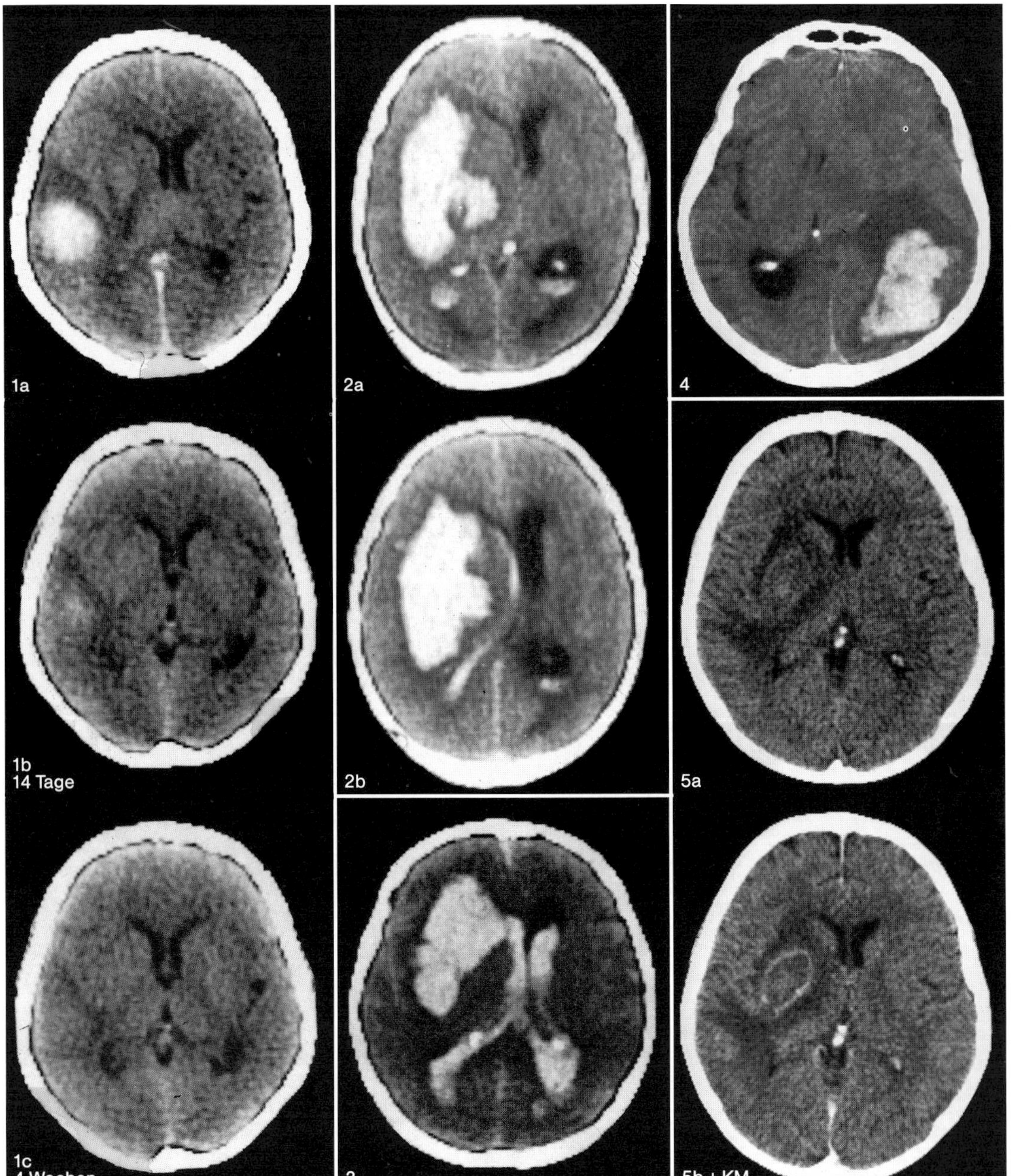

1 a–c Spontanes intrazerebrales Hämatom. Im akuten Stadium runder hyperdenser Herd mit perifokalem Marklagerödem (innere und äußere Kapsel). Kompression des Seitenventrikels und Verlagerung des Septum pellucidum. Nach 14 Tagen (b) und nach 4 Wochen (c) Resorption der Blutung und Rückbildung des Ödems.

2a, b Stammganglienblutung. Mediale Form im Thalamusbereich mit Wühlblutung ins Marklager und Einbruch in das Ventrikelsystem.

3 Stammganglienblutung. Laterale Form. Striatum-claustrum-Blutung mit Hämatozephalus.

4 Marklagerblutung okzipital. Erhebliches perifokales Ödem und starke Mittellinienverlagerung.

5a, b Ältere Stammganglienblutung im Stadium der Resorption. Nach KM-Gabe ringförmige Anreicherung in der Resorptionszone.

Tafel 38: Intrazerebrale Blutungen

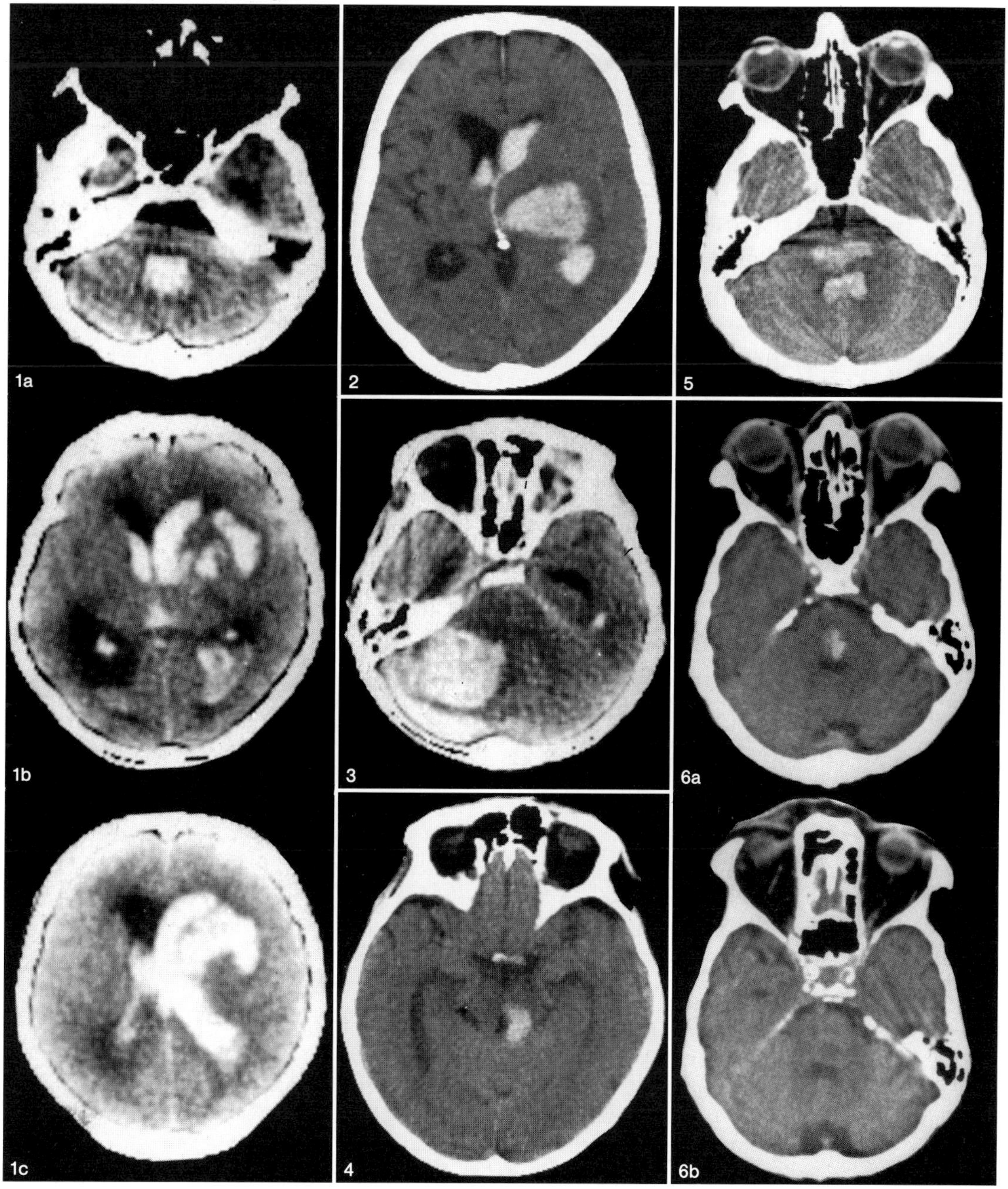

1a–c Stammganglienblutung mit Hämatozephalus und Tamponade des IV. Ventrikels.

2 Thalamusblutung rechts mit Einbruch in das Ventrikelsystem.
3 Blutung in der linken Kleinhirnhemisphäre mit Hydrozephalus. Die Blutung ist nach subdural durchgebrochen.
4 Blutung im Hirnstamm rechts.

5 Ponsblutung mit Einbruch in den IV. Ventrikel.
6a, b Ponsblutung am Boden des IV. Ventrikels. Nach 3 Wochen (b) hypodense Zone im Bereich der resorbierten Blutung.

Blutungen aus rupturierten Aneurysmen tamponieren den Subarachnoidalraum und wühlen sich nicht selten in das Hirngewebe und das Ventrikelsystem ein. Nach einer Aneurysmaruptur kann sich die betroffene Arterie verengen und die Durchblutung drosseln (angiospastischer Insult). Spätfolgen einer Subarachnoidalblutung sind Verklebungen der Meningen und Liquorzirkulationsstörungen, die einen Hydrocephalus aresorptivus entstehen lassen.

Klinik

Eine Subarachnoidalblutung manifestiert sich mit schlagartig einsetzenden rasenden Kopfschmerzen und einem Meningismus sowie gelegentlich mit einem Koma. Intrazerebrale Wühlblutungen verursachen Bewußtlosigkeit und Lähmungen. Sehr große Aneurysmen können durch ihre raumfordernde Wirkung zu Hirnnervenausfällen, wie z. B. Okulomotoriusparesen führen (Tafel 40/3).

Zusatzuntersuchungen

Das Röntgennativbild kann bei Riesenaneurysmen eine Kalkschale und selten eine Arrosion von Schädelbasisstrukturen nachweisen. Die Angiographie ist für die endgültige Diagnose unverzichtbar und zeigt die mit Kontrastmittel gefüllten Aneurysmen, oft allerdings erst auf Schrägprojektionen und Angiotomogrammen.

Computertomographie

Die kleinen Aneurysmen werden in der Regel nicht direkt sichtbar. Ist aber der Durchmesser größer als etwa 5 mm, so kann die verkalkte Wand auf dem Nativscan gesehen werden, und nach der Kontrastmittelinjektion zeigt sich der runde, glatt berandete, homogen angefärbte Herd.

Die Blutung infolge einer Aneurysmaruptur wird computertomographisch meist klar sichtbar. Subarachnoidalblutungen sind in den basalen Zisternen, den Inselzisternen, in der Cisterna V. Galeni und der Interhemisphärenzisterne nachweisbar. Intrazerebrale und intraventrikuläre Hämatome in der Medianlinie weisen auf Blutungen aus Anterioraneurysmen hin, die sich durch die Lamina terminalis zwischen die Blätter des Septum pellucidum und in den III. Ventrikel vorgewühlt haben. Blutungen aus einem Aneurysma der A. pericallosa sind über mehrere CT-Schichten treppenartig im Inter-

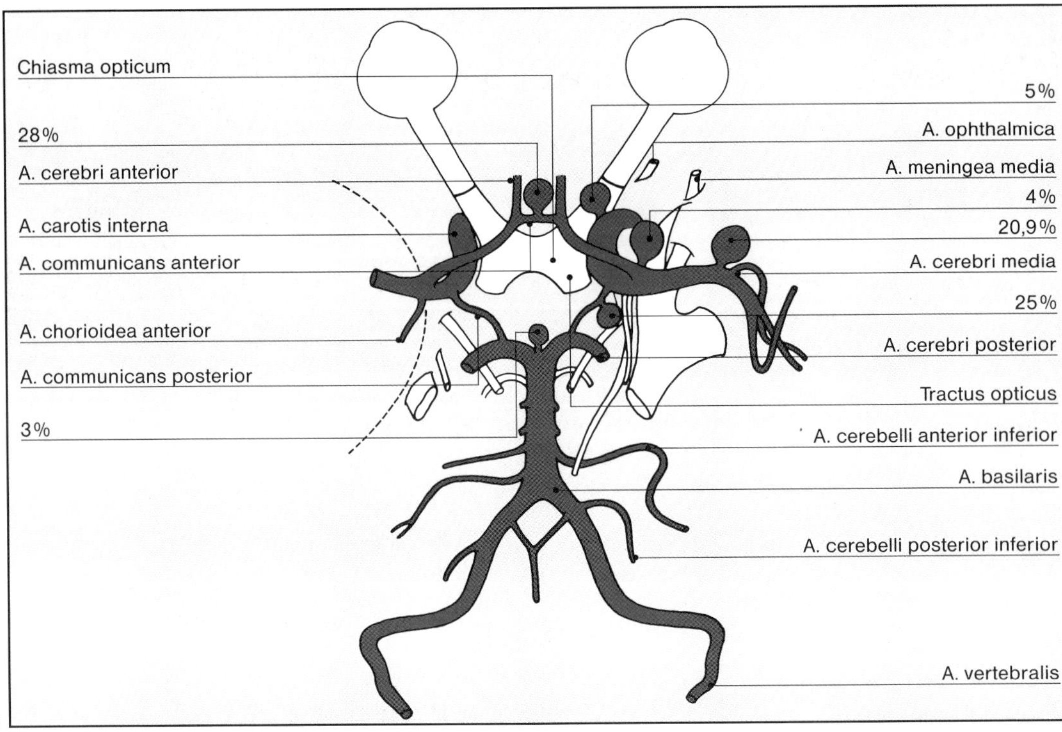

36

Abb. 36: Typische Lokalisation und Häufigkeitsverteilung von Aneurysmen (modifiziert nach [94, 152]).

Tafel 39: Aneurysmablutungen

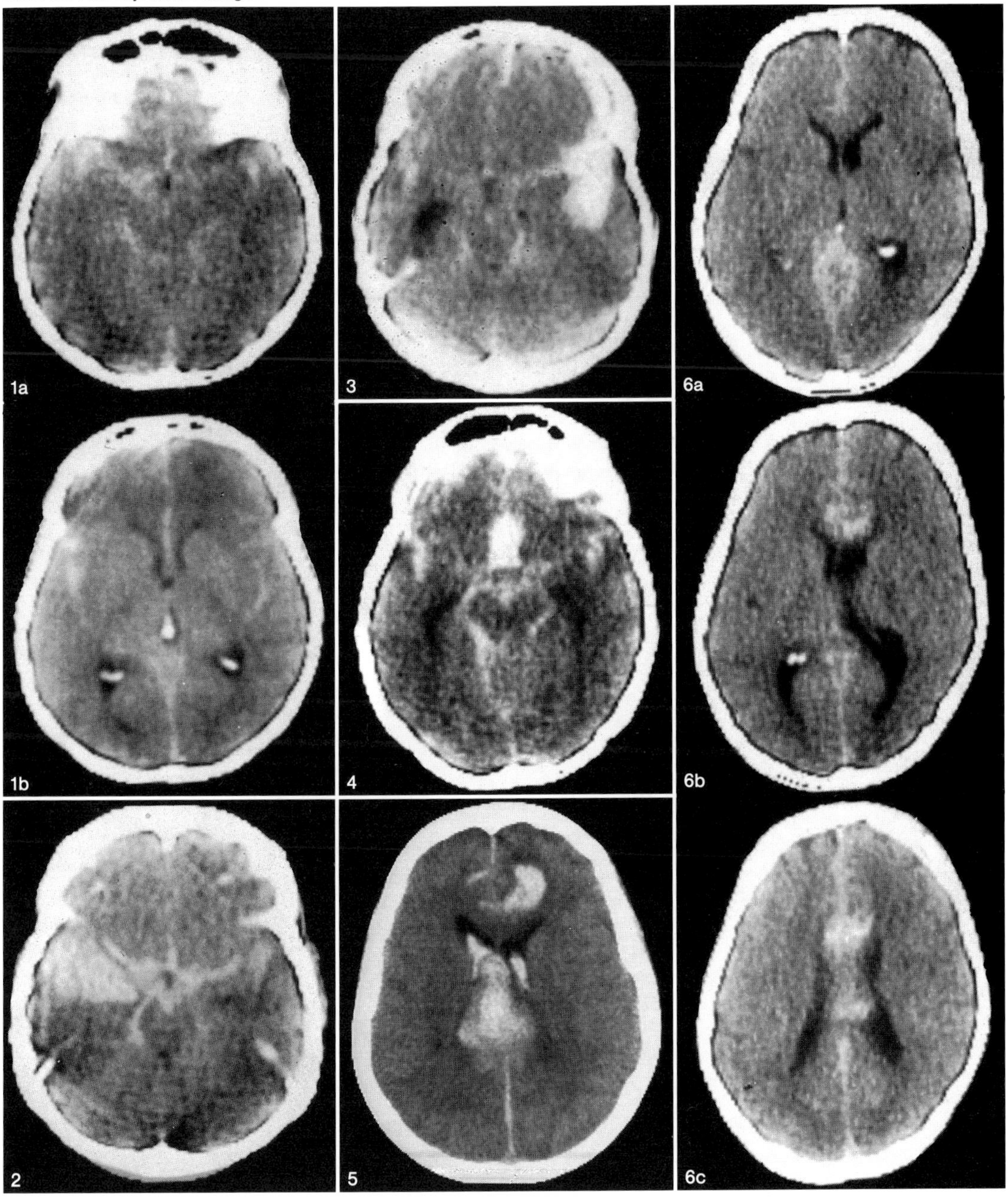

1 a, b Subarachnoidalblutung. Hyperdense Blutanreicherung in den basalen Zisternen und der Fossa Sylvii beidseits. Blutungsquelle unbekannt.
2 Subarachnoidalblutung aus einem Karotisaneurysma links. Ausguß der basalen Zisternen mit Blut, keilförmige hyperdense Zone linkstemporal (Wühlblutung im Temporallappen).

3 Blutung aus einem Mediaaneurysma. Wühlblutung im rechten Temporallappen. Blut in der Cisterna ambiens und in der Sylvischen Furche.
4 Subarachnoidalblutung aus einem Aneurysma der A. communicans anterior.
5 Rechtsfrontale Blutung aus einem Aneurysma der A. communicans anterior. Ventrikeleinbruch. Blut auch in der Balkenzisterne.

6a–c Subarachnoidalblutung aus einem Aneurysma der A. pericallosa. Treppenförmige Blutansammlung in der Cisterna corporis callosi.

Tafel 40: Aneurysmen

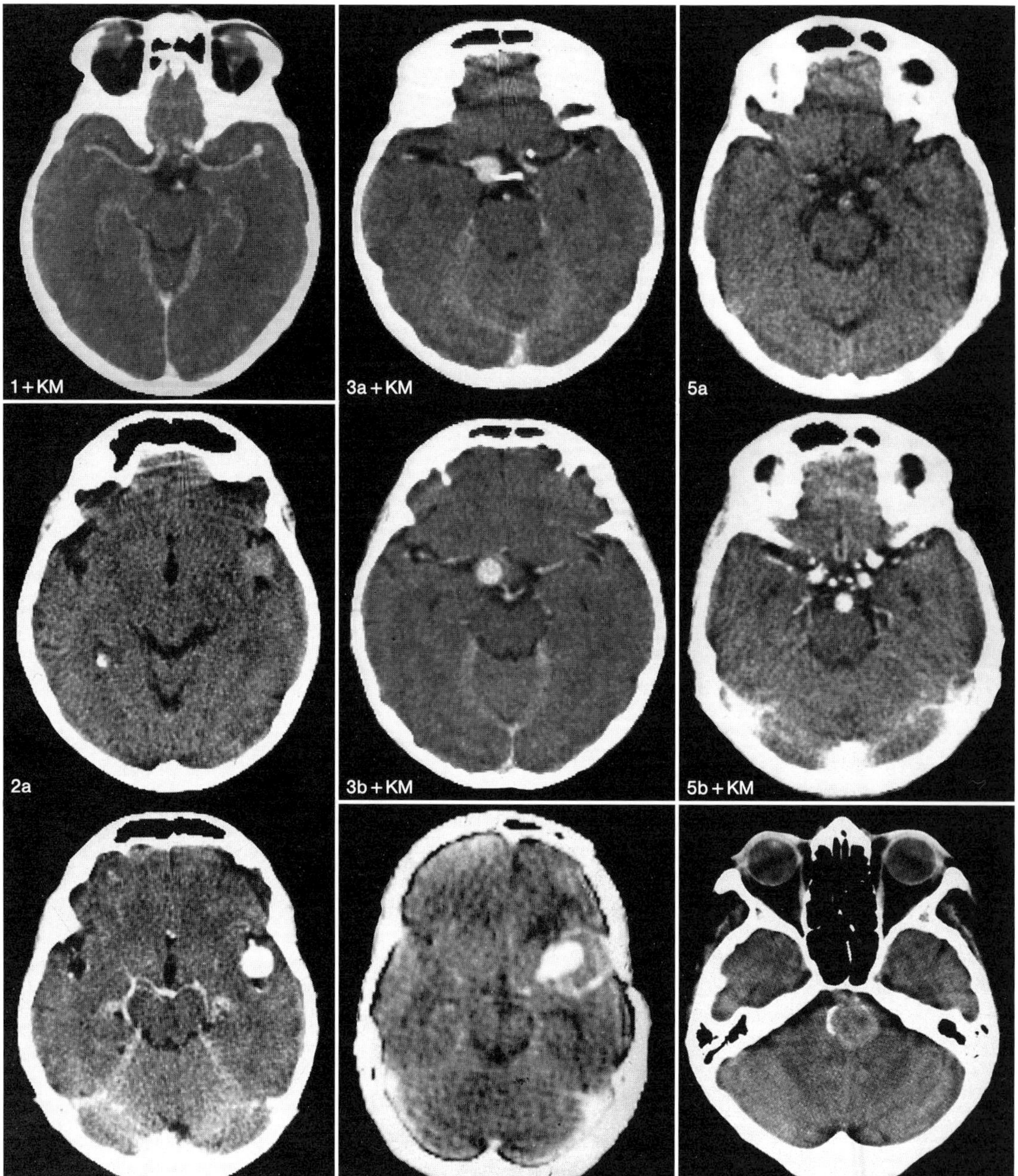

1 Kleines Aneurysma der A. cerebri media rechts.
2a, b Mediaaneurysma rechts. Der Nativscan (a) zeigt einen leicht hyperdensen Rundherd in der Sylvischen Furche, dessen Dichte nach KM-Gabe stark zunimmt (b).

3a, b Karotisaneurysma links.
4 Riesenaneurysma der A. cerebri media. Schalenförmige Wandverkalkung, nur ein Teil des Aneurysmasackes ist mit KM gefüllt, der andere ist thrombosiert.

5a, b Aneurysma der A. basilaris. Im Nativscan angedeutete Wandverkalkung.
6 Großes Basilarisaneurysma mit schalenförmiger Verkalkung. Infolge einer weitgehenden Thrombosierung ist die KM-Aufnahme sehr gering.

hemisphärenspalt angeordnet. Blutungen aus Mediaaneurysmen können sich ins frontotemporale Marklager und in die Inselregion einwühlen und in die Seitenventrikel einbrechen (122) (Tafel 39/3).

Angiome

Angiome sind kongenitale Gefäßmißbildungen, die einerseits oft subarachnoidale und intrazerebrale Blutungen verursachen und andererseits nicht selten benachbarten Hirnarealen Blut entziehen und deshalb zu lokalen neurologischen Funktionsstörungen führen. Es werden unterschieden (109):

- *Angioma capillare*

Die seltenen kleinen Angiome liegen in der Pons und im zerebralen Cortex und können Teil einer generalisierten Teleangiektasie (Osler-Rendu-Weber) sein.

- *Angioma cavernosum*

Das Angiom ist selten und liegt meist im Marklager des Großhirns (s. S. 158). Es ist oft thrombosiert und verkalkt.

- *Angioma venosum*

Venöse Angiome sind aufgrund autoptischer Befunde mit 3% aller Sektionen eine der häufigeren Angiomtypen. In der Regel sind sie jedoch klinisch stumm. Die symptomatischen Formen sind meist Ursachen eines Anfallsleidens, seltener bluten sie. Ihr häufigster Sitz sind die supratentoriellen Gehirnabschnitte, wobei sie hier dreimal häufiger gegenüber zerebellären venösen Angiomen vorkommen.

Das computertomographische Bild wird durch ein pathologisches Kontrastenhancement in Form gewundener, runder oder linearer Strukturen, die teilweise konfluieren, geprägt. Die Strukturen sind das Korrelat der angiomatösen Venen. Teilweise läßt sich dadurch auf CT-Serienschnitten die transparenchymale, zur Oberfläche drainierende Vene verfolgen.

Die CT-Charakteristika venöser Angiome allein sind unspezifisch und erlauben nicht die Artdiagnose eines venösen Angioms, so daß eine arteriographische Abklärung erforderlich ist.

- *Angioma arteriovenosum*

Es ist das bei weitem häufigste und für die Klinik wichtigste zerebrale Angiom. Erweiterte Gefäßkonvolute durchziehen razemös die Gehirnsubstanz und bilden arteriovenöse Kurzschlüsse. Das Angiom kann durch druck- und sogbedingte Gefäßdilatation wachsen (152). Die zuführenden Arterien entstammen oft dem Versorgungsgebiet der A. cerebri media, gar nicht so selten aber auch mehreren Gefäßprovinzen gleichzeitig. Sie sind ebenso wie die Drainagevenen dilatiert. Eine Sonderform des arteriovenösen Angioms ist das Aneurysma der V. Galeni, das als raumfordernder Prozeß die Cisterna V. Galeni ausfüllt, den Aquädukt komprimiert und deshalb eine, wenn auch seltene Ursache des kindlichen Hydrozephalus sein kann.

Klinik

Symptome treten meist zwischen dem 10. und 30. Lebensjahr auf. Es finden sich rezidivierende subarachnoidale und intrazerebrale Blutungen, Jackson-Epilepsien, migräneartige Kopfschmerzen und neurologische Ausfälle.

Zusatzuntersuchungen

Das Röntgennativbild zeigt in ca. 6% Kalkherde im Angiom (152). Szintigraphisch sind die Angiomkonvolute besonders in der frühen Phase als radioaktiver Herd sichtbar. Die Angiographie, die wegen der multiplen Zuflüsse als Mehrgefäßdarstellung ausgeführt wird, zeigt erweiterte, geschlängelte Arterien und früh sich auffüllende, erweiterte tortuöse Venen.

Computertomographie

Die Angiome sind auf dem Nativscan nur dann indirekt zu erkennen, wenn sie kleine, kalzifizierte Thromben enthalten oder eine lokale Atrophie verursacht haben. Nur die großen Angiome manifestieren sich als ein unregelmäßig konturiertes Areal verminderter oder inhomogener Dichte. Nach einer Kontrastmittelinjektion werden die a.-v. Malformationen deutlich angefärbt; es können dabei einige erweiterte Gefäßkonvolute und dilatierte Drainagevenen erkennbar werden. Sehr oft wird das Computertomogramm aber anläßlich einer akuten Blutung durchgeführt und die hyperdense Massenblutung steht im Vordergrund; eine intravenöse Kontrastmittelinjektion kann dann gar nicht selten anreichernde Angiomteile nachweisen.

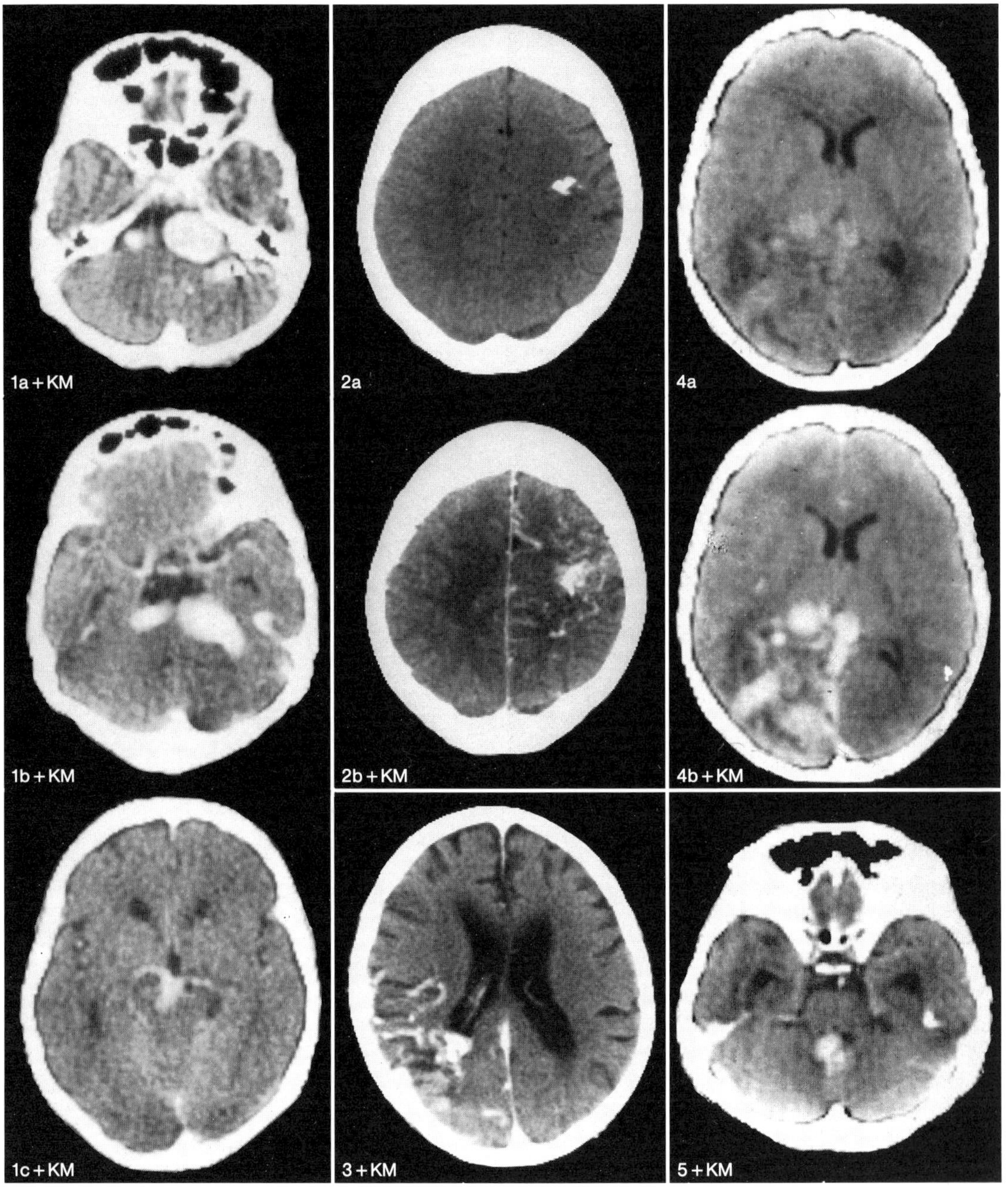

1a–c Megadolichobasilaris. Das ektatische und gewunden verlaufende Gefäß wird in den Schichten a und b mehrfach getroffen. Die Schicht c zeigt die Teilung des Gefäßes in die Aa. cerebri posteriores.

2a, b Hämangiom rechts frontoparietal. Im Nativscan (a) kleiner Kalkherd, nach KM-Gabe ausgedehntes Netz von zu- und abführenden Gefäßen (b).

3 Hämangiom links temporoparietal. Großer Gefäßknoten mit mehreren erweiterten Gefäßschlingen der A. cerebri media.

4a, b Hämangiom links okzipital. Im Nativscan Zone gemischter Dichte und Kompression des Trigonum ventriculi. Nach KM-Gabe stark erweiterte Gefäßkonvolute.

5 Hämangiom am Boden des IV. Ventrikels. Homogen KM-speichernder Gefäßknoten. Leichter Hydrocephalus internus.

Tafel 42: Folgeerscheinungen von Subarachnoidalblutungen

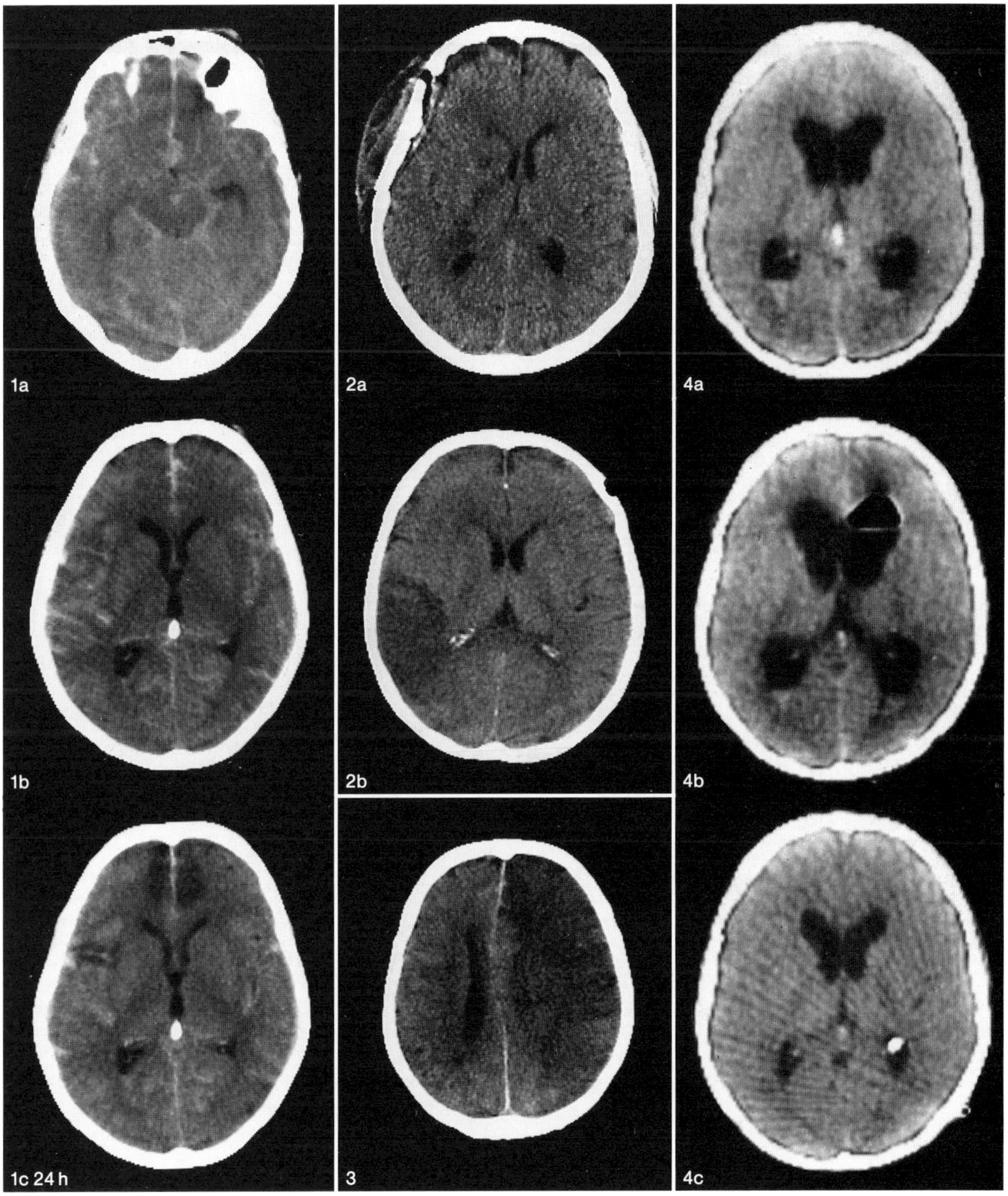

1a–c Aneurysma der A. communicans anterior. Subarachnoidalblutung im Interhemisphärenspalt und in den basalen Zisternen. Nach 24 Stunden (c) Infarkte im Versorgungsgebiet beider Aa. cerebri anteriores durch Vasospasmus.

2a, b Vasospasmus nach Operation eines Mediaaneurysmas links mit keilförmiger Infarktzone temporoparietal.

3 Infarzierung der gesamten rechten Hemisphäre durch Gefäßspasmus bei Subarachnoidalblutung.

4a–c Subarachnoidalblutung mit Ventrikeleinblutung. Es findet sich ein Hydrocephalus internus mit sedimentiertem Blut in beiden Hinterhörnern. Trotz Liquorableitung (b) weitere Zunahme des Hydrozephalus und Luft im rechten Frontalhorn. 3 Wochen nach Anlage einer Drainage (c) Normalisierung der Ventrikelweite.

Degenerative Erkrankungen

Hirnatrophie

Die Hirnatrophie ist das morphologische Substrat einer heterogenen Gruppe von Krankheitsbildern, die im allgemeinen bei älteren Menschen vorkommen. Das Volumen der Gehirnsubstanz nimmt ab, und die inneren und äußeren Liquorräume vergrößern sich entsprechend.

In Abhängigkeit von der Ätiologie werden fokale, regional-symmetrische und generalisierte Hirnatrophien unterschieden (Tab. 2), wobei es besonders zwischen den beiden letzteren Gruppen fließende Übergänge gibt.

Klinik

Im typischen Fall entwickelt sich über Monate und Jahre ein hirnorganisches Psychosyndrom mit Konzentrationsschwäche, Merkfähigkeitsstörungen, Desorientierung, Demenz, Verwirrtheit und psychotisch-deliranten Zuständen. Je nach Ätiologie können zusätzlich neurologische Ausfälle vorkommen, wie Paresen, Aphasien, Apraxien, Ataxien, extrapyramidale Bewegungsstörungen und pseudobulbäre Symptome. Der Grad des psychischen Abbaus korreliert zwar mit dem Ausmaß der computertomographisch nachgewiesenen Atrophie, jedoch sind die Streuungen so groß, daß im Einzelfall vom CT-Befund keine Rückschlüsse möglich sind (79).

Zusatzuntersuchungen

Die Pneumenzephalographie, die früher zum Nachweis einer Hirnatrophie diente, ist im Zeitalter der Computertomographie für diese Indikation obsolet. Das gleiche gilt für die Echoenzephalographie, mit der die Weite des III. Ventrikel bestimmt werden kann.

Computertomographie

Die Hirnkammern und die äußeren Liquorräume (kortikale Sulci und Zisternen) sind erweitert. Eine Quantifizierung der Hirnatrophie mit dem Computertomogramm ist problematisch (79). Eine semiquantitative Einteilung der Hirnatrophie ist jedoch mit Indizes möglich, die die Weite der Hirnkammern und der Subarachnoidalräume berücksichtigen (Abb. 37a, b).

Der computertomographische Aspekt läßt folgende Ausprägungen einer Atrophie unterscheiden (136):

– Die allgemeine Hirnatrophie, bei der innere und äußere Liquorräume gleichmäßig erweitert sind (Häufigkeit ca. 20%).

– Die intern betonte Hirnatrophie, bei der die inneren Liquorräume und besonders die Seitenventrikel stärker erweitert sind als die äußeren Liquorräume (Häufigkeit ca. 15%).

– Die extern betonte Hirnatrophie, bei der die äußeren Liquorräume stärker erweitert sind als das Ventrikelsystem (Häufigkeit ca. 65%).

Die verschiedenen Formen der Hirnatrophien sind durch ihren klinischen Verlauf und durch pathohistologische Befunde charakterisiert. Im Computertomogramm sind sie meist nicht voneinander zu unterscheiden, obwohl teilweise morphologische Besonderheiten bestehen, die auch computertomographisch erfaßt werden.

Hirnatrophien (modifiziert nach [109])

Diffuse allgemeine Hirnatrophie	**Regional-symmetrische Hirnatrophie**	**Fokale Hirnatrophie**
Physiologische Involution Senile Demenz M. Alzheimer Arteriosklerotische Demenz M. Binswanger, M. Parkinson, M. Wilson M. Jakob-Creutzfeldt Toxische Enzephalopathie (z. B. durch Alkohol, Methotrexat, Kortikoide, Marihuana etc.)	M. Pick M. Huntington Progressive Paralyse Kleinhirnatrophie Normotensiver Hydrozephalus	Posttraumatisch, postenzephalitisch Nach Infarken, Blutungen und frühkindlichen Hirnschäden Bei arteriovenösen Mißbildungen

Tab. 2

Tafel 43: Hirnatrophien

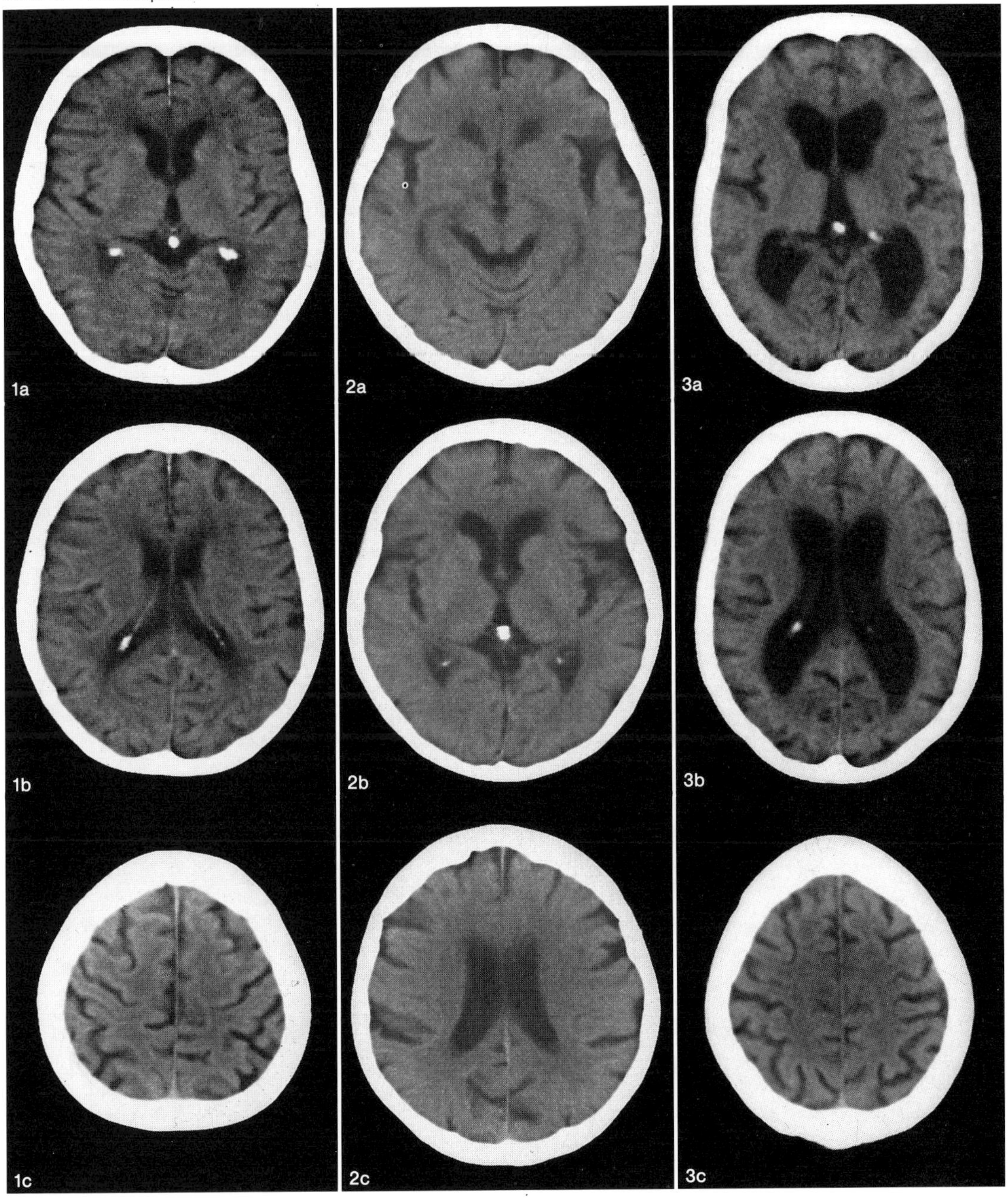

1a–c Altersatrophie des Gehirns. Proportionierte Erweiterung von inneren und äußeren Liquorräumen (83 Jahre).

2a–c Extern betonte Hirnatrophie. Die Zisternen und Sulci sind im Vergleich zum Ventrikelsystem relativ stark erweitert (75 Jahre).

3a–c Intern betonte Hirnatrophie. Das Ventrikelsystem ist relativ stärker erweitert als die äußeren Liquorräume (74 Jahre).

Generalisierte Hirnatrophien

- *Physiologische Involution*

Zwischen der 3. und 9. Dekade vermindert sich das Hirngewicht um 7–11%. Es entsteht der physiologische Hydrocephalus e vacuo. Dies läßt sich computertomographisch an einer symmetrischen Erweiterung des Ventrikelsystems und an einer leichten Verbreiterung der interhemisphärischen, insularen und basalen Zisternen und der kortikalen Sulci erkennen.

- *Senile Demenz (Hirnatrophie mit Alterspsychose)*

Die physiologischen Altersveränderungen sind über die Norm gesteigert. Ausmaß der Atrophie und Leistungsfähigkeit des Patienten sind allerdings nicht streng korreliert.

- *Präsenile Demenz (M. Alzheimer)*

Die gesteigerten hirnatrophischen Veränderungen verursachen bereits vor dem 60. Lebensjahr klinische Symptome. Das computertomographische Bild unterscheidet sich nicht von der Atrophie bei seniler Demenz.

- *Arteriosklerotische Demenz*

Die auf dem Boden einer Arteriosklerose entstehende Mangelversorgung führt zu einem Untergang von Hirngewebe und zum Hydrocephalus internus und externus. Computertomographisch finden sich die Zeichen der diffusen Hirnatrophie, die nicht selten mit Infarktzonen kombiniert sind. Eine Sonderform ist die Encephalomalacia subcorticalis chronica arteriosclerotica (*M. Binswanger*), die klinisch durch eine progrediente Demenz gekennzeichnet ist. Computertomographisch zeigt sich eine diffuse Atrophie mit periventrikulären hypodensen Zonen und lakunären Stammganglieninfarkten (168).

- *M. Parkinson*

Die relativ häufige Erkrankung tritt hereditär, postenzephalitisch oder auf dem Boden einer Arteriosklerose auf. Sie kennzeichnet sich pathologisch-anatomisch durch eine Ganglienatrophie in der Substantia nigra, im Globus pallidus, im Corpus striatum und im Nucleus dentatus. Klinisch entwickelt sich beim älteren Patienten eine extrapyramidale Symptomatik mit Rigor, Ruhetremor, Akinesie, Salbengesicht u. a. Computertomographisch findet sich häufiger als in der Normalbevölkerung eine generalisierte Hirnatrophie (172).

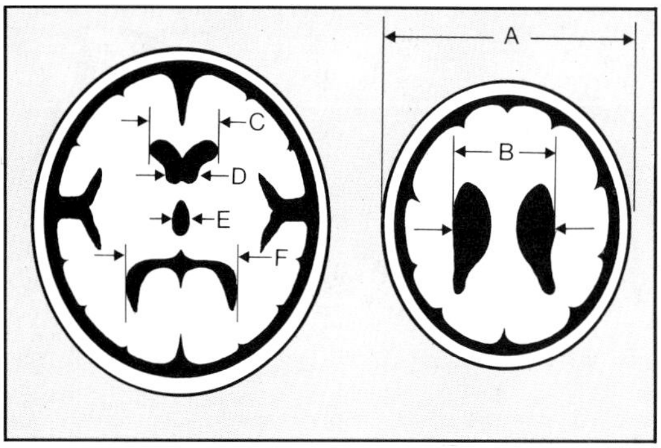

37a

	Normalbefund	Pathologisch verändert		
		mäßiggradig	mittelgradig	hochgradig
Frontalhornindex F/C	≧ 3,7	3,6– 3,1	3,0– 2,6	≦ 2,5
Huckmann-Zahl (cm) C+D	≦ 5	5,1– 6,4	6,5– 7,9	≧ 8
Breite des III. Ventrikels (mm) E	≦ 7	8 –10	11 –14	≧ 15
Cella-media-Index A/B	≧ 4,1	4,0– 3,6	3,5– 3,0	≦ 2,9
Cisternae insulares	nicht sichtbar, strichförmig, < 3 mm	3–5 mm	6–9 mm (und/oder Inselwindungen sind sichtbar)	≧ 10 mm
frontaler Interhemisphärenspalt	nicht sichtbar, strichförmig, < 3 mm	3–5 mm	6–9 mm	≧ 10 mm
Weite der Sulci	nicht sichtbar, strichförmig, < 3 mm	3–5 mm	5–6 mm	≧ 6 mm

37b

Abb. 37a, b: Meßwerte zur Weitenbestimmung der Liquorräume (121).

Tafel 44: Hirnatrophien

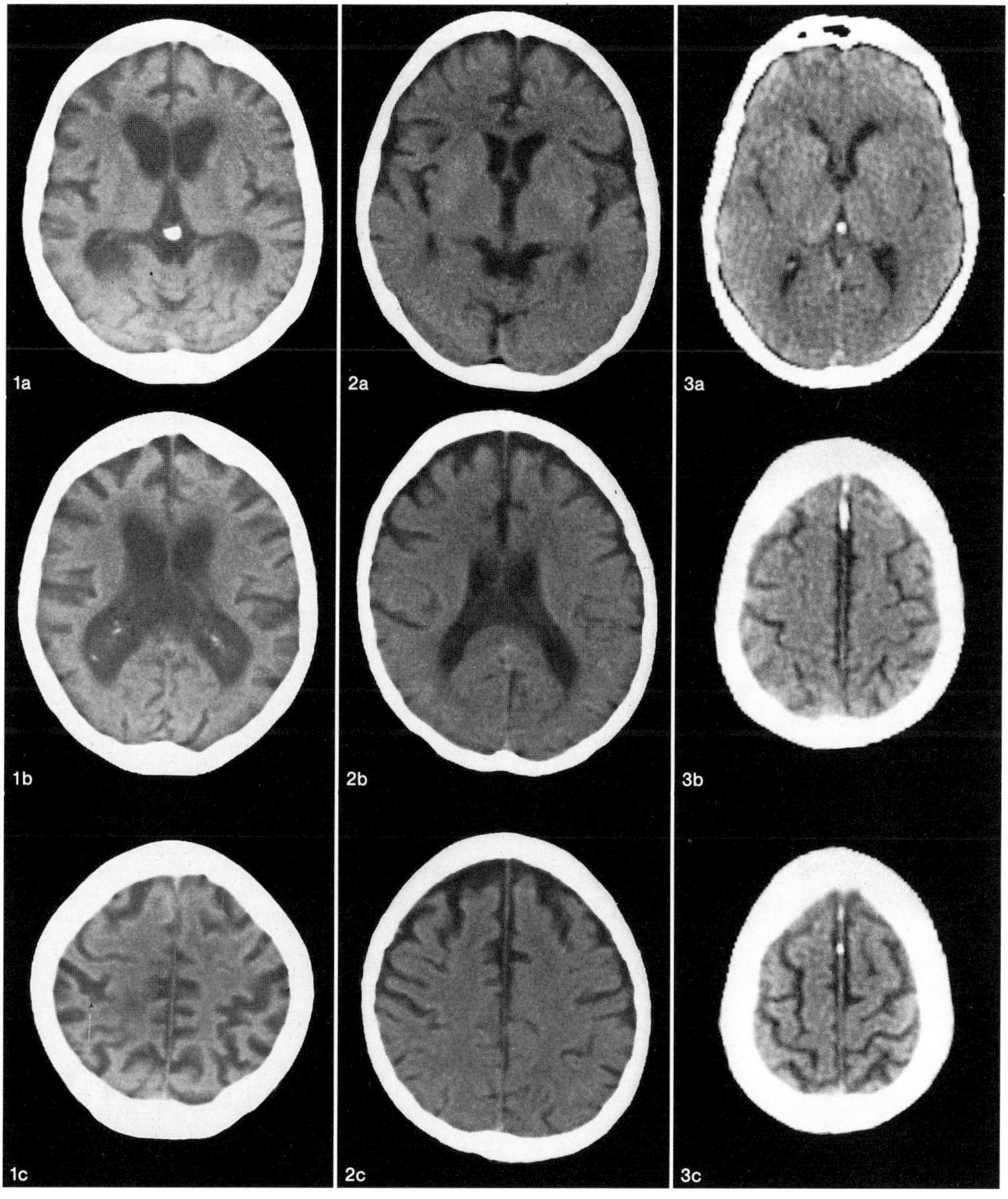

1a–c Hirnatrophie. Proportionierte Erweiterung von Ventrikelsystem und äußeren Liquorräumen bei 61jährigem Patienten.

2a–c Frontal betonte Hirnatrophie. Die Subarachnoidalräume über dem Frontalhirn sind relativ erweitert bei einem 46jährigen Alkoholkranken.

3a–c Extern betonte Hirnatrophie. Bei dem 35jährigen Alkoholkranken sind die Sulci lediglich im Hirnhaubenbereich erweitert.

• *M. Wilson*

Die hepatolentikuläre Degeneration ist ein seltenes rezessives Erbleiden, bei dem infolge eines Zäruloplasminmangels Kupfer in der Leber, im Nucleus caudatus und im Nucleus lentiformis akkumuliert wird. Klinisch finden sich eine Leberzirrhose und ein Pigmentring der Hornhaut; neurologisch bestehen extrapyramidale Symptome mit Rigor und Intentionstremor sowie eine zunehmende Demenz. Computertomographisch zeigen sich eine generalisierte Hirnatrophie und selten auch hypodense Areale im Nucleus caudatus, im Nucleus lentiformis und im Thalamus (124).

• *M. Jakob-Creutzfeldt*

Die seltene Erkrankung ist neuropathologisch durch eine Atrophie und spongiöse Umwandlung der temporo-okzipitalen Rinde und der Basalganglien gekennzeichnet. Sie wird wahrscheinlich durch eine Slow-Virus-Infektion verursacht. Klinisch manifestiert sie sich im jüngeren und mittleren Lebensalter mit Myoklonus, Rigor, zerebellären Symptomen und einer rasch progredienten Demenz. Computertomographisch ist der Befund normal, oder es zeigt sich eine diffuse Hirnatrophie, deren Ausmaß bei Verlaufkontrollen ungewöhnlich rasch zunimmt (159).

• *Toxische und iatrogene Enzephalopathien*

Eine Reihe von Drogen und Medikamenten führt bei chronischem Gebrauch zu unspezifischen diffusen Hirnatrophien, ohne daß dabei notwendigerweise klinisch Ausfallserscheinungen oder Leistungsminderungen beobachtet werden.

Am häufigsten ist die *Alkoholenzephalopathie*, die sich computertomographisch als generalisierte Atrophie des Groß- und Kleinhirns zeigt. Bei schwer Alkoholkranken wird sie in bis zu 80% der Fälle gesehen (50). Nach langdauernder Abstinenz kann sich die Atrophie zurückbilden (6).

Zahlreiche *Medikamente* (Hypnotika, Sedativa, Kortikoide, Antiepileptika, Antiparkinsonmittel, Marihuana) verursachen bei chronischer Einnahme eine diffuse Hirnatrophie (109, 158). Eine besondere Form ist die Methotrexatenzephalopathie, die vor allem bei wegen Leukosen behandelten Kindern vorkommt und durch multiple, hypodense, kontrastmittelanreichernde periventrikuläre Herde gekennzeichnet ist, die Folge einer medikamentösen Vaskulitis sein sollen (147). Eine *Strahlentherapie* des Schädels kann ebenfalls Jahre nach der Behandlung zu einer diffusen Hirnatrophie führen (96).

Fokale Hirnatrophie

Bei der fokalen Atrophie ist die Hirnsubstanz in umschriebenen Arealen vermindert und die angrenzenden Liquorräume sind entsprechend erweitert. Sie sind die Folge von traumatischen Hirnkontusionen, von Enzephalitiden, von Infarkten und Blutungen. Auch frühkindliche Hirnschäden (z. B. Hemiatrophie, S. 80) und Gefäßanomalien (Angiome, Sturge-Weber-Syndrom etc.) können zu fokalen Atrophien des Gehirns führen (109).

Regional-symmetrische Hirnatrophien

• *Pick-Krankheit*

Die Pick-Krankheit ist eine Rindenatrophie der phylogenetisch jungen Hirnanteile des Stirn- und Schläfenlappens. Zwischen dem 40. und 50. Lebensjahr treten die ersten klinischen Symptome mit ausgeprägten Persönlichkeitsveränderungen und einer progressiven Demenz auf. Die Erkrankung befällt häufiger Frauen.

Computertomographisch zeigt sich eine frontalhornbetonte Erweiterung des Ventrikelsystems und eine unproportioniert starke Verbreiterung des Arachnoidalraumes über den Frontalpolen, den Schläfenlappen und den Inselregionen.

• *Huntington-Chorea*

Sie ist ein dominant erbliches Leiden, das durch eine Atrophie des Nucleus caudatus charakterisiert ist. Zwischen dem 30. und 50. Lebensjahr beginnt die Erkrankung mit choreatiformen Bewegungsstörungen und führt im Spätstadium zum Persönlichkeitsabbau und zur Demenz. Computertomographisch sind anfangs vor allem die Vorderhörner der Seitenventrikel erweitert und verplumpt, was durch die fehlende Impression des Nucleus caudatus bedingt ist. Die charakteristische Verplumpung, bei der der Vorderhornquotient (Abb. 37, S. 104) Werte über 1,6 aufweist, findet sich allerdings nur bei etwa der Hälfte der Patienten (109). Im Spätstadium zeigt das Computertomogramm eine diffuse Hirnatrophie.

Tafel 45: Fokale Hirnatrophien

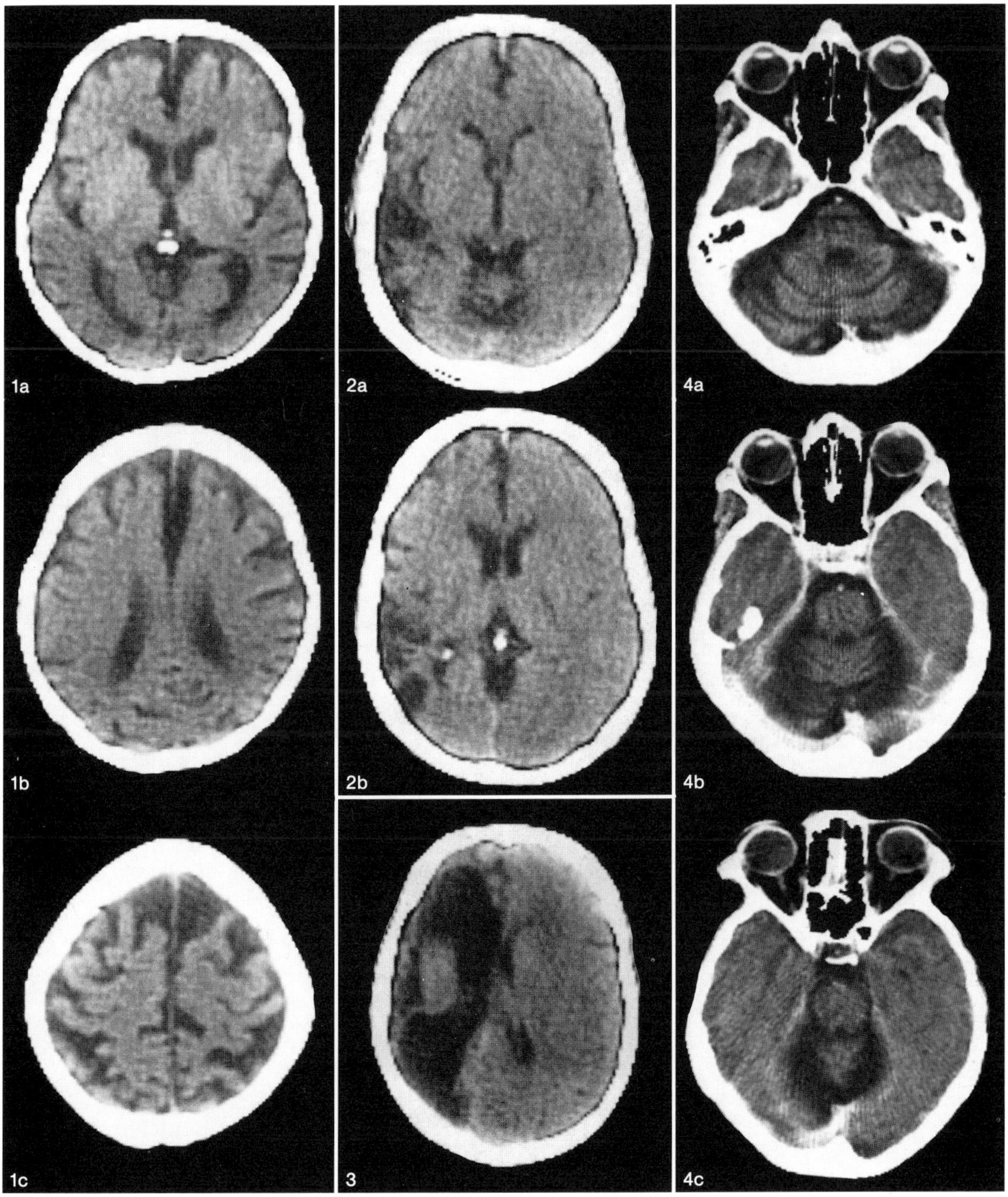

1a–c Morbus Alzheimer. Bei der 58jährigen Frau sind die äußeren Liquorräume besonders im Frontalbereich erweitert.

2a, b Hemiatrophie links. Geringe Volumenabnahme der linken Hemisphäre mit Substanzdefekten temporoparietal.
3 Hemiatrophie links. Verkleinerung der Hemisphäre und starke Erweiterung des Seitenventrikels.

4a–c Hereditäre Kleinhirnatrophie. Die perizerebellären Subarachnoidalräume und der IV. Ventrikel sind erweitert. Die Folia arboris vitae sind deutlich markiert.

- *Progressive Paralyse*

Sie induziert, verursacht durch die Spirochäteninfektion, eine kortikale Atrophie vorwiegend im Bereich der Frontallappen. Das Computertomogramm zeigt eine entsprechende Erweiterung der frontalen Subarachnoidalräume.

- *Kleinhirnatrophien*

Sie sind Teil verschiedener systematisierter Heredodegenerationen, können jedoch auch als symptomatischer Prozeß unterschiedlicher Ätiologie (z. B. paraneoplastisch, chronischer Alkoholismus, Intoxikation) auftreten (128). Computertomographisch zeigt sich eine Erweiterung der Cisterna magna, der Cisterna ponto-cerebellaris, der Wurmzisternen und eine Verbreiterung des perizerebellären Subarachnoidalraumes, so daß sich die Windungen an der dem Tentorium zugekehrten Kleinhirnoberfläche (Folia arboris vitae) deutlich abzeichnen.

- *Normotensiver Hydrozephalus*

Der normotensive Hydrozephalus ist eine Sonderform des Hydrocephalus communicans. Der Druck im Liquorraum ist üblicherweise nicht erhöht, obwohl Langzeitmessungen passagere Druckspitzen bis maximal 180 mm Wassersäule aufweisen können. Das Krankheitsbild wird durch Ataxie, Inkontinenz und Demenz gekennzeichnet. Diese Symptomentrias wird durch eine liquorableitende Drainage oft deutlich gebessert. Welcher Normaldruckhydrozephalus von der Drainage profitieren wird, kann leider präoperativ nicht mit Sicherheit bestimmt werden. Es wurden zahlreiche Untersuchungen (Hirndurchblutungsmessung, Radionuklid-Zisternographie, Metrizamid-Computerzisternographie) angegeben, wobei das zuverlässigste Kriterium noch die Compliance des Liquorraums zu sein scheint, die über eine lumbale Infusion mit gleichzeitiger Druckmessung bestimmt wird (54, 188).

Computertomographisch findet sich meist das Bild einer intern betonten Hirnatrophie mit weitem Ventrikelsystem, relativ weiten, basalen Zisternen und normal weiten oder engen kortikalen Sulci. Allerdings ist dieses Bild nicht obligat: Bei Patienten, die von einer Drainage profitierten, zeigten sich in einer Untersuchungsreihe in 56% eine intern betonte Atrophie, in 24% eine generalisierte Hirnatrophie und in 20% ein Normalbefund. Bei der Computerzisternographie fließt das lumbal applizierte Metrizamid schneller aus den Zisternen in das Ventrikelsystem und verweilt dort auch länger als im Normalfall (s. S. 109). Allerdings ist auch dieser Befund nicht pathognomonisch.

Tafel 46: Normotensiver Hydrozephalus

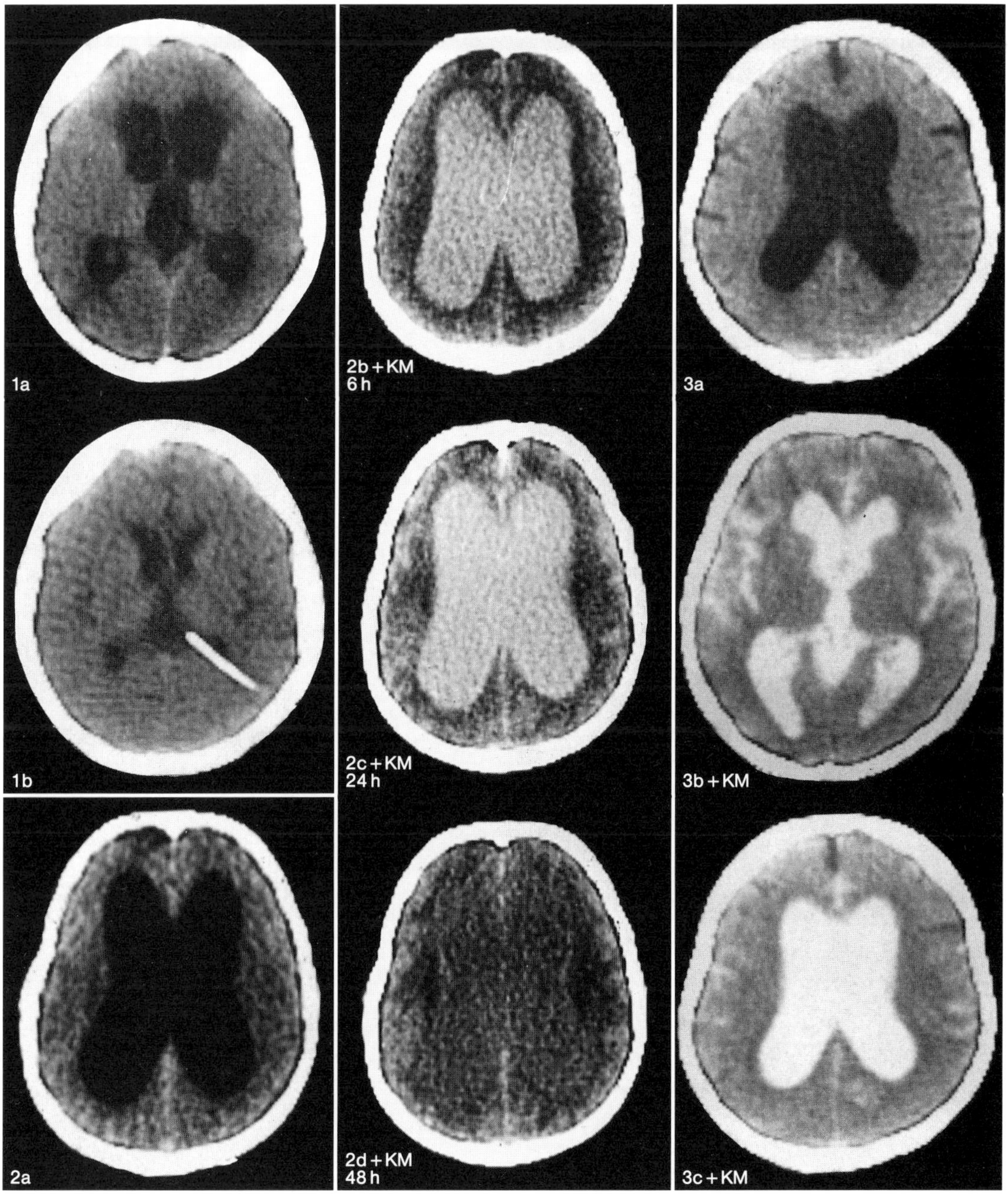

1 a, b Normotensiver Hydrozephalus vor und nach Anlage eines ventrikulo-atrialen Shunts.

2 a–d Normotensiver Hydrozephalus. Vor KM-Applikation (a). 6 Stunden nach lumbaler Applikation von Amipaque® mit retrograder Ventrikelfüllung (b). Maximale Intensität des Kontrastmittels nach 24 Stunden (c). Isodense Phase nach 48 Stunden (d).

3 a–c Normotensiver Hydrozephalus. Nativuntersuchung (a). 24 Stunden nach intrathekaler Amipaque®-Gabe (b, c). KM-Ablagerung in den Ventrikeln und im Subarachnoidalraum.

Entmarkungsenzephalopathien

Die umschriebenen und generalisierten Entmarkungsprozesse des Gehirns sind eine uneinheitliche Gruppe von Erkrankungen (78, 128). Im weiteren Sinne gehören zu dieser Gruppe auch Folgezustände von generalisierten Gefäßprozessen, Entzündungen, Hirnkontusionen und Intoxikationen, die alle mit einer Zerstörung des Marklagers einhergehen. Im engeren Sinne rechnet man dazu aber auch Erkrankungen, deren Ätiologie unklare metabolische (Enzymdefekte) und immunologische Prozesse umfaßt, bzw. deren Ursache völlig unbekannt ist.

Multiple Sklerose

Die Erkrankung ist häufig und beginnt meist zwischen dem 20. und 40. Lebensjahr. Sie verläuft in Schüben und manifestiert sich klinisch mit spastisch-ataktischen Symptomen und Hirnnervenausfällen. Pathologisch-anatomisch finden sich umschriebene Entmarkungsherde im Großhirn, im Kleinhirn, im Rückenmark und in den Hirnnerven.

Computertomographisch zeigen sich ovale, scharf konturierte, hypodense Herde mit einem Durchmesser bis zu 2 cm im periventrikulären Marklager und im Kleinhirn.

Während eines akuten Schubes lagern diese Zonen Kontrastmittel ein, was oft erst ein bis zwei Stunden nach Kontrastmittelapplikation sichtbar wird. Infolge des akuten Ödems können sie ausnahmsweise auch raumfordernd wirken. Auch andere fleckige Einlagerungen im Marklager weisen auf zahlreiche isodense Herde hin, die vor der Kontrastmittelapplikation nicht sichtbar waren. Im übrigen werden diese Herde mit der Kernspintomographie deutlicher dargestellt. Im Spätstadium der Erkrankung besteht eine zerebrale und zerebelläre Atrophie (162, 196).

Progressive multifokale Leukoenzephalopathie

Die seltene Erkrankung findet sich fast nur zusammen mit einer Immunsuppression (malignes Lymphom, Leukose, Transplantatempfänger, AIDS) und führt in wenigen Monaten zum Tod. Pathologisch-anatomisch ist in den subkortikalen Entmarkungsbezirken die Oligodendroglia besonders stark zerfallen (109). Computertomographisch zeigen sich – asymmetrisch verteilt – größere hypodense Markregionen. Diese Regionen sind scharf begrenzt und sparen die Rinde aus (19).

Leukodystrophien

Generalisierte Entmarkungsprozesse finden sich bei den seltenen Leukodystrophien, die autosomal rezessiv vererbt werden und zu einer symmetrischen Demyelinisierung der weißen Hirnsubstanz führen. Sie manifestieren sich klinisch in der Regel während der ersten Lebensjahre mit schwerer psychomotorischer Retardierung. Computertomographisch ist die Dichte des Marklagers auf etwa 14 H. E. erniedrigt, wobei der Befall regional-symmetrisch oder diffus ist. Aufgrund histopathologischer und klinischer Besonderheiten werden unterschieden:

- *Metachromatische Leukodystrophie*

Histopathologisch färben sich die metachromatischen Lipide im Marklager besonders stark an. Die Erkrankung beginnt in den ersten Lebensjahren, ausnahmsweise aber auch bei Erwachsenen, und sie führt unter dem Bild von Bewegungsstörungen und einer progredienten Demenz innerhalb von wenigen Jahren zum Tod. Im Urin ist die Aktivität von Aryl-Sulfatase A erniedrigt. Computertomographisch ist die Dichte im Marklager vermindert, der Befall ist bilateral symmetrisch und frontal betont (111).

- *Spongioforme Leukodystrophie, M. Canavan*

Die Erkrankung manifestiert sich klinisch in den ersten Lebensmonaten mit Megalenzephalie, Blindheit und progredienten psychomotorischen Defekten. Computertomographisch zeigt sich eine diffuse Dichteabnahme des Marklagers (109).

- *M. Alexander*

Die Erkrankung manifestiert sich klinisch im 1. Lebensjahr mit Megalenzephalie, Spastizität, Konvulsionen und psychomotorischer Retardierung. Computertomographisch ist die Hypodensität des Marklagers diffus und sehr ausgeprägt (Tafel 48/3a–c) (74).

Tafel 47: Multiple Sklerose

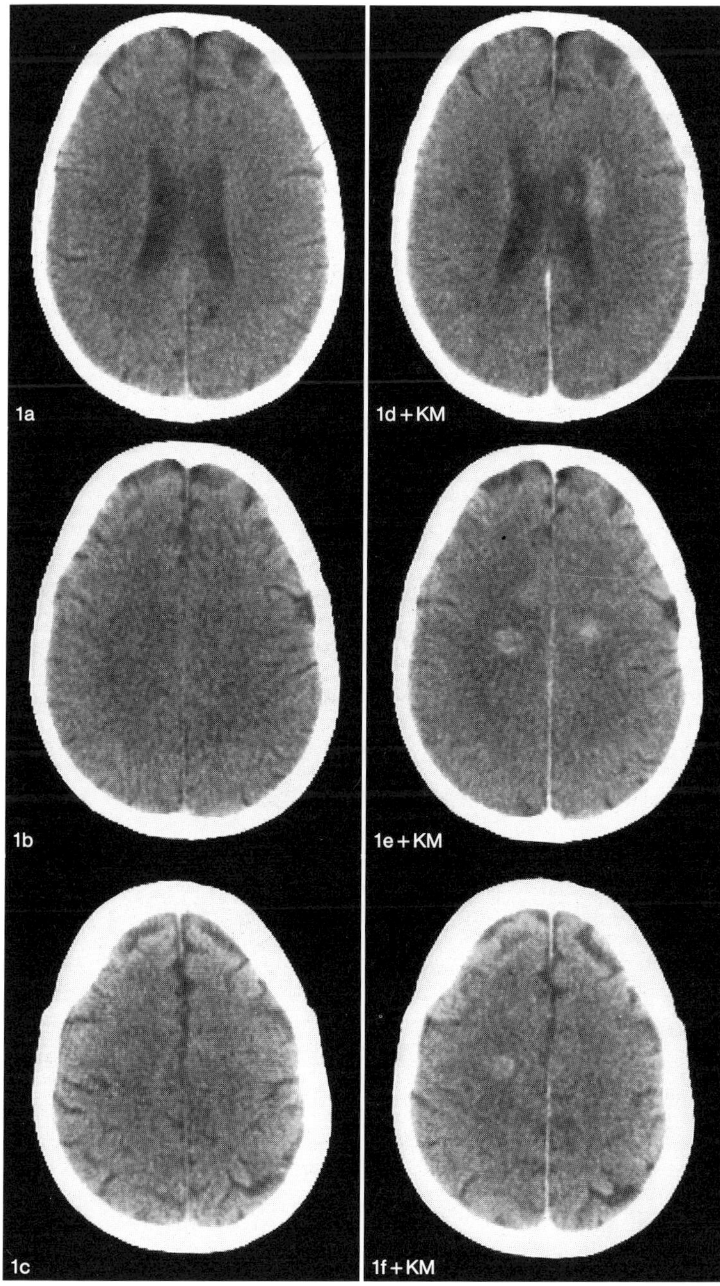

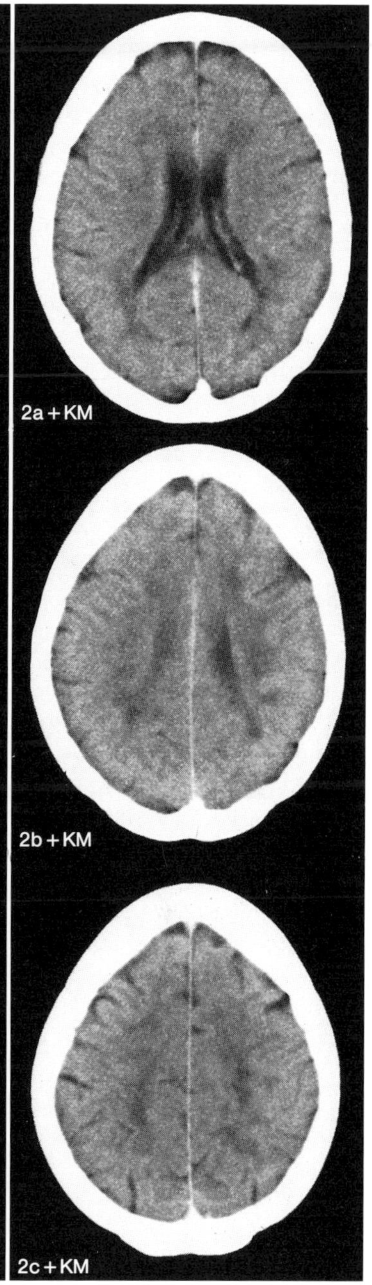

1a–f Encephalomyelitis disseminata im akuten Schub. Die Nativuntersuchung (a–c) zeigt keine pathologischen Dichteveränderungen.

Nach KM-Gabe (d–f) finden sich multiple paraventrikuläre KM-speichernde Herde.

2a–c Encephalomyelitis disseminata im Intervall. Es zeigen sich unspezifische diskrete hypodense Areale im Marklager beidseits, die KM nicht aufnehmen.

• *Globoidzellenleukodystrophie Krabbe*

Das Erbleiden manifestiert sich klinisch im 1. Lebensjahr mit Nystagmus, Poikilothermie und progressiven neurologischen Ausfällen. Es besteht ein Galactosid-β-Galactosidase-Mangel. Pathologisch-anatomisch finden sich disseminierte Entmarkungsherde. Computertomographisch zeigt sich eine Hirnatrophie (99, 109).

• *M. Pelizaeus Merzbacher*

Das Erbleiden manifestiert sich in der Kindheit, aber auch im Erwachsenenalter mit spastisch-ataktischen Symptomen und Demenz. Pathologisch-anatomisch zeigen sich symmetrisch disseminierte Entmarkungsherde im Groß- und Kleinhirn. Das Computertomogramm ist nicht pathologisch verändert (72).

• *Cockayne-Syndrom*

Die Erkrankung beginnt im 2. Lebensjahr mit Zwergwuchs, Kachexie, Mikrozephalie, Schädelknochenverdickung und mentaler Retardierung. Computertomographisch finden sich eine zerebrale Atrophie und Stammganglienverkalkungen (109).

• *Adrenoleukodystrophie*

Die Erkrankung manifestiert sich zwischen dem 3. und 12. Lebensjahr vor allem bei Knaben mit progredienten Seh- und Gangstörungen. Eine Biopsie der gleichzeitig vorhandenen Nebennierenatrophie sichert die Diagnose. Computertomographisch findet sich anfangs eine Dichteabnahme der biokzipitalen Marklager, wobei sich die Hypodensität im Verlauf nach rostral fortsetzt. Die serpiginöse Grenze zum noch normal dichten Mark lagert Kontrastmittel ein. Es können dystrophe Verkalkungen vorkommen (109, 156).

Tafel 48: Leukodystrophien

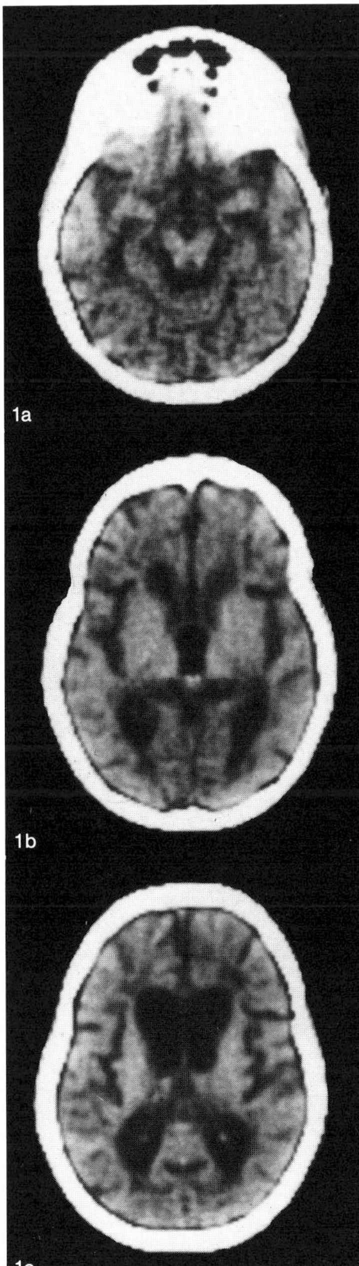

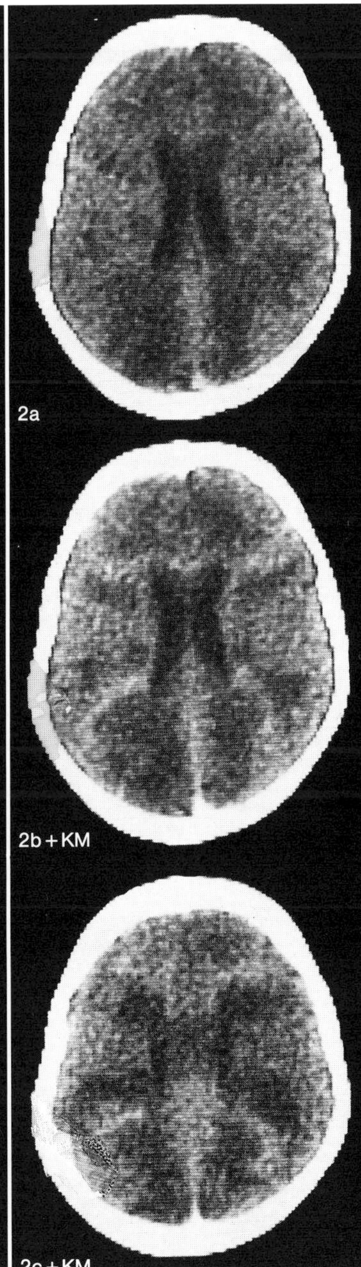

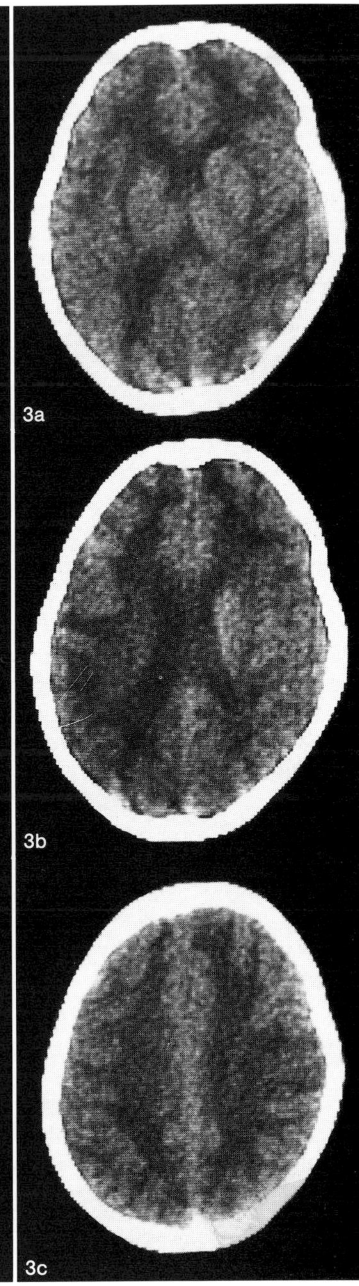

1a–c Metachromatische Leukodystrophie. Erhebliche externe und interne Hirnatrophie infolge der Markfaserschädigung. Dichteminderung im frontalen Marklager beim vorliegenden Fall nur angedeutet. 15jähriges Mädchen mit Tetraspastik und erniedrigter Arylsulfatase-A-Aktivität im Urin.

2a–c Subakut sklerosierende Panenzephalitis. Fleckig hypodense Marklagerherde, die durch strangförmige KM-Anreicherung deutlicher werden. 8jähriger Knabe mit Kopfschmerzen, Grand-mal-Anfällen, Aggressivität und Sprachautomatismen.

3a–c M. Alexander. Leichter Hydrocephalus internus mit deutlicher Dichteminderung des Marklagers beidseits. 7jähriger Junge mit Makrozephalie sowie mit statomotorischer und intellektueller Retardierung.

Entzündungen

Nach dem Befallmuster werden generalisierte und herdförmige Enzephalitiden unterschieden.

Generalisierte Enzephalitiden

Sie entstehen infektiös (Viren, Rickettsien und Bakterien) oder durch parainfektiöse Immunprozesse. Nach dem bevorzugten Befall der weißen oder der grauen Hirnsubstanz werden Leuko- und Polioenzephalitis unterschieden. Histopathologisch sind sie durch perivasale serös-zelluläre Exsudate und im späteren Verlauf durch Entmarkungsherde und progressive Degenerationen gekennzeichnet (142).

Computertomographisch ist die infektiöse und parainfektiöse generalisierte Enzephalitis in der Regel nicht nachweisbar. In Ausnahmefällen zeigt sich eine diffuse Schwellung der Gehirnsubstanz mit Kompression der Liquorräume.

Die seltene, aber prognostisch besonders ungünstige, *akute nekrotisierende Enzephalitis* wird von Herpesviren Typ 1 verursacht. Beim Kind und beim jungen Erwachsenen treten plötzlich Kopfschmerzen, Fieber und Meningismus auf, gefolgt von einer lokalisierten Schläfenlappensymptomatik (128).

Computertomographisch finden sich unscharf konturierte, teilweise raumfordernde hypodense Zonen im Temporallappen und den angrenzenden Hirnarealen. Eine Aussparung der Stammganglien soll charakteristisch sein (210). Etwa eine Woche nach Krankheitsbeginn können die befallenen Hirnregionen Kontrastmittel fleckig einlagern. Wird die Erkrankung überlebt, kann es im postinfektiösen Stadium zu einer Enzephalomalazie mit homogenen hypodensen Zonen in den Temporallappen und zu einer Erweiterung der benachbarten Liquorräume kommen.

Herdförmige Enzephalitiden

Sie werden durch Bakterien, Pilze und Parasiten verursacht. In das Schädelinnere gelangen die Keime einerseits über fortgeleitete Entzündungen wie Sinusitis frontalis, Otitis media, Mastoiditis und Gesichtsfurunkel. Zum anderen werden sie hämatogen metastatisch eingeschwemmt und siedeln sich dann vorzugsweise in den Meningen oder in der Grenzschicht zwischen Hirnrinde und -mark oder aber in den Plexus chorioidei ab.

- *Metastatisch-eitrige Herdenzephalitis*

Die metastatisch-eitrige Herdenzephalitis entsteht durch embolische Erregerverschleppung bei Septikämie, insbesondere bei Endokarditis.

Computertomographisch zeigen sich einzelne oder mehrere hypodense Herde, deren Dichte nach Kontrastmittelinjektion fleckförmig angehoben wird.

- *Hirnabszeß*

Der Hirnabszeß ist eine abgekapselte Entzündung (67, 142). Der zentral erweichte und infizierte Bezirk ist von einem kapillar- und fibroblastenreichen Granulationsgewebe (Abszeßmembran) umgeben, das sich mit zunehmendem Alter zu einer mehrschichtigen gefäß- und kollagenreichen Bindegewebskapsel verdickt. Perifokal bildet sich in der Regel ein Ödem. Abszesse entstehen durch offene Schädelverletzungen, durch Fortleiten benachbarter Entzündungsherde (Sinusitis, Mastoiditis, Gesichtsfurunkel und Schädelosteomyelitis) und hämatogen-metastatisch besonders bei Endokarditis und Bronchiektasien. Sie werden in der Regel von bakteriellen Eiterkeimen verursacht; bei marantischen und immungeschwächten Patienten (z. B. Cortison-Zytostatikatherapie) kommen aber auch Pilzabszesse vor (Candida-, Aspergillus-, Cryptococcusinfektionen u. a.) (38).

Klinisch entwickeln sich innerhalb von Wochen und Monaten zerebrale Herdsymptome, epileptische Anfälle und Hirndruckzeichen, so daß oft differentialdiagnostisch an einen Hirntumor gedacht wird, zumal nur selten eine allgemein entzündliche Symptomatik mit Fieber und Leukozytose vorhanden ist.

Computertomographisch finden sich die indirekten Zeichen der Raumforderung (s. Abb. 40 S. 125 und Tafel 50/2a, 3a, 6a, Tafel 51/1a–d) und ein hypodenser Herd, in dem nach Kontrastmittelinjektion ein Ring oder auch mehrere Ringe erhöhter Dichte sichtbar werden. Selten zeigen sich auch Lufteinschlüsse bei gasbildenden Keimen.

Tafel 49: Enzephalitis

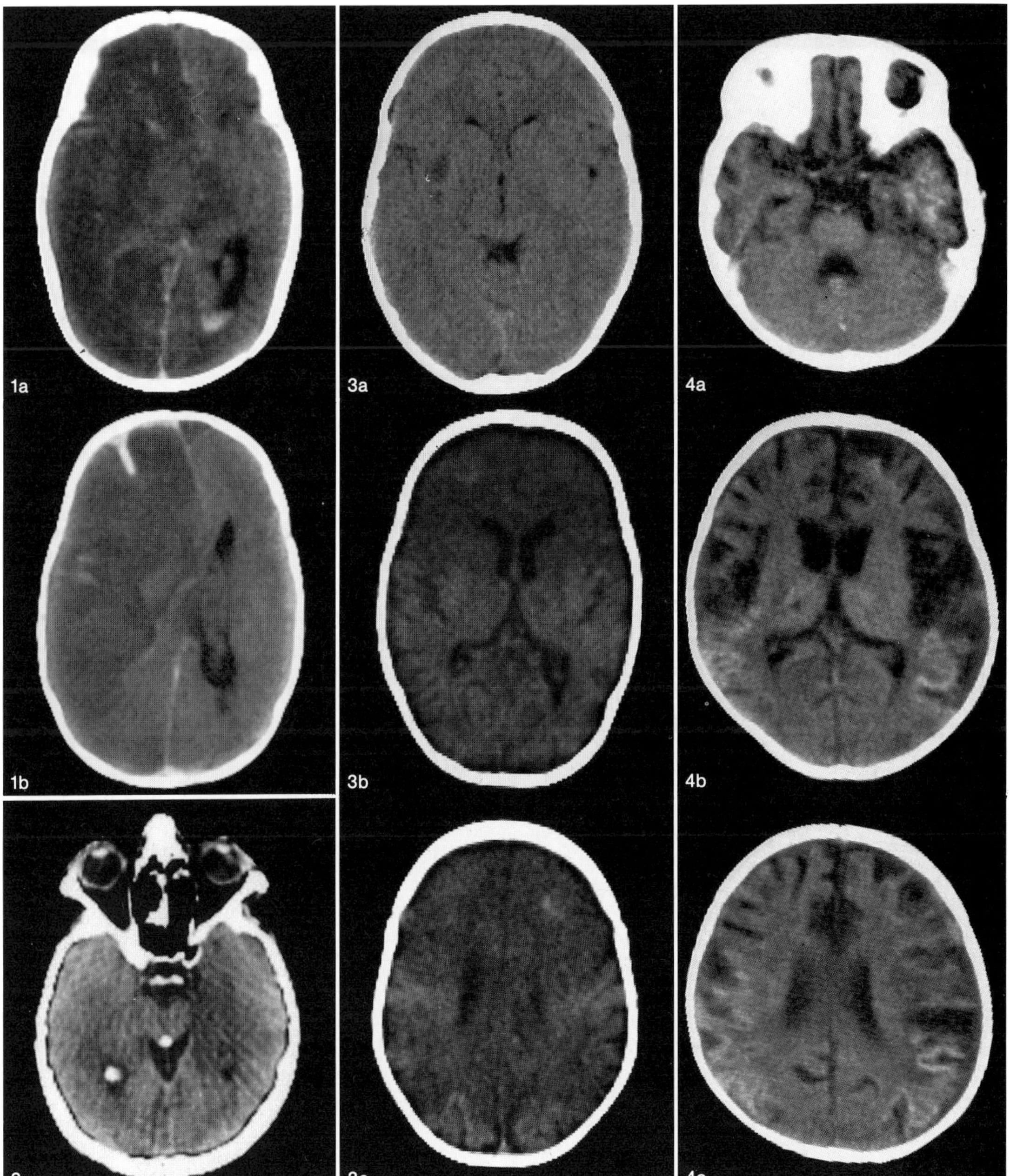

1a, b Zytomegalieenzephalitis. Hochgradig hypodense ödematöse Volumenvermehrung der linken Hemisphäre und hypodenses Areal im rechten Stammganglienbereich. Kleinere Einblutung links frontal und im rechten Hinterhorn.
2 Herpes-simplex-Enzephalitis. Hypodense Zone rechts temporal.

3a–c Herpes-simplex-Enzephalitis, Verlauf. Hypodenses Areal, linke laterale Stammganglienregion (a). Eine Woche später konfluierende hämorrhagische Panenzephalitis (b, c).

4a–c Spätstadium einer Herpes-simplex-Enzephalitis. Diffuse Hirnatrophie mit kortikalen Kalzifikationen bei einem 1jährigen Kind.

Obwohl eine sichere Differentialdiagnose zum Malignom computertomographisch nicht möglich ist, können folgende Kriterien als Hinweise gewertet werden: Der kontrastmittelanreichernde Ring ist – im Gegensatz zu dem des Malignoms – schmal (3 bis maximal 6 mm) und von relativ gleichmäßiger Dicke. In der Hälfte der Fälle ist die mediale Abszeßkapsel aber doch geringfügig dünner als die lateralen Anteile, was mit der schlechteren Vaskularisation des Marks zusammenhängt und auch erklären soll, daß sich Tochterabszesse meist medialwärts entwickeln (182). Der Herd ist im Marklager von einer hypodensen Ödemzone umgeben (7).

- *Epiduraler Abszeß, subdurales Empyem*

Epidurale Abszesse und subdurale Empyeme entstehen bei offenen Hirnverletzungen oder gehen per continuitatem von Osteomyelitiden, Otitiden und Sinusitiden aus. Der epidurale Abszeß entsteht meist postoperativ. Spontane Abszesse liegen meist frontal und drängen die frontalen Abschnitte der Falx von der Schädelkalotte ab. Der epidurale Abszeß ähnelt computertomographisch dem epiduralen Hämatom.

Computertomographisch zeigen sich subdurale Empyeme als kalottennahe, bikonvexe Zonen verminderter Dichte. Nach Kontrastmittelinjektion kommt es zu einer kräftigen Anfärbung des Granulationsgewebes, das die Eiteransammlung gegen das Gehirn abgrenzt. Eine sichere Abgrenzung gegen das chronisch subdurale Hämatom bzw. das Hygrom kann mitunter nicht ganz sicher erfolgen. Das subdurale Empyem im Interhemisphärenspalt ist eine spindelförmige hypodense Zone, die von der Falx relativ plan begrenzt wird und sich nach lateral konvexbogig hirnwärts ausdehnt (Tafel 50/5).

Tafel 50: Hirnabszesse

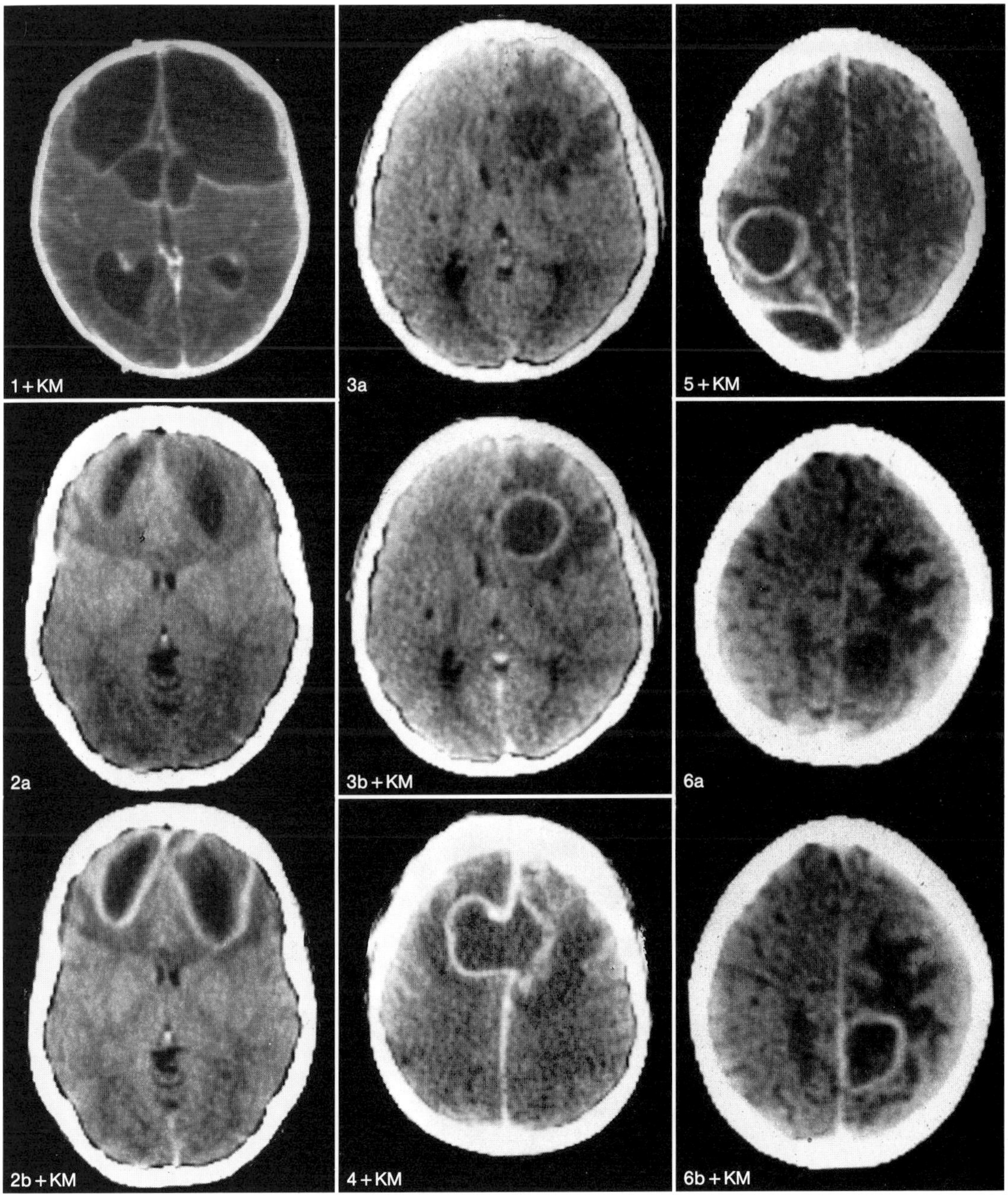

1 Bifrontale Abszesse. KM-Anreicherung in den Abszeßkapseln und in den Ventrikelwänden als Hinweis auf Ependymitis.

2a, b Bifrontale Hirnabszesse nach Beck'scher Bohrung. Hypodense ovale Areale bifrontal mit Kompression des Ventrikelsystems. Nach KM-Injektion (b) starke Anreicherung in der Abszeßkapsel.

3a, b Hirnabszeß postoperativ nach Glioblastomoperation. Die Abszeßkapsel grenzt sich bereits auf dem Nativscan gegen Abszeßinhalt und perifokales Ödem ab, wird aber nach KM-Injektion deutlicher sichtbar.

4 Hirnabszeß im Mittellinienspalt nach Glioblastomoperation.

5 Hirnabszeß mit subduralen Empyemen. Erhebliches Marklagerödem und starke KM-Anreicherung in der Abszeßkapsel.

6a, b Aspergillom. Hypodenser Herd mit Marklagerödem und peripherer KM-Anreicherung. Superinfektion nach Cortisontherapie.

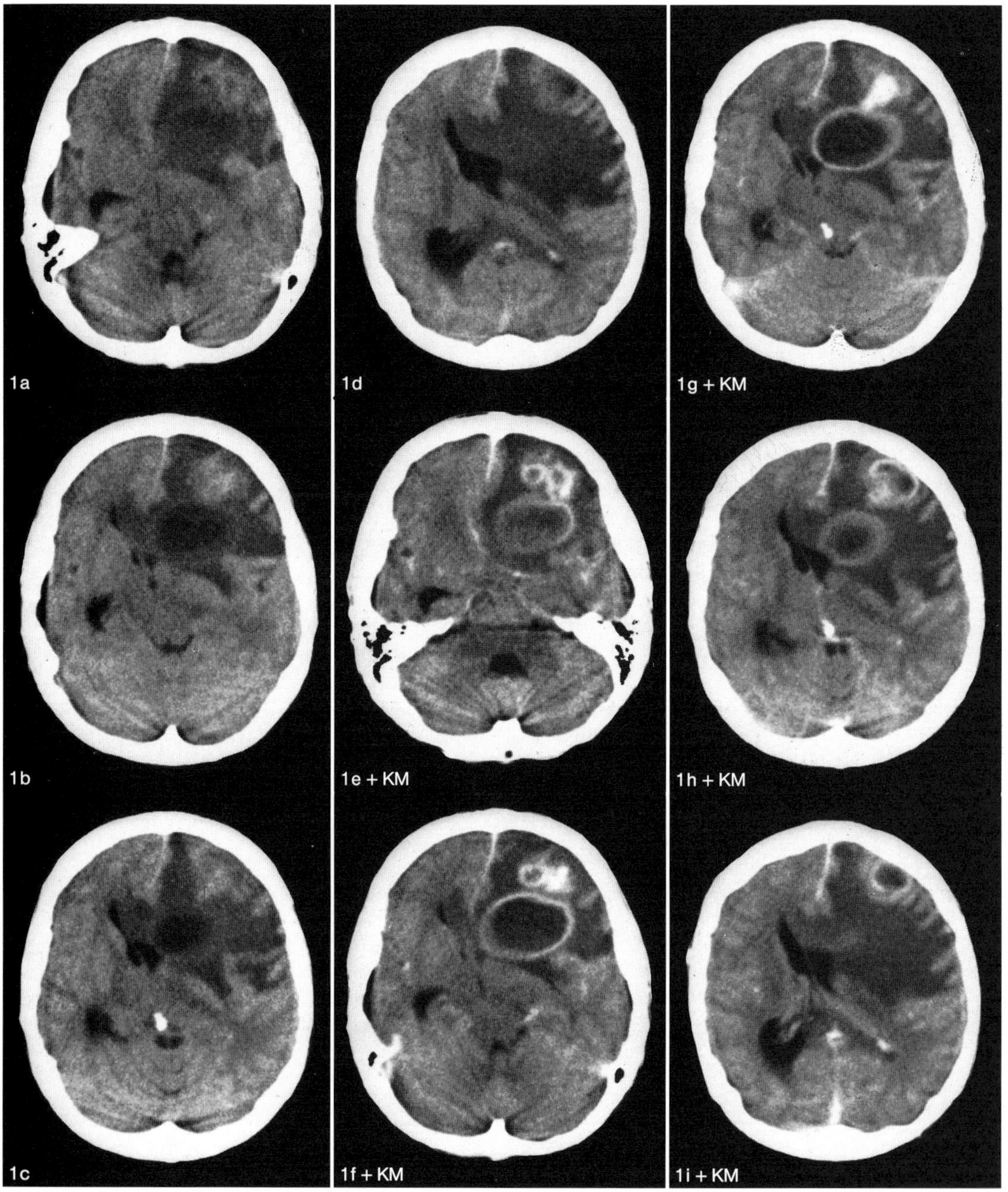

1a–i Hirnabszesse frontal.
Kurze Anamnese. Seit ca. einer Woche Wesensänderung.

Der Nativscan zeigt einen großen hypodensen raumfordernden Prozeß rechts frontal mit einem erheblichen perifokalen Ödem (a–d).

Nach KM-Gabe intensive ringförmige Anreicherung im Marklager, zusätzlich sind jetzt weitere kleinere Ringstrukturen erkennbar, die miteinander kommunizieren.

• *Meningitis*

Eine unkomplizierte Meningitis ist computertomographisch stumm. Erst wenn ein entzündliches Granulationsgewebe in den basalen Zisternen entsteht, kann dieses selten verstärkt Kontrastmittel anreichern (126).

Beim Übergreifen der Entzündung auf die Hirnrinde und das Ventrikelependym, kommt es dort zu marginalen Kontrastmitteleinlagerungen. Als weitere Komplikation einer Meningitis kann sich beim Kleinkind ein subdurales Hygrom entwickeln, das primär steril ist, sich aber oft sekundär zum Empyem infiziert. Eine Verklebung der basalen Meningen ist besonders häufig bei der Tuberkulose und führt zu Liquorzirkulationsstörungen mit einem Hydrocephalus internus.

• *Ventrikulitis*

Siehe „Neuropädiatrische Erkrankungen" S. 76.

• *Tuberkulose*

Die Tuberkulose kann sich intrakraniell mit einer basalen Meningitis, einer Meningoenzephalitis oder mit intrazerebralen Tuberkulomen manifestieren. Die Meningitis führt oft zum computertomographisch nachweisbaren Hydrozephalus und zu stark kontrastmittelanreicherndem Granulationsgewebe an der Schädelbasis. Die Meningoenzephalitis hält sich, ihrer hämatogenen Aussaat entsprechend, meist an Gefäßprovinzen (am häufigsten im Bereich der Aa. lenticulostriatae). Lokal kann der Übergang in ein Tuberkulom fließend sein. Diese sind bis pflaumengroße, computertomographisch iso- bis hyperdense Herde, die Kontrastmittel ring- oder fleckförmig einlagern; sie sind in 10% verkalkt. Die Artdiagnose der Herde wird meist erst operativ gesichert. Die äußerst seltenen Tuberkulome der Dura können mit En-plaque-Meningeomen verwechselt werden (201).

• *Sarkoidose*

Die Sarkoidose verursacht sehr selten eine granulomatöse Leptomeningitis und solitäre oder multiple intrazerebrale Granulome. Ein wichtiger Manifestationsort ist die supraselläre Region, klinisch verbunden mit einem Diabetes insipidus. Die Leptomeningitis kann zu Liquorabflußstörungen mit einem computertomographisch nachweisbaren Hydrozephalus führen. Die Granulome sind leicht hyperdense, bis kirschkerngroße Herde, die Kontrastmittel einlagern. Die Abgrenzung gegen Tumoren oder andere Granulome ist nur dann möglich, wenn zusätzlich eine thorakale Manifestation den Verdacht nahelegt, der beim Verschwinden der Herde unter Cortisontherapie bestätigt wird (17).

• *Zystizerkose*

Die seltene Erkrankung kommt fast nur in den Entwicklungsländern vor. Die Larven des Schweinebandwurms befallen fast ausschließlich das Gehirn, wo sie meningeale, intrazerebrale und intraventrikuläre Zysten entstehen lassen. Die bis kirschgroßen multiplen Zysten enthalten eine Flüssigkeit von liquorähnlicher Dichte. Nach dem Tod der Larven verkalken die Herde (18).

• *Echinokokkus*

Die Finnen des Hundebandwurms verursachen Zysten, die aber beim Menschen nur in 2% das Gehirn befallen. Die großen intrazerebralen, raumfordernden Zysten haben liquorähnliche Dichte, ihre Wand lagert Kontrastmittel nicht ein, und es fehlt in der Regel auch ein perifokales Ödem (1).

• *Toxoplasmose*

Meist wird das Gehirn bereits im Fetalstadium transplazentar infiziert. Die floride Enzephalitis mit multiplen Nekroseherden und Granulomen ereignet sich in utero. Wenn die Kinder zur Welt kommen, besteht schon der postenzephalitische Schaden. Das Computertomogramm zeigt multiple Kalkherde paraventrikulär, in den Stammganglien und im Marklager, sowie einen Hydrocephalus internus. Beim sehr seltenen floriden Stadium finden sich kleine, hypodense Herde mit fleck- und ringförmiger Kontrastmitteleinlagerung (38). Eine Toxoplasmose-Enzephalitis kann auch sehr selten bei immungeschwächten Erwachsenen (AIDS, Zytostatikatherapie) vorkommen.

Tafel 52: Meningitis

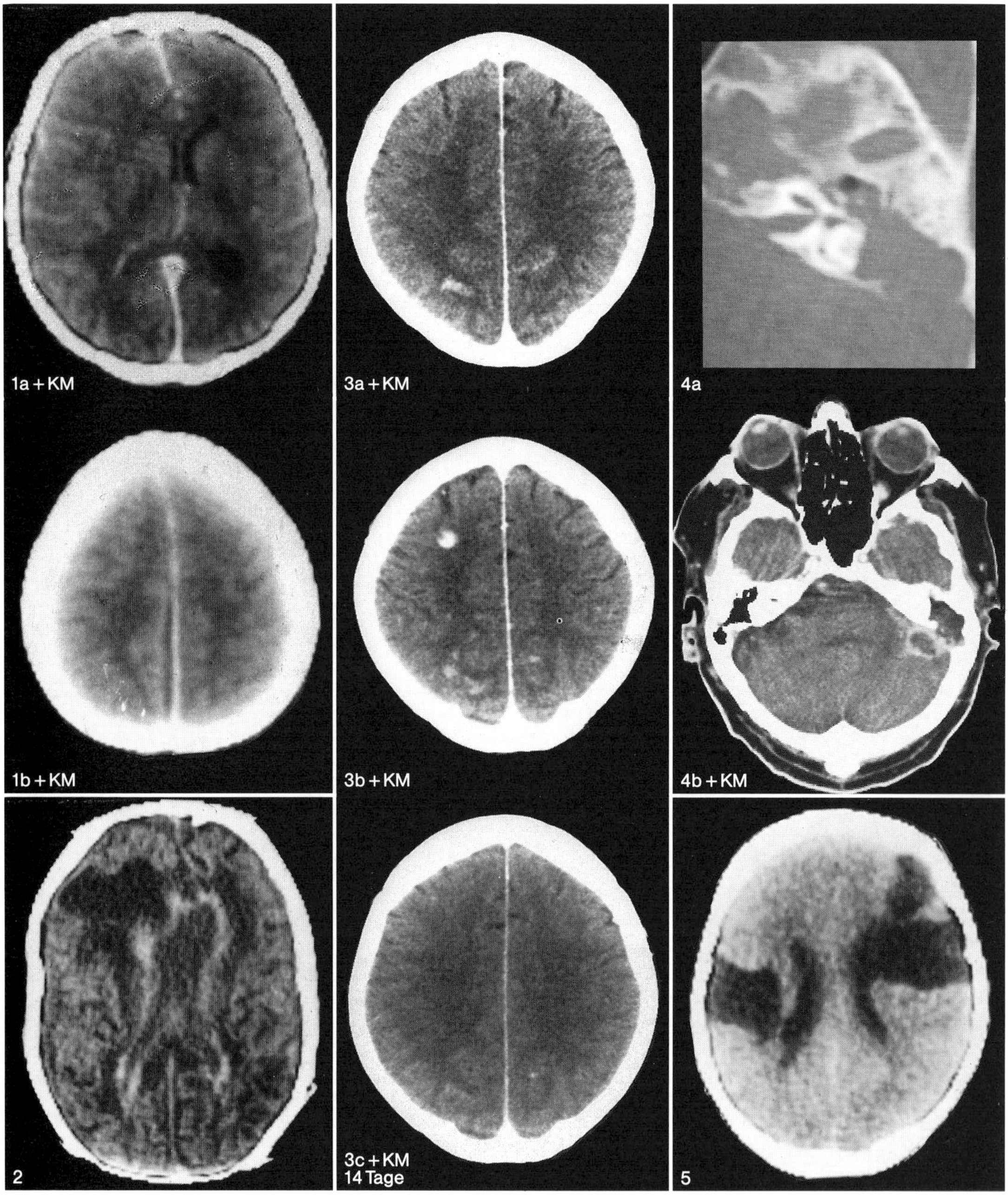

1a, b Bakterielle Meningitis als Komplikation einer Sinusitis frontalis links. Linksseitiges Hirnödem und Hyperämisierung der Hirnrinde. Subdurales Empyem im hinteren Anteil des Hemisphärenspaltes links.

2 Ependymitis granularis nach mehrfacher Ventrikelshunt-Operation. Verdicktes Ventrikelependym und Hypodensität des periventrikulären Marklagers.

3a–c Embolische Herdenzephalitis bei Endocarditis lenta. Im akuten Stadium (a, b) multiple KM-anreichernde Herde, die bei der Kontrolle nach 14 Tagen (c) kaum noch nachweisbar sind.

4a, b Cholesteatom mit Destruktion des Felsenbeins und Durchbruch in die hintere Schädelgrube. Die Darstellung im Knochenfenster zeigt die Cholesteatomeiterung im Mittelohr und Mastoid und die knöcherne Destruktion (a). Die KM-Darstellung zeigt den intrakraniellen Abszeß (b).

5 Ausgedehnte Substanzdefekte nach embolischer Herdenzephalitis.

Tafel 53: Seltene Entzündungen

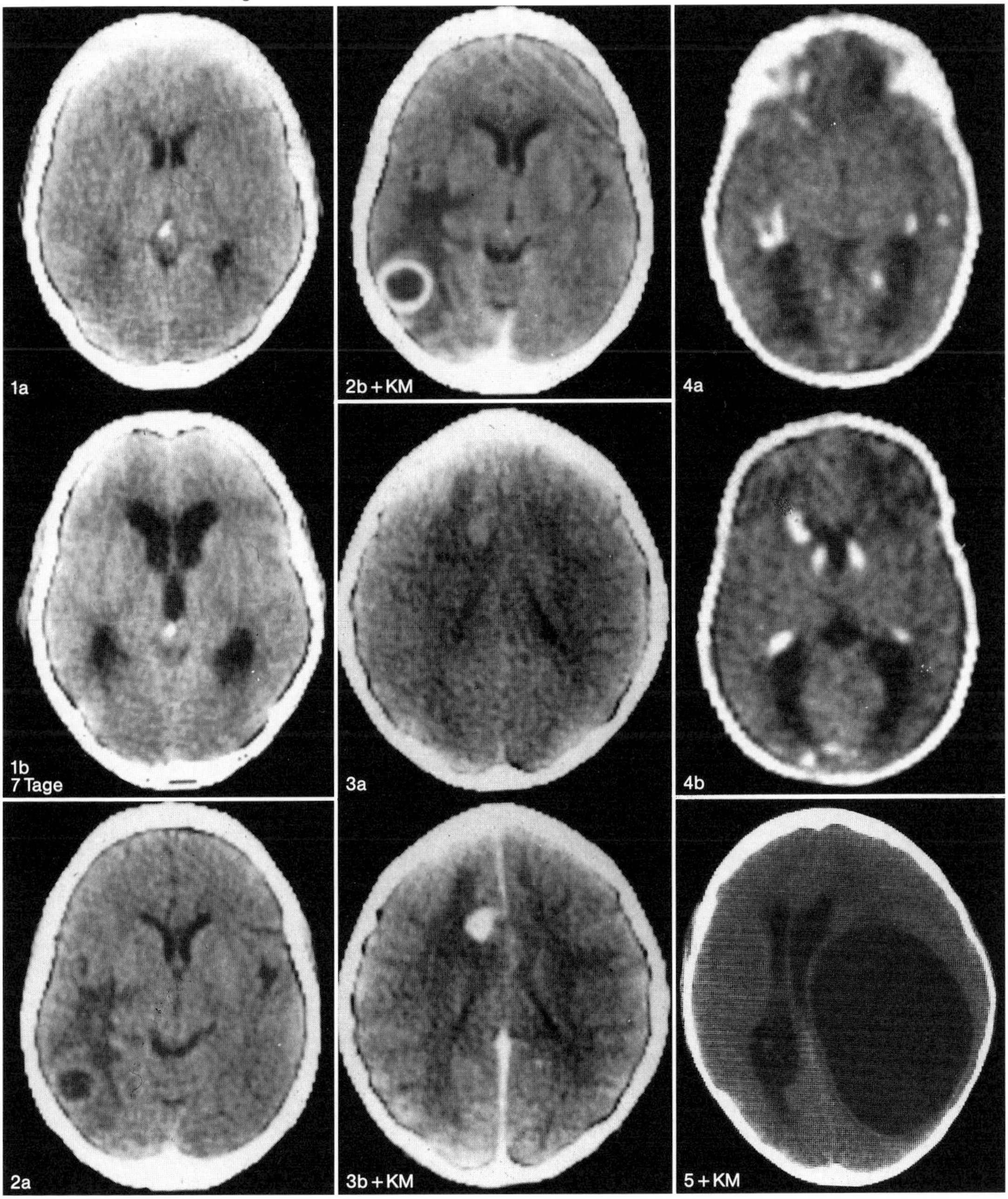

1a, b Tuberkulöse Meningitis. Bei der Erstuntersuchung normaler CT-Befund (a). Eine Woche später (b) deutlicher Hydrocephalus internus als Folge der Liquorabflußstörung durch die basale Meningitis.

2a, b Tuberkulom. Im Nativscan hypodenser Rundherd mit leicht hyperdensem Rand und perifokalem Ödem. Starke ringförmige KM-Aufnahme.
3a, b Tuberkulom. Knotenförmiger leicht hyperdenser Herd paramedian links mit starker KM-Anreicherung.

4a, b Toxoplasmose bei einem Säugling. Multiple periventrikuläre und intrazerebrale Kalkherde. Mäßiger Hydrocephalus internus.
5 Echinokokkuszyste mit Verlagerung der Mittellinienstrukturen und Kompression des rechten Ventrikels. Keine KM-Aufnahme.

Neoplasmen

Eigenschaften, Klassifikation und computertomographische Kriterien

Hirntumoren besitzen Eigenschaften, die bei extrazerebralen Geschwülsten ungewöhnlich sind (189):

– Sie befallen alle Altersgruppen und sind nicht wie andere Tumoren den degenerativen Veränderungen des älteren Lebens zugeordnet.

– Sie ändern nicht selten ihre biologische Aktivität, so daß z. B. ein relativ benignes Astrozytom im Laufe der Zeit zum schnellwachsenden Glioblastom entartet.

– Die bösartigen Tumoren des Gehirns unterscheiden sich von anderen Malignomen dadurch, daß sie – von seltenen Ausnahmen abgesehen – nicht metastasieren.

Unter den verschiedenen Klassifikationen der Hirngeschwülste hat sich heute eine histogenetische Einteilung durchgesetzt (213). Danach werden unterschieden:

– neuroepitheliale Geschwülste

– mesodermale Geschwülste

– ektodermale Geschwülste und

– Mißbildungstumoren.

Die verschiedenen Geschwulstarten bevorzugen bestimmte Altersklassen (Abb. 38). So finden sich bei Erwachsenen Meningeome, Hypophysenadenome, Neurinome und Gliome, während bei Kindern und Jugendlichen häufiger Medulloblastome, Kraniopharyngeome, Spongioblastome und Sarkome anzutreffen sind. 80% aller im Gehirn angesiedelten Tumoren gehören zu acht Arten (Astrozytom, Oligodendrogliom, Glioblastom, Spongioblastom, Meningeom, Neurinom, Hypophysenadenom, Metastasen) (84).

Die computertomographischen Kriterien der intrakranialen Tumoren sind:

– Die indirekten Zeichen der Raumforderung (Abb. 40a–c, S. 125), d. h. Verlagerung der Mittellinienstrukturen, Dislokation der Plexus chorioidei, Kompression und Deformierung der Seitenventrikel sowie Liquorabflußblockade mit konsekutivem Hydrozephalus.

Die hauptsächlichsten Hirntumoren (nach Mummenthaler [128], verändert)	
Neuroepitheliale Tumoren	51%
Medulloblastome	7%
Spongioblastome	8%
Oligodendrogliome	6%
Astrozytome	4%
Glioblastome	12%
Ependymome	4%
Neurinome	8%
Mesodermale Tumoren	23%
Meningeome	18%
Angioblastome	1%
Sarkome	3%
Ektodermale Tumoren	12%
Kraniopharyngeome	3%
Hypophysenadenome	8%
Mißbildungstumoren (Epidermoide, Dermoide, Teratome)	3%
Metastasen	4%
Sonstige raumfordernde Prozesse (Gefäßgeschwülste, Granulome, Arachnitiden, unklassifizierbare Tumoren)	7%

Tab. 3

– Der umschriebene, dichteverändernde Prozeß.

Die Dichte der Tumoren kann im Vergleich zum umgebenden Hirngewebe erniedrigt sein. Dies wird durch einen vermehrten Fett- und Wassergehalt verursacht. – Die Dichte der Hirntumoren kann erhöht sein. Dies wird durch ihre Gewebstextur, intratumoröse Verkalkungen oder Blutungen verursacht. Blutungen und Kalzifikationen können fleckförmig im hypodensen Tumorgewebe auftreten, so daß ein inhomogenes Bild mit gemischter Dichte resultiert.

Ein nicht zu vernachlässigender Teil der Tumoren (besonders im infratentoriellen Raum) hat die gleiche Dichte wie Hirngewebe und ist von diesem nicht direkt abzugrenzen.

– Das perifokale Tumorödem. Es erstreckt sich im Marklager, das an dieser Stelle eine verminderte Dichte aufweist und sich deshalb von der grauen Substanz deutlich abhebt. Das temporal gelegene Ödem hat oft eine typische Dreifingerform, die durch seine Ausbreitung in der Capsula interna, der Capsula externa und dem Mark im Operculum temporale zustande kommt (86, 106) (Tafel 58/7, Tafel 79/1). Liegt das Ödem frontal mit einem Ausläufer in der Capsula externa, so erinnert seine Form an einen Trichter (Tafel 63/1a, b, Tafel 79/2).

WHO-Klassifikation der Hirntumoren (163)

I. Tumoren des neuroepithelialen Gewebes

A. Tumoren der Astrozyten
1. Astrozytome
   a. Fibrillär
   b. Protoplasmatisch
   c. Gemästetzellig
2. Pilozytisches Astrozytom
3. Subependymales Riesenzell-astrozytom (ventrikulärer Tumor der tuberösen Sklerose)
4. Astroblastom
5. Anaplastisches (malignes) Astrozytom

B. Tumoren der Oligodendroglia
1. Oligodendrogliom
2. Gemischtes Oligo-Astrozytom
3. Anaplastisches (malignes) Oligodendrogliom

C. Tumoren des Ependyms und des Plexus chorioideus
1. Ependymom
   Varianten:
   a. Myxopapilläres Ependymom
   b. Papilläres Ependymom
   c. Subependymom
2. Anaplastisches (malignes) Ependymom
3. Plexuspapillom (Papillom des Pl. chorioideus)
4. Anaplastisches (malignes) Plexuspapillom

D. Tumoren der Gl. pinealis (Epiphyse)
1. Pineozytom (Pinealozytom)
2. Pineoblastom (Pinealoblastom)

E. Neuronale Tumoren
1. Gangliozytom
2. Gangliogliom
3. Ganglioneuroblastom
4. Anaplastisches (malignes) Gangliozytom und Gangliogliom
5. Neuroblastom

F. Gering differenzierte und embryonale Tumoren
1. Glioblastom
   Varianten:
   a. Glioblastom mit sarkomatöser Komponente (gemischtes Glioblastom und Sarkom)
   b. Riesenzellglioblastom
2. Medulloblastom
   Varianten:
   a. Desmoplastisch
   b. Medullomyoblastom
3. Medulloepitheliom
4. Primitives polares Spongioblastom
5. Gliomatosis cerebri

II. Tumoren der Nervenscheidenzellen

A. Neurilemmom (Schwannom, Neurinom)

B. Anaplastisches (malignes) Neurilemmom (Schwannom, Neurinom)

C. Neurofibrom

D. Anaplastisches (malignes) Neurofibrom (Neurofibrosarkom, neurogenes Sarkom)

III. Tumoren der Meningen und verwandter Gewebe

A. Meningeom
1. Meningotheliom (endotheliomatös, synzytial, arachnotheliomatös)
2. Fibrös (fibroblastisch)
3. Transitional (gemischt)
4. Psammös
5. Angiomatös
6. Hämangioblastisch
7. Hämangioperizytisch
8. Papillär
9. Anaplastisches (malignes) Meningeom

B. Meningeale Sarkome
1. Fibrosarkom
2. Polymorphzelliges Sarkom
3. Primäre meningeale Sarkomatose

C. Xanthomatöse Tumoren
1. Fibroxanthom
2. Xanthosarkom (malignes Fibroxanthom)

D. Primäre melanotische Tumoren
1. Melanom
2. Meningeale Melanomatose

E. Sonstige

IV. Primäre maligne Lymphome

V. Tumoren vaskulären Ursprungs

A. Hämangioblastom (kapillares Hämangioblastom)

B. Monsterzelluläres Sarkom

VI. Keimzelltumoren

A. Germinom

B. Embryonales Karzinom

C. Choriokarzinom

D. Teratom

VII. Sonstige Mißbildungstumoren und tumorähnliche Veränderungen

A. Kraniopharyngeom

B. Zyste der Rathkeschen Tasche

C. Epidermoidzyste

D. Dermoidzyste

E. Kolloidzyste des III. Ventrikels

F. Enterogene Zyste

G. Sonstige Zysten

H. Lipom

I. Choristom (Pituizytom, Granularzell-„Myoblastom")

J. Hypothalamisches neuronales Hamartom

K. Nasale gliale Heterotopie (nasales Gliom)

VIII. Vaskuläre Fehlbildungen

A. Kapillare Teleangiektasie

B. Kavernöses Hämangiom

C. Arteriovenöse Fehlbildung

D. Venöse Fehlbildung

E. Sturge-Weber-Krankheit (zerebrofazial oder zerebrotrigeminal)

IX. Tumoren des Hypophysenvorderlappens

A. Hypophysenadenome
1. Azidophil
2. Basophil (mukoidzellig)
3. Gemischt azidophil-basophil
4. Chromophob

B. Hypophysäres Adenokarzinom

X. Lokale Ausbreitung regionaler Tumoren

A. Glomus-jugulare-Tumor (Chemodektom, Paragangliom)

B. Chordom

C. Chondrom

D. Chondrosarkom

E. Olfaktorius-Neuroblastom (Ästhesioneuroblastom)

F. Adenoid-zystisches Karzinom (Zylindrom)

G. Sonstige

XI. Metastatische Tumoren

XII. Unklassifizierte Tumoren

38
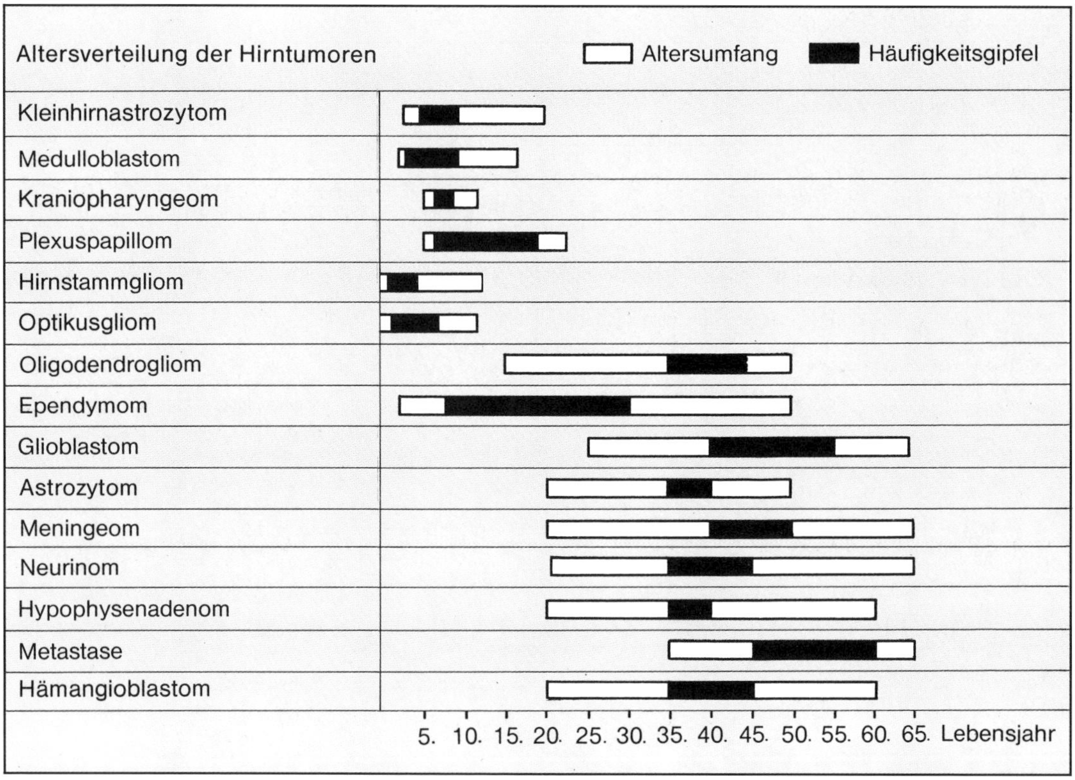

Abb. 38: Altersverteilung der Hirntumoren (nach Youmanns [208], verändert).

39
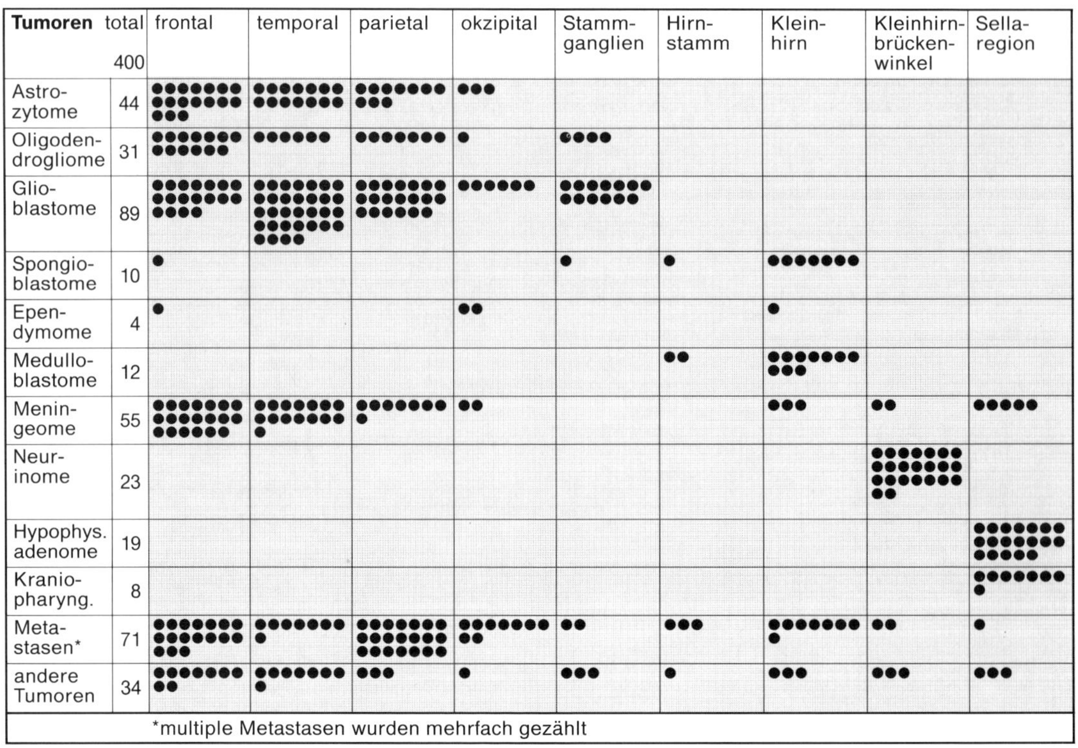

Abb. 39: Histologie und Lokalisation von 400 computertomographisch untersuchten Hirntumoren (Freie Universität Berlin, Klinikum Charlottenburg, 1975–76).

In den kranialen Abschnitten der Sylvischen Furche schiebt sich der Kortex relativ weit ins Centrum semiovale vor und kann dort einen Tumor vortäuschen, wenn die Dichte des Marklagers ödematös verändert ist.

Nach der Ausdehnung werden drei Grade des Ödems unterschieden:

- Grad I: Breite bis zu 2 cm.
- Grad II: kleiner als halbe Hemisphäre.
- Grad III: größer als halbe Hemisphäre (86).

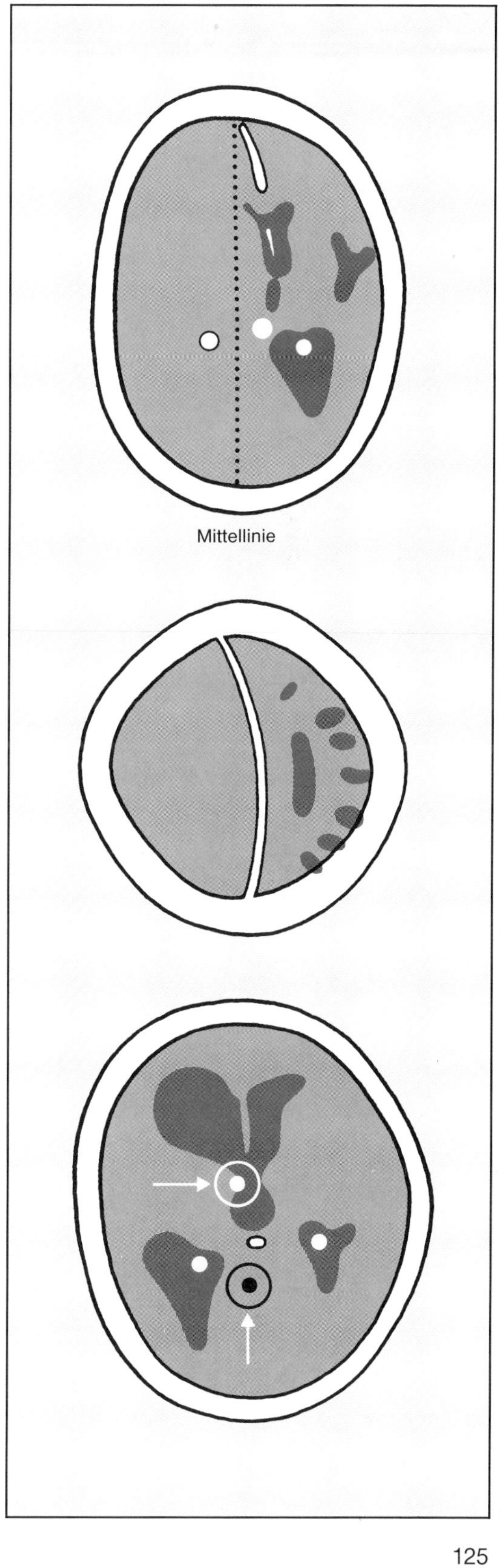

40 a

40 b

40 c

Abb. 40a–c: Synopsis der computertomographischen Zeichen einer intrakraniellen Raumforderung.
a: Verlagerung der Mittellinienstrukturen (Interhemisphärenspalt, Septum pellucidum, III. Ventrikel, Pinealis) und der Plexus chorioidei.
b: Falxverlagerung, Kompression der inneren und äußeren Liquorräume (Seitenventrikel, Sulci).
c: Liquorabflußblockade (Hydrocephalus occlusus, Foramen-Monroi-Blockade).

• *Astrozytome*

Die durch fibrilläre, protoplasmatische oder gemistozytische Astrozyten gekennzeichneten Geschwülste wachsen langsam und infiltrierend. Sie sind an ihren Rändern gegen gesundes Hirngewebe schlecht abgegrenzt und verändern oft die Form des Gehirns nicht. Astrozytome sind bei Kindern selten und in der 4. Lebensdekade gehäuft.

Histologie

Nach dem Grad der Anaplasie werden 4 Malignitätsstufen unterschieden (64):

– Grad I: Er kennzeichnet das pilozytische Astrozytom (s. S. 134).

– Grad II: Isomorphes, zellarmes Gewebe, ohne Nachweis von Mitosen. Das Tumorgewebe besitzt wenige und regelrecht strukturierte Gefäße.

– Grad III: Größere Zelldichte, Zell- und Kernpolymorphie mit einzelnen Mitosen und kleinherdigen Nekrosen. Die Wände der pathologischen Gefäße können von intravasalen Kontrastmittelmolekülen passiert werden.

– Grad IV: Diese Malignitätsstufe wird zum Glioblastom gerechnet, das durch ein mitosenreiches, polymorphes Gewebe mit großherdigen Nekrosen und Gefäßproliferation z. T. in Glomerulaform gekennzeichnet ist.

Topik

Astrozytome wachsen vor allem in den Großhirnhemisphären mit Bevorzugung der frontalen und temporalen Lappen. Bei Kindern unter 10 Jahren ist auch eine typische Lokalisation die Brücke (Ponsgliome).

Klinische Leitsymptome

Anfangs fokale und generalisierte Krampfanfälle, die oft seit Jahren bestehen. In späteren Stadien neurologische Ausfälle und Kopfschmerz.

Abb. 41: Lokalisation, Dichteverteilung und Kontrastmittelanreicherungsmuster von computertomographisch untersuchten Astrozytomen.

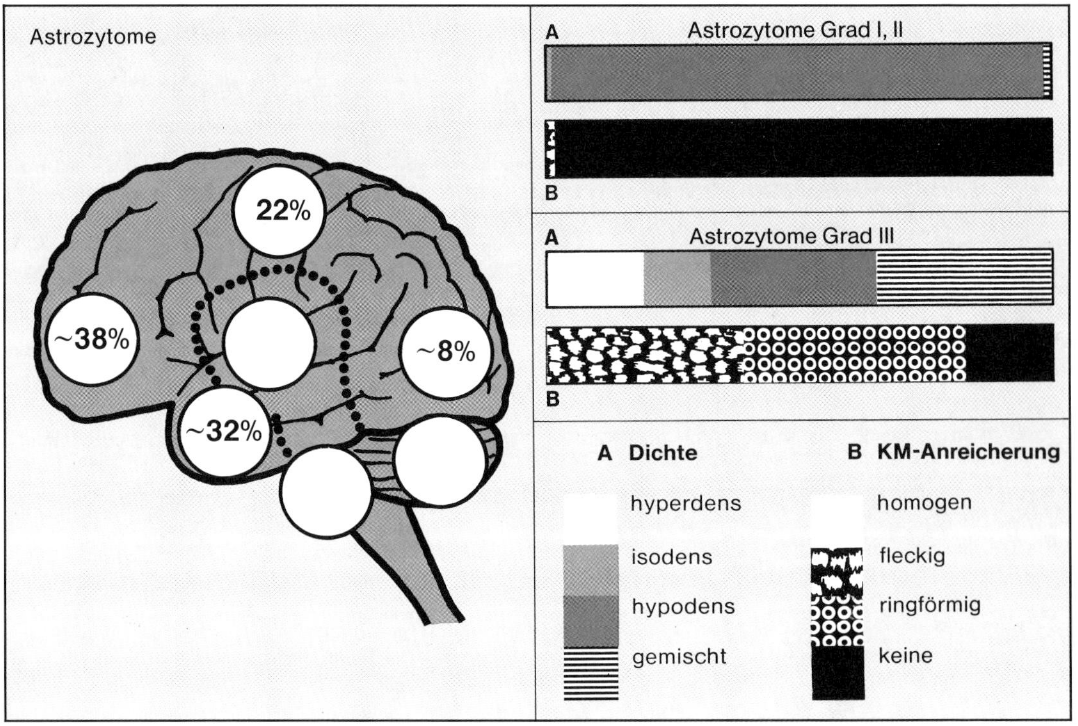

41

Tafel 54: Astrozytome

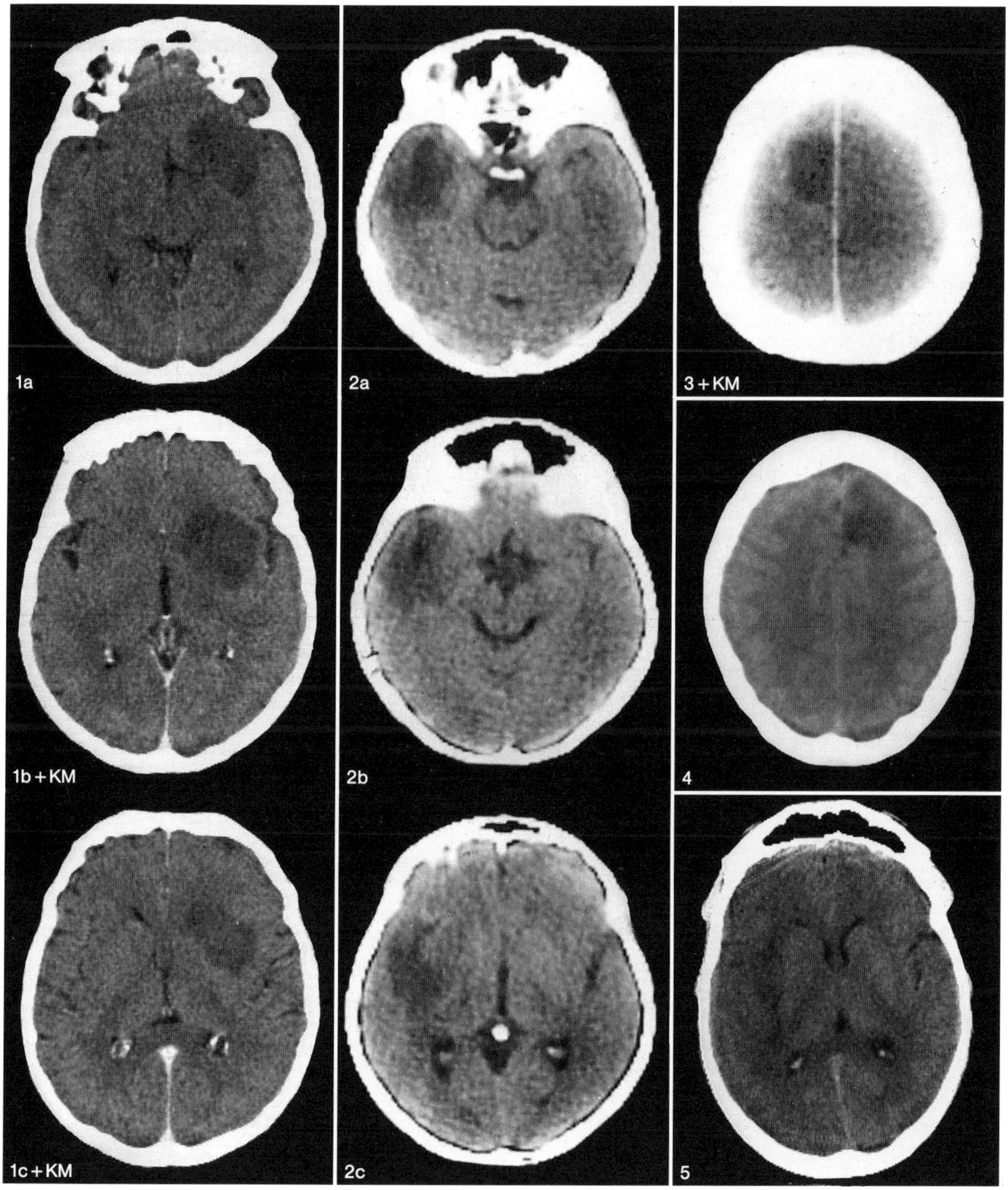

1a–c Astrozytom Grad II. Hypodenser Tumor rechts frontotemporal mit geringer Raumforderung (Kompression der Sylvischen Furche) ohne KM-Aufnahme.

2a–c Astrozytom Grad II. Hypodenser Tumor links temporal ohne wesentliche Raumforderung.

3 Astrozytom Grad II. Frontaler parasagittaler hypodenser Herd. In der Anamnese solitärer epileptischer Anfall.
4 Astrozytom Grad II. Hypodenser Herd rechts frontal parasagittal.
5 Astrozytom Grad II. Hypodenser Prozeß im linken Temporallappen mit Kompression der Inselzisterne.

Computertomographie

Die Astrozytome vom Grad II imponieren als umschriebene Zonen verminderter Dichte. Eine Abgrenzung gegen ein den Tumor umgebendes perifokales Ödem ist meist nicht möglich. Die indirekten Zeichen der Raumforderung sind diskret und können sogar ganz fehlen. Intravenös appliziertes Kontrastmittel wird nicht angereichert. Die Unterscheidung vom Infarkt ist gelegentlich nicht einfach. Die typische Topik, die Keilform und die bei Verlaufskontrollen zunehmende Demarkierung der Infarkte sind differentialdiagnostische Kriterien.

Computertomographisch bietet das Astrozytom vom Grad III (anaplastisches Astrozytom) ein vielfältigeres Bild. Obwohl die überwiegende Zahl der Tumoren verminderte Dichte aufweist, finden sich auch Tumoren mit erhöhter, gemischter oder gleicher Dichte. Der überwiegende Teil dieser Tumoren (83%) reichert Kontrastmittel an und wird in 2/3 der Fälle von einem mäßiggradigen perifokalen Ödem umgeben (62, 202). Für das gemistozytische Astrozytom sind knollenartige iso- oder leicht hyperdense Bezirke typisch, verbunden mit einer starken Kontrastmittelanreicherung.

Zusatzuntersuchungen

Meist zeigt sich im EEG ein Herdbefund. Die Szintigraphie kann bei voluminösen Tumoren einen Perfusionsdefekt aufdecken; bei Grad-II-Tumoren werden Nuklide nicht, bei anaplastischen Astrozytomen geringfügig eingelagert. Die Angiographie ist im Frühstadium oft negativ, später sind Gefäße verlagert. Grad-II-Tumoren sind avaskulär, Grad-III-Tumoren färben sich selten an (kapillarer Blush).

- *Oligodendrogliome*

Die sich von der Oligodendroglia ableitenden Geschwülste wachsen zwar infiltrierend, gehören aber zu den ausgereiften, verhältnismäßig gutartigen Gliomen. Sie treten besonders im 5. Dezennium und selten bei Kindern auf.

Histologie

Ähnlich wie bei den Astrozytomen werden nach dem Grad der Anaplasie 3 Stadien unterschieden (S. 126). Es finden sich regressive Veränderungen wie Zysten, Tumorblutungen und in 70% Kalkeinlagerungen.

Topik

Oligodendrogliome sind vor allem in den Großhirnhemisphären lokalisiert und bevorzugen den frontalen, parietalen und temporalen Lappen. Rindennahe Oligodendrogliome wachsen girlandenförmig entlang den Gyri und können in den Subduralraum vordringen.

Klinische Leitsymptome

Fokale und generalisierte Anfälle, in späteren Stadien neurologische Ausfälle und Kopfschmerzen.

Computertomographie

In den umschriebenen Zonen verminderter Dichte finden sich charakteristischerweise schollige Kalkeinlagerungen und selten zystische Hohlräume. Etwa 25% der Oligodendrogliome erscheinen ausschließlich als hypodense Areale, und sie sind dann von einem Astrozytom nicht zu unterscheiden. Bei mehr als der Hälfte finden sich hingegen Kalkherde. Die Verkalkungen können stippchenförmig sein, häufiger handelt es sich jedoch um größere unregelmäßig konfigurierte Kalkareale, die gelegentlich auch dem Verlauf einer Hirnwindung folgen. Diese Kalkherde sind meist von hypodensen Tumorarealen umgeben, gelegentlich ist die Umgebung aber isodens, so daß die wahre Ausdehnung des Tumors nicht zu erkennen ist (90). Die Tumoren sind ebenso wie die Astrozytome gegen perifokale Ödeme schlecht abgrenzbar. Oligodendrogliome niedriger Malignität (Grad II, S. 126) nehmen Kontrastmittel nur ausnahmsweise auf.

Die anaplastischen Oligodendrogliome (Grad III) bieten ein bunteres Bild. Sie sind

Tafel 55: Astrozytome

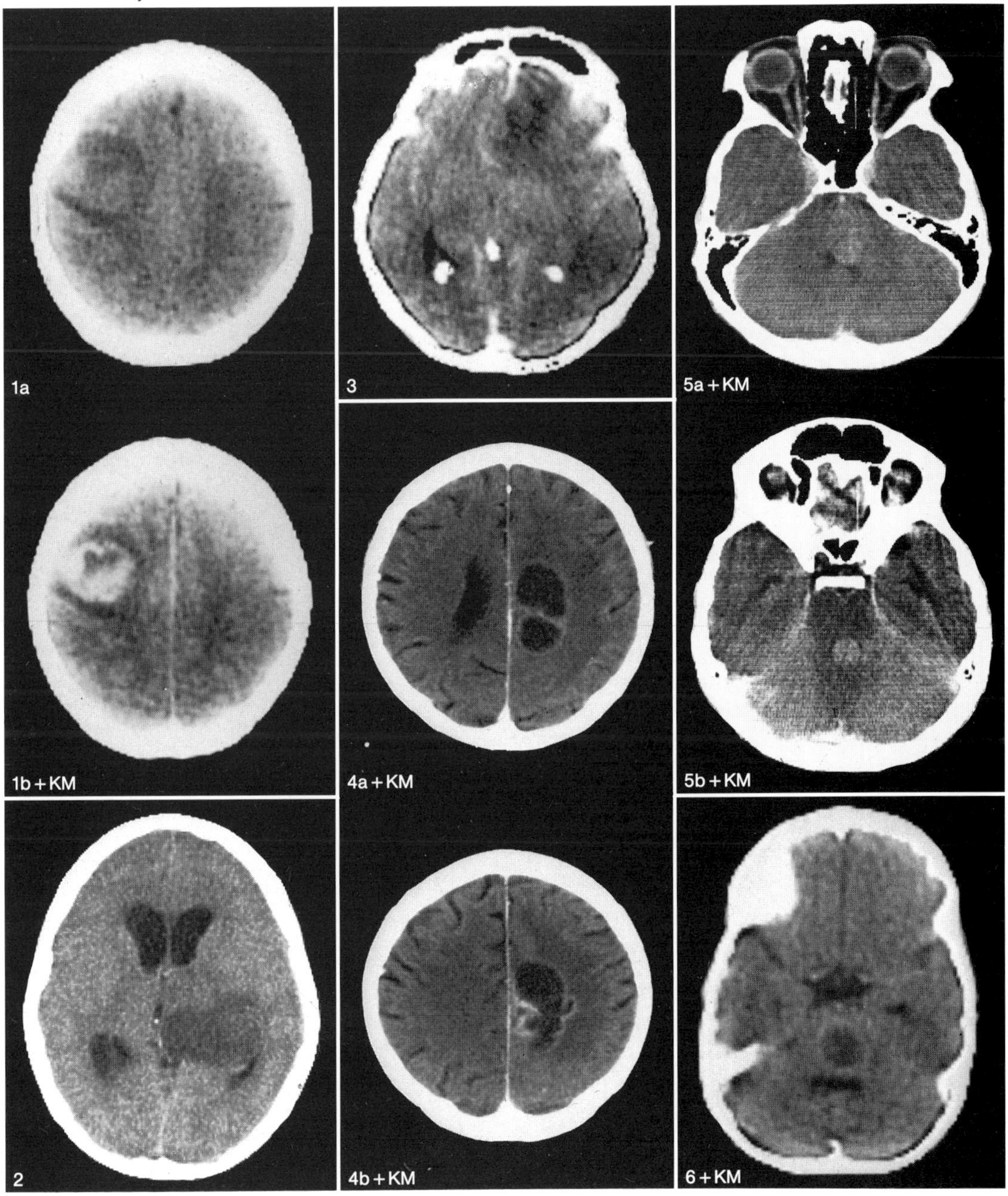

1a, b Astrozytom Grad III. Teils solider, teils nekrotischer isodenser Tumor links parietal mit perifokalem Ödem und KM-Einlagerungen. Zentrale Nekrose.

2 Astrozytom Grad III. Homogen hypodenser Herd im rechten Thalamus mit Verlagerung und Kompression des rechten Trigonum und der Mittellinienstrukturen.

3 Astrozytom Grad III. Tumor mit inhomogener Dichte rechts frontal. Geringe Verlagerung der Mittellinienstrukturen.

4a, b Astrozytom Grad III. Überwiegend hypodenser (nekrotischer) Tumor parasagittal mit KM-Einlagerung im Tumorrand.

5a, b Astrozytom Grad III. Rundlich homogen KM-aufnehmender Tumor am Boden des IV. Ventrikels.

6 Astrozytom Grad III. Hypodenser Tumor im Ponsbereich mit ringförmiger KM-Anreicherung. Der IV. Ventrikel ist komprimiert.

zwar seltener verkalkt, ihre Gewebsdichte ist aber gemischt hypo-, iso- und hyperdens. Es finden sich zystische Areale und selten intratumoröse Blutungen. In 70% besteht ein perifokales Ödem meist geringen Grades. Fast die Hälfte der anaplastischen Oligodendrogliome reichert Kontrastmittel fleckig, diffus oder ringförmig an (62, 90, 202).

Zusatzuntersuchungen

Das Röntgenbild zeigt oft zarte – stippchenförmige oder girlandenartige – Verkalkungen. Die Ergebnisse der anderen Untersuchungen gleichen denen beim Astrozytom (S. 128).

- *Mischgliome*

Die histologische Aufarbeitung der Gliome geringerer Malignitätsgrade zeigt nicht selten, daß Astrozytome mit oligodendrogliösen Anteilen versehen sind und umgekehrt. Diese Tumoren gleichen computertomographisch weitgehend dem Oligodendrogliom.

- *Diffuse Gliomatose*

Diese seltene Krankheit ist durch eine diffuse Ausbreitung von astrozytären und/oder oligodendrogliösen Tumorzellen in einer oder beiden Hemisphären gekennzeichnet. Das Computertomogramm zeigt eine uncharakteristische Volumenvermehrung. Die Kontrastmittelaufnahme ist negativ. Verwechslungen mit dem isodensen chronischen subduralen Hämatom sind möglich.

Abb. 42:: Lokalisation, Dichteverteilung und Kontrastmittelanreicherungsmuster von computertomographisch untersuchten Oligodendrogliomen.

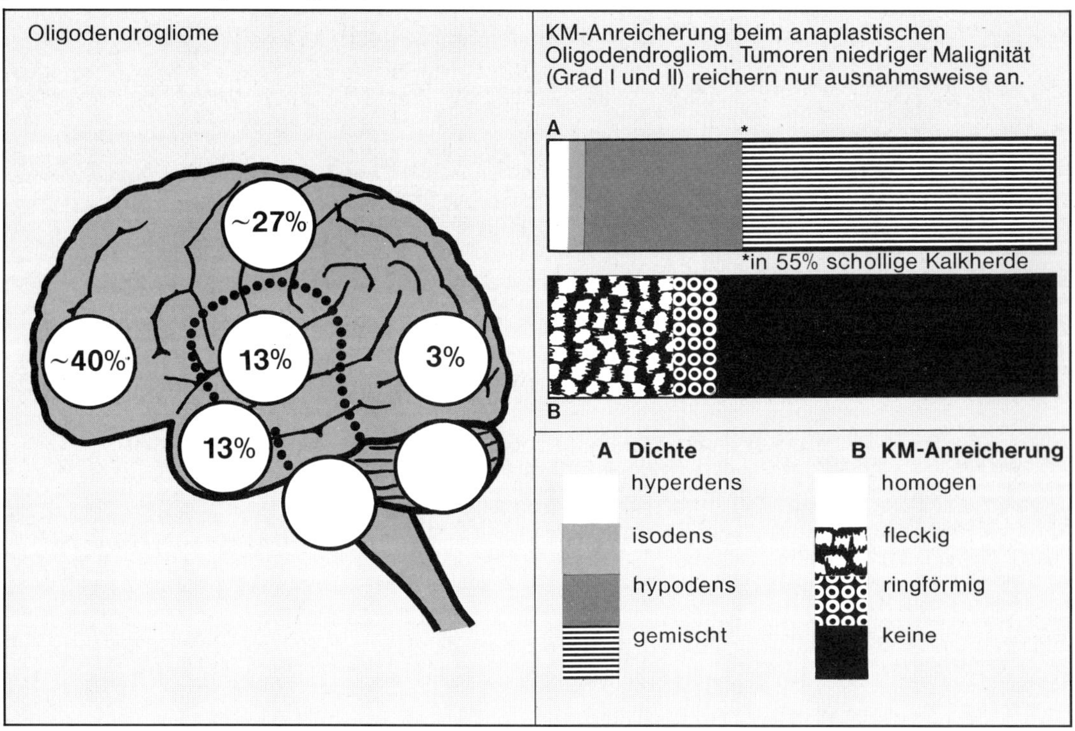

42

Tafel 56: Oligodendrogliome

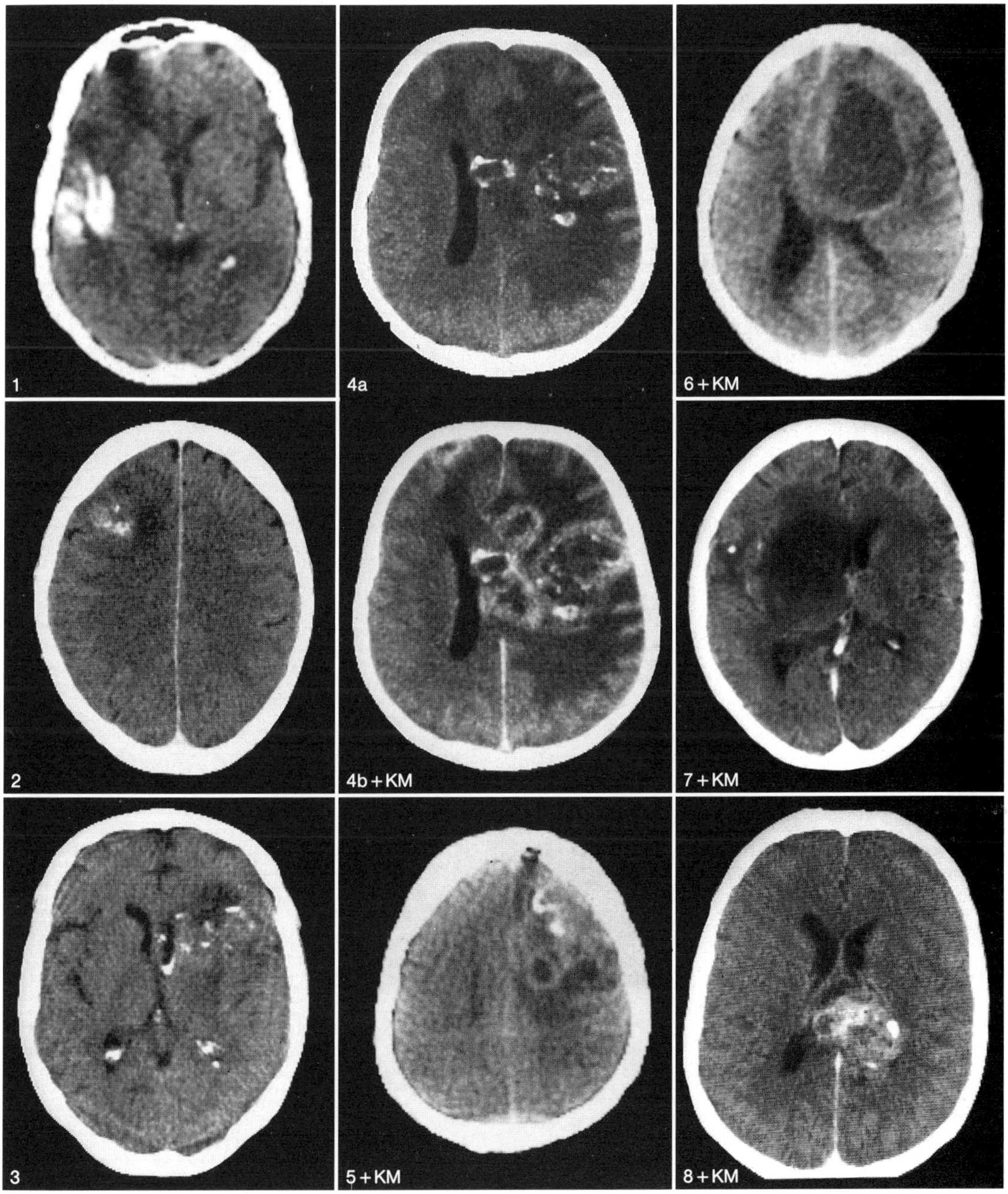

1 Oligodendrogliom. Hypodenser, stark verkalkter Herd links temporoparietal ohne wesentliche Raumforderung. Die Verkalkungen folgen zum Teil den Hirnwindungen.
2 Oligodendrogliom. Hypodenser Tumor mit stippchenförmigen Verkalkungen.
3 Oligodendrogliom. Hypodenser Tumor rechts frontotemporal bis in die Stammganglien reichend mit stippchenförmigen Verkalkungen. Infolge der Raumforderung ist die Inselzisterne verstrichen.

4a, b Oligodendrogliom (Mischtumor). Großer hypodenser Tumor mit scholligen Kalkeinlagerungen und ringförmigen KM-Einlagerungen, perifokalem Ödem und Kompression des rechten Seitenventrikels.
5 Oligodendrogliomrezidiv. Hypodenser Tumor. Verkalkung einer Hirnwindung, ringförmige KM-Anreicherung.

6 Oligodendrogliom (Mischtumor). Großer zystisch wirkender raumfordernder Prozeß rechts frontopräzentral mit zarter ringförmiger KM-Aufnahme.
7 Oligodendrogliom (Mischtumor). Hypodense Raumforderung in den linken Stammganglien und punktförmige Verkalkungen temporal.
8 Oligodendrogliom (Mischtumor). Raumforderung im hinteren Corpus callosum mit Kalkherden und ringförmiger KM-Aufnahme.

• *Glioblastome*

Glioblastome sind die häufigsten hirneigenen Geschwülste. Sie kommen doppelt so oft bei Männern wie bei Frauen vor. Ihre altersabhängige Verteilung hat einen Gipfel in der 5.–7. Lebensdekade; sie sind bei Kindern kaum anzutreffen.

Mit den Medulloblastomen sind die Glioblastome die bösartigsten Hirngeschwülste, die schnell und infiltrativ wachsen. Die klinische Vorgeschichte ist bei Diagnosestellung meist kurz, die Überlebenszeit nach Diagnosestellung beträgt im Mittel 6–9 Monate (214).

Histologie

Das Glioblastom ist die am stärksten anaplastisch modifizierte Form der Gliazelltumoren. Es entspricht dem höchsten Malignitätsgrad der Gliome. Neben soliden Anteilen mit mitosenreicher Zellpolymorphie finden sich großherdige Nekrosen, Zysten und Tumorblutungen. Kapillaren und Endothel proliferieren stark, und die Gefäße sind knäuelartig angeordnet. Meist ist der Tumor von einem ausgeprägten Umgebungsödem begleitet.

Topik

Glioblastome sind vorwiegend im Marklager und in den Stammganglien des Großhirns lokalisiert, in dem sie alle Lappen befallen können. Gelegentlich durchsetzt der Tumor den Balken und wächst in beiden Hemisphären (Schmetterlingsglioblastome). Glioblastome können auch multizentrisch auftreten.

Klinische Leitsymptome

Wegen des raschen Tumorwachstums ist die Anamnese kurz (maximal 3–4 Monate). Häufig ist ein epileptischer Anfall das Initialsymptom, wenig später entwickeln sich die Zeichen einer Hirndrucksteigerung, neurologische Ausfälle oder ein Psychosyndrom.

Abb. 43: Lokalisation, Dichteverteilung und Kontrastmittelanreicherungsmuster von computertomographisch untersuchten Glioblastomen.

43

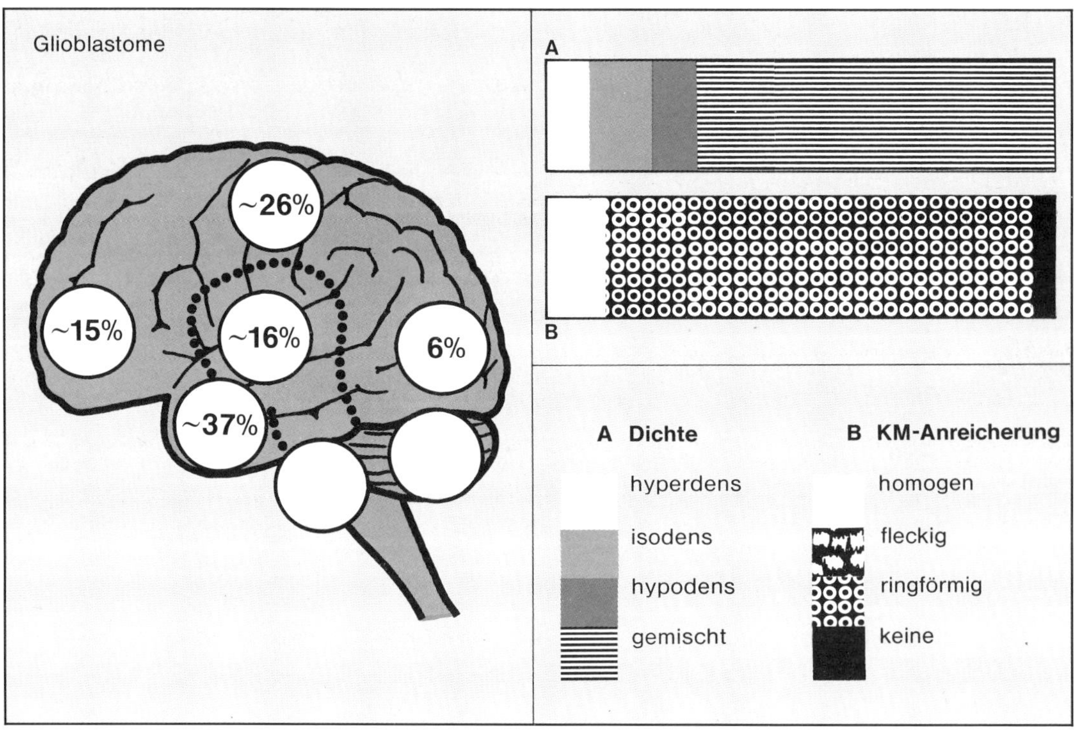

Tafel 59: Pilozytische Astrozytome

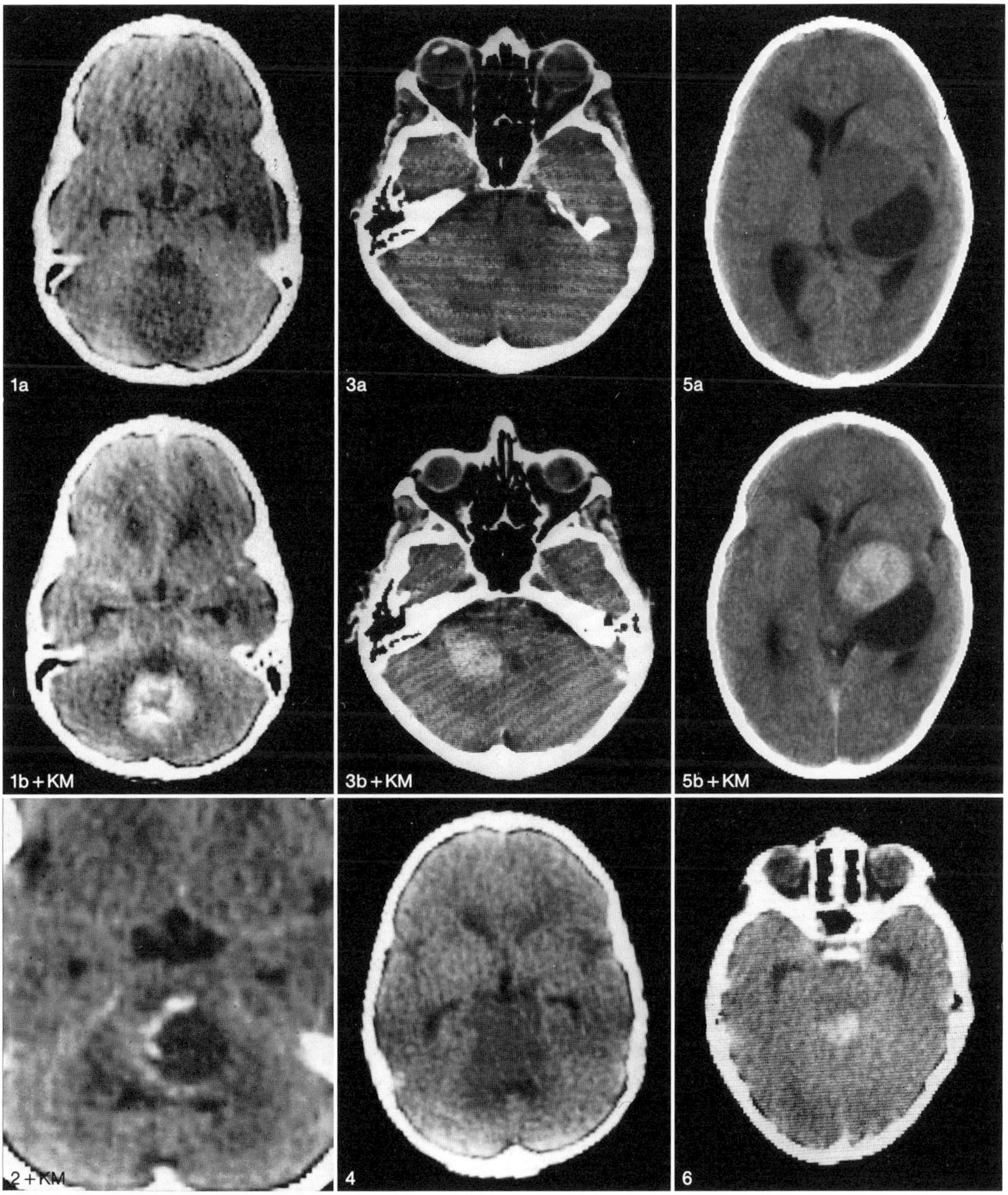

1a, b Pilozytisches Astrozytom des Kleinhirnwurms. Hypodenser raumfordernder Prozeß mit KM-Aufnahme und kleiner zentraler Nekrose. Beginnender Stauungshydrozephalus.
2 Pilozytisches Astrozytom im Ponsbereich. Hypodenser Prozeß mit wandständiger KM-Aufnahme. Deformation des IV. Ventrikels und der basalen Zisterne.

3a, b Pilozytisches Astrozytom der linken Kleinhirnhemisphäre. Iso- bis leicht hyperdenser Tumor mit perifokalem Ödem. Kompression des IV. Ventrikels und homogene KM-Einlagerung.
4 Pilozytisches Astrozytom im Mittelhirn. Der Hirnstamm und der Kleinhirnwurm sind hypodens und verbreitert. Beginnender Stauungshydrozephalus durch Kompression des IV. Ventrikels.

5a, b Pilozytisches Astrozytom in den rechten Stammganglien. Hypodenser Tumor mit zystischem Anteil und KM-Einlagerung.
6 Blutung in ein pilozytisches Astrozytom. Blutherd im Kleinhirnwurm. Bei dem 9jährigen Jungen war akut eine Ataxie und ein Hydrozephalus aufgetreten.

• *Histiozytose X, Histiozytome*

Die generalisierte Histiozytose X befällt im Gehirn meist die Hypothalamusregion, wo sie endokrine Ausfälle (z. B. Diabetes insipidus) und Sehstörungen verursacht. Das Computertomogramm zeigt in der Cisterna chiasmatis einen gering hyperdensen Herd, der Kontrastmittel intensiv einlagert.

Die sehr seltenen benignen oder malignen Histiozytome zeigen sich als intrazerebrale, meist hypodense Herde, die Kontrastmittel speichern. Wegen der Seltenheit wird die richtige Artdiagnose vor dem histologischen Ergebnis kaum je in die Überlegungen einbezogen.

• *Maligne Lymphome*

Die Tumoren gehen vom Gefäßbindegewebe aus und treten im Gehirn sowohl isoliert als auch seltener im Rahmen einer generalisierten Non-Hodgkin-Erkrankung auf. Das Prädilektionsalter liegt zwischen dem 40. und 70. Lebenjahr. Prädilektionsorte sind die Großhirnhemisphären und die Stammganglien. Das klinische und computertomographische Bild ähnelt den rasch wachsenden Gliomen und Metastasen, aber gelegentlich auch Meningeomen. Die Tumoren sind homogen, iso- bis leicht hyperdens und reichern Kontrastmittel stark an. Charakteristisch ist ihre hohe Strahlensensibilität.

• *Leukose*

Die akute lymphatische Leukose des Kindes verursacht meningeale und intrazerebrale Infiltrate, die vor Einführung der intrathekalen Chemotherapie und der Strahlentherapie noch bei 50% der Fälle beobachtet wurden. Die meningealen Infiltrate können einen Hydrocephalus aresorptivus verursachen. Die intrazerebralen Infiltrate zeigen sich teils als hypodense Zonen, teils auch als raumfordernde hyperdense Herde, die Kontrastmittel fleckig oder auch ringförmig einlagern.

• *Subependymale Riesenzellastrozytome*

Der seltene, relativ gutartige (Grad I) Tumor tritt meist im Rahmen einer tuberösen Sklerose (S. 72) auf und führt im frühen Jugendalter zu klinischen Symptomen. Sein typischer Sitz ist am Foramen Monroi im Vorderhorn des Seitenventrikels, und er ist meist mit einem Hydrozephalus kombiniert. Der runde Tumorknoten ist iso- bis hyperdens und reichert Kontrastmittel stark an.

• *Gangliozytome (Nervenzelltumoren)*

Die seltenen Tumoren gehen von Ganglien und Nervenzellen aus und haben unterschiedliche Dignität (Malignitätsgrade I–IV). Sie führen meist im Adoleszentenalter zu klinischen Symptomen. Die typischen Lokalisationen sind paramedian im Großhirn, in den medialen Anteilen des Temporallappens und im Thalamus. Der computertomographische Aspekt wird meist von Zysten und Verkalkungen bestimmt, und die soliden Tumoranteile sind oft so klein, daß Kontrastmittel kaum oder gar nicht eingelagert wird.

• *Monstrozelluläre Sarkome*

Die sehr seltenen, hoch malignen, schnell wachsenden Tumoren kommen in jedem Alter vor. Das Computertomogramm zeigt große intrazerebrale Tumoren mit zentralen Nekrosen und Kontrastmitteleinlagerung im Tumorrand. Der Aspekt erinnert an den eines anaplastischen Astrozytoms bzw. an den eines Glioblastoms.

Tafel 60: Seltene Tumoren

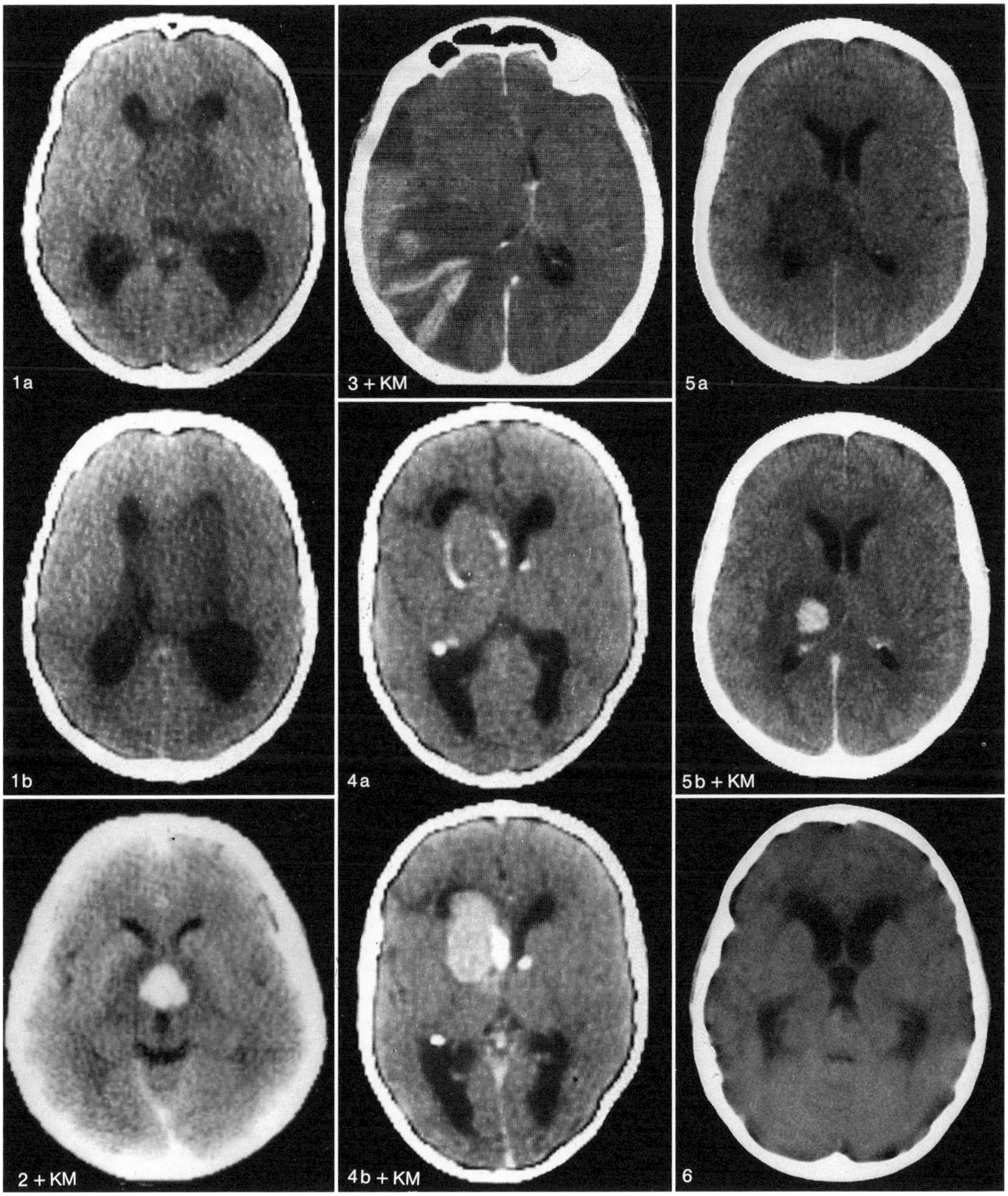

1 a, b Ependymom. Hyper- bis isodenser Tumor intraventrikulär. Erweiterung der Hinterhörner.
2 Histiozytose X. Leicht hyperdenser Tumor in der Gegend des Hypothalamus. Der Tumor nimmt KM auf. Klinisch: Narkolepsie.

3 Histiozytom. Zufallsbefund bei chronisch subduralem Hämatom links mit Sedimentierung. Parietookzipital hypodense Zone mit streifiger KM-Einlagerung. Histologisch gesichert.
4 a, b Subependymales Riesenzellastrozytom. Isodenser Tumor im linken Vorderhorn mit schalenförmiger Verkalkung und homogener KM-Einlagerung. Weitere Verkalkung der Ventrikelwand bei tuberöser Sklerose.

5 a, b Malignes Lymphom. Hypodense Raumforderung im linken Thalamus mit perifokalem Ödem und homogener KM-Einlagerung.
6 Ependymoblastom. Isodenser Tumor in der Pinealisregion, der den III. Ventrikel imprimiert und durch eine Aquäduktblockade einen Stauungshydrozephalus verursacht hat.

- *Tumoren der Pinealisregion*

Die Tumoren der Zirbeldrüsenregion treten vor allem bei Jugendlichen auf und werden haselnuß- bis kastaniengroß. Sie führen durch Kompression der Vierhügelplatte und des Aquädukts zu einer charakteristischen klinischen Symptomatik mit vertikaler Blicklähmung (Parinaud-Syndrom) und intrakranieller Hypertension. Histologisch werden unterschieden: das Pinealozytom (Grad I–III), das Pinealoblastom (Grad IV) und das Germinom, das als Keimzelltumor eigentlich keine gewebliche Beziehung zur Pinealis hat. Die Tumoren sind meist nicht operabel, haben aber oft eine hohe Strahlensensibilität. Sie können auf dem Liquorweg metastasieren und dann das Ventrikelsystem und besonders die Vorderhörner mit Tumormassen ausfüllen. Ob das sogenannte ektopische Pinealom in der Infundibulumregion ein autochthoner Tumor oder eine Abtropfmetastase ist, ist bisher unentschieden. Computertomographisch finden sich in der Pinealisregion kugelige, iso- bis leicht hyperdense Knoten, die gelegentlich verkalkt sind und Kontrastmittel meist stark und homogen, seltener auch ringförmig anreichern.

- *Plexuspapillome*

Die vom Plexus chorioideus ausgehenden Tumoren sind meist relativ gutartig (Grad I) und manifestieren sich im Kindes- und Jugendalter. Sie entwickeln sich vor allem im IV. Ventrikel und im Trigonum des Seitenventrikels, seltener im III. Ventrikel und im Kleinhirnbrückenwinkel. Computertomographisch sind die intraventrikulären Tumorknoten iso- bis leicht hyperdens und nicht selten verkalkt; sie reichern Kontrastmittel homogen und kräftig an. Infolge von Okklusion oder Hypersekretion besteht meist ein Hydrozephalus.

Tafel 61: Pinealistumoren, Plexuspapillome

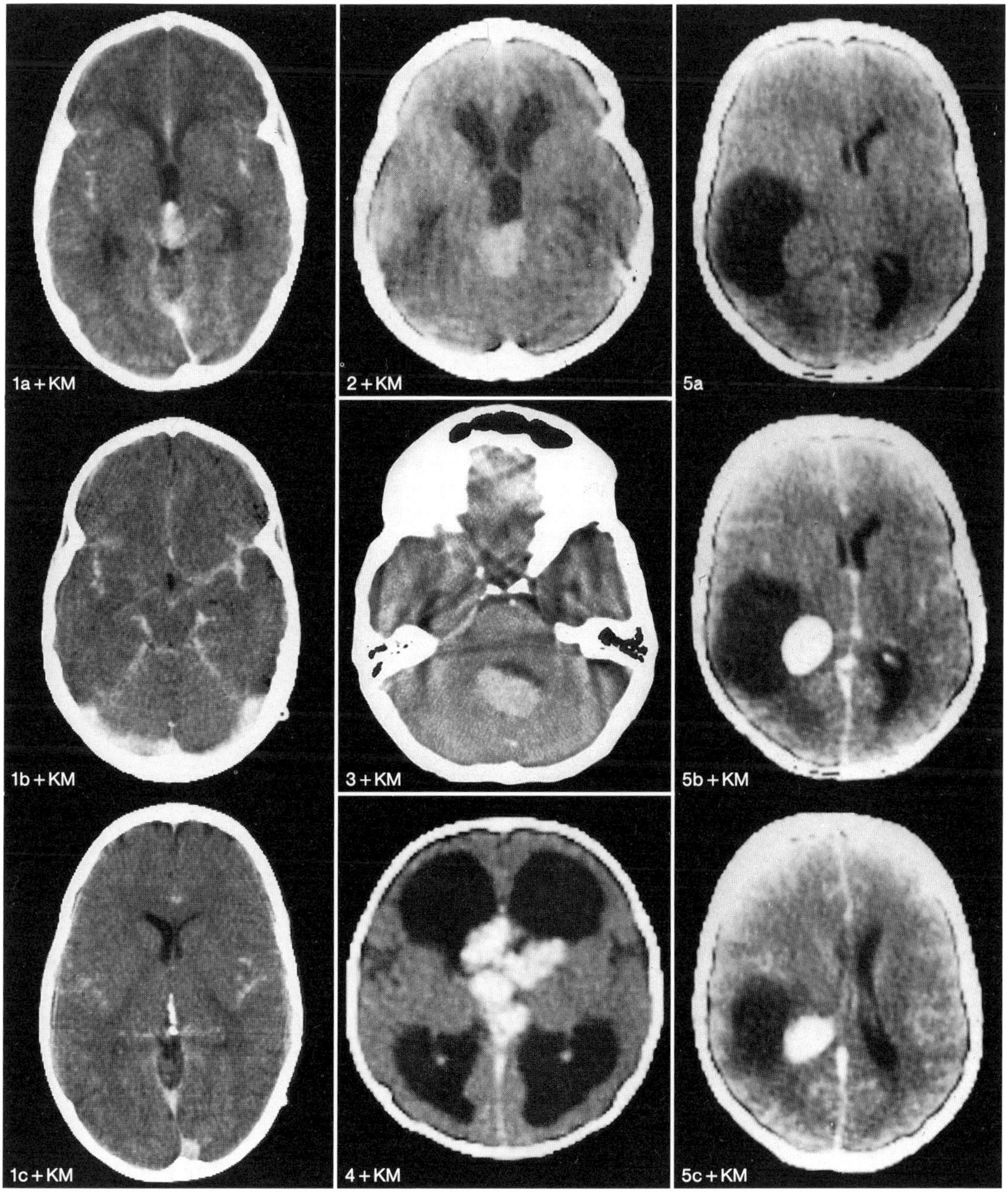

1a–c Germinom der Pinealis. Starke KM-Anreicherung im Tumor. Verlauf nach primärer Radiotherapie (b, c). Verkalkter Tumor und subarachnoidale Tumoraussaat.

2 Pinealistumor. Scharf konturierter, homogen KM-einlagernder Tumor mit unbekannter Histologie.
3 Plexuspapillom im IV. Ventrikel. Glatt konturierter Tumor mit homogener KM-Einlagerung.
4 Plexuspapillom. Zahlreiche Tumorknoten im III. Ventrikel und auch in den Vorderhörnern mit intensiver KM-Aufnahme und Hydrozephalus.

5a–c Plexuspapillom im linken Trigonum. Scharf konturierter, isodenser Tumor, der KM intensiv einlagert. Erhebliche Aufweitung des linken Temporalhorns.

• *Medulloblastome*

Das Medulloblastom ist die häufigste und bösartigste Geschwulst der hinteren Schädelgrube im Kindesalter. Selten kommt es auch im Erwachsenenalter vor. Der Tumor wächst schnell und infiltrativ. Er setzt Abtropfmetastasen in die Liquorräume (Spinalkanal, Ventrikel und Zisternen) und selten auch extraneurale Metastasen.

Histologie

Es handelt sich um einen unscharf begrenzten, zellreichen Tumor mit hoher Mitoserate. Das Stroma ist nur gering und vorwiegend perivaskulär ausgebildet. Regressive Veränderungen sind selten.

Topik

Bevorzugter Sitz ist der Kleinhirnwurm und das Dach des IV. Ventrikels. Seltener findet sich der Tumor ausschließlich in einer Kleinhirnhemisphäre oder im kaudalen Hirnstamm.

Klinische Leitsymptome

Kopfschmerz, Erbrechen, Ataxie, selten Kopfschiefhaltung durch Zervikalwurzelreizung.

Computertomographie

Die umschriebenen, relativ scharf konturierten Herde stehen oft mit dem IV. Ventrikel in Verbindung. Sie sind meist homogen und von leicht erhöhter Dichte. Bei einem Fünftel der Fälle ist das Dichtemuster durch Blutungen und Nekrosen im Tumorareal gemischt, und etwa die Hälfte ist von einem schmalen peritumorösen Ödemsaum umgeben (90). Die Tumoren reichern Kontrastmittel stark und homogen an, nur selten finden sich nekrotische Bezirke, die von der Dichtezunahme ausgespart sind. Bei einer meningealen Aussaat können weite Bereiche der Zisternen und des Subarachnoidalraumes mit kontrastmittelanreichernden Tumorschichten ausgefüllt sein. Bei einer retrograden Metastasierung finden sich supratentorielle intraventrikuläre Tumormassen. Die Medulloblastome verursachen fast stets einen computertomographisch nachweisbaren Hydrocephalus occlusus.

Abb. 45: Lokalisation, Dichteverteilung und Kontrastmittelanreicherungsmuster von computertomographisch untersuchten Medulloblastomen.

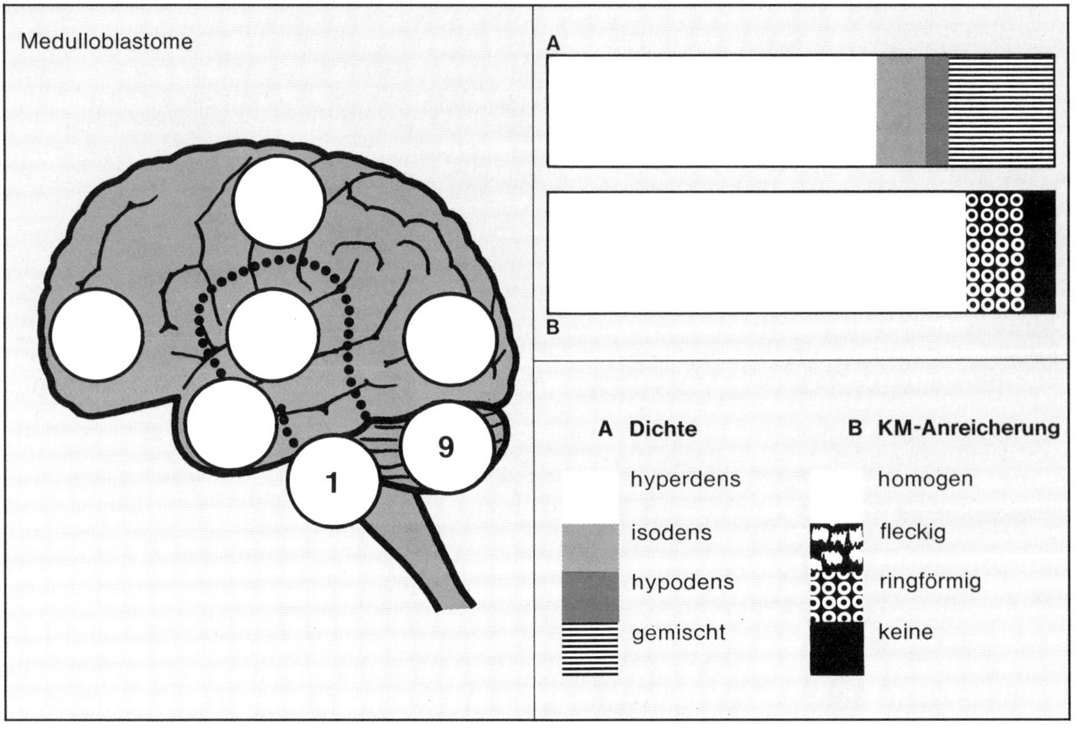

45

Tafel 62: Medulloblastome

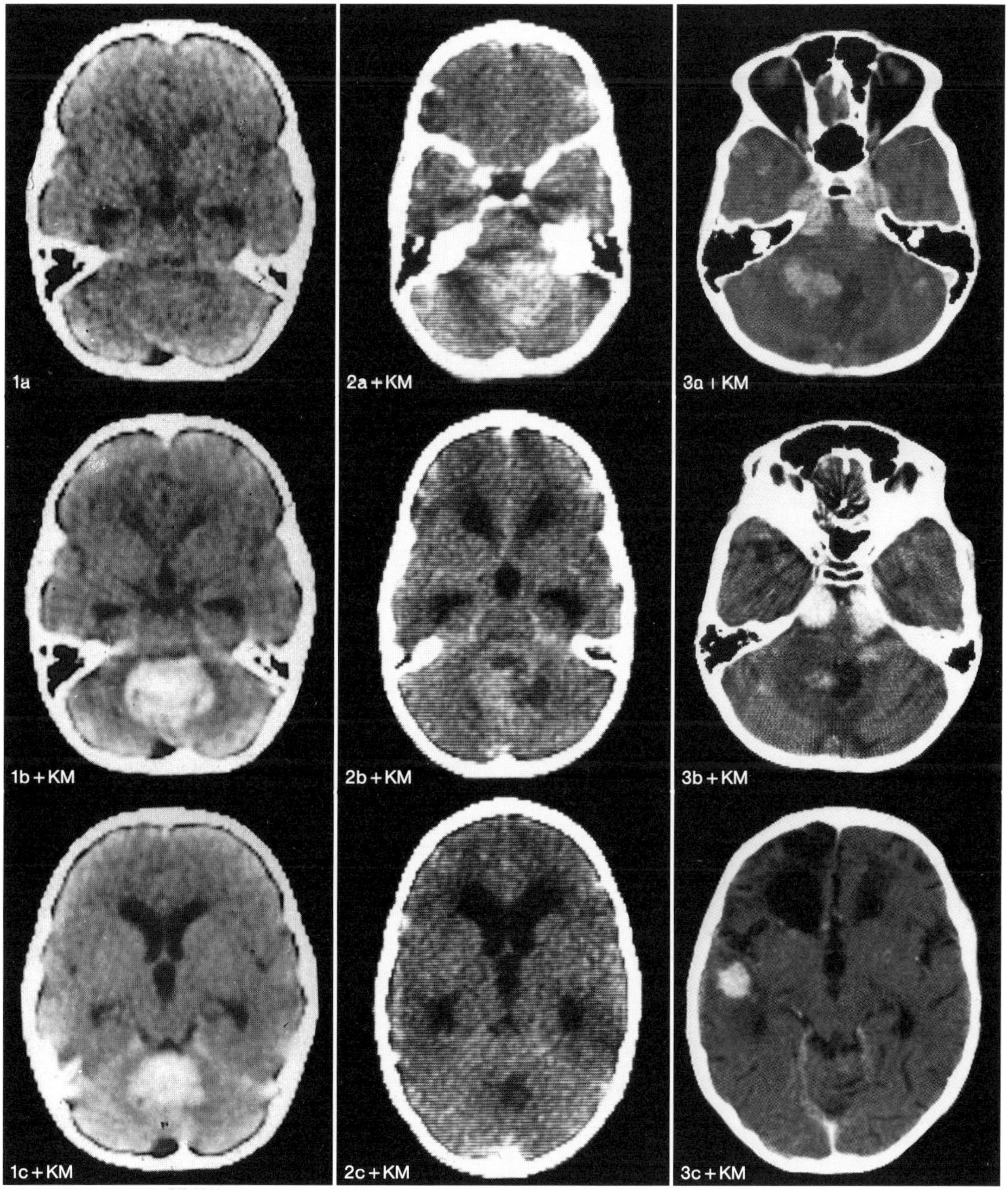

1a–c Medulloblastom. Isodenser Tumor im Kleinhirnwurm mit Kompression des IV. Ventrikels und beginnendem Stauungshydrozephalus. Homogene KM-Einlagerung.

2a–c Medulloblastom des Kleinhirnwurms. KM-anreichernder Tumor im Wurm mit nekrotischen Zonen und Stauungshydrozephalus.

3a–c Medulloblastom der linken Kleinhirnhemisphäre mit infra- und supratentorieller Aussaat. Zahlreiche unterschiedlich große KM-aufnehmende Tumorherde.

Zusatzuntersuchungen

Die Röntgennativaufnahme zeigt selten indirekte Hirndruckzeichen als Ausdruck des Hydrozephalus. Radionuklide werden vom Tumor kräftig eingelagert. Die Angiographie zeigt die Raumforderung der hinteren Schädelgrube und gelegentlich pathologische Gefäße und einen Tumorblush. Die Angiographie ist aber heute bei vorhandenem CT nicht mehr indiziert.

- *Meningeome*

Die Meningeome machen etwa 15% aller intrakraniellen Tumoren aus. Ihr Prädilektionsalter ist das 4.–7. Lebensjahrzehnt, und sie befallen Frauen doppelt so häufig wie Männer. Sie entwickeln sich aus Zellnestern der Arachnoidea und haben enge Beziehungen zu den Pacchionischen Granulationen (28). Makroskopisch sind sie von kugeliger Gestalt und von einer festen Kapsel umgeben. Sie wachsen langsam und – zumindest in Richtung auf das Hirngewebe – rein expansiv.

Die Pia mater grenzt die Tumoren gegen das Hirngewebe ab, jedoch kommt es durch Druck zu ischämischen Hirnrindennekrosen und dadurch zum typischen, meist recht ausgedehnten peritumorösen Hirnödem. Im Gegensatz zur scharfen Abgrenzung gegenüber dem neuroektodermalen Hirngewebe werden die keimblatteigenen Gewebe – wie Dura mater, Knochen, Periost, Gefäße und Muskulatur – häufig durchwachsen, ummauert und reaktiv verändert. Für den Tumor typisch sind die reaktiven Knochenverdickungen (Meningeomhyperostosen). Es kommen aber auch Knochenverdünnungen und -vorwölbungen vor. Die En-plaque-Meningeome breiten sich flächenhaft entlang der Dura mater aus; die intrakranielle Raumforderung ist dann gering im Vergleich zu den von ihnen induzierten hyperplastischen Knochenveränderungen.

Wenn es gelingt, den Tumor radikal zu exstirpieren, kann wegen seiner Gutartigkeit mit einer rezidivfreien Heilung gerechnet werden.

Histologie

Es sind meist faser- und gefäßreiche Geschwülste mit regressiven Veränderungen, wie z. B. Kalkeinlagerungen (Psammome) und Zysten (191, 213).

Zusatzuntersuchungen

Im Elektroenzephalogramm findet sich oft ein pathologischer Herd. Die Röntgennativaufnahme zeigt eine lokale Skelettsklerosierung an der Tumoransatzstelle in etwa 50% der Fälle und fleckige bis homogene Tumorverkalkung in etwa 20% der Fälle; diese Hinweise können in typischen Fällen artspezifisch sein. Weitere Zeichen sind umschriebene Knochenusuren und Vorwölbungen sowie eine exkavierte Drucksella (129). Radionuklide werden von den Meningeomen früh, kräftig und anhaltend akkumuliert. Im Angiogramm sind durch den raumfordernden Prozeß Gefäße verlagert, und der Tumor färbt sich meist von der früharteriellen bis zur spätvenösen Phase homogen an. Die Angiographie zeigt darüber hinaus die tumorversorgenden Gefäße aus dem Externa- und Interna-Gebiet, und sie informiert über Gefäßverlegungen, wie z. B. über eine Ummauerung der Carotis interna durch ein Keilbeinmeningeom oder eine Verlegung des Sinus sagittalis durch ein Falxmeningeom.

Recht charakteristisch ist eine zwiebelschalenartige Schichtung der Zellverbände (Grad I). Ein Zurücktreten dieser Zwiebelstrukturen und ein Auftreten von Mitosefiguren zeigt eine gesteigerte Wachstumstendenz (Grad II) an, und eine weitere Entdifferenzierung des Gewebsbildes kennzeichnet das Meningealsarkom (Grad III). Diese anaplastischen Varianten des Meningeoms finden sich aber in nur etwa 5% der Fälle (90).

Topik

Die Meningeome entstehen in den meningealen Umschlagfalten an der Schädelbasis, an der Schädelkalotte, an der Falx und am Tentorium. Dort ist ihr Prädilektionsort in der Reihenfolge der Häufigkeit: Falx cerebri, Großhirnkonvexität, Olfaktoriusrinne, Tuberculum sellae, Keilbeinflügel, Cavum Meckeli, Tentorium, Kleinhirnbrückenwinkel, Clivus und kraniospinaler Übergang (90). Ganz selten entstehen die Meningeome im Plexusstroma der Seitenventrikel und des III. Ventrikels.

Klinische Leitsymptome

Je nach Tumorlokalisation finden sich Lähmungen und Krampfanfälle (Konvexitätsmeningeome), psychoorganische Syndrome (Meningeom im Frontalbereich),

Tafel 63: Meningeome

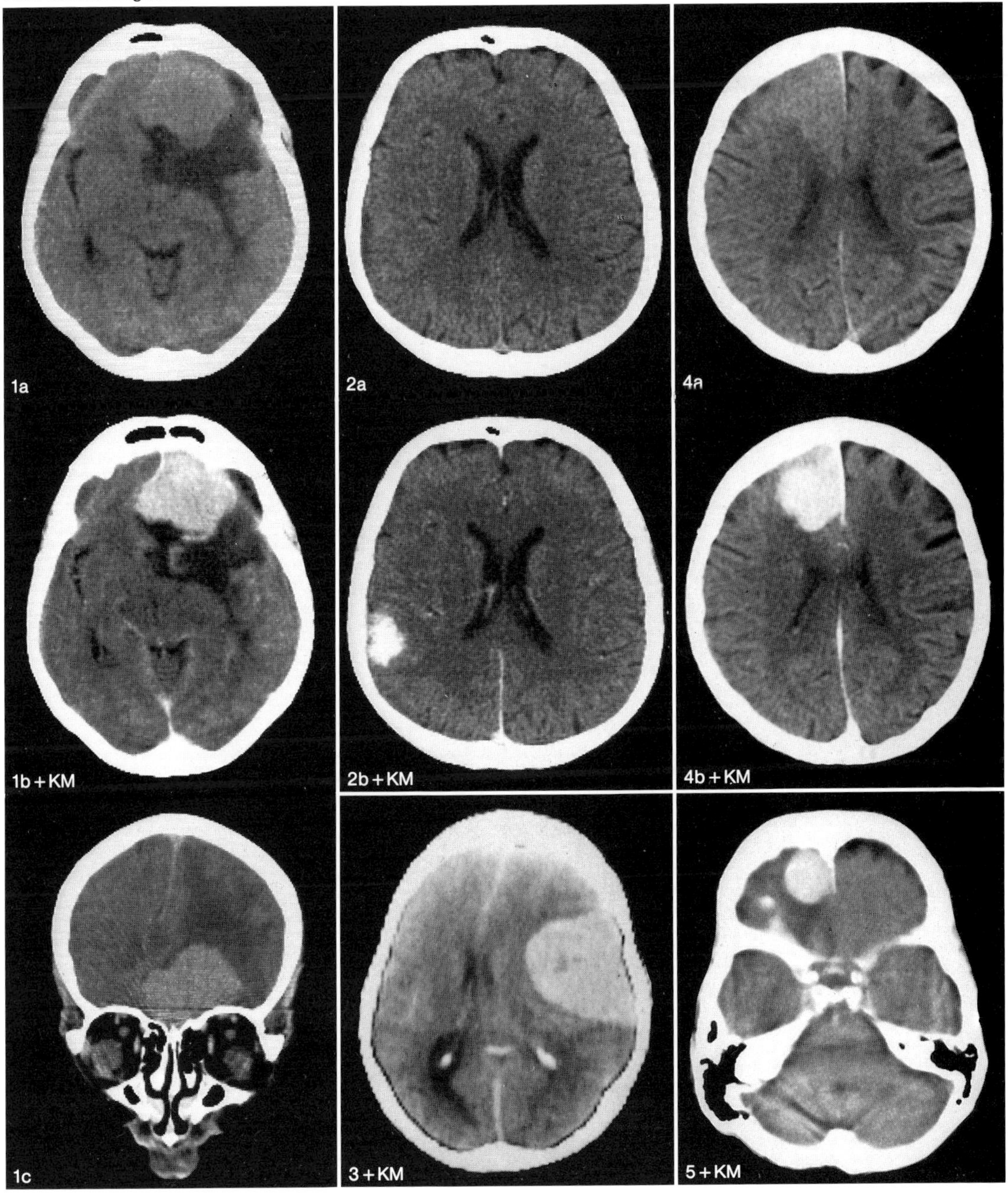

1a–c Meningeom von der vorderen Schädelgrube ausgehend. Leicht hyperdenser, scharf konturierter Tumor mit intensiver KM-Aufnahme. Perifokales trichterförmiges Marklagerödem. Koronare Schicht (c).

2a, b Konvexitätsmeningeom links parietal. Isodenser Tumor im Nativbild, der KM stark und homogen einlagert.
3 Konvexitätsmeningeom rechts. Homogene KM-Einlagerung mit kleiner zentraler Nekrose. Kompression des Seitenventrikels. Verlagerung der Mittellinienstrukturen und geringfügige Foramen-Monroi-Blockade.

4a, b Falxmeningeom. Iso- bis leicht hypodenser Tumor links frontal mit starker KM-Einlagerung.
5 Meningeom links frontobasal am Umschlagswinkel zwischen Falx und Schädelbasis. Runder homogen KM-einlagernder, glatt berandeter Herd.

Hirnnervenausfälle (Schädelbasismeningeome), Exophthalmus und Vorwölbung der Schläfe (Keilbeinmeningeome) und chronische intrakranielle Hypertension (besonders bei Meningeomen der hinteren Schädelgrube). Da die Tumoren sehr langsam wachsen, entwickeln sich die Beschwerden in der Regel auch langsam.

Computertomographie

Computertomographisch zeigen sich runde, scharf begrenzte hyperdense Zonen, die gelegentlich granuläre bis homogene Verkalkungen und selten zystische Komponenten enthalten. Mit Ausnahme der Ventrikelmeningeome besteht stets eine enge Beziehung zu den Hirnhäuten bzw. zum Schädelknochen. Die Tumoren sind in 60% von einem perifokalen Ödem umgeben, so daß sie sich auch bei hirnähnlicher Dichte von der Umgebung deutlich abheben (62, 202). Die Artdiagnose wird sehr sicher, wenn eine Hyperostose und Verdickung des dem Tumor anliegenden Schädelabschnitts nachweisbar ist.

Die Meningeome reichern appliziertes Kontrastmittel kräftig und homogen an; nur ausnahmsweise (ca. 3%) kommen ringförmige Kontrastmitteleinlagerungen vor. Die beetartig entlang der Dura mater wachsenden Meningeome en plaque und kleine basisnahe Meningeome können dem computertomographischen Nachweis entgehen; eine koronare Schnittführung kann dann die Diagnostik gelegentlich verbessern.

Abb. 46: Lokalisation, Dichteverteilung und Kontrastmittelanreicherungsmuster von computertomographisch untersuchten Meningeomen.

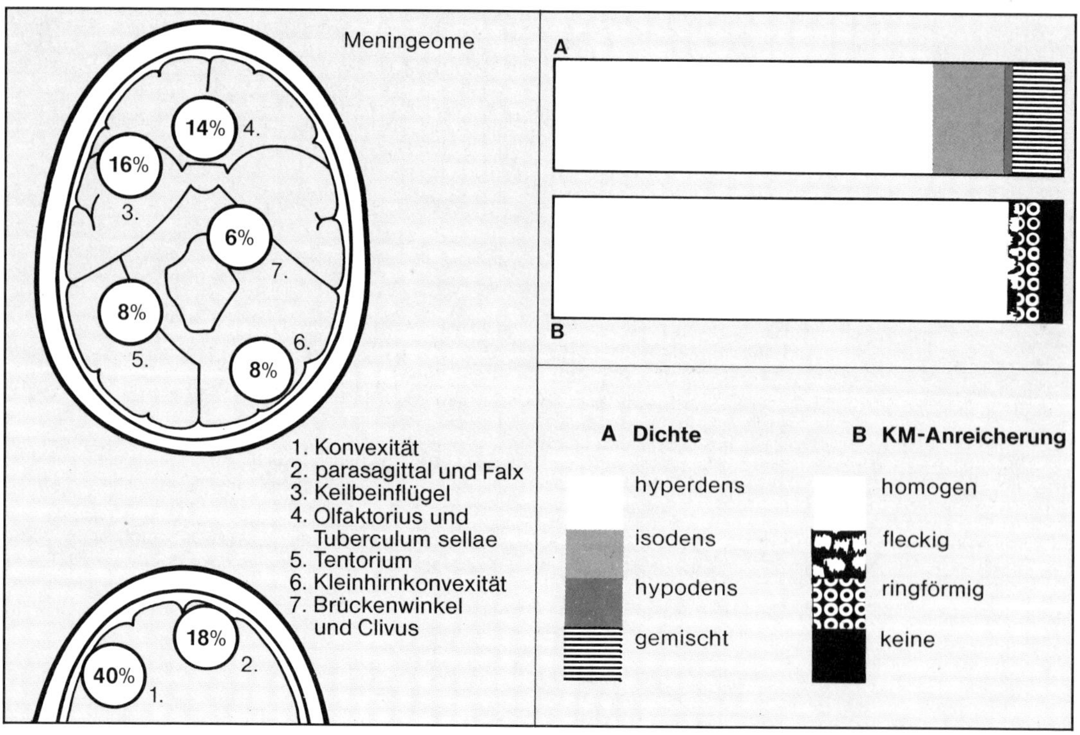

46

Tafel 64: Meningeome

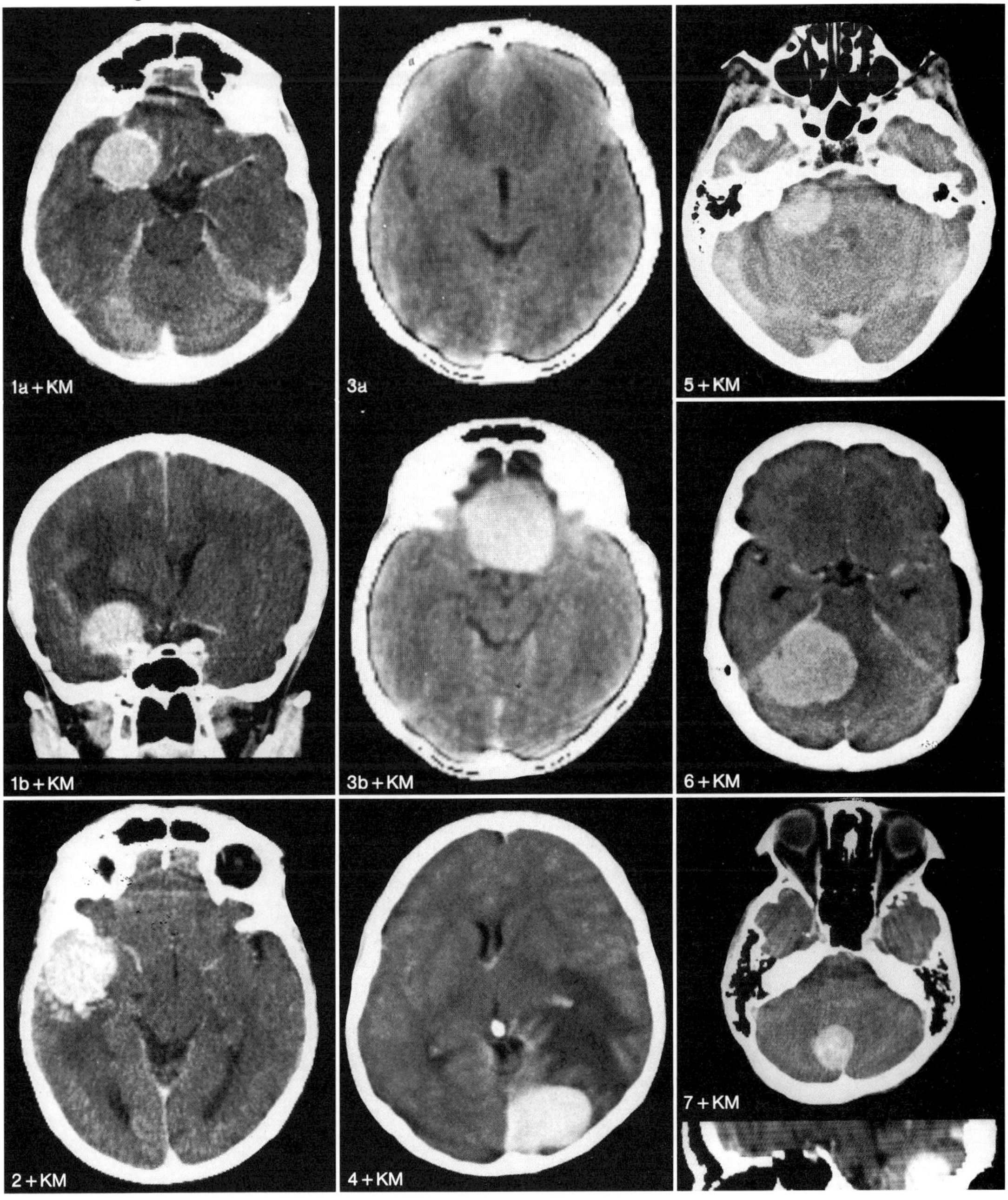

1a, b Mediales Keilbeinmeningeom. Scharf berandeter runder Tumor mit starker KM-Einlagerung und Kompression des linken Vorderhorns. Koronare Schicht (b).
2 Laterales Keilbeinmeningeom.

3a, b Olfaktoriusmeningeom. Hypo- bis isodenser Tumor mit leichtem perifokalem Ödem und starker homogener KM-Einlagerung.
4 Okzipitales Falxmeningeom. Runder Tumor mit intensiver KM-Einlagerung, mit perifokalem Ödem und starker Verlagerung des Plexus chorioideus rechts.

5 Meningeom im Kleinhirnbrückenwinkel.
6 Tentoriummeningeom. Kompression und Verlagerung des IV. Ventrikels.
7 Meningeom an der Falx cerebelli. Die sagittale Rekonstruktion zeigt die Ventralverlagerung des IV. Ventrikels.

- *Durafibrome*

Die kleineren kugeligen Tumoren gehen von der Dura aus und sind von Meningeomen computertomographisch nicht zu unterscheiden. Sie sind meist iso- bis hyperdens und lagern Kontrastmittel ein.

- *Hämangioperizytome*

Diese ubiquitär im Körper vorkommenden Tumoren können auch von der Adventitia der Meningealgefäße ausgehen und ähneln im histologischen Aufbau gefäßreichen Meningeomen. Sie sind aber mit einer hohen Rezidivquote belastet und können den angrenzenden Knochen infiltrieren, destruieren und durchwachsen. Im Computertomogramm gehen die oft voluminösen Raumforderungen von der Dura aus, haben eine gemischte Dichte mit zystischen Nekrosezonen und reichern Kontrastmittel an.

- *Primäre meningeale Melanome*

Melanome können aus den Melanozyten der Pia mater entstehen. Sie stellen sich computertomographisch als hypo- oder hyperdense Knoten dar. Eine diffuse rasenförmige leptomeningeale Melanose entgeht dem computertomographischen Nachweis.

Tafel 65: Meningeome

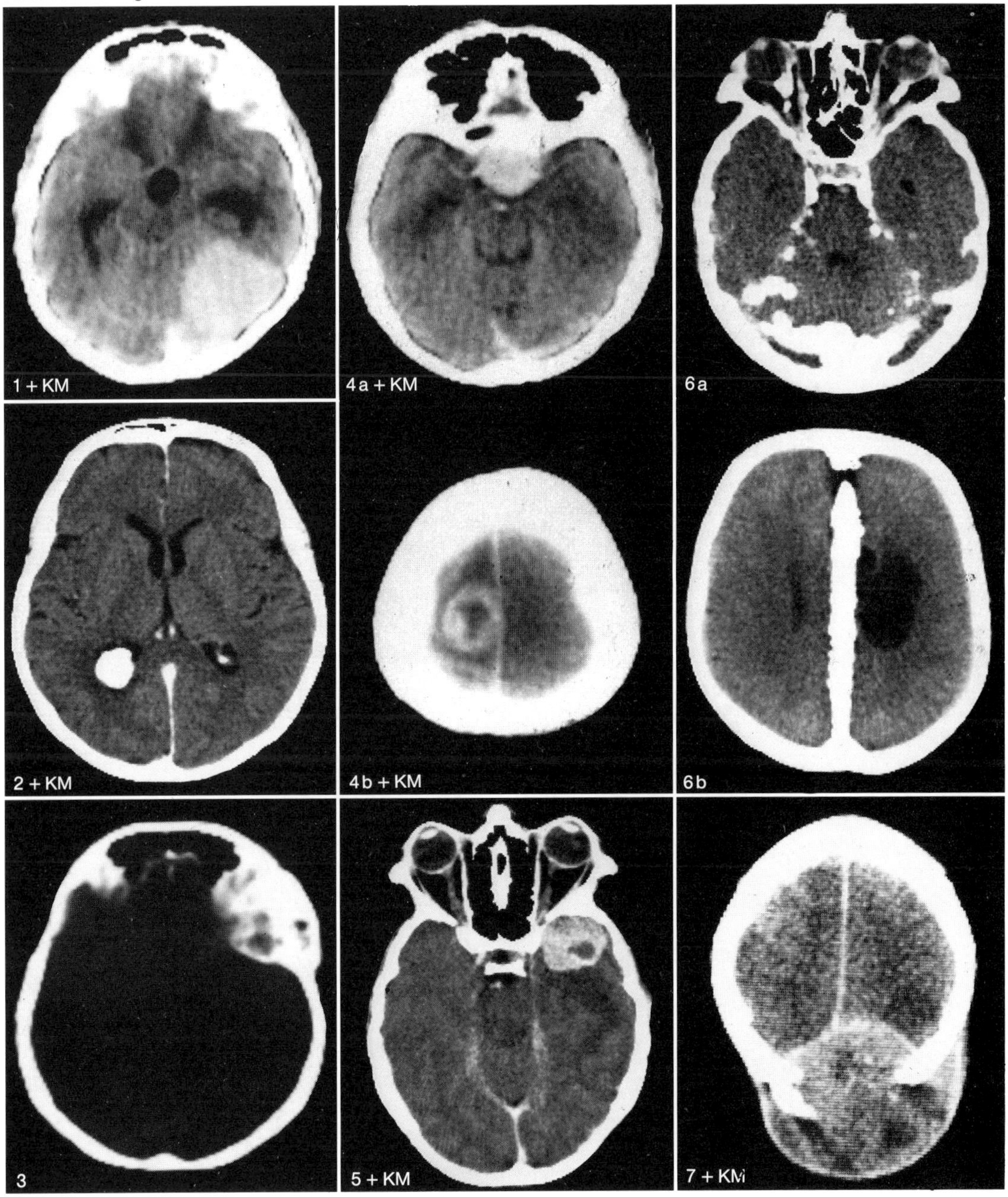

1 Tentoriummeningeom. Ausgeprägter Hydrocephalus occlusus du. ch Kompression des IV. Ventrikels.
2 Ventrikelmeningeom im linken Trigonumbereich mit starker Kalkeinlagerung.
3 Osteoplastisches Meningeom. Verdickung des Keilbeinflügels rechts. Knochenfenster.

4a, b Multiple Meningeome. Homogen KM-einlagernder Rundherd im Bereich des Planum sphenoidale. Ringförmig KM-aufnehmender Herd neben der Falx links. Der zweite Herd wurde zunächst als Glioblastom interpretiert, operativ aber als Meningeom mit Nekrosen identifiziert.
5 Keilbeinmeningeom mit regressiven Veränderungen.

6a, b Diffuse ossifizierende Meningeomatose. Verkalkung der Meningen intrakraniell sowie des meningealen Anteils der Nn. optici. Hypodenser Substanzdefekt rechts parietal entspricht einem abgelaufenen venösen Infarkt einer chronischen Thrombose des gesamten Sinus sagittalis superior.
7 Hämangioperizytom. Expansiver osteolytischer Prozeß mit zystischen Arealen und Verdrängung der Dura mater.

• *Neurinome*

Neurinome gehen von den Zellen der Schwann-Scheide des N. statoacusticus und selten des N. trigeminus aus. Sie haben einen Häufigkeitsgipfel in der 4.–6. Dekade und befallen Frauen doppelt so oft wie Männer. Die Tumoren wachsen langsam und rein expansiv. Sie werden heute mikrochirurgisch exstirpiert. Probleme bei der Operation sind die Erhaltung des N. facialis sowie die Verhinderung von Hirnstammläsionen bei sehr großen Tumoren.

Histologie

Der abgekapselte, kugelförmige Tumor besitzt uniforme längliche Zellen und reichlich Kollagenfasern. Voluminöse Neurinome können regressive Veränderungen wie Verfettungen, Nekrosezonen und selten Zysten aufweisen. Die Tumoren sind meist stark durchblutet.

Topik

Neurinome liegen im Kleinhirnbrückenwinkel und gehen vom N. acusticus aus, wobei das Tumorwachstum meist im inneren Hörkanal beginnt. Gelegentlich finden sie sich bilateral bei der Neurofibromatose Recklinghausen. Manchmal treten Neurinome mit Meningeomen kombiniert auf. Neurinome anderer Hirnnerven wie N. trigeminus und N. vagus sind selten.

Klinische Leitsymptome

Akustikusneurinome führen zu Schwerhörigkeit und Schwindel, bei größerem Tumorvolumen zusätzlich zu Fazialisparese, Trigeminusstörungen und zum hydrozephalen Kopfschmerz. Trigeminusneurinome verursachen halbseitige Gesichtsschmerzen und -parästhesien.

Computertomographie

Die Tumoren haben meist die gleiche Dichte wie das benachbarte Hirngewebe. Weniger häufig sind sie hyperdens und selten hypodens. Der IV. Ventrikel ist oft disloziert oder komprimiert. In 50% findet sich ein Hydrocephalus internus. Manchmal, wenn bei allgemeiner Hirnatrophie die Cisternae pontocerebellares gut zu erkennen sind, kann deren einseitige Kompression bereits auf dem Nativscan einen diagnostischen Hinweis geben; bei anderen Fällen verlagert der Tumor den Hirnstamm zur Gegenseite, so daß der ventral vom Tumor gelegene Zisternenabschnitt aufgeweitet wird. Die Betrachtung der knöchernen Schädelbasis mit der entsprechenden Fenstereinstellung läßt nicht selten die einseitige Aufweitung des inneren Gehörgangs erkennen.

Die meisten Neurinome werden im CT erst nach Kontrastmittelgabe sichtbar. Es kommt zu einer kräftigen Anreicherung im Tumor, der sich als runde, scharf begrenzte, homogene Zone darstellt, die der hinteren Pyramidenfläche anliegt. Seltener ist das Innere des Tumors verfettet, so daß eine ringförmige oder girlandenförmige Kontrastmittelanreicherung resultiert.

Mit der üblichen CT-Technik lassen sich Akustikusneurinome unter 1 cm Durchmesser nur im Ausnahmefall erkennen (90). Eine bessere Darstellung gelingt mit der Luftzisternographie (s. S. 204).

Zusatzuntersuchungen

Die Röntgennativaufnahme und die Tomographie können beim Akustikusneurinom eine Aufweitung des inneren Gehörgangs und eine Pyramidenspitzenarrosion zeigen,

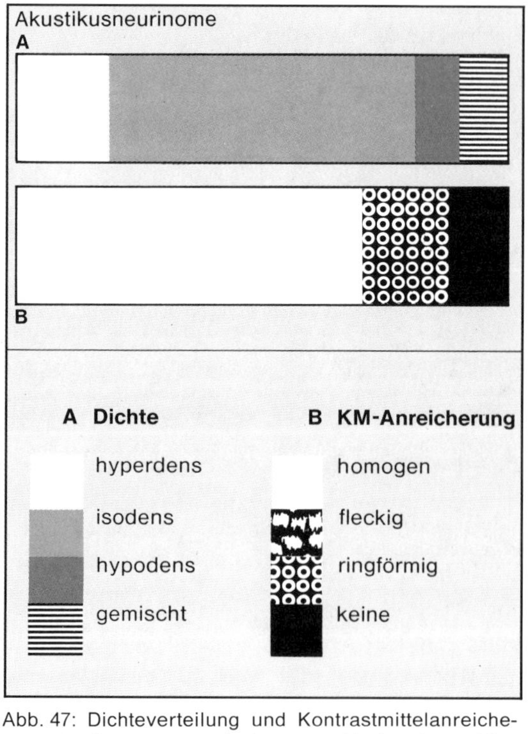

47

Abb. 47: Dichteverteilung und Kontrastmittelanreicherungsmuster von computertomographisch untersuchten Akustikusneurinomen.

Tafel 66: Neurinome

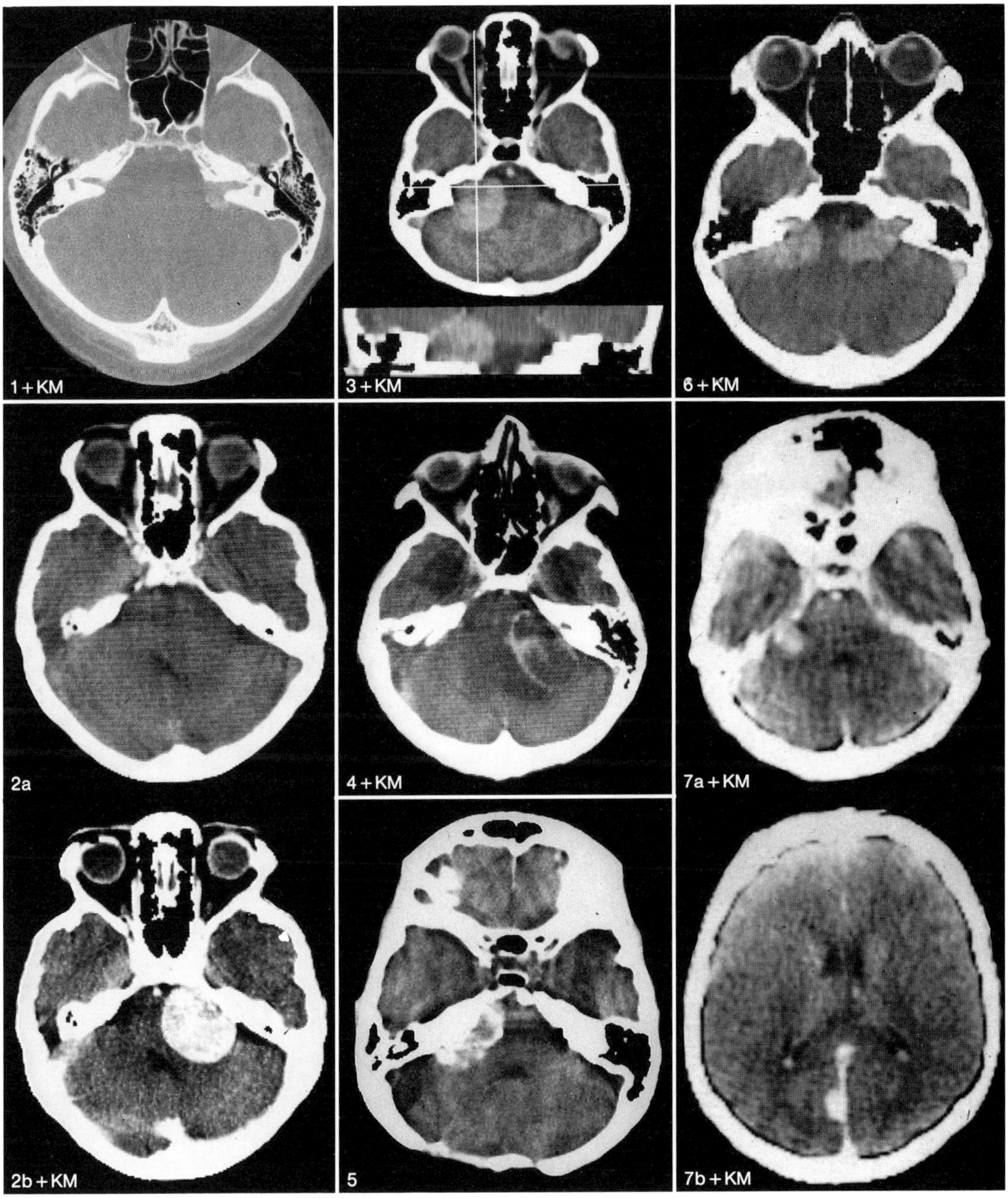

1 Kleines Akustikusneurinom rechts mit KM-Aufnahme und Aufweitung des Meatus acusticus internus.
2a, b Akustikusneurinom. Isodenser Tumor mit Verformung des IV. Ventrikels. Intensive KM-Anreicherung.

3 Akustikusneurinom links mit starker Aufweitung des Meatus acusticus internus. Koronare Rekonstruktion.
4 Akustikusneurinom mit starken regressiven Veränderungen und geringer randständiger KM-Aufnahme.
5 Akustikusneurinom. Fast vollständig verkalkter Resttumor nach Teilexstirpation.

6 Doppelseitiges Akustikusneurinom bei M. Recklinghausen. Beidseits Erweiterung des Meatus acusticus internus.
7a, b M. Recklinghausen. Kleines Akustikusneurinom links. Kleines Falxmeningeom supratentoriell.

beim Trigeminusneurinom selten auch eine Pyramidenusur im Bereich der Impressio trigemini. Die Szintigraphie weist nur größere Tumoren nach, die dann allerdings das Radionuklid kräftig anreichern. Angiographisch ist die A. cerebelli inferior anterior verlagert, und selten färbt sich der Tumor zart an.

- *Hypophysenadenome*

Die Hypophysenadenome haben einen Häufigkeitsgipfel in der 3.–5. Dekade. Sie entwickeln sich primär intrasellär, können aber später parasellär in den Sinus cavernosus vorwachsen, kaudal in die Keilbeinhöhle eindringen und suprasellär das Chiasma opticum, den Hypothalamus und sogar das Foramen Monroi erreichen und einen Hydrozephalus verursachen. Es werden unterschieden:

Chromophobe Adenome. Sie sind die häufigsten Hypophysentumoren, wachsen relativ langsam und werden maximal bis apfelgroß. Sie sind hormoninaktiv.

Eosinophile Adenome. Sie wachsen vorwiegend intrasellär und werden bis kirschgroß. Sie produzieren STH.

Basophile Adenome (bzw. Hyperplasie). Sie werden bis stecknadelkopfgroß und verursachen keine lokalen Beschwerden. Sie produzieren ACTH.

Prolaktinome. Sie wachsen meistens als Mikroadenome intrasellär, seltener als Makroadenome supra- und parasellär. Sie produzieren Prolaktin.

Heute ist eine endokrinologische Klassifikation der Adenome mit Hilfe von immunzytochemischen Verfahren möglich, d. h., es werden die endokrininaktiven von den -aktiven Tumoren unterschieden und letztere nach dem von ihnen hauptsächlich produzierten Hormon benannt.

Histologie

Die Tumoren wachsen meist rein expansiv. Sie sind von einer festen Kapsel gegen die Umgebung abgegrenzt, was allerdings für Rezidive oft nicht mehr gilt. Das chromophobe Adenom ist stark vaskularisiert und drüsenartig entlang den Kapillaren angeordnet.

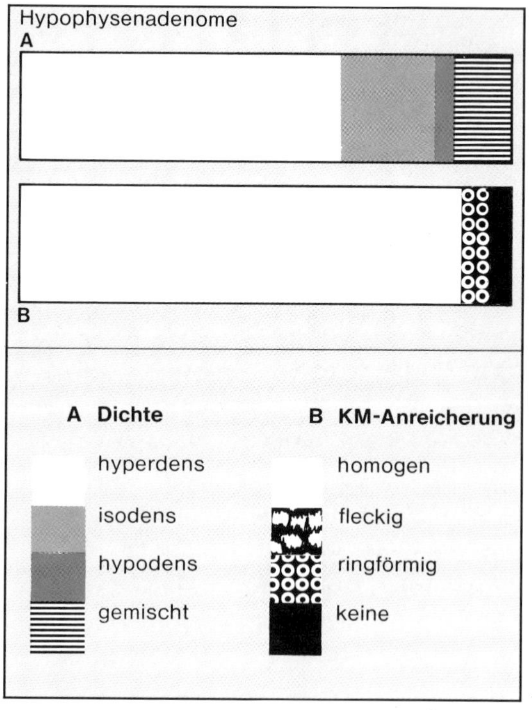

48

Abb. 48: Dichteverteilung und Kontrastmittelanreicherungsmuster von computertomographisch untersuchten Hypophysenadenomen.

Tafel 67: Hypophysenadenome

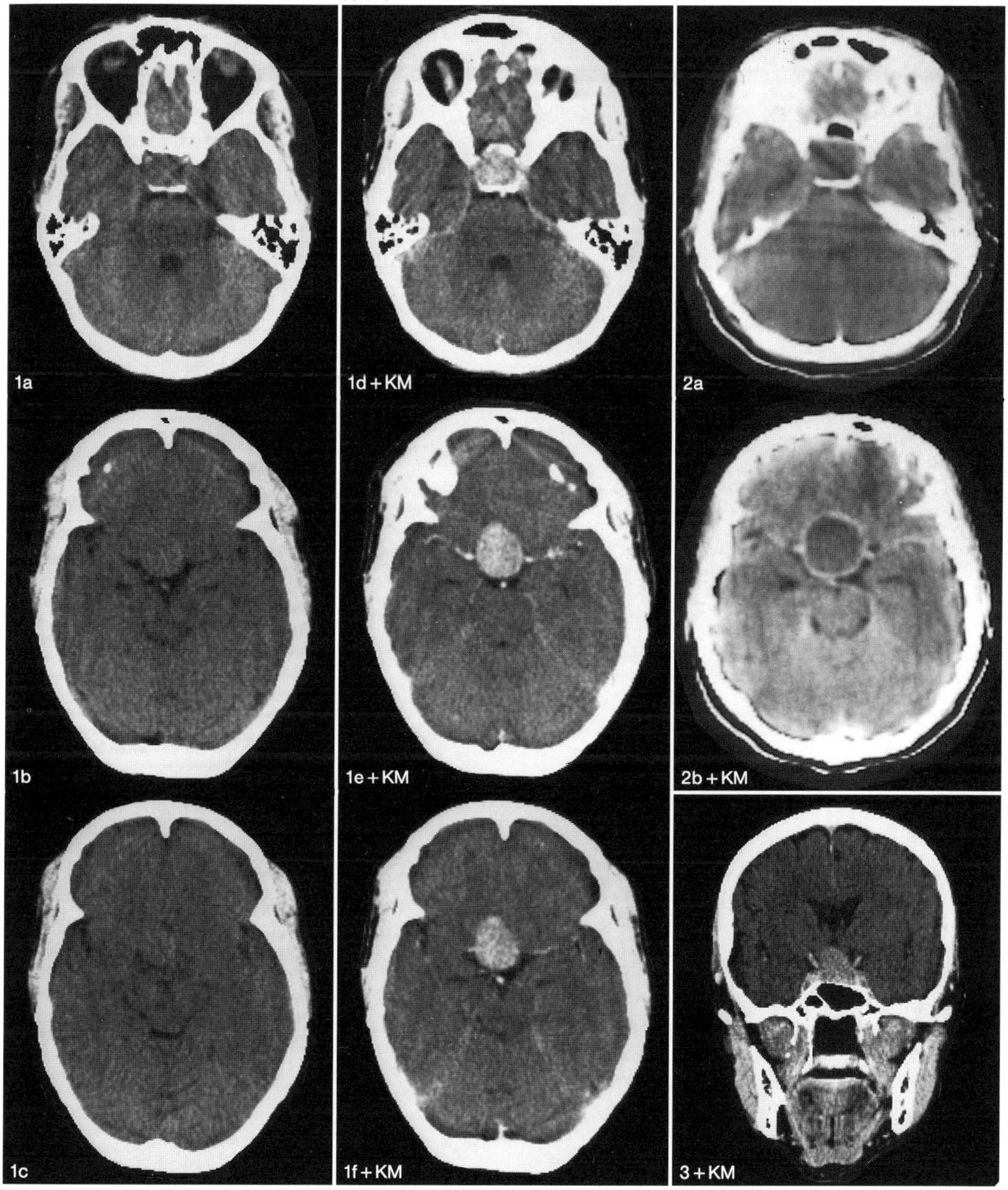

1 a–f Makroprolaktinom mit supraselIärer und gering linksbetonter subfrontaler Tumorausdehnung. Nativ leicht hyperdenser Tumor mit deutlicher KM-Aufnahme. Klinisch Hyperprolaktinämie mit sekundärer Amenorrhö, Vorderlappeninsuffizienz und Chiasmasyndrom (d–f).

2a, b Chromophobes Hypophysenadenom. Zystisches intra- und supraselläres Adenom mit ringförmiger KM-Aufnahme.

3 Chromophobes Hypophysenadenom, koronarer Schnitt. KM-aufnehmender intra- und supraselIärer Hypophysentumor mit Tiefstand des Sellabodens rechts, linksbetonte supraselläre Tumorausdehnung.

Topik

Sellaregion

Klinische Leitsymptome

Die hypophysäre Hormoninkretion ist in Abhängigkeit von der Tumorart gestört und zeigt sich als Akromegalie (STH), Amenorrhö-Galaktorrhö-Syndrom (Prolaktin), Cushing-Syndrom (ACTH) und Hypopituitarismus. Die Kompression des Chiasma opticum kann zur bitemporalen Hemianopsie führen. Selten wird der N. oculomotorius irritiert, so daß Doppelbilder entstehen.

Computertomographie

Wegen der fehlenden Bluthirnschranke der Hypophyse und der angrenzenden vaskulären Strukturen, wie Circulus arteriosus Willisii und Sinus cavernosus, erfordert die computertomographische Diagnostik von intrasellären Mikroadenomen (Tumoren $\leqq$ 10 mm Größe) ein spezielles Vorgehen. Zunächst erfolgt in koronarer Schnittführung eine dynamische Serio-CT nach i. v. Kontrastmittelbolusinjektion, anschließend wird die gesamte Sellaregion in koronarer Schnittführung (1–2 mm Schichtdicke) untersucht.

Mikroprolaktinome zeigen dabei im Serio-CT in der Frühphase gegenüber normalem Drüsengewebe ein hypodenses Dichteverhalten, wobei allerdings im weiteren Verlauf diese Prozesse selbst selten iso- oder hyperdens gegenüber dem umliegenden Drüsengewebe werden. Unterschiedliches Kontrastmittelverhalten zeigen die anderen endokrinologisch aktiven HGH- oder ACTH-produzierenden Mikroadenome. Indirekte intraselläre Raumforderungszeichen sind Sellabodenarrosion, Verbreiterung der Hypophyse $\geqq$ 8 mm mit konvexbogiger Begrenzung oder Veränderung des hypophysealen venösen Synzytiums im Serio-CT (sog. Tuft-Sign). Die Nachweisgrenze liegt auch bei dieser Untersuchungstechnik bei 2–5 mm Durchmesser.

Hingegen sind die suprasellär wachsenden Tumoranteile leicht zu erkennen und werden bereits mit den üblichen axialen Schichten erfaßt. Die runden oder ovalen, glatt konturierten Tumorknoten sind leicht hyperdens oder isodens. Nach i. v. Kontrastmittelgabe zeigen sie ein deutliches homogenes Enhancement. Zysten, ältere Blutungen oder regressive Tumorveränderungen stellen sich als nichtkontrastmittelaufnehmende Zonen verminderter Dichte dar. Höhere Dichtewerte des Prozesses im Nativscan weisen im Zusammenhang mit einer akuten Klinik, wie akute Kopfschmerzen und/oder akute Sehstörungen, auf eine Tumoreinblutung hin.

Tafel 68: Hypophysenadenome

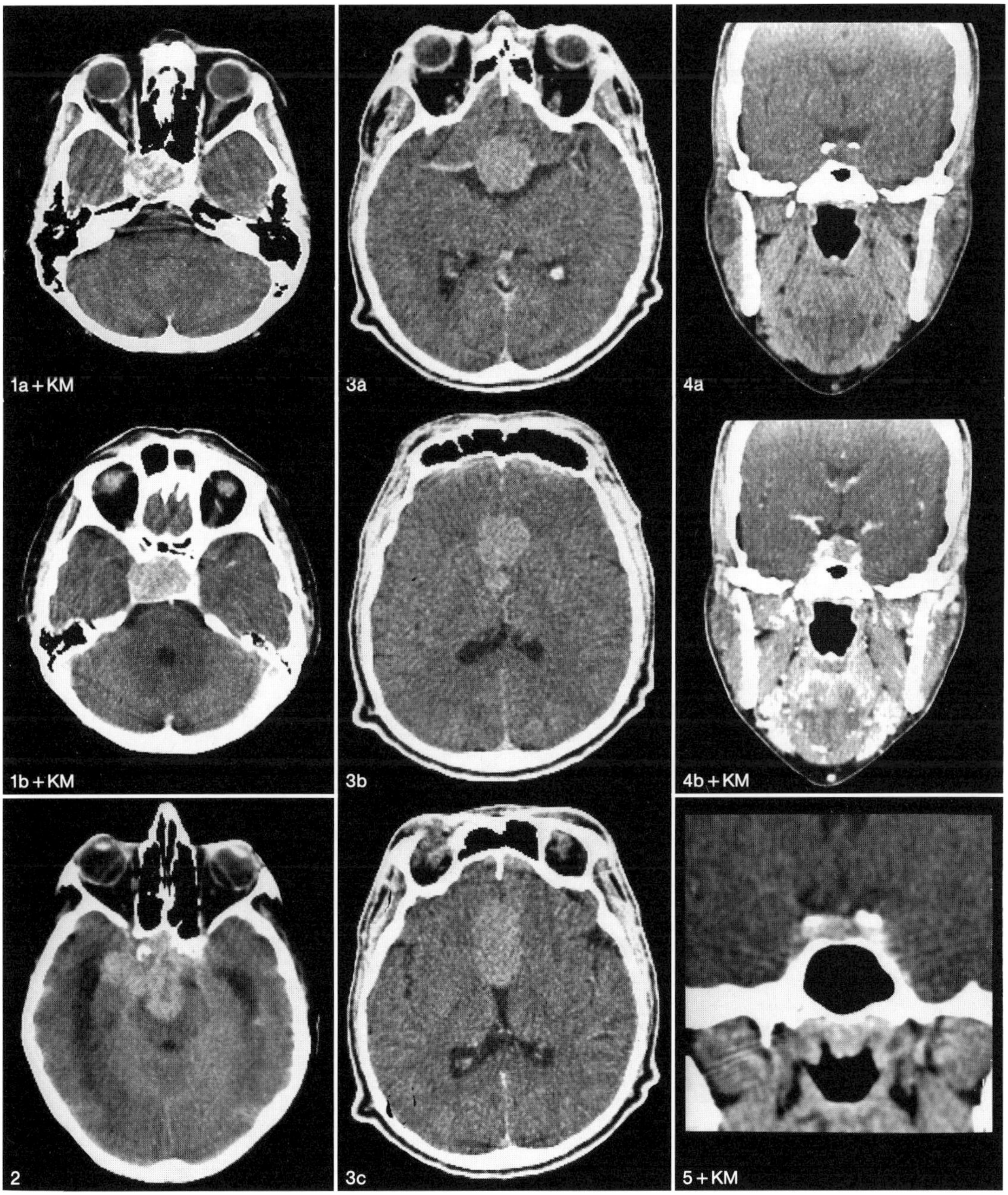

1a, b Hormoninaktives Hypophysenadenom mit intra- und links parasellärer Tumorausdehnung in den Sinus cavernosus.
2 Zustand nach transsphenoidaler Operation eines intra-, para- und retrosellär sich ausdehnenden hormoninaktiven Hypophysenadenoms mit postoperativer Blutung in die Tumorresektionshöhle.

3a–c Eosinophiles Hypophysenadenom. Primär dichteerhöhter, gering KM-aufnehmender suprasellär und nach subfrontal reichender Tumor. Floride Akromegalie mit STH-Exzess sowie Chiasmasyndrom.

4a, b Stark KM-aufnehmendes intraselläres Mikroadenom links bei florider Akromegalie.
5 Mikroprolaktinom. 3 × 4 mm großer intrasellärer, rechtsseitiger Tumor bei Hyperprolaktinämie und sekundärem Amenorrhö-Galaktorrhö-Syndrom.

Zusatzuntersuchungen

Die Hormonanalyse im Blut (ACTH, STH, Prolaktin etc.) ist oft für die Diagnostik richtungweisend. Größere Tumoren deformieren die Sella turcica, was im Röntgennativbild und im Tomogramm an der Doppelkonturierung bzw. Exkavation des Sellabodens, an der Sellaballonierung und an der Dorsum-sellae-Atrophie sichtbar wird. Die Szintigraphie weist nur große Tumoren durch ihre starke Nuklidanreicherung nach. Im Angiogramm kann die Pars horizontalis der A. cerebri anterior (A1-Abschnitt) angehoben und der Karotissyphon lateralisiert sein.

Differentialdiagnose

s. intra-, para- und supraselläre Prozesse (S. 190).

Eine Sonderform der intrasellären Raumforderung soll hier abgehandelt werden, und zwar das Empty-Sella-Syndrom.

Empty-Sella-Syndrom (s. Tafel 87 S. 193). Das primäre Empty-Sella-Syndrom ist eine ätiologisch unklare Herniation des Subarachnoidalraumes nach intrasellär. Diese intraselläre Arachnoidozele kann zur Aufweitung der knöchernen Sella im Sinne einer primären Sella und zur Kompression des Hypophysengewebes mit Zugwirkung und Knickung des Hypophysenstiels mit daraus resultierenden sekundären endokrinologischen Funktionsstörungen führen, wobei die hypophysären Partialfunktionen meist nur subnormal beeinträchtigt sind. Es erkranken daran überwiegend Frauen zwischen dem 25. und 70. Lebensjahr. Meist handelt es sich um übergewichtige Multipara. Kopfschmerzen und Gesichtsfelddefekte umfassen die klinische Symptomatik.

Primäre Sella, Gesichtsfelddefekte und endokrinologische Funktionsstörungen, zum Teil auch eine Hyperprolaktinämie, machen eine differentialdiagnostische Abklärung zwischen einem zystischen Hypophysentumor und einem primären Empty-Sella-Syndrom wegen des unterschiedlichen therapeutischen Vorgehens erforderlich.

In 20% der Fälle ist das primäre Empty-Sella-Syndrom mit einem hormonaktiven Mikroadenom kombiniert.

Ein sekundäres Empty-Sella-Syndrom findet sich nach chirurgischer und radiologischer Therapie von Hypophysenadenomen.

Computertomographisch kann mit schmalen axialen und koronaren Schichten der Hypophysenstiel an typischer Stelle nachgewiesen werden, während sich der Intrasellarraum und die Sellaeingangsebene liquordicht darstellen. Nur die kontrastmittelassistierte Zisternographie ist aber beweisend, die den Hypophysenstiel und das Drüsenrestgewebe als Kontrastaussparungen erkennen läßt und das Kontrastmittel intrasellär in der zisternalen Hernie nachweist.

Tafel 69: Mikroadenome

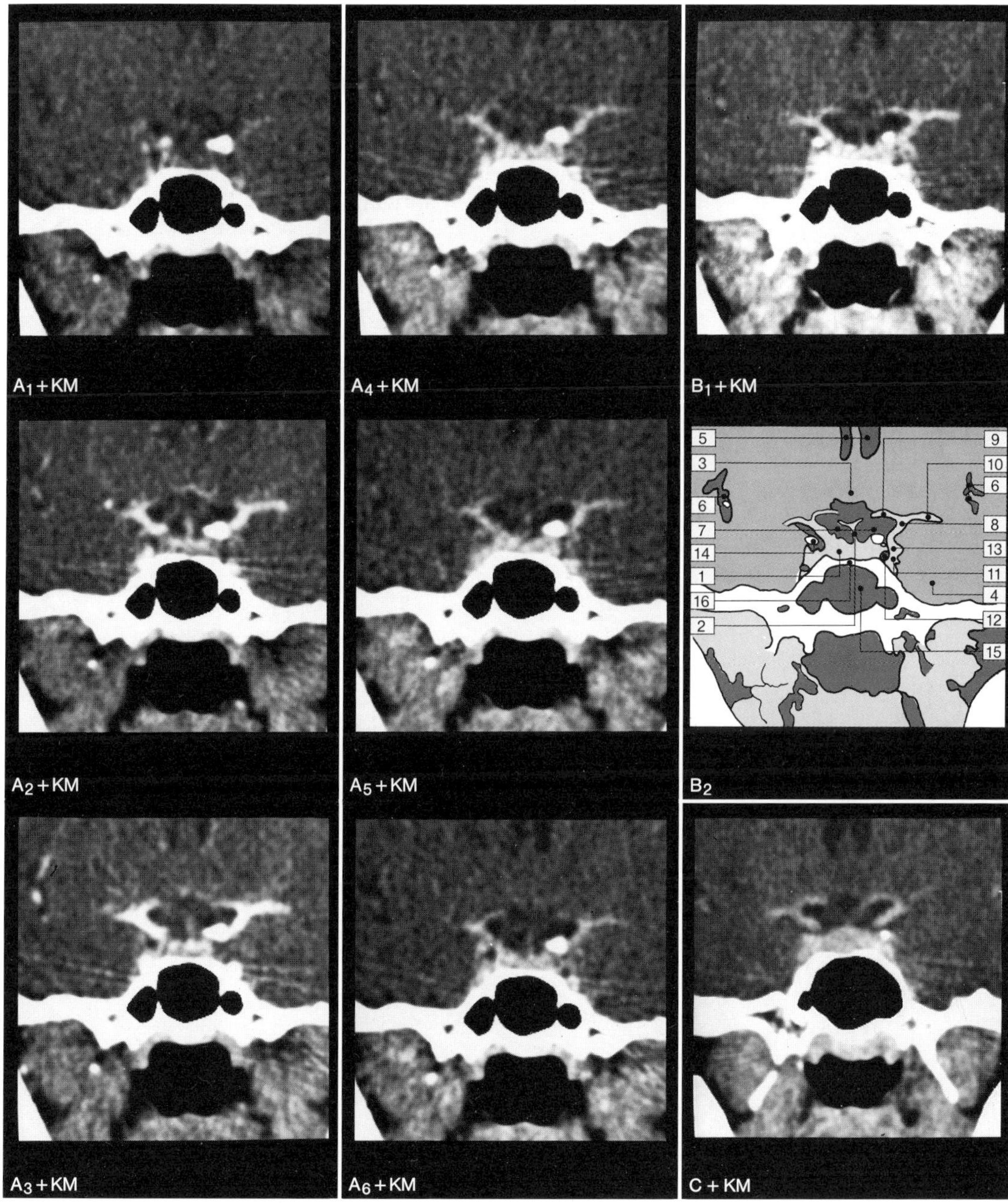

A_1–A_6 Mikroadenom. Serio-CT nach KM-Bolusinjektion in koronarer Schnittführung. Anfluten des Kontrastmittels mit starkem KM-Enhancement des vorderen Circulus arteriosus Willisi. Darstellung des Hypophysenstiels und des Drüsengewebes intrasellär sowie der Sinus cavernosi beidseits. Auf den späteren Phasen Rückgang des KM-Enhancements vaskulärer Strukturen bei unverändertem Enhancement des Drüsengewebes.

B_1, B_2 Normale Hypophysenregion, koronares Schnittbild.
C Mikroadenom. Koronares Schnittbild der Hypophyse mit Vergrößerung des Organs, das auf 8 mm verbreitert ist und sich nach oben in die Cisterna chiasmatis konvexbogig vorwölbt. Kein direkter Tumornachweis.

Zeichenerklärung zu B_2

1 Hypophyse
2 Hypophysenstiel
3 Hypothalamus
4 Temporallappen
5 Seitenventrikel
6 Cisterna insulae
7 Cisterna chiasmatis
8 A. carotis interna (C_1)
9 A. cerebri anterior (A_1)
10 A. cerebri media (M_1)
11 Sinus cavernosus
12 N. oculomotorius
13 N. abducens
14 Processus clinoideus anterior
15 Sinus sphenoidalis
16 Sellaboden

- *Angioblastome*

Die langsam wachsende mesodermale Geschwulst ist gutartig und bevorzugt Kleinhirnhemisphäre und Kleinhirnwurm. Sie ist der häufigste Kleinhirntumor des Erwachsenen (Prädilektionsalter 30.–60. Lebensjahr) und kommt familiär gehäuft vor (Lindau-Tumor). Ein kleiner solider angiomatöser Tumoranteil liegt meist in der Wand einer großen einkammerigen Zyste, die mit eiweißreicher Flüssigkeit gefüllt ist. Über die Geschwulstoberfläche ziehen geschlängelte und gestaute Gefäße. Oft komprimiert der Tumor den IV. Ventrikel und führt zum Hydrocephalus internus.

Computertomographisch zeigen sich runde, scharf begrenzte hypodense Zonen, die nach Kontrastmittelinjektion von einem Saum erhöhter Dichte umgeben sein können. Gelegentlich kann auch der angiomatöse Tumoranteil als kontrastmittelanreichernder Knoten am Rande der Zyste sichtbar werden.

- *Mißbildungstumoren*

Hamartome. Die Mißbildungstumoren bestehen histologisch aus gliomähnlichem Gewebe. Sie sind meist im Temporallappen lokalisiert, wo sie schon im Kindesalter psychomotorische Anfälle verursachen. Meist fehlen Zeichen einer Raumforderung. Die zystischen, hypodensen und verkalkten Prozesse lagern Kontrastmittel nur geringfügig ein.

Kavernome (kavernöse Hämangiome). Die Mißbildungstumoren manifestieren sich meist im Jugendalter. Sie liegen in der Großhirnhemisphäre, wo sie meist Krampfanfälle verursachen. Vereinzelt finden sie sich auch in den Stammganglien, dem Hirnstamm oder in einer Kleinhirnhemisphäre. Gelegentlich gehen sie von der Dura mater am Boden der mittleren Schädelgrube aus, wo sie Hirnnervenausfälle verursachen und auch den Knochen arrodieren können.

Computertomographisch sind die meist hökkerig konturierten Tumoren hyperdens und enthalten nicht selten Kalkschollen. Wegen der zahlreichen Gefäßstrukturen speichern sie intensiv Kontrastmittel.

Foramen-Monroi-Zysten (Kolloidzysten). Die Zysten sind gutartige Mißbildungen am Plexus chorioideus des Foramen Monroi. Die kugelrunden Zysten sind mit gelatineartigem Schleim gefüllt: Sie können bis kirschgroß werden und dann kugelventilartig die Foramina Monroi blockieren. Die Patienten leiden an intermittierenden Kopfschmerzen und zunehmender Hirndrucksymptomatik. Der computertomographische Aspekt ist fast pathognomonisch: An der Hinterkante des Septum pellucidum liegt der runde, hyperdense Herd (bis zu 60 H.E.), der Kontrastmittel nicht anreichert. Gelegentlich ist die Zyste isodens und kann bei der üblichen Schnittführung dem Nachweis entgehen. Die bilaterale Seitenventrikelerweiterung bei normal weitem III. Ventrikel sollte dann den Untersucher veranlassen, mit schmalen überlappenden Schichten nach der Kolloidzyste zu suchen (81).

Endodermalzysten. Die Zysten sind mit ektopischem Darmepithel ausgekleidet und finden sich vor allem im Spinalkanal. Sehr selten können sie auch median in der hinteren Schädelgrube als glatt berandete, runde, oft hyperdense Raumforderungen angetroffen werden.

Tafel 70: Angioblastome, Mißbildungstumoren

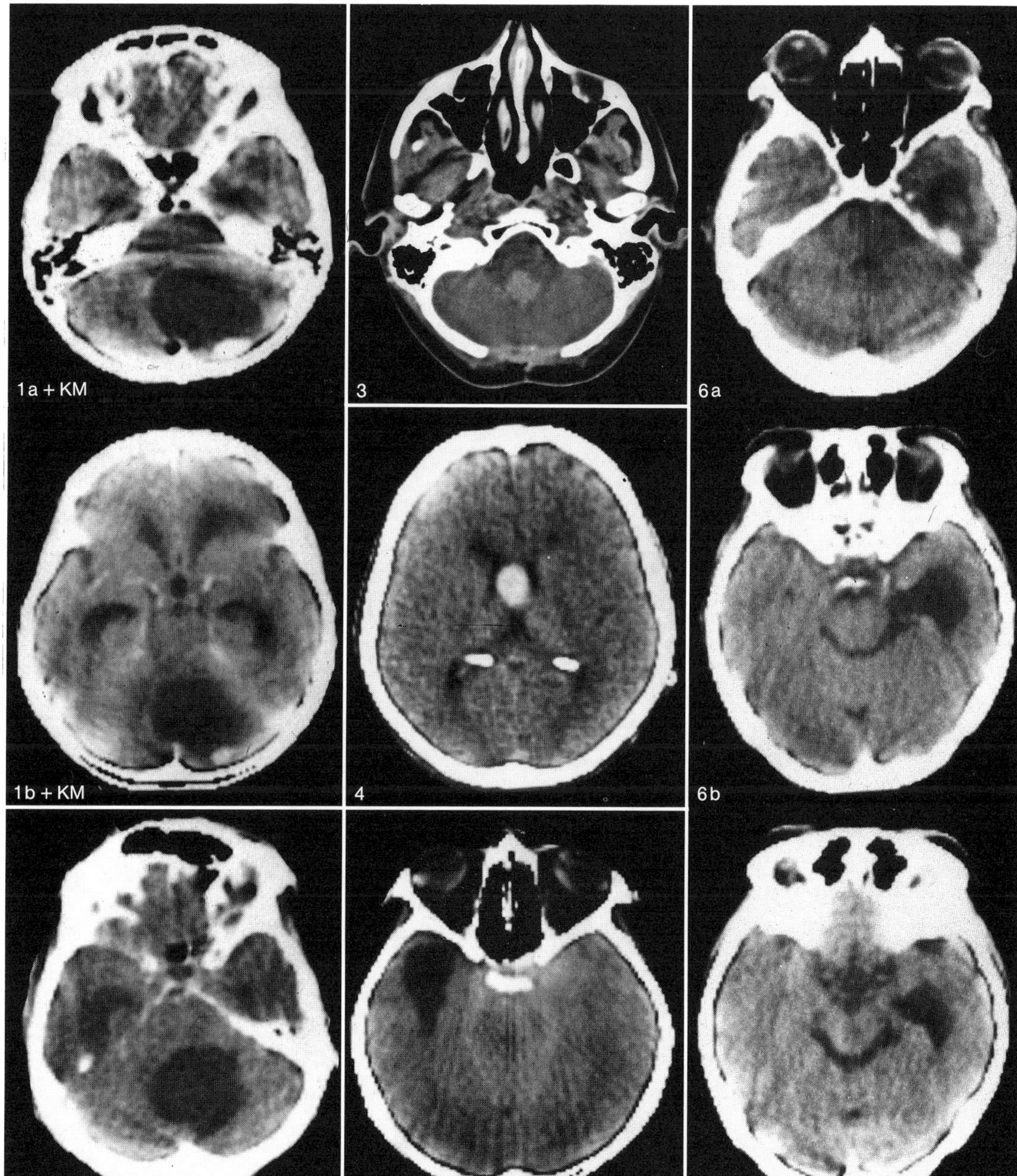

1a, b Hämangioblastom (Lindau-Tumor). Hypodense glattrandige Zyste mit randständigem solidem Tumorteil, der deutlich KM anreichert. Hydrocephalus internus.

2 Hämangioblastom. Raumfordernde Zyste, die den IV. Ventrikel komprimiert. Erweiterung des Temporalhorns. Ein solider Tumoranteil war nicht nachweisbar.

3 Angioblastomrezidiv am Boden des IV. Ventrikels. Nach Teilexstirpation reichert der Resttumor KM homogen an.

4 Kolloidzyste. Scharf konturierter hyperdenser Rundherd in der Gegend des Septum pellucidum. Drainagekatheter in beiden Seitenventrikeln.

5 Hamartom. Liquordichter, glattberandeter Tumor links temporal, der nach intrathekaler KM-Gabe seine Dichte nicht ändert.

6a–c Hamartom. Scharf konturierter hypodenser Herd rechts temporal.

Epidermoide, Dermoide und Teratome. Die relativ gutartigen Mißbildungstumoren entstehen aus embryonal versprengten Epidermisnestern. Sie wachsen langsam und können apfelgroß werden. Typische Lokalisationen sind: Kleinhirnbrückenwinkel, Parasellärregion, Pinealisregion und die Ventrikel.

Das Epidermoid (Perlgeschwulst) besteht aus einer kugeligen Anhäufung von Hornschuppen, die von einer epidermalen Kapsel umgeben sind. Beim Dermoid enthält die Zyste neben den Epidermisanteilen noch fettige Massen, Talg- und Schweißdrüsen sowie Haare. Beim Teratom finden sich zusätzlich knorpelige, knöcherne und endodermale Gewebsabschnitte. Abgesehen von den Teratomen, die bereits in der frühen Kindheit auftreten, manifestieren sich die Geschwülste meist im 2.–4. Lebensjahrzehnt mit einer Hirndrucksymptomatik oder unter dem Bild einer „aseptischen Meningitis", die ausgelöst wird, wenn Epidermisschollen oder Fett in die Liquorräume eindringen.

Computertomographisch überwiegen bei allen drei Tumorarten niedrige Absorptionswerte, so daß der Eindruck einer Zyste entsteht, deren Kapsel gelegentlich Kalk eingelagert hat. Beim Epidermoid sind die Dichtewerte liquorähnlich, bei Dermoiden sind sie fettähnlich, und die Teratome haben wegen der unterschiedlichen Gewebsbestandteile ein inhomogenes Dichtemuster. Eine Kontrastmittelanreicherung wird lediglich bei den Teratomen beobachtet.

Lipome. Diese Mißbildungstumoren des Gehirns haben eine sehr geringe bzw. fehlende Wachstumstendenz. Die Hälfte aller Lipome sitzt in der Cisterna corporis callosi; seltenere Lokalisationen sind die Cisterna magna, der Kleinhirnbrückenwinkel und die Fossa interpeduncularis. Klinische Bedeutung kann allein das Balkenlipom haben, das in 50% mit einer vollständigen oder partiellen Balkenagenesie kombiniert ist und Krampfanfälle verursachen kann. Computertomographisch sind die Lipome scharf konturierte, homogen hypodense Herde (–100 H.E.) am vorderen Knie des Balkens. Sie besitzen gelegentlich einen kalzifizierten und demzufolge hyperdensen Saum.

Tafel 71: Mißbildungstumoren

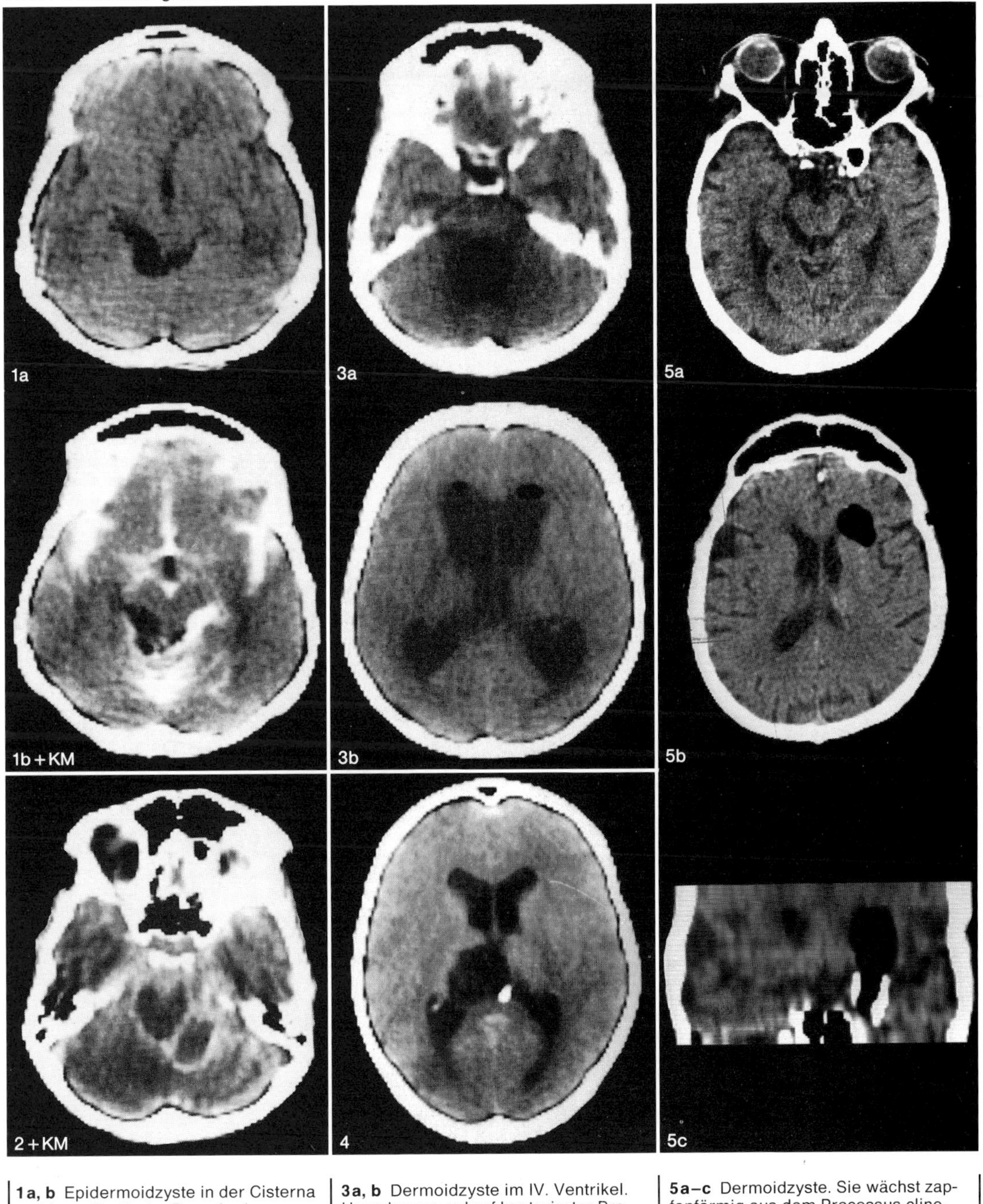

1a, b Epidermoidzyste in der Cisterna ambiens. Zystische Raumforderung, die intrathekal appliziertes KM nicht aufnimmt (b).
2 Epidermoidzyste des hinteren Schädels nach intrathekaler KM-Gabe.

3a, b Dermoidzyste im IV. Ventrikel. Hypodenser, scharf konturierter Prozeß. Hydrocephalus internus. Fettablagerung in beiden Frontalhörnern.
4 Epidermoidzyste. Liquordichter raumfordernder Prozeß in der Gegend des Thalamus und der Vierhügelplatte.

5a–c Dermoidzyste. Sie wächst zapfenförmig aus dem Processus clinoideus anterior nach intrazerebral paraventrikulär. Koronare Rekonstruktion (c).

Kraniopharyngeome. Sie entstehen aus Epithelkeimen des embryonalen Ductus craniopharyngicus (Radtke-Tasche) und sind nach den Hypophysenadenomen die zweithäufigsten Tumoren der Sellaregion. Sie wachsen langsam und können in allen Lebensabschnitten klinische Symptome verursachen; meist manifestieren sie sich aber in der Kindheit. Sie liegen intra- und supraselläar und breiten sich in Richtung auf den III. Ventrikel aus. Dadurch kann eine Blockade der Foramina Monroi entstehen, die zum ein- oder doppelseitigen Hydrozephalus führt.

Histologie

Die gut abgekapselten Geschwülste zeigen starke regressive Veränderungen wie Verkalkungen und mehrkammerige Zysten, die cholesterinreiche Flüssigkeit enthalten. Der solide Anteil des Tumors besteht aus mehrfach geschichtetem ektodermalem Epithel.

Topik

Sellaregion

Klinische Leitsymptome

Die verminderte Hormoninkretion führt zum hypophysären Zwergwuchs, zur Pubertas tarda, gelegentlich zur Dystrophia adiposogenitalis und zum Diabetes insipidus. Bei einer suprasellären Ausdehnung des Tumors kann es zu Gesichtsfeldstörungen kommen und bei einer Foramen-Monroi-Blockade zu Hirndrucksymptomen wie z. B. Kopfschmerz, Brechreiz und Psychosyndrom.

Computertomographie

Die suprasellär gelegenen Tumoren besitzen eine recht inhomogene Dichte (hypodense Zysten, hyperdense Verkalkungen). Die soliden, zumeist isodensen Anteile des Tumors reichern intravenös verabfolgtes Kontrastmittel deutlich an. Gelegentlich ist eine ringförmige Kontrastmittelaufnahme um Zysten herum zu sehen. Die Deformierung des III. Ventrikels und die Blockade der Foramina Monroi sind computertomographisch leicht nachweisbar.

Zusatzuntersuchungen

Endokrinologische Untersuchungen decken oft einen Mangel verschiedener Hormone auf. Die Röntgennativaufnahme kann spritzerartige Verkalkungen in der intra- und suprasellären Region und druckbedingte Selladeformationen zeigen. Szintigraphisch läßt sich eine Nuklidanreicherung bei etwa der Hälfte der Fälle nachweisen (152). Im Angiogramm kann eine avaskuläre Raumforderung die Pars horizontalis der A. cerebri anterior (A_1-Abschnitt) nach oben drängen (129).

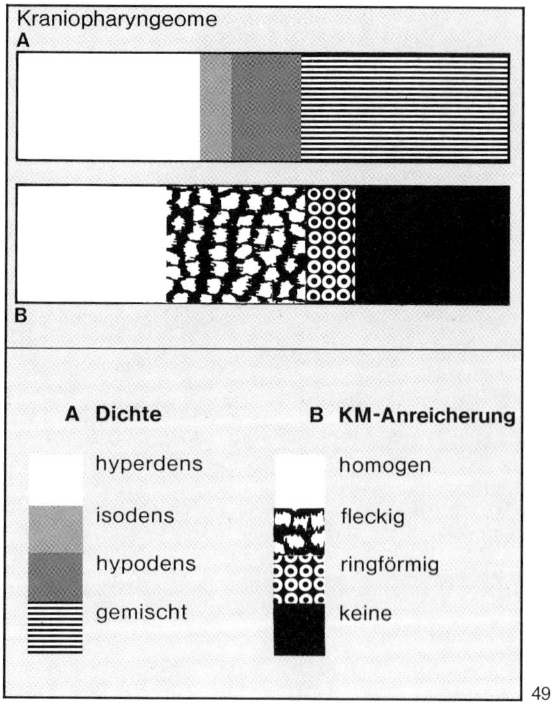

Abb. 49: Dichteverteilung und Kontrastmittelanreicherungsmuster von computertomographisch untersuchten Kraniopharyngeomen.

Tafel 72: Kraniopharyngeome

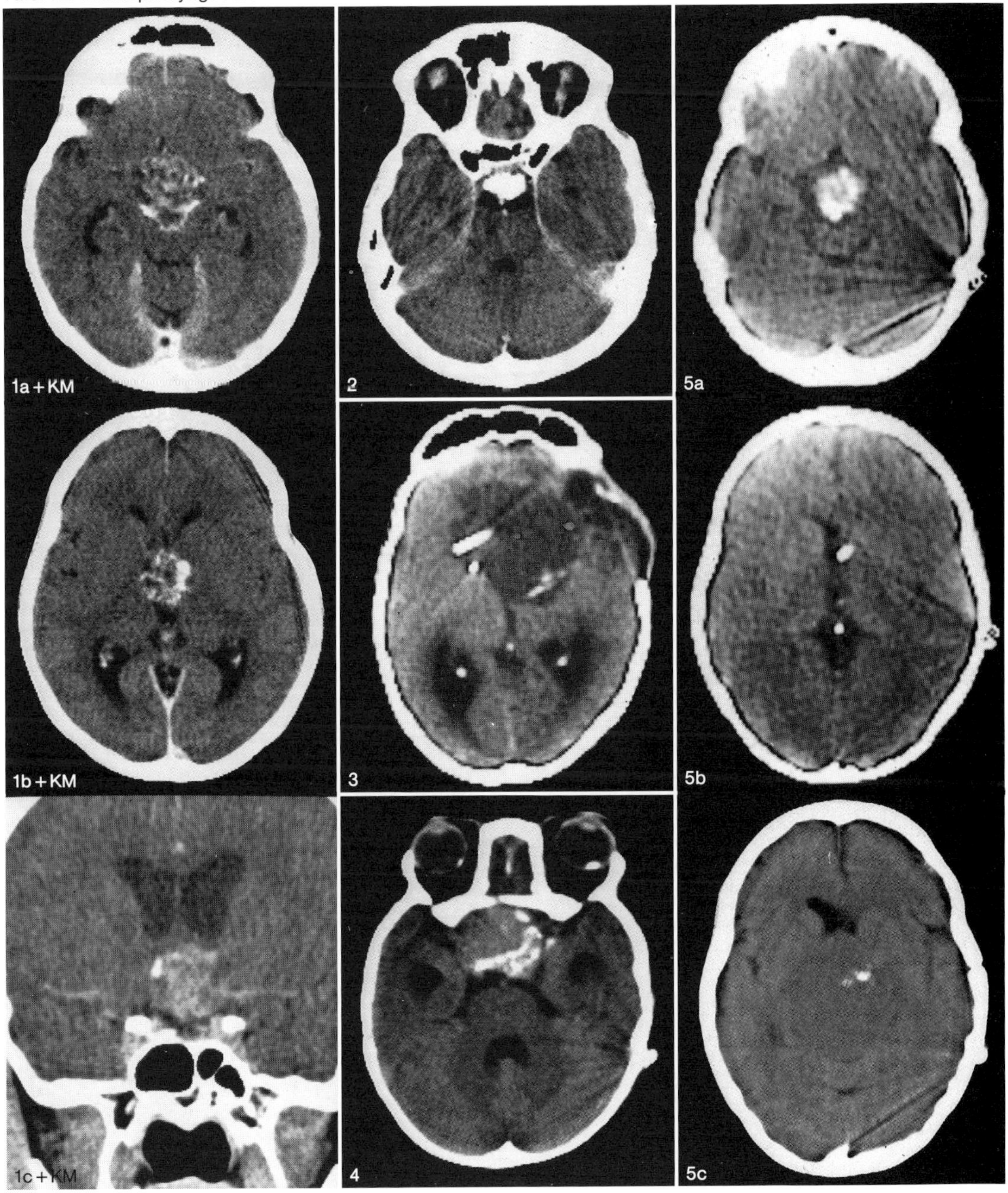

1a–c Kraniopharyngeom. Suprasellärer Tumor mit Kalkherden und fleckiger KM-Einlagerung. Die koronare Schicht (c) zeigt das ausschließlich supraselläre Wachstum.

2 Kraniopharyngeom. Vollständig verkalkter suprasellärer Tumor.
3 Kraniopharyngeom. Zystischer Tumor mit randständigen Verkalkungen. Zustand nach mehrfacher Operation und Drainage der Zyste. Erweiterung der Hinterhörner.
4 Kraniopharyngeom. Solider Tumor mit schalenförmiger Kalkeinlagerung. Erweiterung der Temporalhörner.

5a–c Solider verkalkter suprasellärer Tumor. Ventrikelshunt wegen Foramen-Monroi-Blockade (a, b). Nach 5 Jahren erhebliche Größenzunahme des nunmehr leicht hypodensen Tumors (c).

- *Skeletogene intrakranielle Tumoren*

Osteome. Die relativ häufigen, kleinen und gutartigen Tumoren wachsen von der Kalotte und der Schädelbasis nach intrakraniell, haben aber klinisch kaum je eine Bedeutung. Computertomographisch haben sie Knochendichte und lagern Kontrastmittel nicht ein. Eine Verwechslung mit kleinen Meningeomen ist ausnahmsweise möglich.

Chondrome. Die histologisch gutartigen Tumoren entstehen an der Dura – vorwiegend im frontalen Falxbereich – und an den Synchondrosen der Schädelbasis, vorwiegend im Bereich der Pyramide und des Foramen lacerum. Es sind grobhöckerige, dichte Tumoren mit scholliger Kalkeinlagerung. Sie akkumulieren geringgradig Kontrastmittel in den nicht verkalkten Tumoranteilen.

Chordome. Sie leiten sich von der Chorda dorsalis ab und entstehen vor allem am Clivus, am Dorsum sellae, im Nasopharynx und am Dens axis. Die hyperdensen Tumoren lagern spritzerartig Kalk ein und akkumulieren Kontrastmittel in den nicht kalzifizierten Tumoranteilen. Gelegentlich ist die Destruktion der benachbarten Skelettstrukturen im CT zu erkennen.

- *Gesichtsschädeltumoren mit intrakranieller Invasion*

Tumoren des Viscerocraniums können die Schädelbasis infiltrieren, destruieren und durchwachsen, so daß Tumoranteile intrakraniell liegen und die Hirnstrukturen verdrängen bzw. im Ausnahmefall auch infiltrieren. Vor allem handelt es sich um:

Karzinome des Epipharynx, der Nasennebenhöhlen und der Orbita. Die computertomographische Untersuchung soll meist lediglich die intrakranielle Ausdehnung bestimmen, da die Tumoren leicht bioptisch diagnostiziert werden können.

Glomustumoren. Die Glomustumoren (Paragangliome, Chemodektome) gehen vom Glomus tympanicum oder dem Glomus jugulare aus und können entlang der V. jugularis in den Kleinhirnbrückenwinkel einwachsen, wo sie eine entsprechende klinische Symptomatik verursachen. Im Gegensatz zum Akustikusneurinom können die Glomustumoren in die Paukenhöhle einbrechen. Das Computertomogramm zeigt die meist isodensen, stark kontrastmitteleinlagernden Tumoranteile, die sich unterhalb, oberhalb und innerhalb der destruierten Schädelbasis befinden.

Rhabdomyosarkome. Diese seltenen, sehr malignen Tumoren des Kindesalters können sich auch an der Schädelbasis manifestieren. Das CT zeigt die destruierten Knochenstrukturen und einen meist voluminösen, nach intrakraniell vorwachsenden, iso- bis hyperdensen Tumor, der Kontrastmittel stark anreichert.

- *Metastasen*

Hirnmetastasen sind hämatogene Absiedelungen extrazerebraler Primärtumoren. Die Häufigkeit der Hirnmetastasen, bezogen auf die Zahl der Gesamthirntumoren, beträgt 5–40%, je nachdem, ob Statistiken aus neurochirurgischen Kliniken oder pathologischen Instituten herangezogen werden (143).

Bei weitem der häufigste ins Hirn metastasierende Primärtumor ist das Bronchialkarzinom, gefolgt vom Mammakarzinom, Nierenkarzinom und malignem Melanom (53, 142, 214).

Histologie

Die Metastasen können im histologischen Aufbau dem Primärtumor gleichen oder aber stärker anaplasiert sein. Je nach Tumorart neigen sie zu nekrotischen Einschmelzungen und Tumorblutungen. Oft besteht ein ausgedehntes peritumoröses Ödem, das die Größe und den raumfordernden Effekt des Tumors weit übertrifft.

Topik

Metastasen finden sich in allen infra- und supratentoriellen Hirnregionen und sind in etwa der Hälfte der Fälle multipel (129).

Klinische Leitsymptome

Kopfschmerz, Krampfanfälle, Hirnnervenlähmungen und andere neurologische Ausfälle. Meist ist das primäre Malignom bekannt, gelegentlich ist die Hirnmetastase aber die Erstmanifestation des Tumorleidens.

Tafel 73: Lipome, skeletogene Tumoren

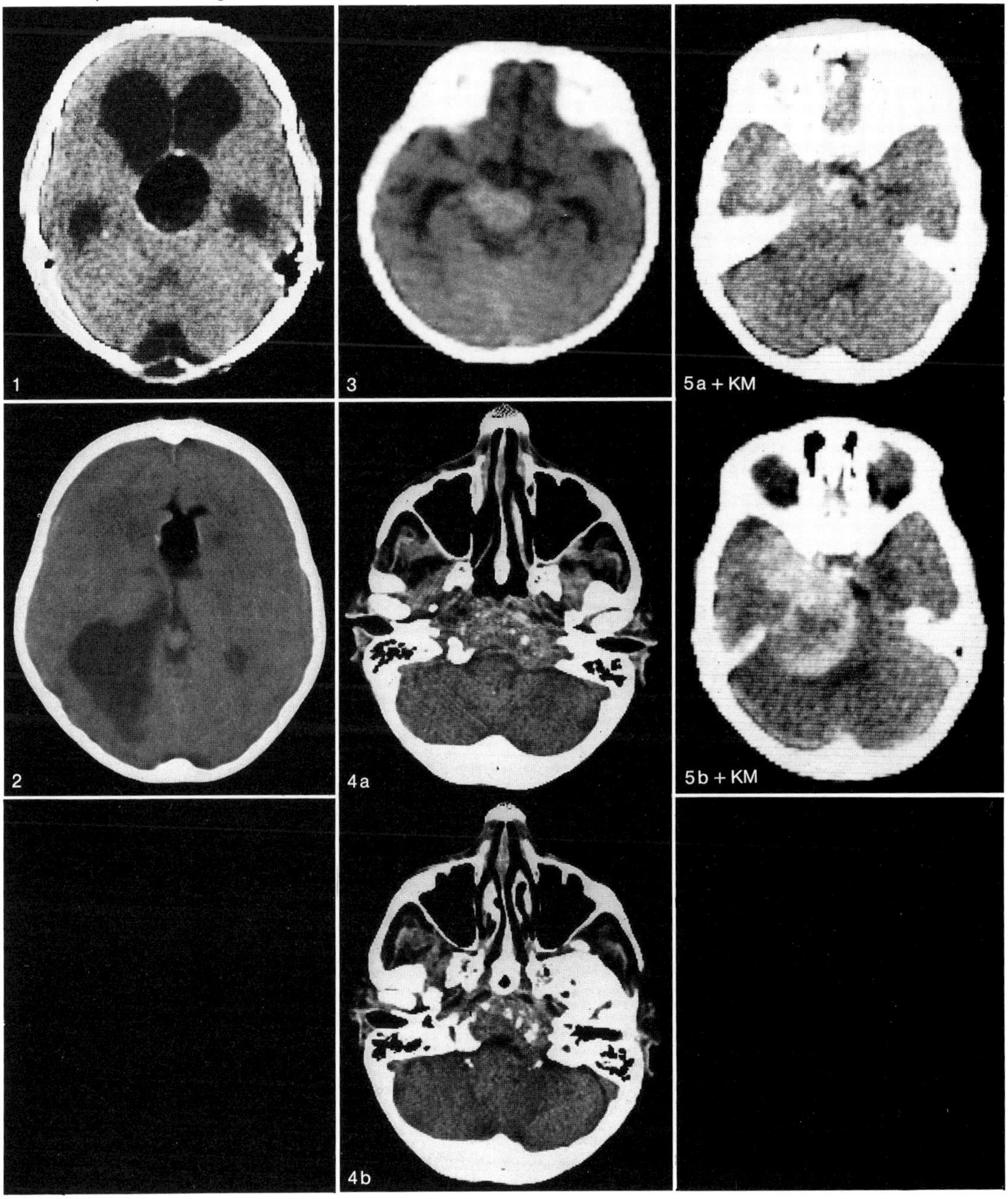

1 Balkenlipom. Scharf konturierter Rundherd mit fettähnlicher Dichte und peripheren Kalkherden. Hydrozephalus durch Foramen-Monroi-Blockade.
2 Balkenlipom. Ovaler hypodenser Herd (− 80 H. E.) in der Balkenzisterne mit schalenförmigen Verkalkungen. Erweiterung des linken Seitenventrikels.

3 Chondrom. Supraselllärer hyperdenser glattrandiger Tumor mit Kompression des Hirnstamms von ventral. Erweiterung der Temporalhörner.
4a, b Chordom des Clivus. Destruktion des Clivus und der angrenzenden Schädelbasis durch den leicht hyperdensen Tumor, der zahlreiche Kalkeinschlüsse aufweist.

5a, b Rhabdomyosarkom. Isodenser KM-anreichernder zystischer Tumor in der mittleren Schädelgrube mit Kompression des Hirnstamms und des IV. Ventrikels.

Computertomographie

Die Metastasen manifestieren sich oft als hyper-, hypo- oder isodense, kleine, rundliche Zonen, die von einem ausgedehnten Kollateralödem begleitet sind und Kontrastmittel kräftig anreichern. Seltener sind die Metastasen groß und können dann zentrale Nekrosen aufweisen, die eine Unterscheidung gegenüber Glioblastomen kaum zulassen. Einige Metastasen (besonders beim Melanom) neigen zu Tumorblutungen, so daß sie als Hirnblutungen verkannt werden können. Für eine Hirnmetastase spricht, wenn innerhalb einer ausgedehnten Ödemzone ein kleiner Bezirk Kontrastmittel stark anreichert (86). Die Multiplizität der intrazerebralen Herde ist der deutlichste artdiagnostische Hinweis, wobei allerdings bedacht werden muß, daß ausnahmsweise auch Meningeome, Glioblastome, maligne Lymphome und Hirnabszesse multilokulär auftreten können (189).

Zusatzuntersuchungen

Auf Röntgennativaufnahmen ist gelegentlich eine verkalkte Pinealis verlagert; indirekte Hirndruckzeichen fehlen fast immer, da die Metastasen zu rasch wachsen. Radionuklide werden von 60–80% der Metastasen aufgenommen und gestatten den szintigraphischen Nachweis (209). Die Angiographie, die nur bei unklaren CT-Befunden indiziert ist, zeigt Gefäßverlagerungen, pathologische Gefäße und homogene oder ringförmige Tumoranfärbungen (129).

Abb. 50: Lokalisation, Dichteverteilung und Kontrastmittelanreicherungsmuster von computertomographisch untersuchten Metastasen. – Relative Häufigkeit der Muttergeschwülste von Hirnmetastasen.

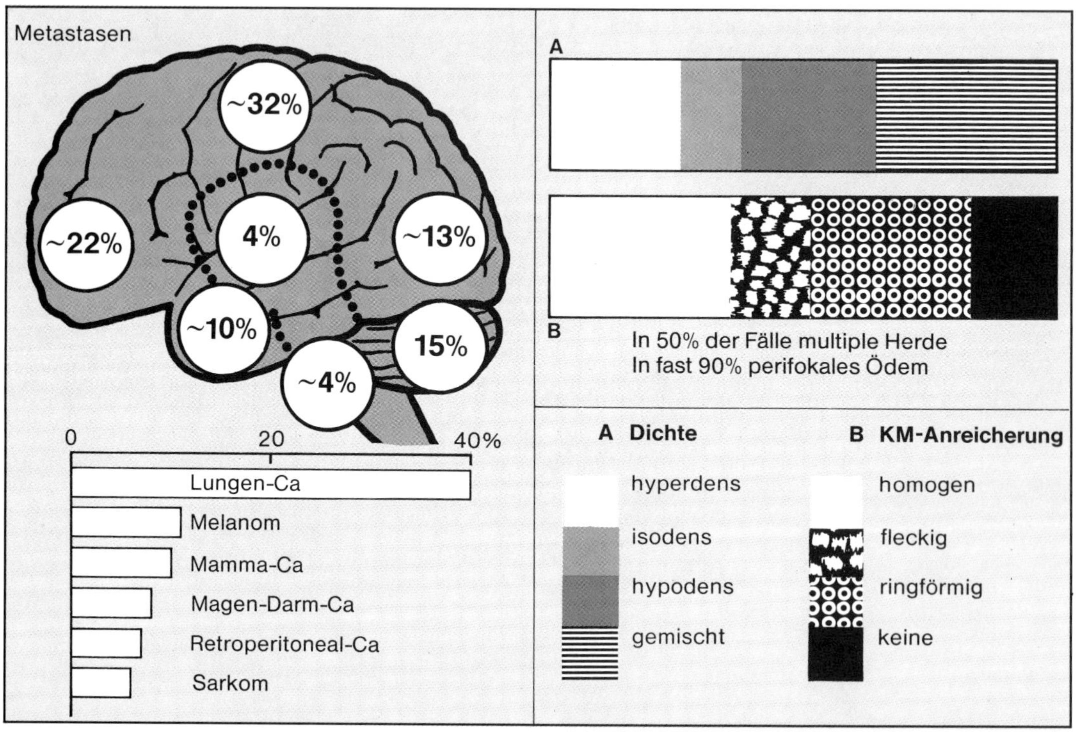

50

Tafel 74: Metastasen

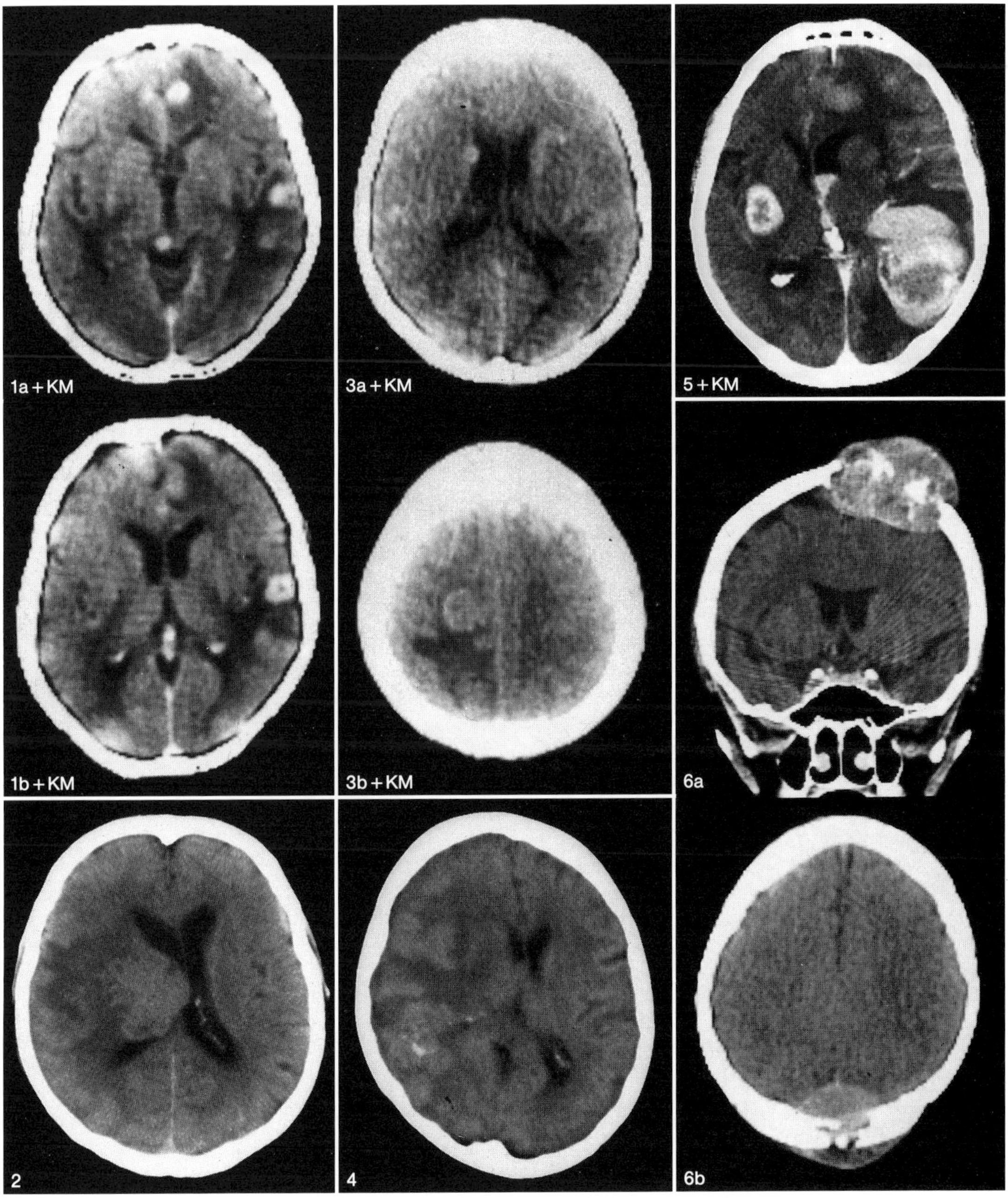

1a, b Multiple Metastasen bei Mammakarzinom. Zahlreiche KM-anreichernde Herde mit perifokalem Ödem.
2 Solitärmetastase bei Bronchialkarzinom im Centrum semiovale links.

3a, b Multiple Metastasen bei Bronchialkarzinom. Zahlreiche unterschiedlich große, leicht hyperdense Herde mit perifokalem Ödem.
4 Solitärmetastase bei Ovarialkarzinom. Isodenser Tumor links parietal mit Kalkherden und perifokalem Ödem.

5 Multiple Metastasen eines Nierenkarzinoms. KM-Anreicherung.
6a, b Kalottenmetastasen eines Schilddrüsenkarzinoms. Zwei osteolytische expansive Metastasen in der parietalen Kalotte. Rein extradurales Wachstum. Koronare Schnittführung (a).

Orbita

Untersuchungstechnik

Um optimale Bilder zu erreichen, muß das CT ungefähr in einem Winkel von 20° zur Orbitomeatallinie durchgeführt werden. Es sind dünne Schnitte von 1,5–2 mm notwendig. Koronare Untersuchungen müssen sehr häufig zusätzlich abgeleitet werden, um die topische Zuordnung exakt zu ermöglichen. I.-v.-Gabe von Kontrastmittel muß in manchen Fällen in der üblichen Weise erfolgen.

Orbitastrukturen

Im knöchernen Orbitatrichter mit Optikuskanal und angrenzenden Nasennebenhöhlen lassen sich Bulbus, N. opticus, Gefäße und die Augenmuskeln gut darstellen, zumal das Orbitafett mit negativen H.E. einen guten Kontrast zu den genannten Strukturen abgibt (Tafel 8, S. 36).

Pathologische Prozesse

Bei den Orbitaerkrankungen bzw. den Krankheiten, die die Orbita sekundär betreffen, handelt es sich in erster Linie um raumfordernde Prozesse, gefolgt von entzündlichen Erkrankungen, der endokrinen Ophthalmopathie, Mißbildungen und traumatischen Folgeerscheinungen. Bei den in der Orbita befindlichen Läsionen müssen folgende Kriterien differentialdiagnostisch beachtet werden: Form, Abgrenzbarkeit gegen Sehnerv, Augenmuskeln und orbitales Fett; knöcherne Veränderungen; die Orbitaspitze. In vielen Fällen vermag erst die vertikale Schnittführung die Zuordnung eines raumfordernden Prozesses zu klären. Die CT allein erlaubt selten, die Artdiagnose einer Orbitageschwulst genau zu stellen.

Die häufigsten gutartigen Tumoren sind: Meningeom der Optikusscheide (Tafel 75/3) oder mit Beteiligung des Keilbeinflügels (Tafel 75/2a, b), kavernöses Hämangiom (Tafel 75/1), pilozytisches Astrozytom des N. opticus (Tafel 75/4).

Die häufigsten bösartigen Tumoren sind: primäre Karzinome der Orbita und Metastasen, malignes Lymphom (Tafel 75/6), Tumoren der Tränendrüse.

Bei den entzündlichen Prozessen stehen die Pseudotumoren (Tafel 75/8), die Myositis, die Pyozele und die Mukozele (Tafel 76/1a-c) im Vordergrund. Die Myositis muß gegenüber der endokrinen Ophthalmopathie (Tafel 76/5a, b, 6) abgegrenzt werden.

Bei den Traumafolgen handelt es sich um das retrobulbäre Hämatom und die Carotis-Sinus-cavernosus-Fistel, die sich nach i. v. Gabe von Kontrastmittel gut darstellen läßt (Tafel 76/3). Fremdkörper in der Orbita lassen sich gut im CT abbilden; die runde Form des Bulbus kann aufgehoben sein (Phthise).

Mißbildungen sind: Keilbeinaplasie, arteriovenöse Angiome, Buphthalmus, fibröse Dysplasie, Zysten. Intraokulare Veränderungen wie Tumoren (z. B. Retinoblastom, Tafel 75/5) und Stauungspapille (Tafel 76/4) lassen sich nachweisen.

Tafel 75: Pathologische Prozesse der Orbita

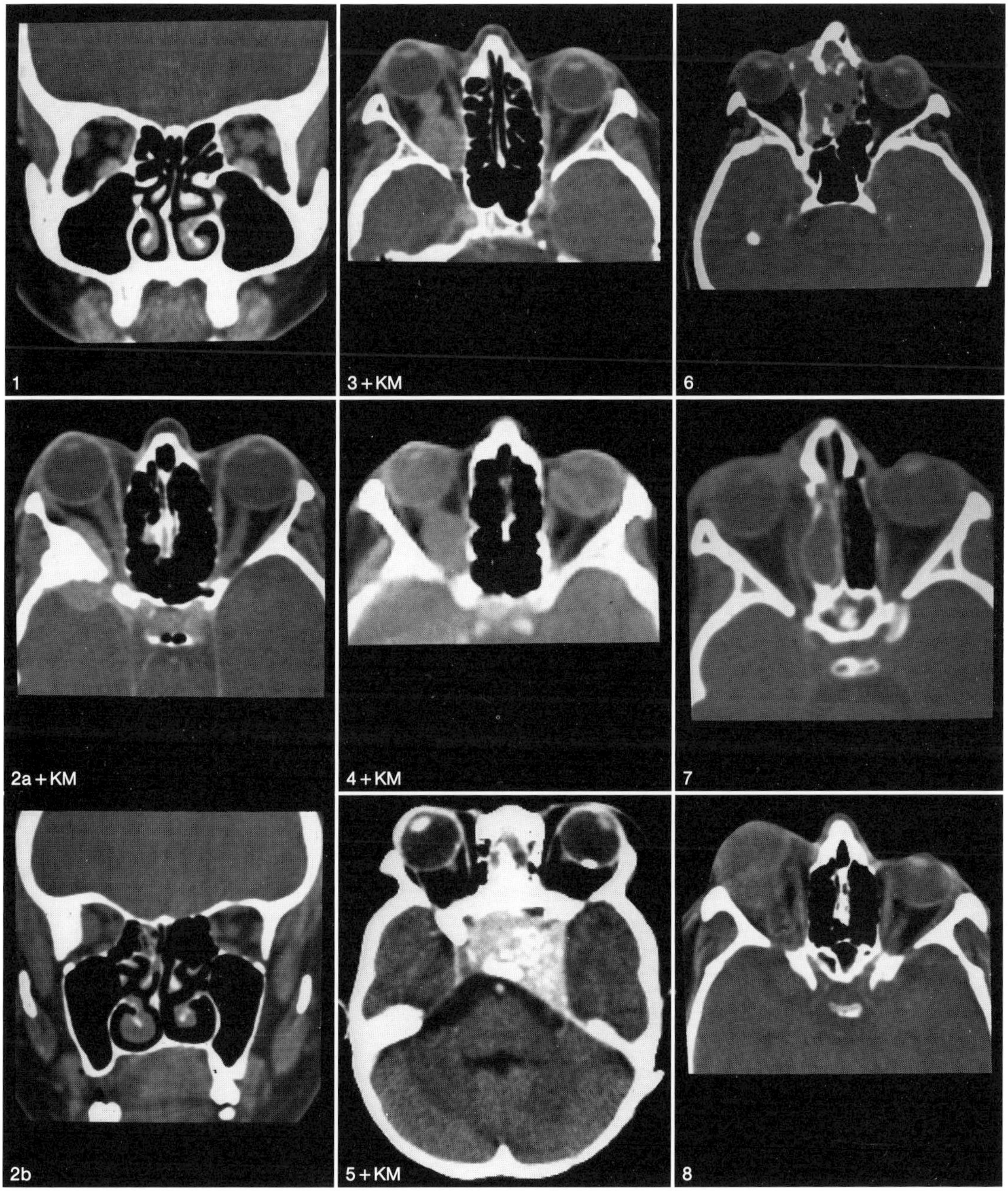

1 Kavernöses Hämangiom mit kraniomedialer Verlagerung des N. opticus rechts.

2a, b En plaque wachsendes Meningeom bei osteoplastischer Auftreibung der orbitalen Anteile des großen Keilbeinflügels links, rasenförmige Meningeomanteile intraorbital lateral in der mittleren Schädelgrube, den N. opticus links umwachsend sowie in den Sinus cavernosus einwachsend. Koronare Schnittführung (b).

3 Optikusscheidenmeningeom. Stark KM-aufnehmender, glatt begrenzter Tumor links.

4 Pilozytisches Astrozytom des N. opticus links. Glatt begrenzter retrobulbärer Tumor, keine signifikante KM-Aufnahme.

5 Malignes Retinoblastom der Netzhaut rechts mit intrakranieller Retinoblastommetastase intra-, rechts para- und suprasellär sich ausdehnend.

6 Malignes Lymphom der Nasenhaupthöhle und des Ethmoidalzellbereiches mit Einwachsen des Tumors in die linke Orbita. Exophthalmus links.

7 Orbitalphlegmone links bei Sinusitis ethmoidalis. Exophthalmus, Lidschwellung.

8 Pseudotumor orbitae links. Großer retro- und suprabulbärer Tumor mit Exophthalmus und Verlagerung des Bulbus oculi nach außen unten.

Aufstellung computertomographischer Unterscheidungsmerkmale der häufigsten im Muskeltrichter gelegenen Läsionen der Orbita (nach [90])

Art der Läsion	Form	Abgrenzbarkeit gegen Sehnerv, Augenmuskeln und orbitales Fett	Knöcherne Veränderungen	Orbitaspitze
Kavernöses Hämangiom	runde oder ovale Weichteilmasse	allseits glatt gegen orbitales Fett, Augenmuskeln und Sehnerv abgegrenzt	bei großen Hämangiomen Orbitaerweiterung; keine Knochendefekte oder Hyperostosen	auch bei großen Hämangiomen kleiner dreieckiger Raum in der Orbitaspitze frei
Optikus-scheiden-meningeom	verdickt erscheinender Sehnerv und/oder unregelmäßig geformte Weichteilmasse	gut gegen orbitales Fett abgegrenzt. Zusammenhang mit dem Sehnerv	Hyperostose angrenzender Knochen möglich	meist ausgefüllt
Optikusgliom	meist kolbenförmige Weichteilmasse im Verlauf des N. opticus	gut gegen orbitales Fett abgegrenzt, Sehnervauftreibung	gewöhnlich Canalis opticus erweitert	reicht bis in die Orbitaspitze
Neurinom	kegelförmige Weichteilmasse, deren Spitze die Orbitaspitze ausfüllt	gut gegen das orbitale Fett abgegrenzt. Weichteilmasse umgibt den Sehnerv	gewöhnlich keine	ausgefüllt
Metastase	meist unregelmäßig geformte Weichteilmasse, seltener rundlicher Tumor	sich meist diffus ins orbitale Fett erstreckend, Tendenz Augenmuskeln und Sehnerv einzuschließen, seltene Ausnahmen glatt begrenzt	häufig Knochenerosionen, bei osteoplastischen Metastasen auch Hyperostosen	häufig ausgefüllt
Lymphom	meist unregelmäßig geformte Weichteilmasse	häufig dem Bulbus direkt anliegend und unscharf gegen das orbitale Fett begrenzt. Augenmuskeln und Sehnerv häufig in Weichteilmasse eingeschlossen	gewöhnlich keine	Orbitaspitze kann ausgefüllt sein
Pseudotumor	meist unregelmäßig geformte Weichteilmasse	unscharf gegen das orbitale Fett begrenzt, Augenmuskeln und Sehnerv häufig in Weichteilmasse eingeschlossen. Häufig Auftreibung der Augenmuskeln	bei chronischen Pseudotumoren Hyperostose angrenzender Knochen möglich	Orbitaspitze kann ausgefüllt sein
Endokrine Ophthalmopathie	rundliche oder unregelmäßig geformte Masse in der Orbitaspitze	gegen orbitales Fett meist gut abgegrenzt; Auftreibung der Augenmuskeln	keine	meist von Weichteilmassen ausgefüllt

Tab. 5

Tafel 76: Pathologische Prozesse der Orbita

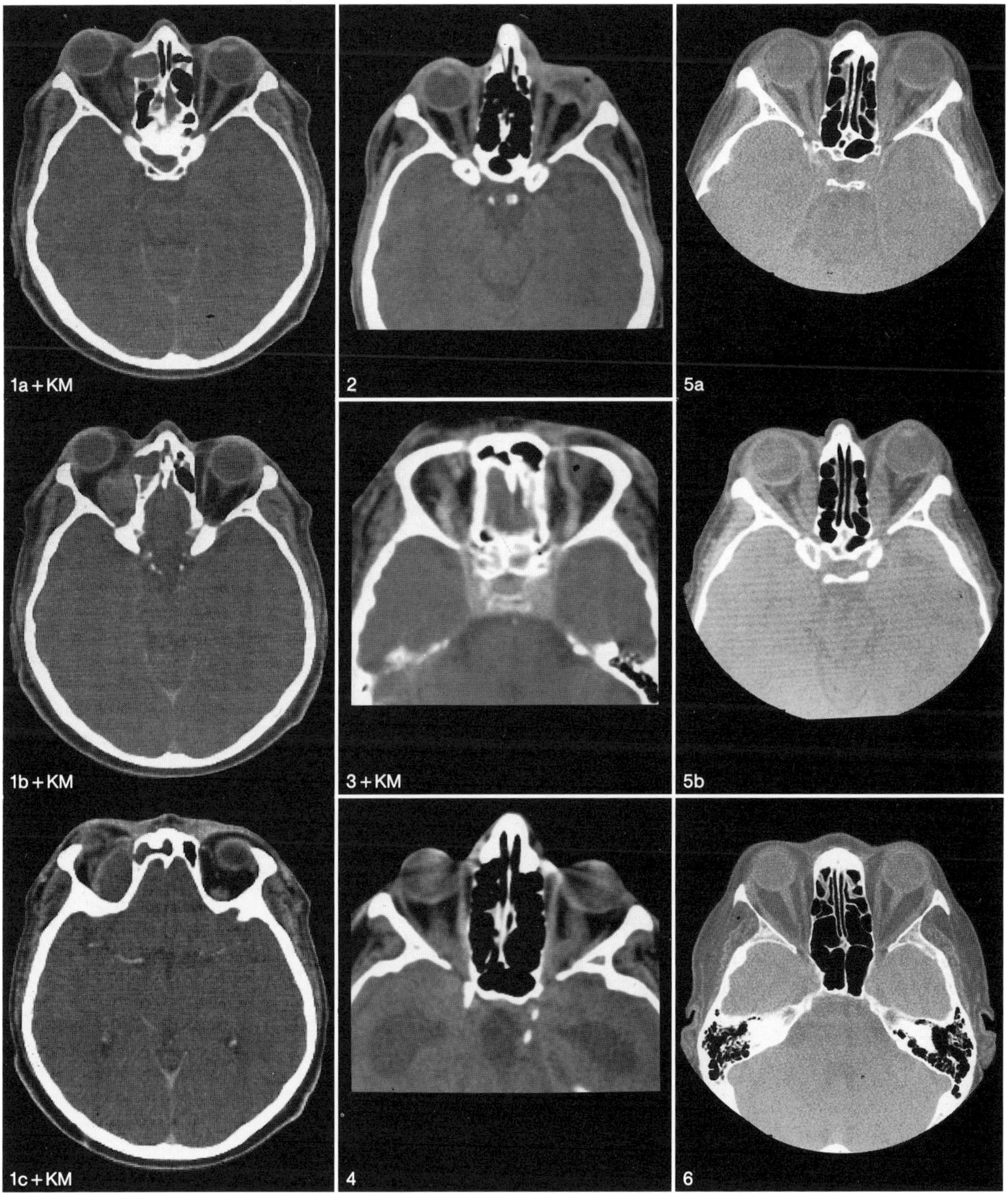

1a–c Mukozele der linken Orbita mit Exophthalmus, von den Siebbeinzellen ausgehende Weichteilmassen mit teilweiser Auflösung der Knochenstrukturen der Lamina papyracea.

2 Perforierende Augenverletzung rechts. Phthise des Bulbus oculi.

3 Traumatische Carotis-Sinus-cavernosus-Fistel mit Chemosis und Exophthalmus. Im CT stark erweiterte Vv. ophthalmicae superiores.

4 Chronische Aquäduktstenose mit Hydrozephalus und verfallender Stauungspapille. Visus links 0,8, rechts 0,2.

5a, b Endokrine Ophthalmopathie. Verlauf: Initial Verdickung des M. rectus medialis rechts. Verlaufskontrolle nach einem Jahr (b): Zunahme der Muskelverdickung rechts sowie zusätzliche linksseitige Augenmuskelverdickung.

6 Endokrine Ophthalmopathie mit Vermehrung des retrobulbären und periorbitalen Gewebes. Exophthalmus beidseits.

Differentialdiagnostische Tabellen

Kalottennahe hypodense Herde
Kalottennahe hypodense Herde weisen in der Regel auf pathologische Veränderungen des äußeren Liquorraumes. Allerdings umfassen sie auch Zysten, Tumoren und andere intrazerebrale Veränderungen, die bis an die Kalotte heranreichen.

Diagnose	**CT-Beschreibung und Bemerkungen**
Ödemähnliche Dichte	
Chronisches epidurales Hämatom	Bikonvexe Form, Raumforderung. Vom häufigeren subduralen Hämatom nur zu unterscheiden, wenn ein hyperdenser KM-einlagernder Durastreifen zwischen Hämatom und Gehirn sichtbar ist (Tafel 12/5, S. 46).
Chronisches subdurales Hämatom	Sichelähnliche Form, raumfordernd.
Subdurales Empyem	Sichelähnliche Form, gelegentlich gekammert, KM-Anreicherung des anliegenden Hirngewebes, selten Lufteinschlüsse durch gasbildende Bakterien.
Liquorähnliche Dichte	
Hirnatrophie	Symmetrische Erweiterung der Zisternen (besonders C. insulares, basalis, interhemisphaerica) und verbreiterte Sulci. Gleichzeitig Ventrikeldilatation.
Akutes traumatisches Hygrom	Kalottennahe Flüssigkeitssichel, besonders bei Kindern, aber auch bei Erwachsenen.
Subdurales Hygrom beim Kind	Meist symmetrisch, frontal und parietal.
Arachnoidalzyste	Halbkugelig der Kalotte aufsitzend, mit oder ohne Raumforderung, Prädilektionsstelle temporal und Cisterna-magna-Gegend.
Artefakte	Hypodense Zone hinter Keilbeinflügel und Pyramide auf basalen Schichten („Shading").
Dichte geringer als Liquor	
Lipom, Cholesteatom	Kalottennahe Tumoren (z. B. Kleinhirnbrückenwinkel), raumfordernd.
Pneumatozele	Posttraumatisch, postoperativ, vor allem bei Operation wegen chronischem subduralem Hämatom; oft frontal oder hinter dem Felsenbein in der hinteren Schädelgrube; gelegentlich raumfordernd.

Tafel 77: Kalottennahe hypodense Herde

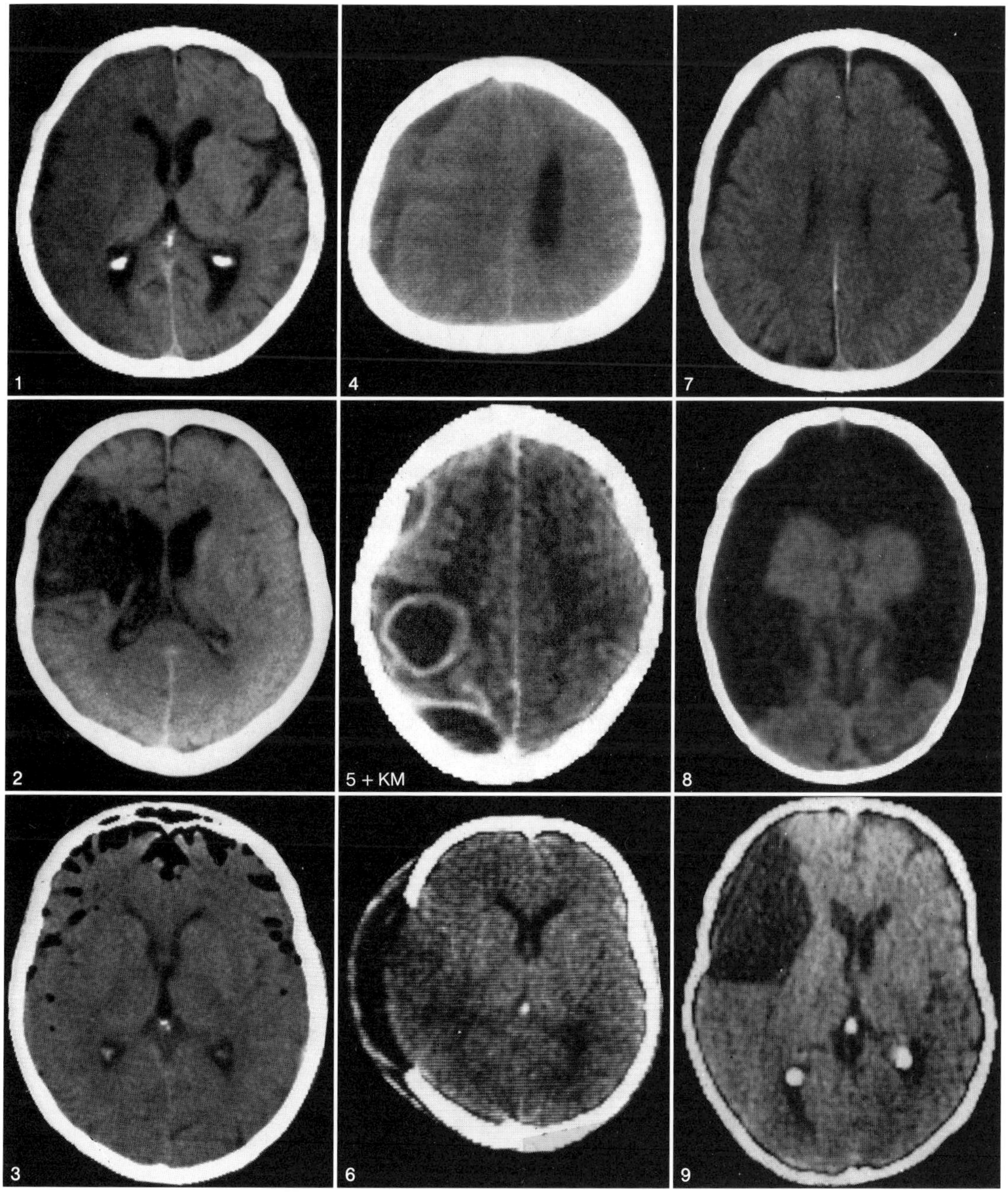

1 Akuter Infarkt bei Karotisverschluß links. Homogene Dichteminderung der linken Hemisphäre mit leichter Kompression des Seitenventrikels und der kortikalen Sulci.
2 Alter Infarkt. Keilförmig hypodense Zone mit Ausziehung des Ventrikelsystems.
3 Traumatischer Pneumatozephalus mit Luftblasen in den Inselzisternen und im Subarachnoidalraum über der frontalen Konvexität bei frontobasaler Fraktur.

4 Chronisches subdurales Hämatom links. Hypodense Sichel unter der Kalotte. Kompression des Seitenventrikels.
5 Subdurale Empyeme und intrazerebraler Abszeß.
6 Liquoransammlung zwischen Galea und Dura im Trepanationsdefekt.

7 Subdurales Hygrom bifrontal.
8 Hydranenzephalie.
9 Arachnoidalzyste mit Raumforderung.

Kalottennahe hyperdense Herde	
Diagnose	**CT-Beschreibung und Bemerkungen**
Epidurales Hämatom	Plan- bis bikonvex, raumfordernd, glatte Grenze zum Gehirn.
Akutes und chronisches subdurales Hämatom	Sichelförmig, raumfordernd. Blut im Interhemisphärenspalt und gezähnelte Grenze zum Gehirn. Bei chronischem subduralem Hämatom Sedimentation mit Spiegelbildung.
Subarachnoidalblutung	Hyperdense Darstellung der Zisternen (besonders C. basalis, insularis, interhemisphaerica). Arteriographie muß Ursache klären (Aneurysma, Angiom usw.).
Kortexnahe intrazerebrale Hämatome	Oval bis rund, raumfordernd.
Kortexnahe Tumoren (z. B. Osteom, Meningeom, Oligodendrogliom)	Raumfordernd, KM-Anreicherung, perifokales Ödem.
Rindenverkalkungen	M. Sturge-Weber
Kontrastmittelrest	Im Subarachnoidalraum nach Myelographie.
vgl. auch „Intrazerebrale hyperdense Herde“ (S. 178)	

Tafel 78: Kalottennahe hyperdense Herde

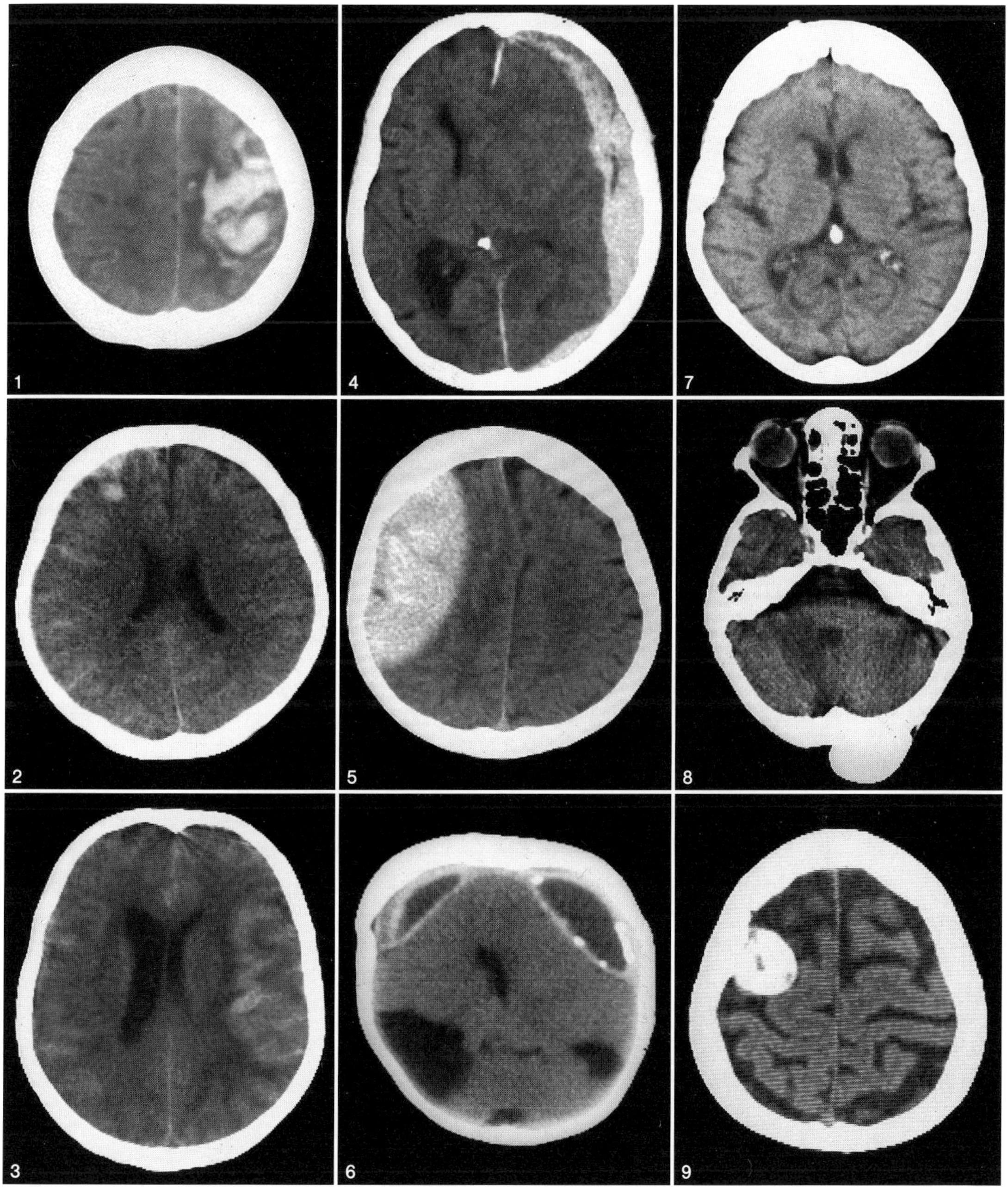

1 Akute intrazerebrale Blutung.
2 Kleine frontale Kontusionsblutung.
3 Subarachnoidalblutung mit Dichteerhöhung in den kortikalen Sulci und den Inselzisternen mit Raumforderung.

4 Akutes subdurales Hämatom.
5 Akutes epidurales Hämatom.
6 Chronisches subdurales Hämatom bifrontal mit Verkalkung der Kapsel.

7 Hyperostosis frontalis interna.
8 Okzipitales Kalottenosteom.
9 Verkalktes Konvexitätsmeningeom.

Intrazerebrale hypodense Herde
Die Herde haben keine offensichtliche Beziehung zur Kalotte, obwohl sie sich bis zur Hirnrinde ausdehnen können. Die Dichte dieser Herde ist niedriger als die vom Hirngewebe. Die Dichte kann weiter in ödemähnlich (20 bis 8 H.E.), liquorähnlich (6 bis 0 H.E.), fettähnlich (–40 bis –100 H.E.) und luftäquivalent (–1000 H.E.) differenziert werden.

Diagnose	**CT-Beschreibung und Bemerkungen**
Ödemähnliche Dichte	
Perifokales Ödem	Oft auf Marklager ausgedehnt, fingerförmig, trichterförmig (Tafel 79/1,2) bei Tumoren und Abszessen. Saumartig bei Tumoren, Infarkten, Hämatomen.
Infarkte	Typische Prädilektionsstellen, keilförmig, nach 8 Stunden frühestens nachweisbar. Im Frühstadium evtl. mit Zeichen der Raumforderung. In der 2.–3. Woche geringe KM-Anreicherung (Luxusperfusion).
Kontusionsherd	Am Ort des Coup oder Contre-coup. Verlaufskontrolle, da sekundäre Einblutung möglich!
Tumoren	Meist raumfordernd, bei infiltrierend und vikariierend wachsenden Gliomen kann die Raumforderung fehlen. Je nach Tumorart KM-Anreicherung oder nicht.
Hirnabszeß	Raumfordernd, meist perifokales Ödem, trichter- oder fingerförmig. Ringförmige, selten fleckige KM-Anreicherung, uni- oder multilokulär.
Herdenzephalitis	Fleckige KM-Anreicherung.
Periventrikuläres Ödem	Bandförmiges Ödem vor allem neben den Seitenventrikeln bei Hydrocephalus occlusus und bei normotensivem Hydrozephalus.
Marklager	Als Normvariante kann das Marklager besonders im Centrum semiovale stärker hypodens erscheinen als sonst üblich (z. B. auch bei Unreife des Früh- und Neugeborenen).
Leukodystrophie	Systemartiger Marklagerbefall.
Multiple Sklerose	Paraventrikuläre multiple Herde bis 2 cm Durchmesser. Im akuten Stadium KM-Einlagerung.
Status spongiosus nach perinatalem Trauma oder nach Enzephalitis	Scharf konturierte, homogene Zonen, meist Erweiterung der benachbarten Liquorräume.
Liquorähnliche Dichte	
Porenzephale Zyste	Scharf begrenzt, oval oder rund.
Postenzephalomalazische Zyste	Typische Infarktlokalisation, oft Dilatation benachbarter Liquorräume.
Postkontusionelle Zyste	Oft Dilatation benachbarter Liquorräume.
Postoperativer Substanzdefekt	Oft Kalottendefekt zusätzlich, oft Dilatation benachbarter Liquorräume.

Tafel 79: Intrazerebrale hypodense Herde

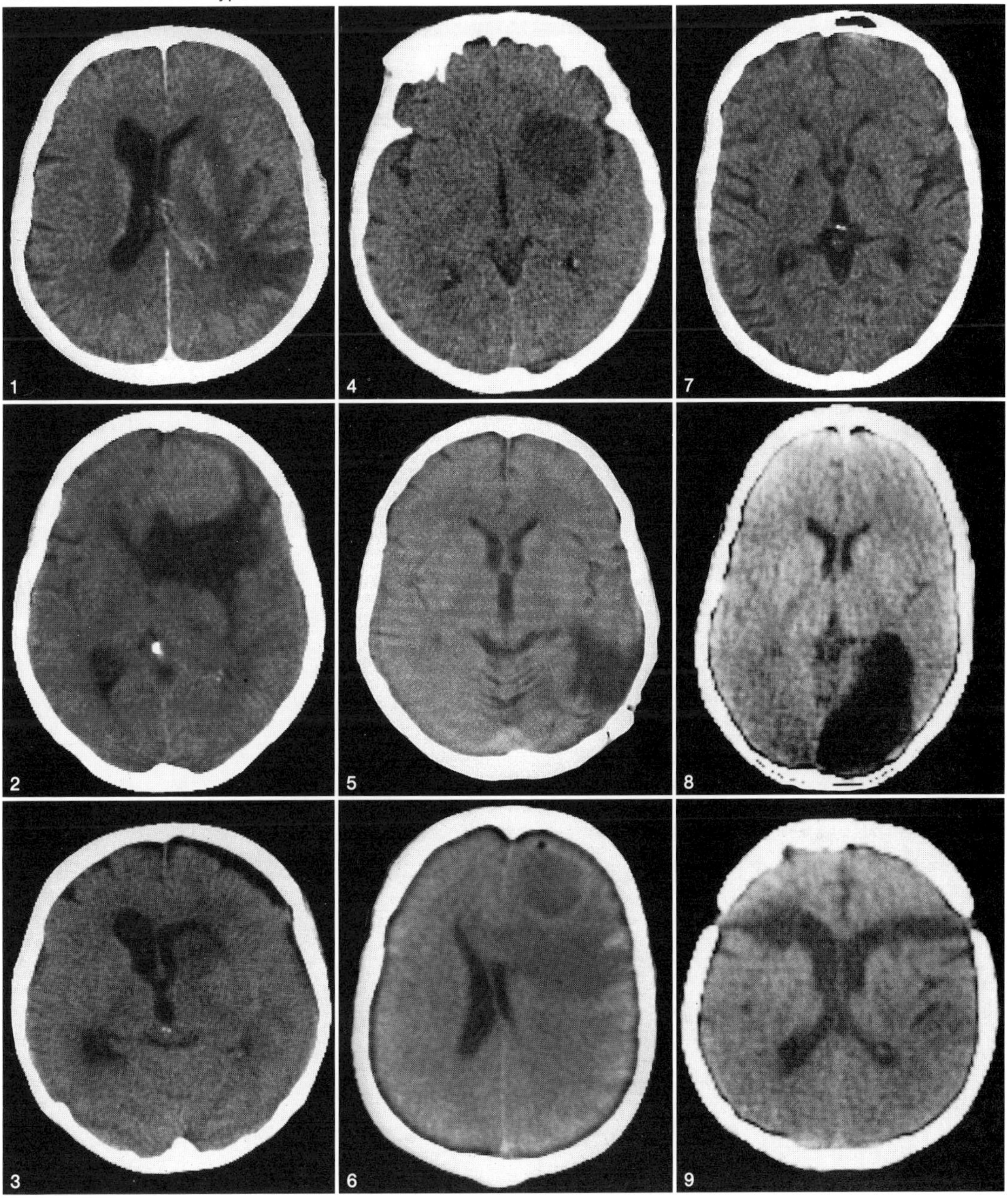

1 Fingerförmiges Hirnödem bei Glioblastom. Die Fingerform entsteht durch das Marklagerödem in der inneren Kapsel, der äußeren Kapsel und im Marklager des Operculum parietale.
2 Trichterförmiges Ödem bei frontalem Meningeom. Die Trichterform entsteht durch das Ödem in der Capsula interna und im frontalen Marklager.
3 Rechtsseitiger Stammganglieninfarkt.

4 Astrozytom II frontotemporal rechts.
5 Alter Kontusionsherd rechts parietal.
6 Frontaler Hirnabszeß mit perifokalem Ödem. Kleine Luftblase nach Punktion.

7 Globus-pallidus-Infarkt beidseits nach CO-Intoxikation.
8 Porenzephale Ausziehung des rechten Hinterhorns.
9 Zustand nach frontaler Leukotomie wegen Schizophrenie.

Intrazerebrale hypodense Herde (Fortsetzung)	
Diagnose	**CT-Beschreibung und Bemerkungen**
Zystische Tumoren	Zeichen der Raumforderung, häufig ringförmige KM-Einlagerung.
Fettähnliche Dichte	
Lipom, Cholesteatom, Epidermoid, Dermoid	Marginale Kalzifikation ist möglich.
Luftäquivalente Dichte	
Posttraumatischer, postoperativer oder diagnostischer Pneumenzephalus, Pneumatozele	
Infektion mit gasbildenden Bakterien	

Intrazerebrale hyperdense Herde von hämatomähnlicher Dichte
Die Ursache spontaner Hämorrhagien muß – abgesehen von der typischen hypertensiven Blutung in die Stammganglien – arteriographisch abgeklärt werden.

Diagnose	**CT-Beschreibung und Bemerkungen**
Hypertensive Blutung	Typische Lokalisation (Abb. 35, S. 93 und Tafel 37/1–3, Tafel 38/1, 2, Tafel 80/1), anfangs homogen und scharf konturiert, später inhomogen und hypodenser Saum (Resorption und Ödem). Vorübergehend auch ringförmige KM-Anreicherung in der Resorptionszone.
Kontusionsblutung	Meist zusätzlich deutliche Ödemzonen. Auf begleitendes sub- oder epidurales Hämatom achten!
Wühlblutung bei Aneurysma	Besonders frontal oder frontotemporal und temporal u. U. mit Ventrikeleinbruch.
Angiomblutung	Eine zusätzliche KM-Anreicherung in Gefäßkonvoluten ist möglich.
Tumoreinblutung	Besonders bei Melanommetastasen und Glioma apoplecticum.
Hyperdense Tumoren	Kolloidzyste, Meningeom und andere. Oft zusätzlich Dichteanhebung nach KM.
Artefakte	a) Angeschnittene Strukturen der Schädelbasis bei asymmetrischer Kopfeinstellung. b) Streifenförmige Bewegungs- und Kontrastexzeßartefakte. Durch Überlagerung auch knotenförmig, besonders im Bereich der hinteren Schädelgrube.
Siehe auch intrakranielle Kalkherde (S. 180)	

Tafel 80: Intrazerebrale hyperdense Herde

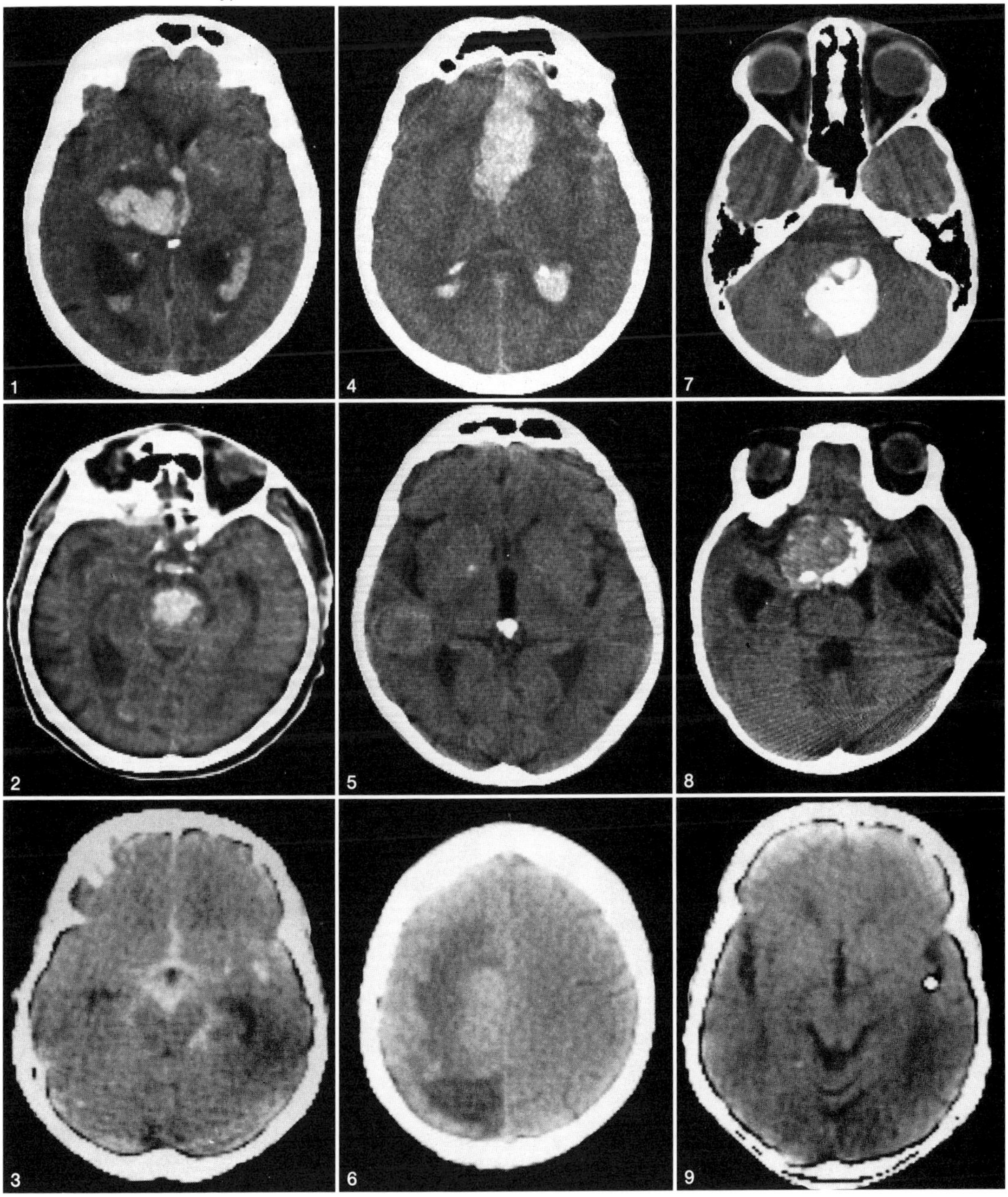

1 Thalamusblutung mit Ventrikeleinbruch.
2 Hirnstammblutung.
3 Subarachnoidalblutung. Blut in den basalen Zisternen und der Cisterna ambiens.

4 Frontale Wühlblutung aus einem rupturierten Aneurysma der A. communicans anterior mit Ventrikeleinbruch.
5 Zystische Blutansammlung links parietal, sog. Schokoladenzyste.
6 Oligodendrogliomrezidiv links paramedian mit perifokalem Ödem und okzipitalem postoperativem Substanzdefekt.

7 Verkalktes pilozytisches Astrozytom im Kleinhirnwurm.
8 Kraniopharyngeom suprasellär mit schalenförmiger Verkalkung.
9 KM-Rest in der Inselzisterne rechts.

Intrazerebrale hyperdense Herde von kalkähnlicher Dichte (nach [42], verändert)	
Diagnose	**CT-Beschreibung und Bemerkungen**
Physiologische Verkalkungen	
Pinealis, Plexus chorioidei, Commissura habenularum, Falx cerebri et cerebelli, Tentorium, Tela chorioidea, Recessus suprapinealis, Commissura anterior.	
Pathologische Verkalkungen	
Membranartig angeordnete Verkalkungen	
Vaskulär:	Riesenaneurysma der A. carotis, A. basilaris und der V. Galeni, chronisch subdurales Hämatom
Neoplastisch:	Lipom, Dermoid, Epidermoid
Entzündlich:	Abszeßkapsel
Monofokale Verkalkungen	
Vaskulär:	Angiome (verkalkte Thromben), Sinusvenenthrombose, intrazerebrale Blutung, z. B. nach Geburtstrauma.
Neoplastisch:	Meningeom oft granulär, Oligodendrogliom oft grobschollig, Kraniopharyngeom, Pinealom, Ependymom, Plexuspapillom, Spongioblastom, Gangliozytom, Dermoide, Chordom, Hypophysenadenom (1%), Chondrom, Chondrosarkom, Osteom, Teratom.
Entzündlich:	Granulome (Tuberkulom, Gummen), Echinokokkose (vgl. auch „Multifokale Verkalkungen").
Multifokale Verkalkungen	
Vaskulär:	Arteriosklerotische und metastatische Gefäßverkalkungen, Endarteriitis calcificans cerebri.
Entzündlich:	Konnatale Toxoplasmose, Zytomegalie, Röteln, Herpes simplex, Torulose, Trichinose, Zystizerkose, Bilharziose, Paragonimiasis.
Kongenital:	Tuberöse Sklerose (meist periventrikulär), Sturge-Weber-Krankheit (Kortexkalk), Lissenzephalie.
Symmetrische Verkalkungen	
Stammganglienverkalkungen:	Bei Hyperparathyreoidismus, Pseudo- und Pseudopseudohypoparathyreoidismus, Lipoidproteinose (Urbach-Wiethe), Fahr-Krankheit (= vaskuläre Kalzifikation der Stammganglien).
Fremdkörper, die Verkalkungen vortäuschen können	
KM-Tropfen in den Liquorräumen, Metallclips, Granatsplitter, Knochensplitter, streifenförmige Bewegungsartefakte, Overrange-Artefakte, Filmfehler.	

Tafel 81: Pathologische intrakranielle Verkalkungen

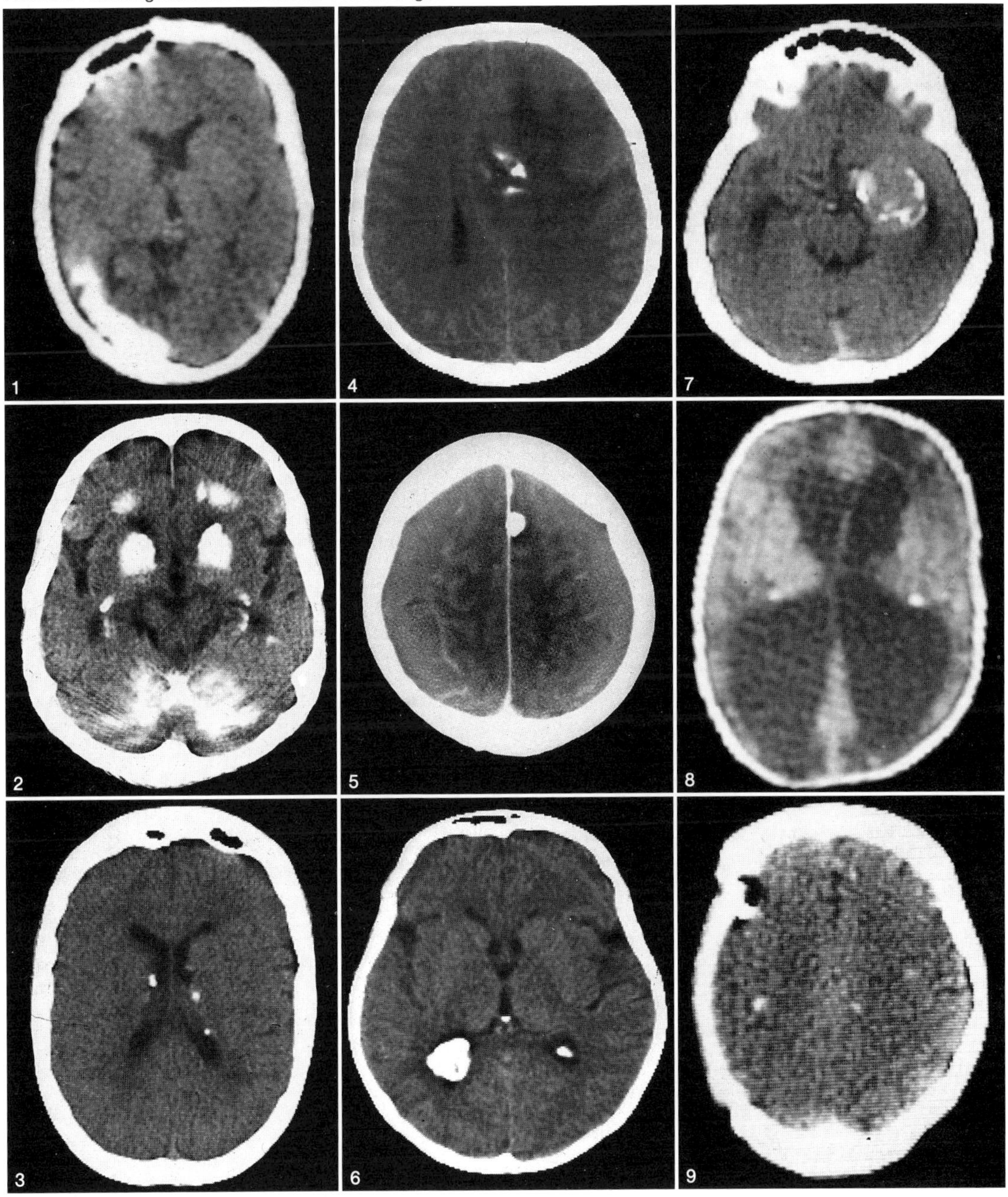

1 Rindenverkalkung bei M. Sturge-Weber.
2 M. Fahr mit symmetrischen Kalkeinlagerungen in den Stammganglien bifrontal und in der Kleinhirnrinde.
3 Tuberöse Sklerose mit Ventrikelwandverkalkungen.

4 Anaplastisches Oligodendrogliom.
5 Kleines Falxosteom.
6 Verkalktes intraventrikuläres Meningeom.

7 Riesenaneurysma mit schalenförmiger Verkalkung.
8 Toxoplasmose. Hydrozephalus und intrazerebrale Kalkherde.
9 Zystizerkose. Disseminierte kleine Kalkherde. Operativ bestätigt.

KM-anreichernde Herde Vielfältige Prozesse reichern Kontrastmittel an (Tumoren, Gefäßmißbildungen, Entzündungen, Infarkte usw.). Muster und Intensität der Kontrastmittelaufnahme sind kein sicheres differentialdiagnostisches Kriterium. Allerdings finden sich die Anreicherungsmuster gehäuft bei bestimmten Prozessen.	
Diagnose	**CT-Beschreibung und Bemerkungen**
Ringförmige KM-Anreicherung	
Glioblastom, Metastase und andere Tumoren mit zentraler Nekrose	Raumfordernd, perifokales Ödem, oft breiter Parenchymrand.
Abszeß	Raumfordernd, perifokales Ödem, meist schmaler Granulationswall und im Vergleich zum Tumor etwas geringere Raumforderung.
Altes Hämatom	KM in der marginalen Resorptionszone oder nach Monaten in der Hämatomkapsel (Schokoladenzyste).
Ventrikulitis, Pyozephalus	KM im Ependym
Subdurales Empyem, epiduraler Abszeß	Die kalottennahe Raumforderung grenzt an das Gehirn mit einem Granulationswall.
Granulome	Tuberkulom, Gumma, Sarkoidose. Vom Tumor im CT nicht sicher zu unterscheiden.
Radionekrosen	Verwechslung mit Tumorrezidiv möglich, da oft auch raumfordernd.
Frischer Op.-Defekt	Verwechslung mit Tumorrezidiv möglich.
Fleckförmige KM-Anreicherung	
Gliome	Raumforderndes perifokales Ödem.
Angiome	Oft nicht raumfordernd, gelegentlich verkalkte Thromben.
Infarkte	Typische Lokalisation, keilförmig (12. bis 21. Tag wegen Luxusperfusion).
Herdenzephalitis Granulome Kontusionsödem	
Homogene KM-Anreicherung	
Tumoren	z. B. Meningeom, Neurinom, Hypophysenadenom, Glioblastom (Knotentyp), Plexuspapillom, solides Angioblastom.
Riesenaneurysma	Auf basalen Schichten, meist kreisrund, Wandverkalkungen.
Infarkte	Sehr selten Infarkt nach KM isodens, („zugespritzter Infarkt“).

Tafel 82: KM-anreichernde Herde

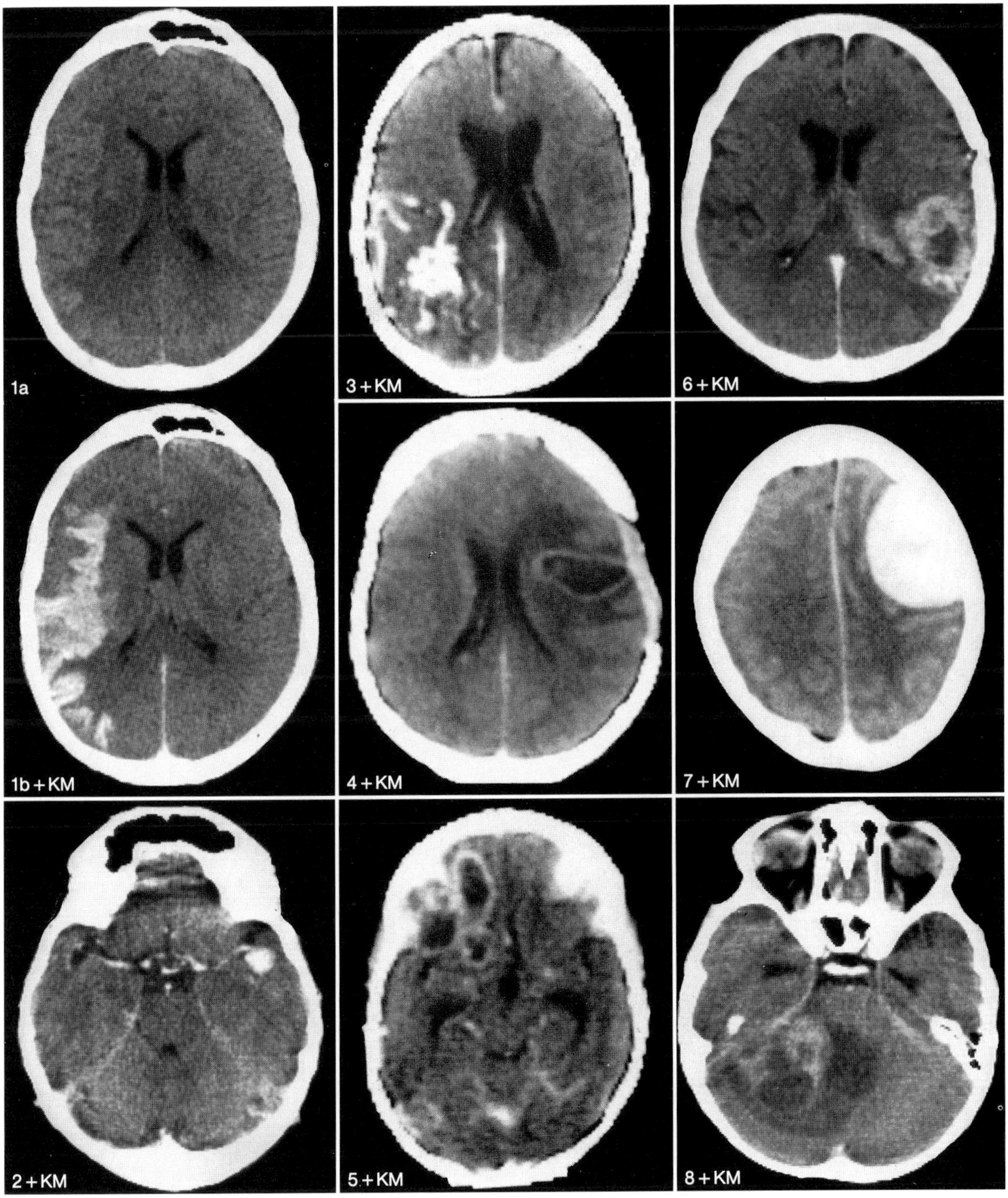

1a, b Mediainfarkt, isodense Phase. Girlandenförmige KM-Einlagerung durch Luxusperfusion.
2 Riesenaneurysma der A. cerebri media rechts.

3 Arteriovenöses Angiom.
4 Operationsdefekt mit ringförmiger KM-Anreicherung. Differentialdiagnostisch vom Tumorrezidiv nur mit Verlaufskontrollen zu unterscheiden.
5 Abszesse links frontal mit ringförmiger KM-Einlagerung.

6 Glioblastom rechts parietal.
7 Konvexitätsmeningeom.
8 Pilozytisches Astrozytom der linken Kleinhirnhemisphäre.

Lage-, Form- und Größenveränderung des Ventrikelsystems	
Diagnose	**CT-Beschreibung und Bemerkungen**
Symmetrische Erweiterung	
Hirnatrophie, Hydrocephalus communicans beim Kind	Gleichzeitige Erweiterung der äußeren Liquorräume.
Hydrocephalus occlusus	Häufig Raumforderung hintere Schädelgrube und Aquäduktgegend. (Bei Aquäduktstenose IV. Ventrikel gewöhnlich klein.) Bilaterale Foramen-Monroi-Blockade.
Hydrocephalus aresorptivus	Posttraumatisch, nach Subarachnoidalblutung, idiopathisch.
Umschriebene Erweiterung	
Artefakte	Beim seitwärts verkippten Kopf wird eine Asymmetrie des Ventrikelsystems vorgetäuscht.
Foramen-Monroi-Blockade	Ein- oder doppelseitige Erweiterung der Seitenventrikel bei Tumoren im vorderen Anteil des III. Ventrikels oder bei Verlagerung des Septum pellucidum (z. B. posttraumatisches Hämatom oder Ödem).
Porenzephale Ausziehung	Zur Entscheidung, ob Zyste kommuniziert, ist u. U. intrathekale Amipaque®-Gabe nötig.
Ausziehung bei Substanzdefekt	Perinatale Hirnschäden, postkontusionell, nach Hirninfarkt, postoperativ.
Hemiatrophie	Gleichzeitig einseitige Erweiterung der äußeren Liquorräume und des Seitenventrikels.
Balkenagenesie	III. Ventrikel scheitelwärts ausgezogen zwischen den Seitenventrikeln.
Dandy-Walker-Zyste	Vom IV. Ventrikel ausgehend, mediane Zyste in der hinteren Schädelgrube. Ausdehnung scheitelwärts durch Hochlagerung des Tentoriums.
Symmetrische Einengung	
Hirnschwellung	Kontusion, Enzephalitis, Sinusvenenthrombose
Bilaterales chronisches subdurales Hämatom	Manchmal nur nach KM-Injektion nachweisbar, wenn isodens, Hasenohrphänomen.
Kompression und Verlagerung	
Raumfordernde Prozesse	Tumoren, Hämatome, frische raumfordernde Infarkte, Abszesse usw. sind meist direkt nachweisbar. Ausnahmen: isodenses chronisch subdurales Hämatom; isodense Tumoren (z. B. Akustikusneurinom, Kontrastmittel applizieren!), einseitiges Kontusionsödem.

Tafel 83: Ventrikeldeformationen

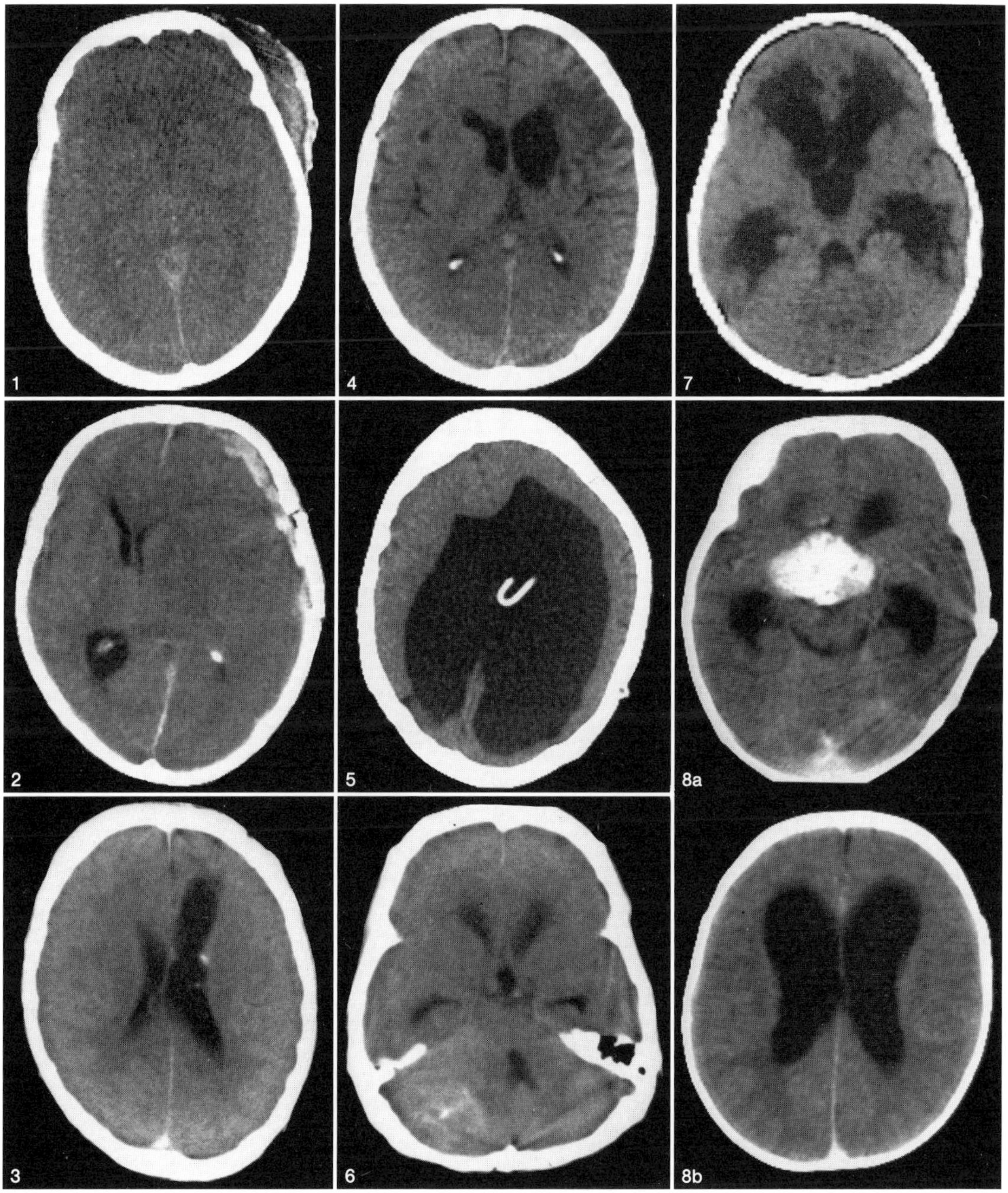

1 Diffuses Hirnödem bei Schädelhirntrauma mit totaler Ventrikelkompression.
2 Schädelfraktur, subdurales Hämatom und einseitiges Ödem mit Kompression und Verlagerung des Ventrikelsystems.
3 Ventrikelausziehung nach Operation eines Ventrikelangioms.

4 Ausziehung des Vorderhorns durch alten Infarkt.
5 Porenzephale Ventrikelerweiterung mit Drainage.
6 Meningeom der hinteren Schädelgrube mit Kompression und Verlagerung des IV. Ventrikels und Stauungshydrozephalus.

7 Hydrocephalus occlusus mit periventrikulärer Dichteminderung durch Tumor der hinteren Schädelgrube.
8a, b Foramen-Monroi-Blockade mit Erweiterung der Seitenventrikel durch supraselläre Retinoblastommetastase.

Intra- und paraventrikuläre Prozesse	
Diagnose	**CT-Beschreibung und Bemerkungen**
Tumoren	
Plexuspapillom	Vor allem im IV. Ventrikel und im Trigonum des Seitenventrikels, seltener im III. Ventrikel. Iso-bis leicht hyperdense verkalkte, stark KM-anreichernde Knoten.
Meningeom	Im Seitenventrikel glatt berandete hyperdense, KM-anreichernde Knoten. Manifestation meist im Erwachsenenalter.
Subependymales Riesenzellastrozytom	Meist in der Nähe des Caput nuclei caudati hyperdens, gelegentlich schollige Kalkherde. Auch bei tuberöser Sklerose.
Ependymom	Meist in der Nähe des Foramen Monroi im Trigonum oder im IV. Ventrikel. Leicht hyperdense KM-anreichernde Herde.
Kolloidzyste	Am Plexus chorioideus des Foramen Monroi kugelrunde hyperdense Herde, die nie die Grenze des III. Ventrikels überschreiten, aber das Foramen Monroi blockieren können.
Dermoidzyste und Teratome	Im III. Ventrikel s. S. 158, 160, 161.
Metastasen	Ependymale Metastasen bei extrazerebralen Malignomen und nach kanalikulärer Aussaat von Medulloblastom und Pinealisgerminom; letzteres kann die Ventrikel mit solidem Material ausgießen.
Paraventrikuläre Tumoren	Sie können sich in den Ventrikel hineinentwickeln und eine intraventrikuläre Lage vortäuschen, besonders bei Gliomen, beim Balken- und Schmetterlingsglioblastom, beim Balkenlipom.
Supraselläre Tumoren	Sehr große supraselläre Tumoren wachsen gegen den III. Ventrikel und können die Foramina Monroi blockieren: Kraniopharyngeom, Hypophysenadenom, Hypothalamusgliom.
Varia	
Ventrikelblutung	Der Ventrikel ist mit hyperdensem Material (Blut) ausgegossen. Oft Sedimentation in den abhängigen Partien, z. B. in den Hinterhörnern.
KM-Ventrikulographie	Auch bei zisternoventrikulärem Reflux nach Myelographie und Zisternographie.
Pneumatozephalus	Luft in den nichtabhängigen Partien, wie Vorder- und Temporalhörner. Bei offenem Schädelhirntrauma und postoperativ.
Ventrikulitis und Pyozephalus	KM-Anreicherung im Ependym meist nur als Drainagekomplikation.

Tafel 84: Intra- und paraventrikuläre Prozesse

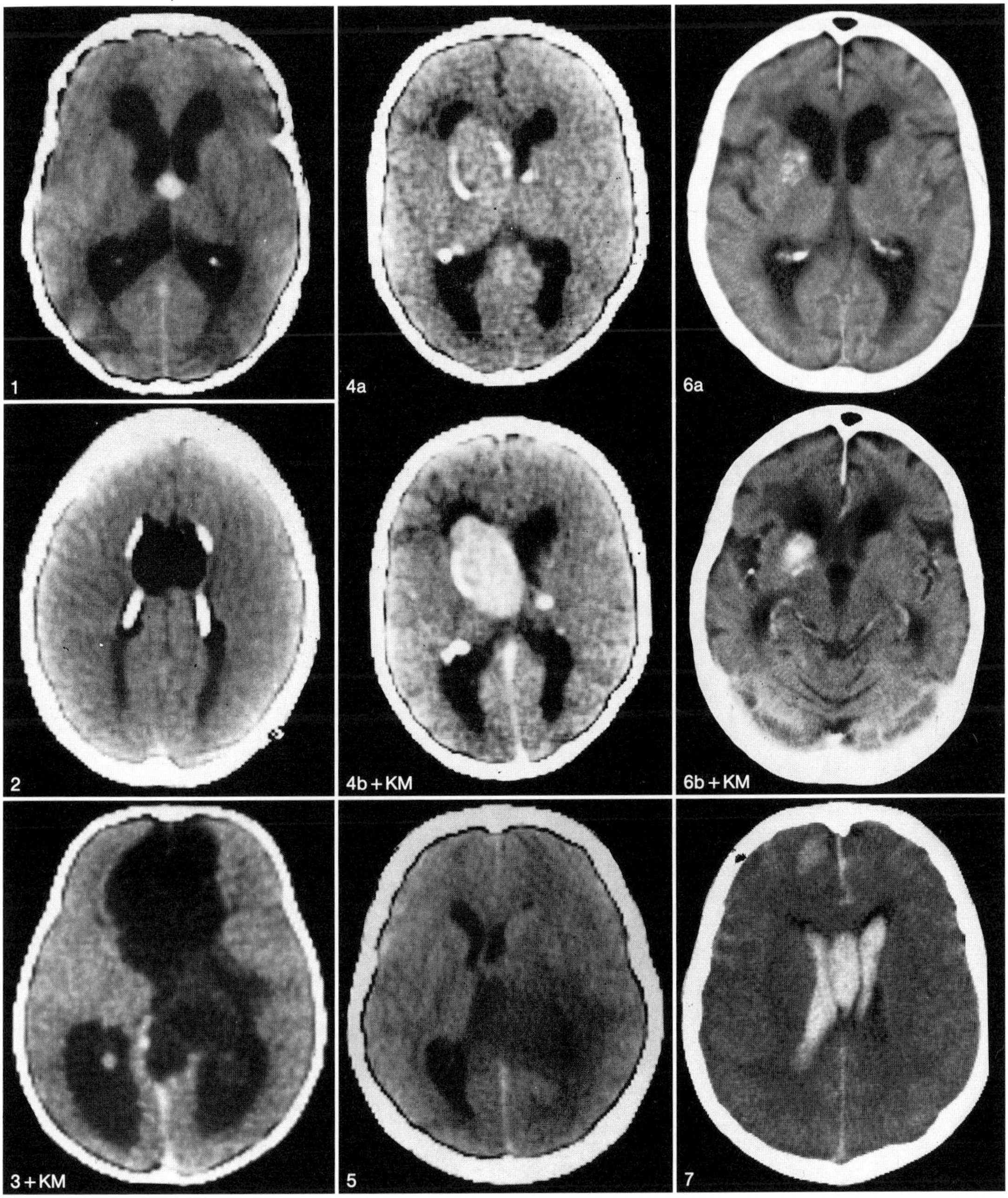

1 Kolloidzyste.
2 Balkenlipom mit typischer Randverkalkung.
3 Multiple Arachnoidalzysten, operativ bestätigt. Hydrocephalus internus.

4a, b Subependymales Riesenzellastrozytom und Ventrikelwandverkalkung bei tuberöser Sklerose. Ohne und mit KM.
5 Ependymom im Bereich des rechten Seitenventrikels.

6a, b Angiom der Stammganglien mit kleinfleckiger Verkalkung und intensiver KM-Aufnahme (b).
7 Blutung in der Balkenzisterne und im Seitenventrikel nach Ruptur eines Aneurysmas der A. communicans anterior.

Prozesse der vorderen Schädelgrube und des Frontalhirns	
Diagnose	**CT-Beschreibung und Bemerkungen**
Tumoren	
Olfaktoriusmeningeom	Hyperdenser, KM-anreichernder, glatt konturierter Tumor der Medianebene von der Lamina cribrosa ausgehend. Häufig beidseitiges Trichterödem.
Meningeom des Planum sphenoidale	Einschließlich Meningeomen vom Tuberculum sellae. Oft auch Knochenverdickung (koronare Schnittführung!).
Falxmeningeom	Oft halbkugelig der Falx aufsitzend.
Falxosteom	Spindelige hyperdense kalkdichte Auftreibung der Falx.
Hirntumoren	Insbesondere Schmetterlingsgliome am vorderen Balkenknie, Hirnmetastasen, Astrozytome, Oligodendrogliome etc.
Vasopathien	
Infarkt der A. cerebri anterior	Hypodense paramediane Zone im Versorgungsgebiet der Arterie (s. S. 85 und Tafel 34/3 S. 89).
Aneurysma des R. comm. ant. oder der A. pericallosa	Kleine, KM-anreichernde Herde frontal im Interhemisphärenspalt.
Blutungen	Kontusionsblutung bei Schädelhirntraumen. Bei rupturiertem Aneurysma Blutung im Mittellinienspalt. Treppenförmige Konfiguration bei Aneurysmen der A. pericallosa.
Varia	
Frontale Abszesse	Meist fortgeleitet von Stirnhöhleneiterungen. Intrazerebrale, hypodense Raumforderung mit perifokalem trichterförmigem Ödem und ringförmiger KM-Anreicherung.
Subdurales Hygrom	Liquordichte über beiden Frontalpolen vor allem bei Kleinkindern.
Frontalbetonte Atrophie	Besonders bei M. Pick, M. Alzheimer und bei der progressiven Paralyse. Verbreiterter Subarachnoidalraum mit breiten Sulci.

Tafel 85: Prozesse der vorderen Schädelgrube

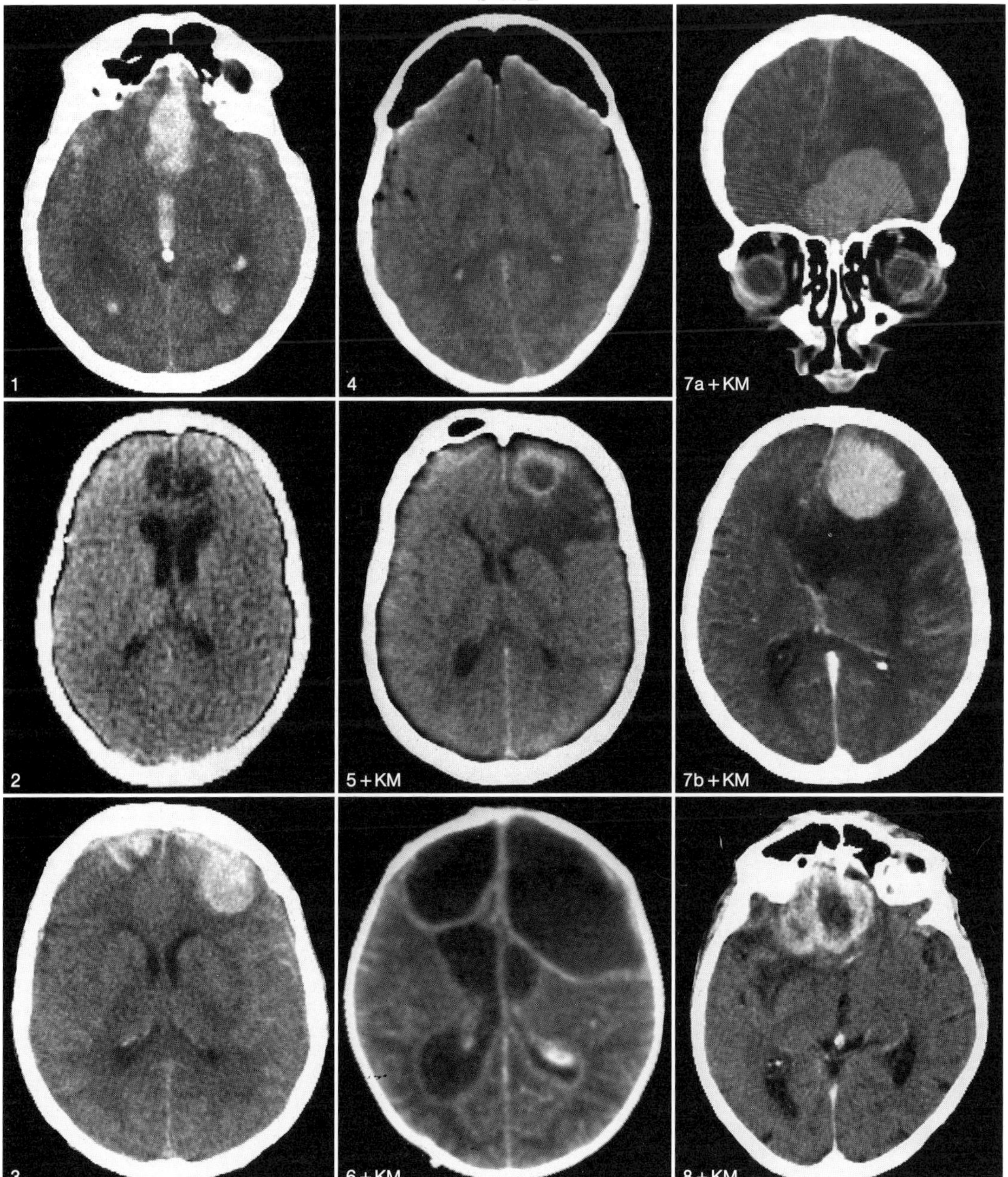

1 Frontale Wühlblutung mit Ventrikeleinbruch bei rupturiertem Aneurysma der A. communicans anterior.
2 Infarkt der A. cerebri anterior beidseits. Vasospasmus postoperativ.
3 Bifrontale Kontusionsblutungen.

4 Pneumatozele bei frontobasaler Fraktur.
5 Hirnabszeß mit perifokalem Marklagerödem.
6 Bifrontale Hirnabszesse und Ependymitis.

7a, b Meningeom der vorderen Schädelgrube mit Marklagerödem. Koronare Schnittführung (a).
8 Frontales Glioblastom links.

Intra-, para- und supraselläre Prozesse (22)	
Diagnose	**CT-Beschreibung und Bemerkungen**
Tumoren	
Hypophysenadenom	Iso- bis hyperdense Raumforderung, die sich nach para- und supraselär erstrecken kann und KM kräftig einlagert.
Kraniopharyngeom	Supraselläre, glatt konturierte Raumforderung mit inhomogener Dichteverteilung (zystische und kalzifizierte Bezirke) und regionaler KM-Anreicherung.
Meningeom	Es geht vom Tuberculum sellae oder den Klinoidfortsätzen aus und entwickelt sich nach supraselär. Hyperdense runde Raumforderung mit kräftiger KM-Anreicherung.
Hypothalamusgliom	Hypodense Raumforderung mit Kompression der basalen Zisternen und des III. Ventrikels. Meist keine KM-Anreicherung.
Optikusgliom	Supra- und paraselläre, meist hypodense Raumforderung, die von allen Strukturen des N. opticus ausgehen kann.
Histiozytose X	Leicht hyperdense Raumforderung im Bereich des Hypothalamus und des Chiasma opticum mit starker KM-Einlagerung.
Kolloidzyste	Kugelrunder, hyperdenser homogener Herd am Foramen Monroi mit Dilatation der Seitenventrikel.
Ektopisches Pinealom	Supraselläres, hypothalamisches Germinom. Solider, meist hypodenser Tumor mit KM-Einlagerung.
Papillom des III. Ventrikels	Intraventrikulärer, iso- bis leicht hyperdenser Tumorknoten, der nicht selten verkalkt ist und KM homogen einlagert.
Epidermoid, Dermoid und Teratome	Paraselläre Raumforderung mit Zysten, Fetteinlagerung und schalenförmigen Verkalkungen.
Liquorhaltige Regionen	
Cisterna basalis	Typische Pentagonform, erweitert bei Hirnatrophie und Hydrocephalus communicans.
Recessus infundibuli	Nur bei starkem Hydrocephalus occlusus wird der Recessus trichterförmig balloniert.
Arachnoidalzyste	Eine supraselläre Arachnoidalzyste kann an der Stelle des III. Ventrikels liegen und ist oft mit Sehstörungen und Hydrozephalus kombiniert (22).
Empty-Sella-Syndrom	Intraselläre, liquorähnliche Dichte. Schmale CT-Schichten können besonders nach KM-Gabe intraselläre komprimierte Hypophysenreste nachweisen.

Tafel 86: Intra-, para- und supraselläre Prozesse

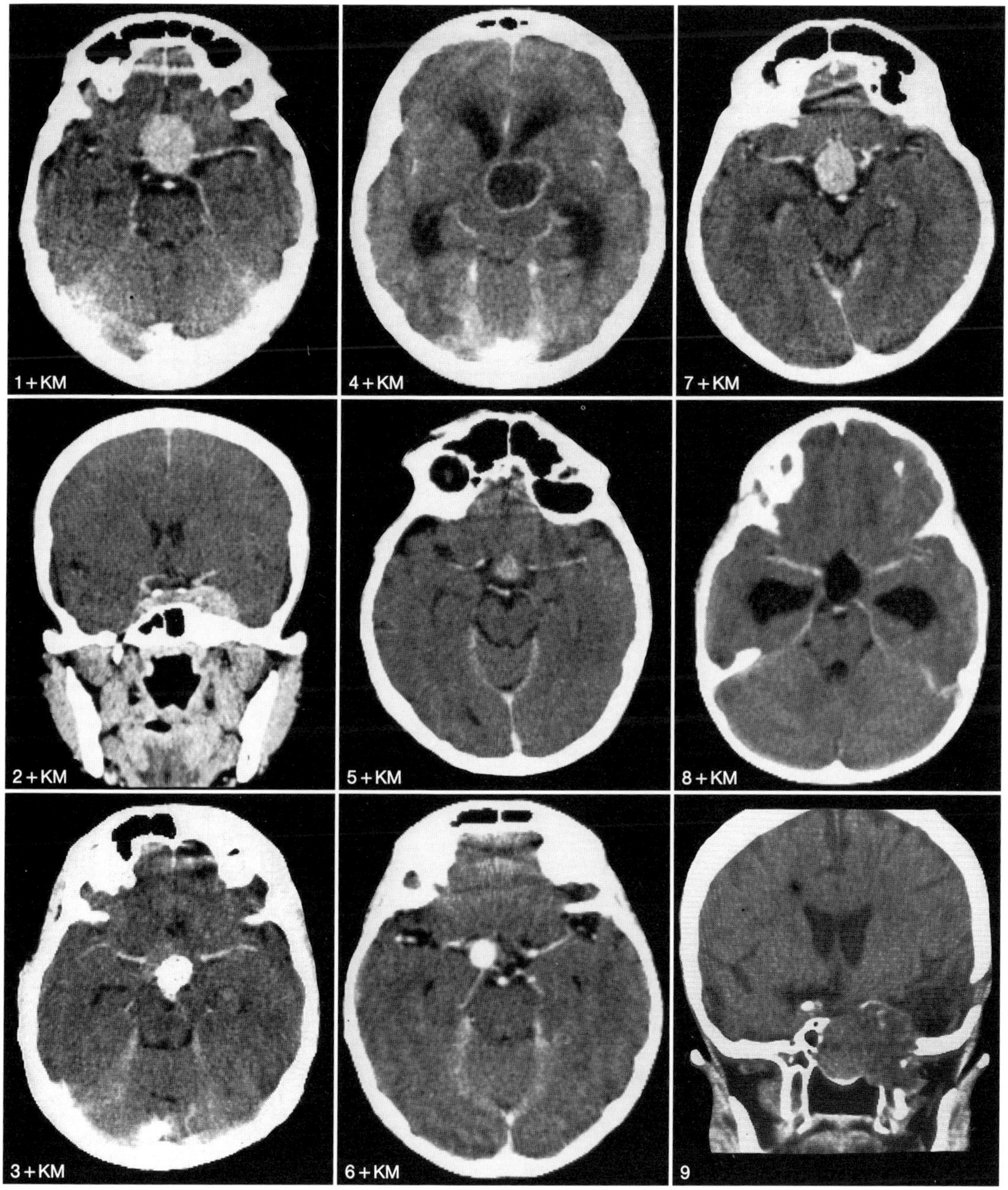

1 Tuberculum-sellae-Meningeom.
2 Keilbeinmeningeom.
3 Kraniopharyngeom.

4 Supraselläre Metastase eines Mammakarzinoms.
5 Kleine supraselläre Metastase eines Bronchialkarzinoms.
6 Supraklinoidales Karotisaneurysma.

7 Hypophysenadenom mit supraselllärer Ausdehnung.
8 Hydrozephale Erweiterung des Recessus supraopticus bei Aquäduktstenose.
9 Chordom.

Intra-, para- und supraselläre Prozesse (22) (Fortsetzung)	
Diagnose	**CT-Beschreibung und Bemerkungen**
Blutungen und vaskuläre Prozesse	
Aneurysma	Paraselläre, runde Raumforderung in der Gegend der Carotis interna, starke KM-Anreicherung, oft mit schalenförmigen Verkalkungen.
Blutige Zisternentamponade	Hyperdense Cisterna basalis bei spontaner oder traumatischer Subarachnoidalblutung.
Hämatozephalus	Punktförmige Blutansammlung im Recessus infundibuli ventriculi III.
Hypophysenblutung	Hyperdense Herde bei Hypophysenadenom oder postpartal.
Artefakte	
	Paraselläre Hypodensität durch „Shading". Auch ein mit dem Partialvolumeneffekt abgebildeter Sinus ethmoidalis kann eine Hypodensität vortäuschen.

Zeichenerklärung zu B_4

1 Hypophyse
2 Hypophysenstiel
3 Hypothalamus
4 Corpus mamillare
5 Pons
6 Cerebellum
7 Lamina quadrigemina
8 Intraselläre Arachnoidozele (KM-gefüllt)
9 III. Ventrikel
10 Aquädukt
11 IV. Ventrikel
12 Cisterna chiasmatis
13 Cisterna interpeduncularis
14 Cisterna praepontis
15 A. basilaris
16 Chiasma opticum
17 Dorsum sellae
18 Clivus
19 Sinus sphenoidalis

Tafel 87: Empty-Sella-Syndrom

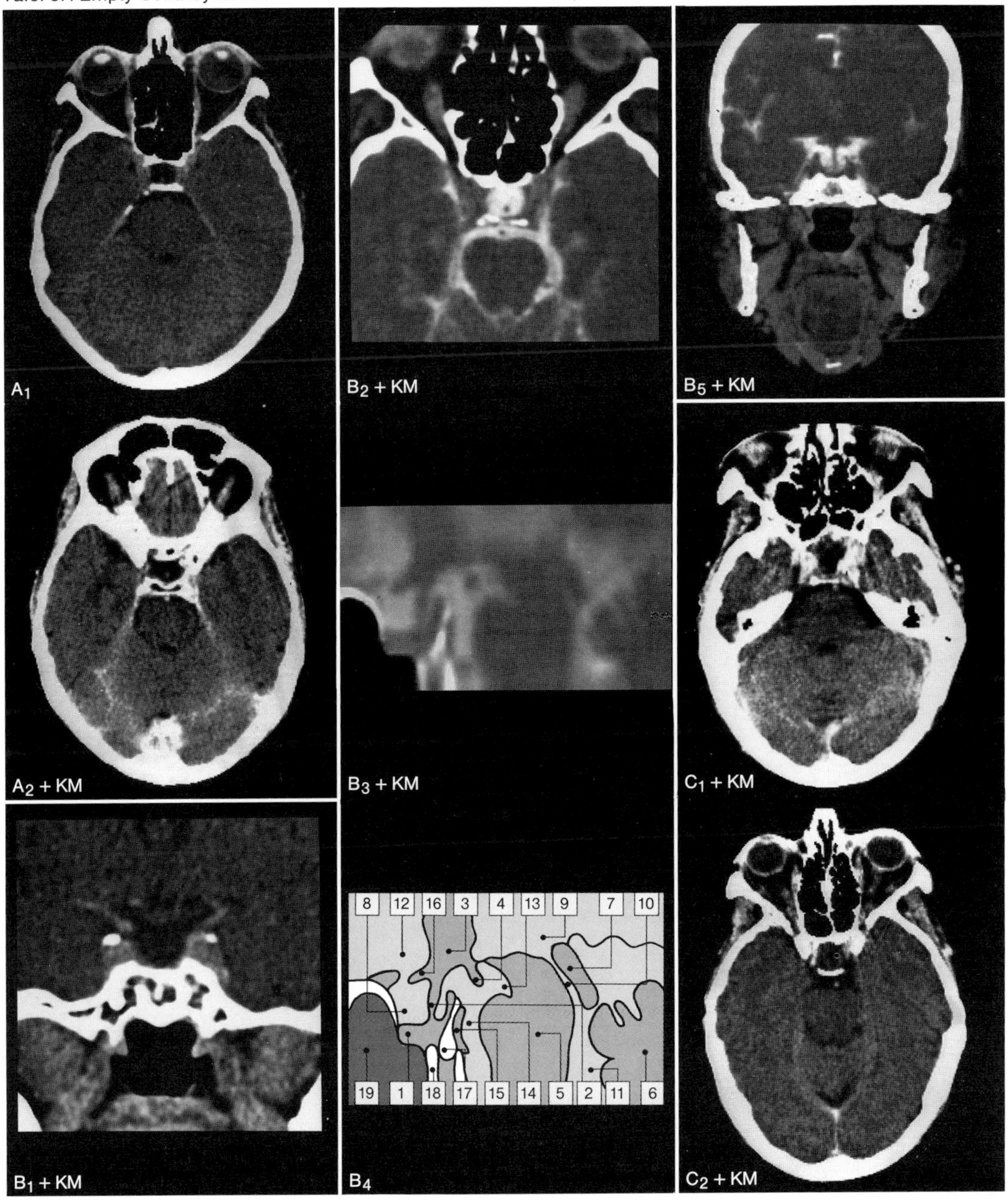

A_1, A_2 Primäres Empty-Sella-Syndrom. Röntgenologisch ballonierte Sella, weiter hypodenser Sellaeingangsbereich mit Darstellung des Hypophysenstiels.
B_1–B_5 Primäres Empty-Sella-Syndrom. Koronare Schnittführung und i. v. KM-Bolusinjektion. Leerer Intrasellärraum mit Kontrastierung der Sinus cavernosi, des Karotissiphons beidseits sowie partielle Darstellung der A_1- und M_1-Abschnitte von Aa. cerebri mediae und Aa. cerebri anteriores (B_1).

B_2–B_4 Positive Zisternographie mit Nachweis der intrasellären Arachnoidozele, als rundliche KM-Aussparung Darstellung des Hypophysenstiels. Sagittale Rekonstruktion (B_3).

B_5 Koronare Schnittführung mit Darstellung des „leeren", KM-gefüllten Intrasellärraumes und Kontrastaussparung des Hypophysenstiels.
C_1, C_2 Sekundäres Empty-Sella-Syndrom nach Operation eines intra- und suprasellären Hypophysenadenoms. Leerer Intrasellärraum und leerer Sella-Eingangsbereich.

Prozesse in der Pinealisregion und in der Gegend der Cisterna magna	
Diagnose	**CT-Beschreibung und Bemerkungen**
Verkalkungen	
Pinealis, Commissura habenularum und Tela chorioidea recessus suprapinealis	
Tumoren	
Pinealom	Kugelige, hypo-, iso- bis leicht hyperdense Knoten mit gelegentlicher Verkalkung.
Meningeom	Kugelige, hyperdense, stark KM-anreichernde Raumforderung am Tentoriumrand.
Oberwurmtumoren	Medulloblastome, Kleinhirnastrozytome, die transtentoriell wachsen können.
Mittelhirntumoren	Gliom, Germinom, Teratom.
Lipom	Raumforderung mit fettähnlicher Dichte in der Region der Vierhügelplatte oder der Cisterna ambiens.
Tumoren des Kleinhirnwurms	Medulloblastom, Angioblastom, Ependymom, Metastasen etc.
Varia	
Aneurysma der V. Galeni	Isodense, kugelige Raumforderung mit starker KM-Einlagerung. Der Befund wird angiographisch gesichert.
Dysrhaphische Äquivalente	Cavum veli interpositi, Cavum Vergae (s.S. 69, 71).
Arachnoidalzyste	Liquorgefüllte glatt berandete Raumforderungen der Cisterna laminae quadrigeminae.

Megacisterna magna	Normvariante oder bei Kleinhirnatrophie. Keine Kompression des IV. Ventrikels.
Retrozerebelläre Arachnoidalzyste	Scharf berandete, liquordichte Raumforderung, die den IV. Ventrikel komprimiert und einen Hydrozephalus entstehen lassen kann.
Dandy-Walker-Zyste	Zystische Auftreibung des IV. Ventrikels und Wurmaplasie (s. S. 68, 70).
Okzipitale Meningozele	Mißbildung (s. S. 66, 67.)
Erweiterter IV. Ventrikel	Beim Hydrocephalus communicans und bei Verklebung der Foramina Luschkae et Magendii kann sich der IV. Ventrikel ballonieren und weit nach dorsal ausdehnen.
Pseudotumor vermis	Die graue Substanz des Kleinhirnwurms ist relativ dicht und kann auch KM aufnehmen. Cave: bei Aquäduktstenose ist der Pseudotumor nicht Ursache des Hydrozephalus.
Crista occipitalis interna	Normvariant dicker Knochenwulst, von dem auch radiäre Streifenartefakte ausgehen.

Tafel 88: Pinealis- und Cisterna-magna-Prozesse

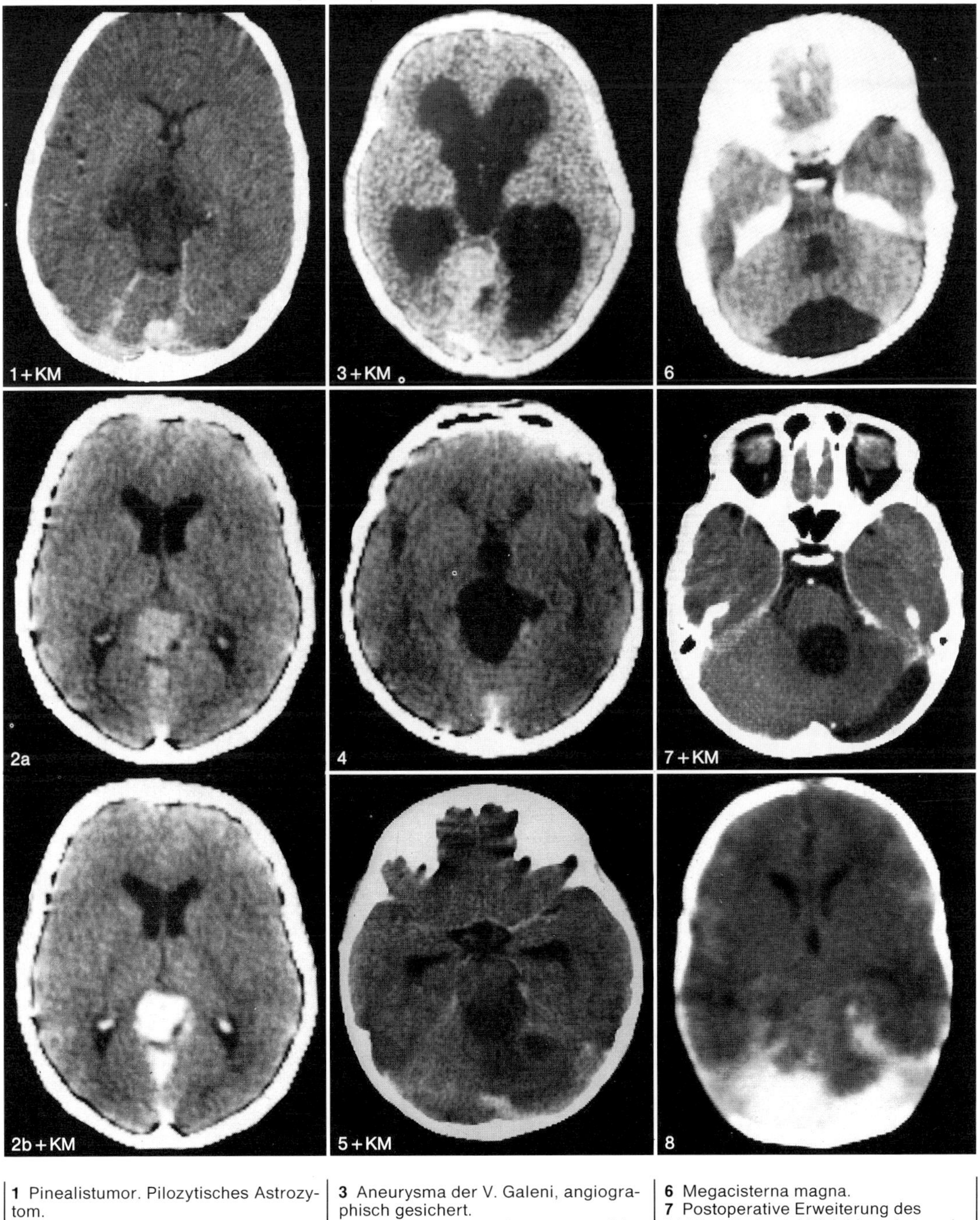

1 Pinealistumor. Pilozytisches Astrozytom.
2a, b Germinom in der Pinealisgegend mit intensiver KM-Anreicherung.

3 Aneurysma der V. Galeni, angiographisch gesichert.
4 Arachnoidalzyste. Operativ bestätigt.
5 Pilozytisches Astrozytom des Kleinhirns.

6 Megacisterna magna.
7 Postoperative Erweiterung des IV. Ventrikels und Kleinhirnsubstanzdefekt nach Tumorexstirpation.
8 Akutes subdurales Hämatom der hinteren Schädelgrube bei einem Frühgeborenen mit Gerinnungsstörung.

Kleinhirnbrückenwinkelprozesse	
Diagnose	**CT-Beschreibung und Bemerkungen**
Tumoren	
Akustikusneurinom	Runde, iso- bis hyperdense Raumforderung mit starker KM-Anreicherung. Die seltenen Neurinome des V., VII., X. und XII. Gehirnnervs sind oft vor allem durch die klinische Symptomatik vom Akustikusneurinom abgrenzbar.
Meningeom	Runde, hyperdense, gelegentlich jedoch auch isodense, KM-anreichernde Raumforderung. Ein Meningeom des Tentoriumrandes kann sowohl nach supra- als auch nach infratentoriell wachsen.
Kleinhirntumoren	Metastasen, sehr große Gliome
Plexuspapillom	Die Tumoren können vom Bochdalekschen Blumenkörbchen ausgehen und durch das Foramen Luschkae zum Kleinhirnbrückenwinkel wachsen. Meist hyperdens und KM-anreichernd.
Epidermoid, Dermoid, Teratom, Lipom	Zystische Raumforderung mit Fett- und Kalkeinlagerung.
Pyramidenprozesse	Cholesteatom, Glomustumor, Karzinom.
Gefäßprozesse	
Aneurysma der A. basilaris	Kugeliges, stark KM-einlagerndes Gebilde, im Einzelfall nur arteriographisch vom Akustikusneurinom abgrenzbar.
Megabasilaris	Tortuös verbreitertes, über mehrere CT-Schnitte nachweisbares KM-anreicherndes Konvolut.
Glomus-jugulare-Tumor	Seltene, gefäßreiche und KM-einlagernde Raumforderung, vom Foramen jugulare ausgehend, meist mit Knochendestruktion.
Entzündungen	
Epiduraler Abszeß, Kleinhirnabszeß	Hypodense, ringförmig KM-einlagernde Raumforderung nach Perforation einer Mittelohreiterung oder ganz selten nach Pyämie.
Liquorhaltige Regionen	
Zisternenerweiterung	Bei Hirnatrophie und besonders bei Kleinhirnatrophie.
Arachnoidalzyste	Liquorhaltige, scharf konturierte Raumforderung mit Verlagerung des Hirnstamms und Kompression des IV. Ventrikels.
Artefakte	
Overrange-Artefakte, KM-Tropfen nach Zisternographie	Folge der Kontrastsprünge am Felsenbein.

Tafel 89: Kleinhirnbrückenwinkelprozesse

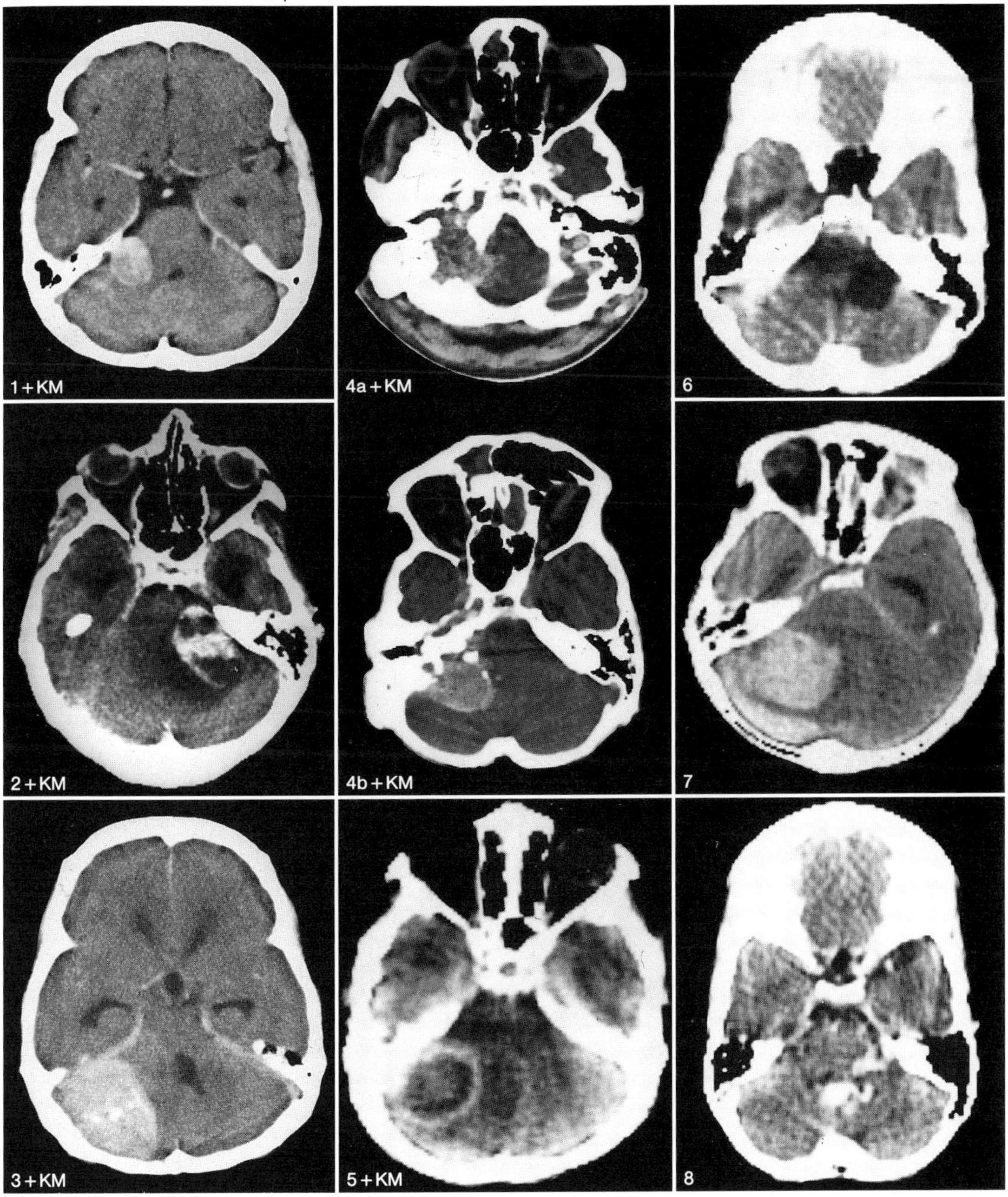

1 Akustikusneurinom.
2 Akustikusneurinom mit regressiven Veränderungen.
3 Meningeom der hinteren Schädelgrube.

4a, b Glomus-jugulare-Tumor mit Knochendestruktion.
5 Abszeß in der hinteren Schädelgrube.

6 Arachnoidalzyste im Kleinhirnbrükkenwinkel.
7 Angiomblutung in der linken Kleinhirnhemisphäre mit Kompression des IV. Ventrikels und Erweiterung des Temporalhorns. Die Blutung ist nach subdural durchgebrochen.
8 Verkalktes Angiom des Kleinhirnwurms.

Prozesse der Felsenbeinregion

Untersuchungstechnik

Die CT ist wegen der gemeinsamen Darstellung von Knochen und Weichteilgeweben bei Prozessen des Felsenbeines die Untersuchungsmethode der Wahl. Es werden dünne, zum Teil überlappende Schichten (1–2 mm) mit Hochkontrastauflösung und einer bis + 3000 H.E. erweiterten Dichteskala verwendet. Regelmäßig wird die Untersuchung in axialer Schnittführung (Gantry-Neigung 0°–30° zur Orbitomeatallinie) und in koronarer Schnittführung (105° zur Orbitomeatallinie) durchgeführt (21, 125, 183).

Mißbildungen

- *Gehörgangsstenose bzw. Atresie*

Der atretische äußere Gehörgang ist uni- oder bilateral membranös oder knöchern verschlossen, oft vergesellschaftet mit einer Mißbildung der Ohrmuschel (Mikrotie). Dem otoskopischen Befund liefert die CT durch Darstellung der hinter der Atresie gelegenen Strukturen weitere diagnostische Informationen über mögliche zusätzliche Fehlbildungen des Mittel- oder Innenohres (113, 184).

- *Mittelohrdysplasie*

Mißbildungen des Mittelohres reichen von geringgradiger Hypoplasie bis zur nahezu kompletten Agenesie. Bei Gehörgangsatresie findet sich häufig zusätzlich ein hypoplastisches Mittelohr. Eine Ausfüllung der normalerweise lufthaltigen Paukenhöhle mit embryonalem mesenchymalem Gewebe kann im CT zu differentialdiagnostischen Schwierigkeiten Anlaß geben (193).

- *Mißbildungen der Gehörknöchelchenkette*

Bei Gehörgangsatresie sind häufig Hammer und Amboß verschmolzen und an der atretischen Platte fixiert. Als dysplastische, amorphe Knochenmasse, z. T. ektopisch gelegen, kann die Gehörknöchelchenkette bei gleichzeitiger Innenohrhypoplasie imponieren. Bei leichteren Formen einer Mittelohrmißbildung ist lediglich der Amboß, häufiger noch der Hammerkopf, an der lateralen Epitympanonwand fixiert. Mißbildungen des Labyrinthfensters und des Steigbügels kommen teilweise isoliert, teilweise kombiniert mit anderen Veränderungen des Mittelohres vor. Eine angeborene Fixation der Steigbügelfußplatte kann im CT nur dann nachgewiesen werden, wenn diese verplumpt und verkalkt ist (23).

- *Mißbildungen des Innenohrs*

Eine angeborene Innenohrtaubheit ist in der Regel durch eine Fehlentwicklung des häutigen Labyrinthes, einem im CT nicht nachweisbaren Befund, verursacht. Knöcherne Defekte der Labyrinthkapsel können dagegen dargestellt werden. Neben Mißbildungen der Bogengänge, wobei besonders der laterale betroffen ist, sind der innere Gehörgang, der mehr oder weniger hypoplastisch angelegt sein kann, oder der Aquaeductus vestibuli, der pathologisch erweitert oder verkürzt sein kann, betroffen.

Mondini-Defekt. Die Hypoplasie der Schnecke mit nur eineinhalb Windungen kann sowohl uni- als auch bilateral vorkommen und ist häufig mit Anomalien des Aquaeductus vestibuli, des Vestibulums und der Bogengänge kombiniert.

Michelmißbildung. Die Pyramide ist hypoplastisch, und die Innenohrstrukturen sind zu einem solitären labyrinthären Hohlraum entdifferenziert. Diese Mißbildung manifestiert sich meist bilateral und ist beim Klippel-Feil-Syndrom gehäuft.

Anomalien von Blutgefäßen und Nerven

V. jugularis. Größe und Form des Foramen jugulare und des Bulbus jugularis sind meist seitendifferent ausgebildet. Ein Bulbushochstand verursacht bei fehlender Knochenschale zum Hypotympanon eine Prolabierung des Venenbulbus ins Mittelohr, ein Befund, der differentialdiagnostisch von einem Glomustumor abgegrenzt werden muß.

A. carotis interna. Die Arterie kann gelegentlich ektopisch durch das Mittelohr ziehen, ein Befund, der präoperativ und aus differentialdiagnostischen Gründen wichtig ist.

N. facialis. Präoperativ und aus differentialdiagnostischen Gründen ist ein abnormer Fazialisverlauf von Bedeutung. Wichtig ist dabei das tympanale Verlaufssegment. Der

Tafel 90: Pathologie des Felsenbeins

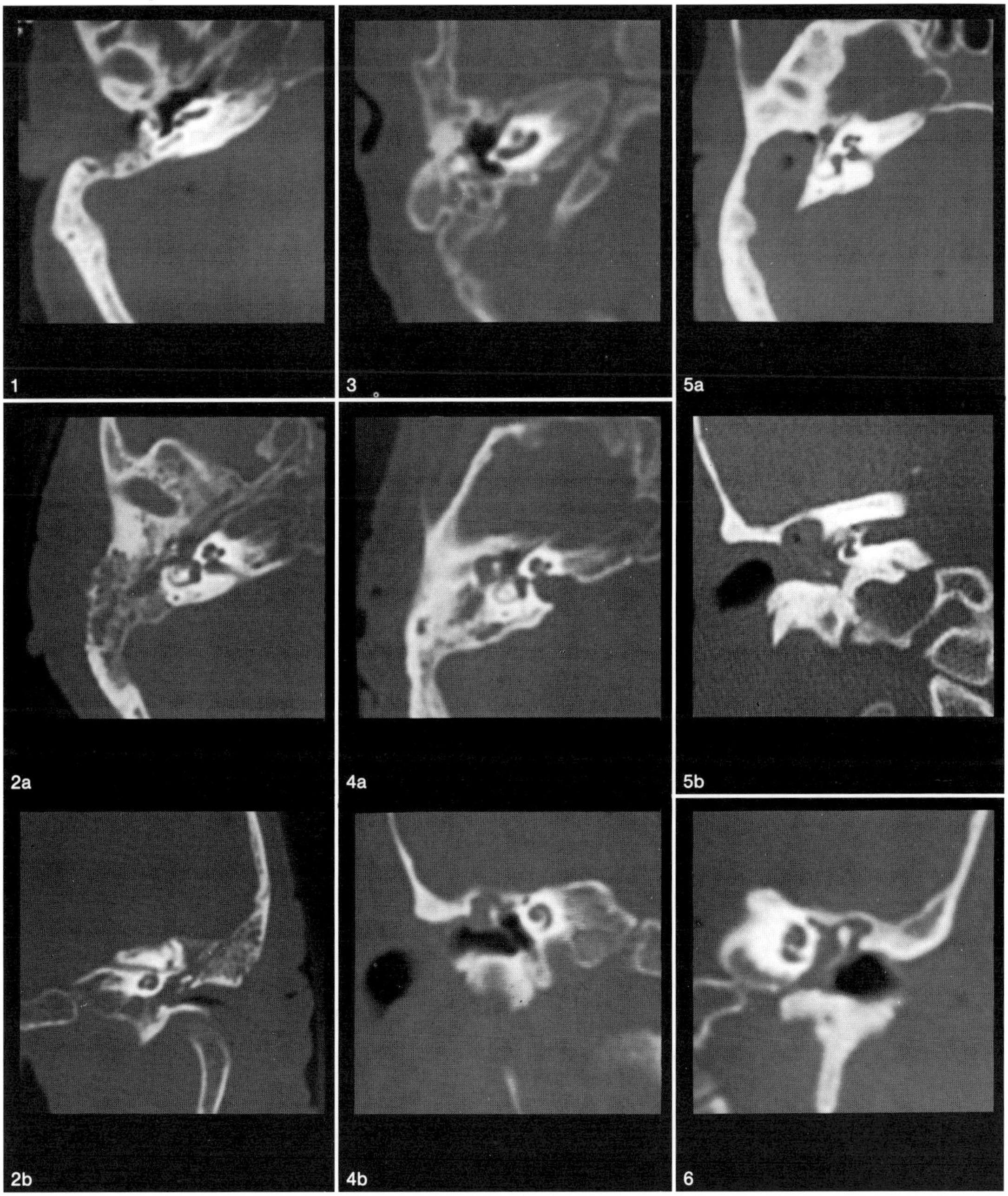

1 Äußere Gehörgangsatresie mit atretischer Knochenplatte anstelle des Trommelfells, rudimentäre Gehörknöchelchenkette.
2a, b Otitis maligna externa mit Übergreifen der Entzündung auf die Paukenhöhle und das Mastoid. Einschmelzung knöcherner Anteile des Mastoids und des äußeren Gehörganges.

3 Gehörgangsatresie links und Aplasie der Gehörknöchelchenkette bei angeborener Ertaubung des linken Ohres.
4a, b Epitympanales Cholesteatom. CT axial (a): Ummauerung des Incudomalleolar-Gelenkes durch Cholesteatom- und Granulationsgewebe mit Verlegung des vorderen und hinteren epitympanalen Belüftungsweges. Ausdehnung des Prozesses ins Antrum. CT koronar (b): Ausfüllung des Epitympanons und knöcherne Arrosion der Trommelfellansatzstelle.

5a, b Rezidivcholesteatom. Ausgedehntes Rezidiv eines operierten Cholesteatoms, das die gesamte Paukenhöhle ausfüllt und in den äußeren Gehörgang sich ausbreitet. Osteodestruktion mit Eröffnung der hinteren Schädelgrube (axiales Bild).
6 Otitis media chronica. Ausfüllung der gesamten Paukenhöhle durch Granulationsgewebe. Keine Osteodestruktion.

N. facialis kann teilweise oder vollständig fehlen, wobei eine periphere Fazialisparese das entsprechende klinische Korrelat darstellt.

Entzündungen

- *Otitis maligna externa*

Die Erkrankung wird meist von Pseudomonasbakterien verursacht und befällt Immungeschwächte oder ältere Diabetiker. Sie beginnt als eitrige Dermatitis, aus der sich eine akute Osteomyelitis des Felsenbeins entwickelt. Dieser entzündliche Prozeß breitet sich meist ins Mittelohr und ins Mastoid aus, gelegentlich bricht er auch ins Kiefergelenk, in die Fossa jugularis oder über das Foramen stylomastoideum ins mastoidale Fazialissegment durch. Computertomographisch erinnert das Bild an ein destruierend wachsendes Karzinom mit bis ins Mittelohr, Mastoid oder in die Fossa jugularis reichender knöcherner Arrosion.

- *Otitis media acuta und Mastoiditis*

Die normal lufthaltigen Zellen sind mit einem entzündlichen Exsudat ausgefüllt, und es kann zu knöchernen Einschmelzungen kommen.

Fehlende Pneumatisation und Knochenarrosion können im CT dargestellt werden. Die CT wird vor allem zur Abklärung von Komplikationen, wie septische Sinusvenenthrombose, intrakranielle Abszesse und subdurales Empyem, eingesetzt.

- *Otitis media chronica und Mastoiditis*

Das pneumatische System des Innenohrs ist mit granulomatösem Gewebe ausgefüllt, und es kommt zu einer reaktiven Knochenneubildung (Sklerose) des Mastoids. Computertomographisch zeigt sich ein verdicktes Trommelfell und Granulationsgewebe unterschiedlichen Ausmaßes im Mittelohr. Die Gehörknöchelchenkette ist fast regelmäßig erhalten.

Eine Sonderform ist die chronisch-adhäsive Otitis, bei der infolge einer Tubenfunktionsstörung das Mittelohr schlecht belüftet wird. Neben den Zeichen der chronischen Mittelohrentzündung findet sich häufig eine Retraktion des meist verdickten Trommelfells (20, 21, 112, 164, 186, 194).

Angeborenes Cholesteatom

Angeborene Cholesteatome sind selten. Es handelt sich um epidermoide Tumoren, die sich aus embryonal versprengten Epithelnestern im Mittelohr, im Felsenbein oder in der Fossa jugularis entwickeln.

Neoplasien

- *Glomustumoren (Chemodektome, nonchromaffine Paragangliome)*

Es handelt sich um benigne, hochvaskularisierte, lokal destruierend wachsende Geschwülste, die aus den chemorezeptiven Glomera des 9. und 10. Hirnnervs in der Fossa jugularis (Glomus-jugulare-Tumor) oder aus den Glomera der Jacobson-Anastomose am Promontorium in der Paukenhöhle (Glomus-tympanicum-Tumor) entstehen. Der Glomus-jugulare-Tumor kann die Fossa jugularis aufweiten, die knöcherne Membran des Hypotympanums und des Karotiskanals destruieren und ins Mittelohr einwachsen. Er kann auch nach intrakraniell bis an den IV. Ventrikel heranreichen und einen Hydrocephalus occlusus verursachen. Die Glomus-tympanicum-Tumoren wachsen als raumfordernder Prozeß in der Paukenhöhle, usurieren oft das Promontorium, zerstören das Trommelfell und breiten sich in den äußeren Gehörgang aus. Computertomographisch sind die Tumoren weichteildicht und zeigen eine exzessive Kontrastmittelanreicherung.

- *Neurinome*

Die häufigen Akustikusneurinome und die selteneren Neurinome des Fazialis sowie des 5., 9., 10., 11. und 12. Hirnnervs können Beziehung zum Felsenbein haben und die knöchernen Strukturen arrodieren. Die Tumoren sind in der Regel homogen strukturiert und reichern Konstrastmittel stark an (s. auch Neurinome S. 150).

- *Seltene benigne Tumoren*

Im Felsenbein können knochendichte Exostosen, Osteome, Meningeome, sowie weichteildichte Adenome und eosinophile Granulome wachsen.

- *Primäre Malignome*

Maligne Tumoren des Felsenbeins sind in der Regel Karzinome des äußeren Gehörgangs, die das Felsenbein infiltrieren. Primär in der Paukenhöhle entstandene Karzinome sind vergleichsweise selten. Noch seltener sind Sarkome des Schläfenbeins. Computertomographisch imponieren die Tumoren als weichteildichte Raumforderung mit Knochendestruktion (13).

- *Sekundäre Malignome*

Sie entstehen entweder durch direkte Ausbreitung per continuitatem aus der Nachbarschaft oder durch metastatische Absiedelung als Fernmetastasen. Parotistumoren wachsen meist entlang der Spalträume und der Gefäß-Nervenscheiden in die Schädelbasis bzw. in das Felsenbein ein. Der häufigste Primärtumor einer metastatischen Absiedelung in das Felsenbein ist das Mammakarzinom, seltener andere Primärtumoren der Lunge, Niere, Prostata und Schilddrüse.

Andere seltenere Erkrankungen des Mittelohres

Es sind dies das Cholesteringranulom und die Tympanosklerose. Eine artdiagnostische Bestimmung als Granulationsgewebe, Tympanosklerose oder Cholesteatom ist in der CT in der Regel nicht möglich.

Das Cholesteringranulom ist eine unspezifische chronische Entzündung des Mittelohres und des Warzenfortsatzes. Chronisch-entzündliches Gewebe mit eingelagerten Cholesterinkristallen füllt dabei die Paukenhöhle oder die lufthaltigen Räume des Mastoids aus. Häufig geht die Erkrankung mit einer Arrosion der Gehörknöchelchenkette einher.

Bei Tympanosklerose verursacht eine Einlagerung von hyalinisiertem, oft verkalktem fibrotischem Granulationsgewebe im Mittelohr eine ossikuläre Fixation mit daraus resultierender Schalleitungsschwerhörigkeit (187).

Erworbenes Cholesteatom

Es handelt sich um einen Weichteiltumor, der aus abgeschilfertem geschichtetem Plattenepithel mit einer umgebenden Schicht epithelialen Bindegewebes besteht. Chronisch-entzündliche Prozesse des Mittelohres stehen meist mit einem Cholesteatom ursächlich in Verbindung. Als Ursachen werden folgende Theorien diskutiert:

– Tympanale Retraktion mit Ablagerung von epithelialen Desquamationsprodukten infolge Unterdrucks bei Mißfunktion der Eustachischen Röhre.

– Epithelmigration aus dem äußeren Gehörgang bei Trommelfellperforation.

– Epithelzellmetaplasie bei chronischer Mittelohrinfektion.

– Papilläre Proliferation mit Zellmigration von oberflächlichen Trommelfellschichten ins Epitympanon.

Cholesteatome sind langsam expansiv wachsende Prozesse, die in angrenzende anatomische Strukturen destruierend einwachsen. CT-diagnostisches Kriterium eines Cholesteatoms ist ein weichteildichter raumfordernder Prozeß im Meso- bzw. Epitympanon, wobei sich der Weichteilschatten lateral der Gehörknöchelchenkette ins Epitympanon ausbreiten kann. Er führt folglich zu einer Medialverlagerung der Gehörknöchelchenkette. Bei medialer Cholesteatomausbreitung ins Epitympanon wird sie nach lateral verlagert. Eine Trennung Cholesteatomgewebe von umgebendem Granulationsgewebe bzw. Sekretstau des chronisch-entzündlichen Prozesses ist in der CT nicht möglich.

Weitere CT-Merkmale sind knöcherne Arrosion der Epitympanonseitenwand, der Spina tympanica, der Trommelfellansatzstelle, der hinteren oberen Gehörgangswand und von Teilen der Gehörknöchelchenkette, z. B. Hammerkopf, Amboßkörper, langer Amboßfortsatz. Bei Ausbreitung des Cholesteatoms in angrenzende anatomische Räume kommt es je nach Befall zur Ausweitung von Aditus und Antrum sowie des Mastoids mit Destruktion der Bälkchenstruktur und Bildung großer glattwandiger Hohlräume.

Bei Überschreiten der anatomischen Grenzen des Mittelohres, Antrums oder Mastoids treten folgende im CT teilweise erkennbare Komplikationen auf: Bei Arrosion der Tegmenplatte und der Sinusschale breitet sich der Prozeß nach intrakraniell in die mittlere Schädelgrube aus und kann Ursache einer Sinusvenenthrombose sein. Labyrinthfisteln betreffen fast ausschließlich den seitlichen Abschnitt des lateralen Bogengangs. Große Cholesteatome destruieren die Pyramide, eventuell mit Ausbreitung in die Kleinhirnbrückenwinkelregion oder in die Fossa jugularis. Eine Arrosion des Fazialiskanals – meist im tympanalen, seltener im mastoidalen Segment – ist Ursache einer peripheren

Fazialisparese. Der intrakranielle Cholesteatomanteil stellt sich im CT nativ in der Regel als hypodense Raumforderung dar, die nach i.v. KM-Gabe ein ringförmiges Enhancement der Cholesteatomkapsel aufweist (20, 21, 112, 164, 186, 194).

Traumen

- *Längsfraktur*

Die Längsfraktur ist fünfmal häufiger als die Querfraktur und strahlt aus der mittleren Schädelgrube in das Mastoid, das Epitympanon und den äußeren Gehörgang ein. In der Pars petrosa breitet sie sich meist extralabyrinthär, selten aber auch intralabyrinthär aus. Computertomographisch findet sich Blut in den mastoidalen Zellen und ein Hämatotympanon.

- *Querfraktur*

Querfrakturen verlaufen meist medial des Mittelohrs und ziehen durch das Innenohr. Meist reichen sie von der Fossa jugularis zur oberen Pyramidenkante.

- *Isolierte Fraktur des Mastoids und des äußeren Gehörgangs*

Sie entsteht durch eine direkte Gewalteinwirkung bzw. durch einen Schlag auf den Unterkiefer, bei dem die Kraft auf den äußeren Gehörgang übertragen wird.

- *Ruptur der Gehörknöchelchenkette*

Sie kommt isoliert vor, meist aber zusammen mit einer Längsfraktur. Häufig ist die inkudostapediale Dislokation, die computertomographisch im Gegensatz zur Luxation des Inkus nicht nachweisbar ist. In der Regel ist die Ruptur der Gehörknöchelchenkette von einem Hämatotympanon begleitet.

Tafel 91: Pathologie des Felsenbeins

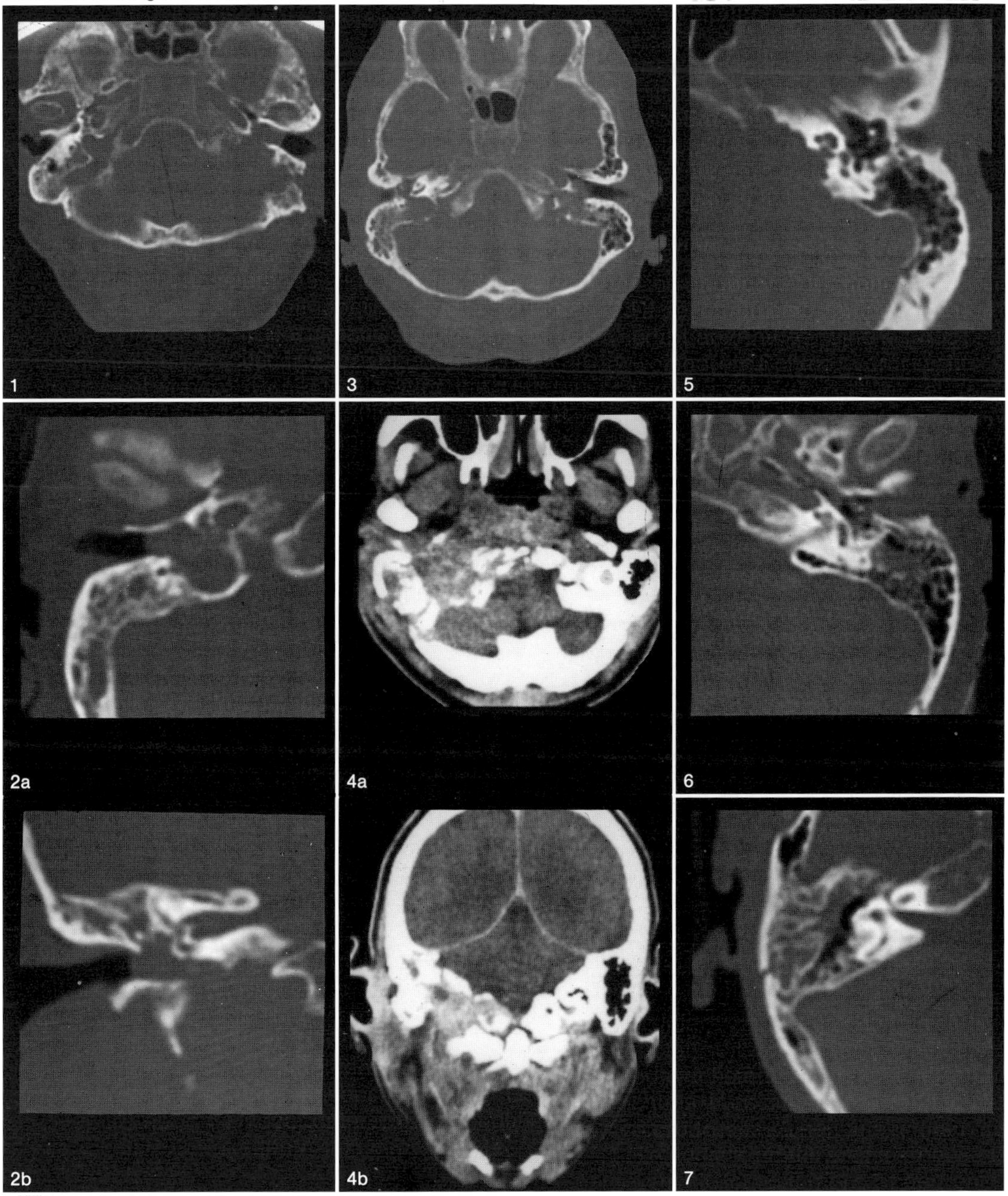

1 Glomus-jugulare-Tumor rechts. Destruktion des Foramen jugulare rechts mit Zerstörung der medialen Paukenhöhlenwand, unauffälliges Foramen jugulare links.
2a, b Glomus-jugulare-Tumor links. Zerstörung der medialen Paukenhöhlenwand mit tumoröser Ausfüllung des Hypotympanons und Tumorausdehnung in den äußeren Gehörgang. CT axial (a), CT koronar (b).

3 Glomus-jugulare-Tumor beidseits.
4a, b Metastase eines unbekannten Primärtumors. Osteodestruktion des Felsenbeins und des Mastoids links durch eine Karzinommetastase.

5 Akustikusneurinom rechts. Knochenbild eines großen extrameatalen Akustikusneurinoms mit ausgedehnter Druckusurierung des inneren Gehörganges und der Pyramidenspitze.
6 Pyramidenlängsfraktur rechts mit Frakturierung der äußeren Gehörgangswände, Hämatotympanon, Blut im Mastoid und im äußeren Gehörgang.
7 Pyramidenlängsfraktur links.

CT-Luftzisternomeatographie

Mit der Technik der CT-Luftzisternomeatographie können regelmäßig der 7. und 8. Hirnnerv dargestellt werden. In 40% bilden sich auch Gefäße der Kleinhirnbrückenwinkelregion ab. Die CT-Luftzisternomeatographie ist indiziert beim Verdacht auf kleine (< 10 mm extrameatale Ausdehnung) oder rein intrameatal gelegene Akustikusneurinome, Fazialisneurinome oder Meningeome, bei arachnopathischen Veränderungen der Kleinhirnbrückenwinkelzisterne, bei abnormen Gefäßverläufen und intrameatalen angiomatösen Veränderungen, die zu Innenohrfunktionsstörungen führen können. Abnorme Gefäßfixationen am 8. Hirnnerv (Vessel-loop-Syndrom) können ähnlich wie bei der Trigeminusneuralgie oder beim Hemispasmus facialis gelegentlich zu einer Innenohrschwerhörigkeit, Ohrgeräuschen oder Schwindel führen. Es soll sich dabei um eine pathologische Fixation der A. cerebelli inferior anterior oder der A. labyrinthi am 8. Hirnnerv im Bereich der Wurzeleintrittszone handeln. Diese Zone, die sich vom Hirnstamm bis weit in den inneren Gehörgang ausdehnen kann, ist nicht oder nur unvollständig mit Myelin umscheidet und soll deshalb gegenüber Gefäßpulsationen besonders vulnerabel sein. Computertomographisch läßt sich ein solches Gefäß nur dann nachweisen, wenn es fixiert ist und somit seine Darstellbarkeit in der Computertomographie durch fehlende freie Beweglichkeit und Pulsation möglich gemacht wird. Bei eindeutiger klinischer Symptomatik und luftzisternographisch dargestellter Gefäßschlinge, die in Beziehung zum 8. Hirnnerv steht, kann eine mikrochirurgische Neurolyse durchaus indiziert sein.

Tafel 92: CT-Luftzisternomeatographien

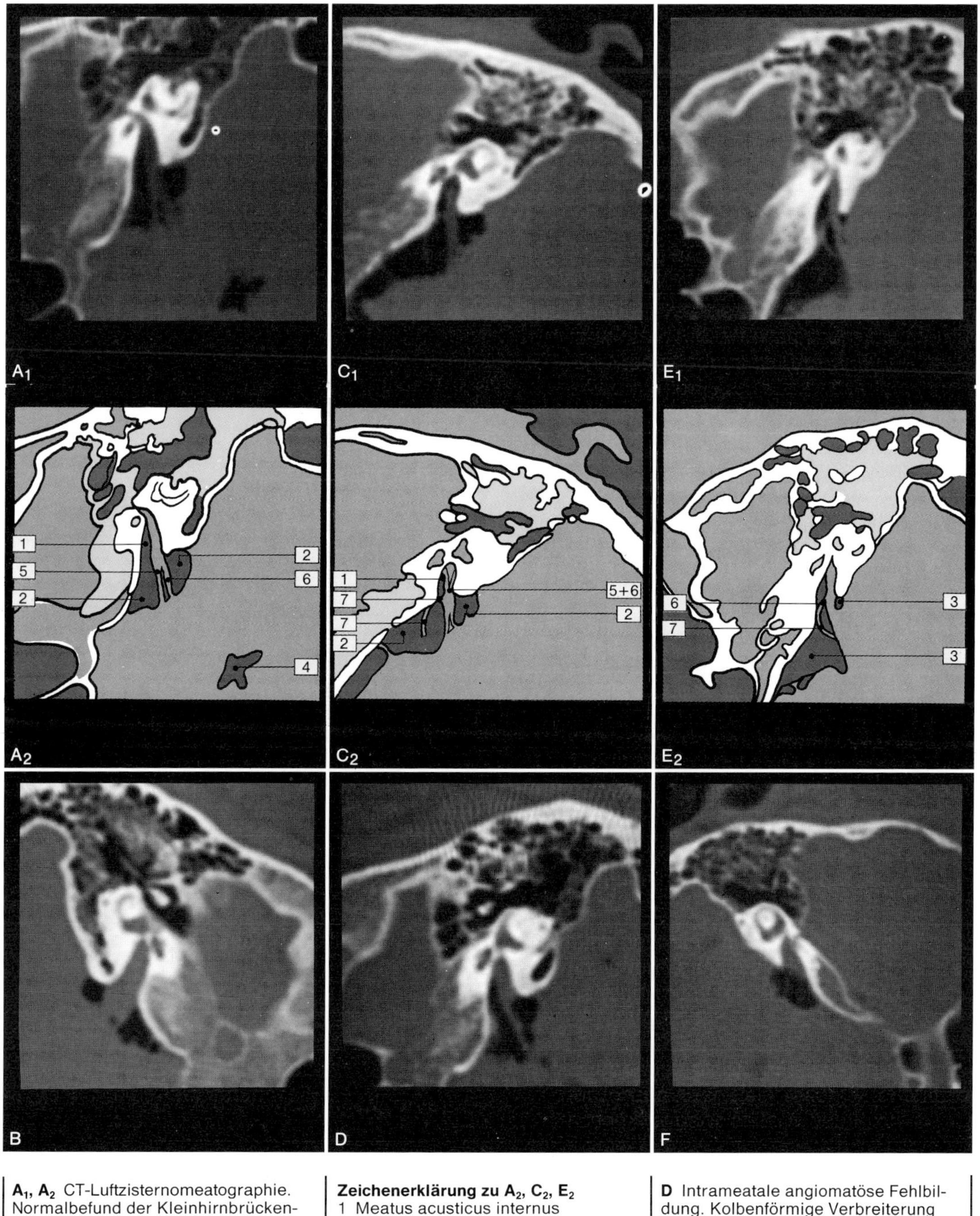

A_1, A_2 CT-Luftzisternomeatographie. Normalbefund der Kleinhirnbrückenwinkelzisterne und des inneren Gehörgangs mit unauffälliger Darstellung des VII. und VIII. Hirnnervs.
B Akustikusneurinom links. Im Luftzisternomeatogramm Darstellung eines kleinen, gering nach extrameatal reichenden Akustikusneurinoms. Der KM-Scan war ohne pathologischen Befund.
C_1, C_2 Vessel-loop bei retrokochleärer Schwerhörigkeit. Luftzisternographische Darstellung der den VIII. Hirnnerv überkreuzenden Schlinge der A. cerebelli inferior anterior.

Zeichenerklärung zu A_2, C_2, E_2
1 Meatus acusticus internus (normal luftgefüllt)
2 Kleinhirnbrückenwinkelzisterne (normal luftgefüllt)
3 Kleinhirnbrückenwinkelzisterne (inkomplett luftgefüllt)
4 IV. Ventrikel (luftgefüllt)
5 VII. Hirnnerv
6 VIII. Hirnnerv
7 Gefäßschlinge der A. cerebelli inferior anterior (AICA)

D Intrameatale angiomatöse Fehlbildung. Kolbenförmige Verbreiterung des VIII. Hirnnervs intrameatal.
E_1, E_2 Partielle Arachnopathie der Kleinhirnbrückenwinkelzisterne ungeklärter Ätiologie. Zisternographisch nur partielle Darstellung der Kleinhirnbrückenwinkelzisterne mit gleichzeitig bestehendem Vessel-loop der A. cerebelli inferior anterior.
F Arachnopathie. Fehlendes Eindringen von Luft nach intrameatal bei glatter Begrenzung zur normal luftgefüllten Kleinhirnbrückenwinkelzisterne (keine Tumorkuppe).

Prozesse der Schädelbasis und des angrenzenden Viszerokraniums

Untersuchungstechnik

Die Schädelbasis sollte stets mit schmalen angrenzenden Schichten und hochauflösendem Mode gescanned werden, damit sagittale und koronare Schichten rekonstruiert werden können. Gelegentlich ist auch primär eine koronare Schnittführung erforderlich. Um die Ausdehnung der Prozesse zu bestimmen, sollten immer auch die angrenzenden Schichten des Neurokraniums und des Viszerokraniums mit erfaßt werden.

- *Morbus Paget*

Die Ostitis deformans Paget ist eine ätiologisch ungeklärte Erkrankung, die bei älteren Menschen einzelne oder mehrere Knochen verformt, auftreibt und strähnig umstrukturiert. Ist die Schädelbasis befallen, so ist diese verdickt und im Sinne einer Platybasie verformt. Die Nervenaustrittslöcher können eingeengt sein und entsprechende Symptome verursachen.

Computertomographisch ist die Diploe verbreitert und zeigt nach Kontrastmittelgabe ein exzessives Enhancement. Tabula externa und interna sind verdünnt oder partiell fehlend.

- *Fibröse Dysplasie*

Es handelt sich um einen lokalisierten hyperostotischen Knochenumbau unklarer Ätiologie. Oft sind die knöcherne Orbita und die knöchernen Strukturen der vorderen und mittleren Schädelgrube befallen. Die Knochenhypertrophie kann die Orbitastrukturen verlagern und Neuroforamina der Schädelbasis einengen. Computertomographisch zeigt sich eine meist unilaterale Hyperostose in den genannten Abschnitten mit Verlagerung des Orbitainhaltes nach vorn.

- *Osteoplastische Meningeome*

Meningeome können rasenartig auf der knöchernen Schädelbasis wachsen und eine lokalisierte, oft extreme Hyperostose mit Verdickung und Verdichtung des Knochens induzieren.

- *Neurofibromatose*

Als knöcherne Manifestation einer Neurofibromatose Recklinghausen kann eine partielle oder totale einseitige Keilbeinaplasie vorliegen. Computertomographisch ist die mittlere Schädelgrube vergrößert, und die Orbitahinterwand fehlt. Weichteiltumoren in der Orbita oder im Gesichtsschädel können zusätzlich vorkommen.

- *Osteome*

Der Schädel ist der häufigste Manifestationsort von Osteomen, die meist vom frontoethmoidalen Zellsystem, seltener vom Felsenbein ausgehen. Computertomographisch sind die Tumoren meist rund, glatt begrenzt und von homogener, stark erhöhter Dichte. Wachsen die Tumoren an der Schädelbasis nach intrakraniell, so ist eine Differenzierung von vollständig verkalkten Meningeomen nicht möglich.

- *Gesichtsschädelkarzinome*

Karzinome der Nasennebenhöhlen, der Nase und des Epipharynx können in die Schädelbasis einwachsen und zu einer Osteolyse führen. Das Computertomogramm zeigt die Knochendefekte in der Schädelbasis und die Ausdehnung der Tumoren nach intrakraniell.

- *Primäre und sekundäre Schädelbasismalignome*

Primäre Geschwülste wie Fibrosarkom, Osteosarkom, malignes Lymphom, Retikulumzellsarkom sind in der Schädelbasis extrem selten und manifestieren sich mit einer umschriebenen Osteolyse. Häufiger sind Knochenmetastasen, die sich teils als runde Osteolysen, aber auch als osteoplastische Herde (besonders beim Prostatakarzinom) zeigen.

- *Juveniles Angiofibrom*

Es handelt sich um einen Tumor, der im Epipharynx besonders bei Jugendlichen vorkommt und invasiv in die Schädelbasis einwachsen kann. Eine Abgrenzung gegen andere Tumoren ist nur histologisch möglich.

Tafel 93: Pathologie des Gesichtsschädels

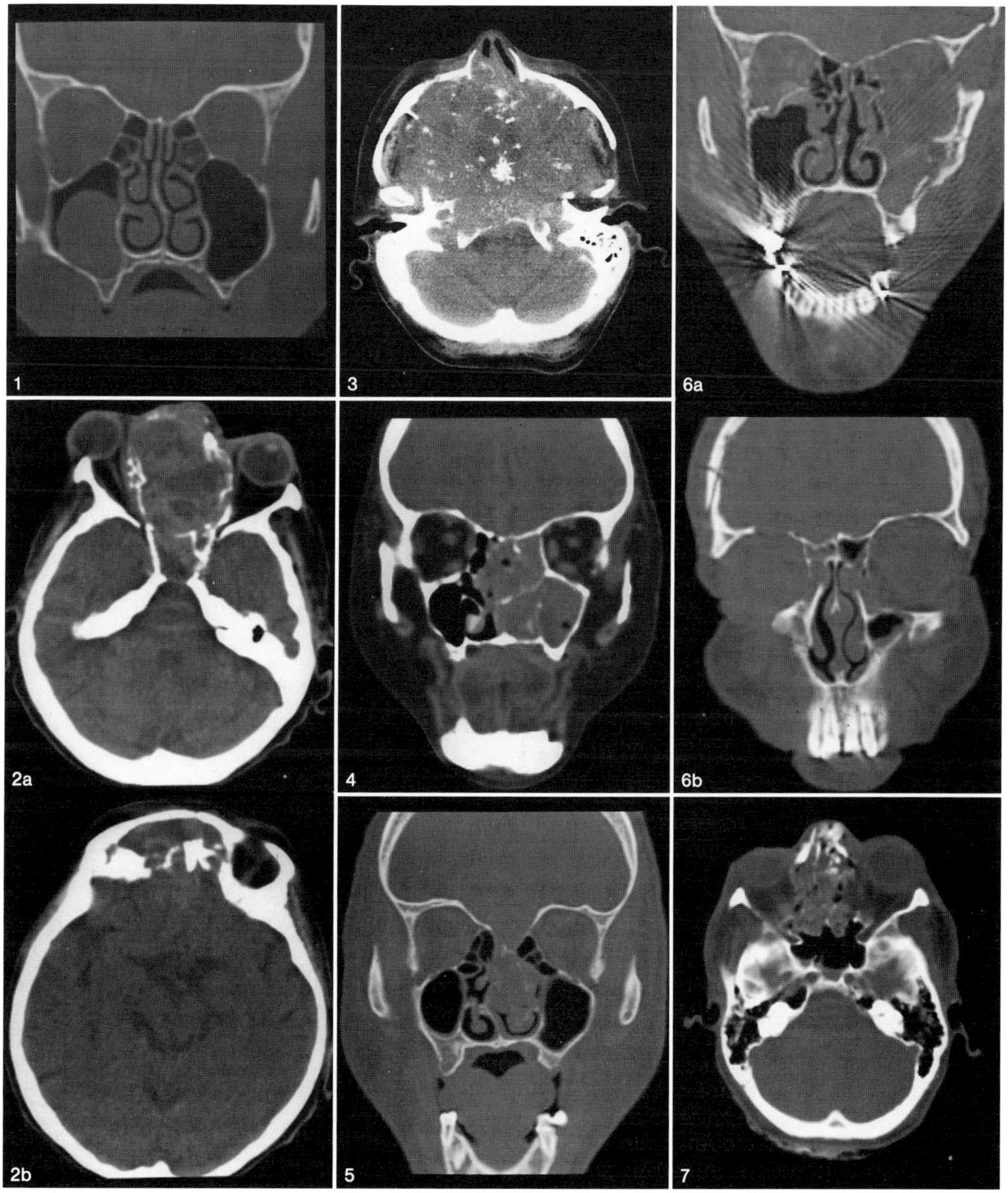

1 Großer Polyp der linken Kieferhöhle.
2a, b Karzinom der Nasennebenhöhlen. Tumoreinbruch in die linke Orbita (Exophthalmus), in die Kieferhöhlen sowie die Siebbeinzellen und in die Stirnhöhlen. Tumorausdehnung nach intrakraniell bei Destruktion der Stirnhöhlenhinterwand.

3 Undifferenziertes Karzinom des gesamten Gesichtsschädels mit Durchwachsung und Osteodestruktion aller lufthaltigen Räume und ihrer knöchernen Begrenzungen. Tumoreinbruch nach intrakraniell mit Destruktion der frontalen Basis und des Clivus.
4 Malignes Lymphom. Tumorausdehnung in den Ethmoidalzellbereich beidseits und in die rechte Kieferhöhle. Verlegung des Cavum nasi rechts.
5 Benignes Adenom. Tumorausdehnung in der rechten Nasenhaupthöhle mit Septumdeviation.

6a, b Offenes Schädelhirntrauma mit Le-Fort-III-Fraktur. Koronare Schnittführung. Rechts frontobasale Fraktur mit Trümmerfraktur des Planum sphenoidale, rechts temporale Fraktur und ausgedehnte Mittelgesichtsfrakturen mit Abtrennung des knöchernen Hirnschädels vom Gesichtsschädel.
7 Mittelgesichtsfrakturen. Axiale Schnittführung. Ausgedehnte Frakturierung mit Hämatosinus des Ethmoidalzellbereichs, Lidhämatom rechts.

- *Nasennebenhöhlenhypo- bzw. -aplasie*

Die kongenitale Veränderung gilt als Normvariante, die in der Regel keine klinische Bedeutung hat. Computertomographisch zeigen sich kleine Nasennebenhöhlen.

- *Sinusitis*

Eine Entzündung der Nasennebenhöhlen führt zu einer Schleimhautschwellung und zu einer Flüssigkeits- bzw. Eiteransammlung in den Höhlen. Computertomographisch zeigt sich bei entsprechender Fenstereinstellung eine verdickte Schleimhaut bzw. die Höhle ist mit Flüssigkeit serumähnlicher Dichte ausgefüllt. Selten entwickelt sich eine Osteomyelitis mit einer Destruktion der knöchernen NNH-Wände.

- *Granulomatöse Nasennebenhöhlenentzündungen und Pilzinfektionen*

Granulomatöse Nasennebenhöhlenentzündungen und Pilzinfektionen wachsen in der Regel osteodestruktiv und sind von primär malignen Prozessen gewöhnlich nicht zu unterscheiden. Pilzinfektionen, insbesondere die bei Diabetikern gehäuft auftretende Mukormykose, wachsen destruktiv durch alle Spalträume in die Orbita, bzw. nach intrakraniell ein.

- *Polyposis nasi*

Die Polyposis nasi imponiert im CT als diffuse Weichteilschwellung der Nasenschleimhäute. Bei massiver Ausdehnung kommt es dabei zur Knochendestruktion, gelegentlich mit Ausbreitung in die Orbita. Eine Abgrenzung von einem malignen Prozeß ist dann im CT allein nicht mehr möglich.

- *Mukozele, Pyozele*

Als Komplikation einer Sinusitis kann sich bei erhaltener Sekretion und verstopftem Ausführungsgang ein chronisch-expansiver Prozeß (Mukozele) entwickeln, der meist in der Stirn- und Ethmoidalhöhle, seltener in der Keilbein- oder Oberkieferhöhle vorkommt. Die Mukozele weitet die Höhle und die angrenzenden Knochen werden dünn und prominent. Die Computertomographie zeigt einen aufgeweiteten, mit hyper- oder hypodensem Material gefüllten Sinus. Nach Kontrastmittelinjektion zeigt sich ein geringes Enhancement an der Peripherie. Infiziert sich die Mukozele, so entsteht eine Pyozele. Eine Abgrenzung dieser beiden Zustände ist computertomographisch in der Regel nicht möglich.

Tafel 94: Pathologie der Schädelbasis, basale Zisternographie

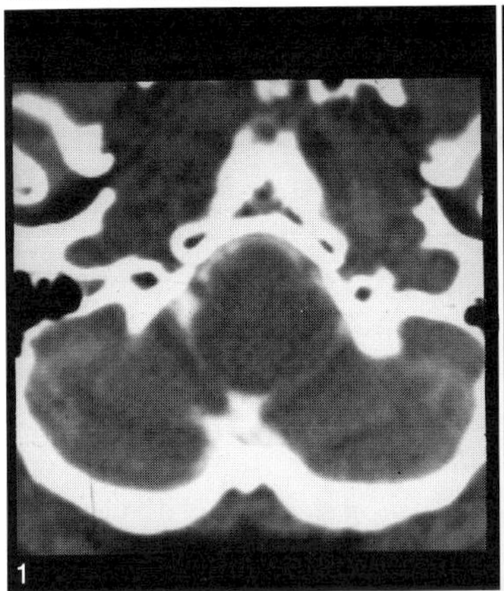

1

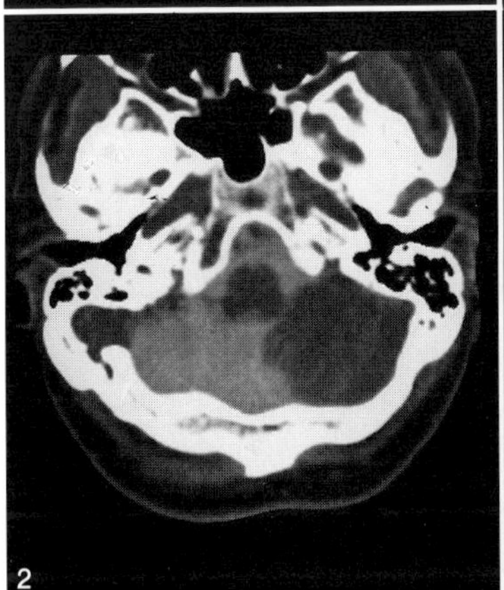

2

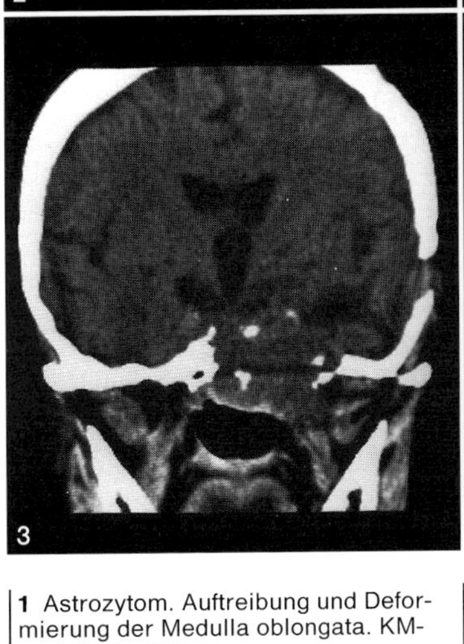

3

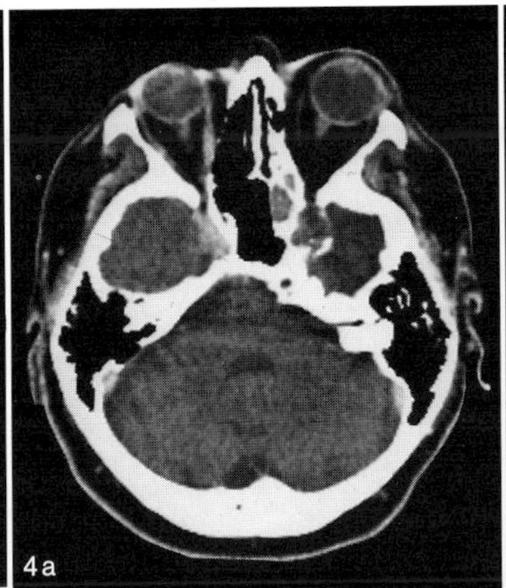

4a

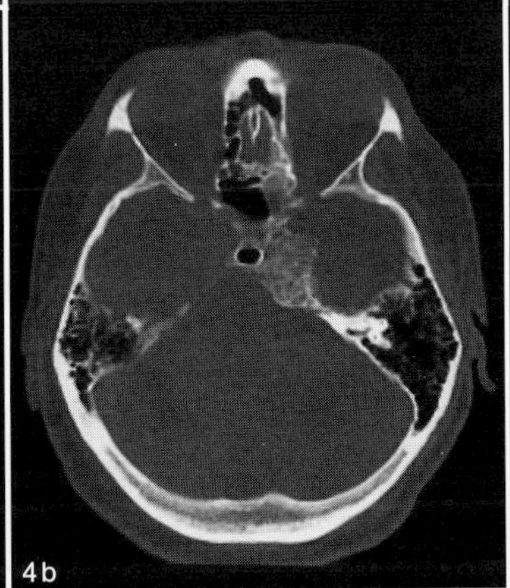

4b

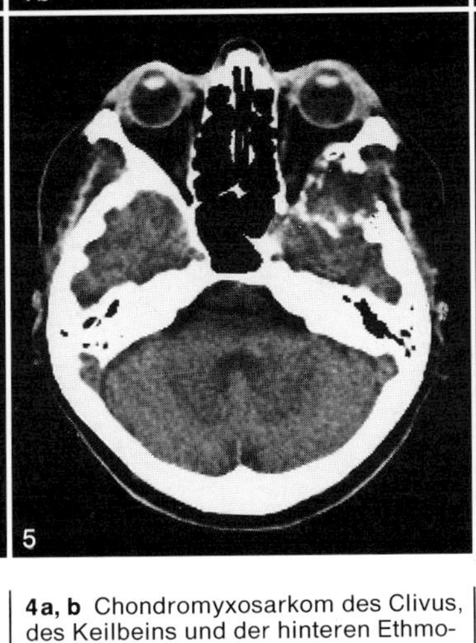

5

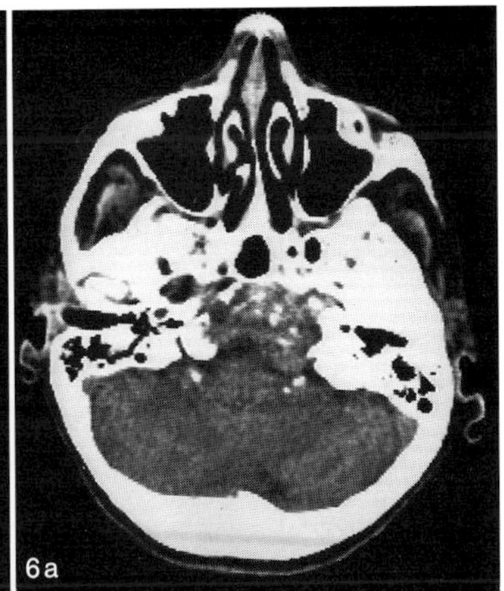

6a

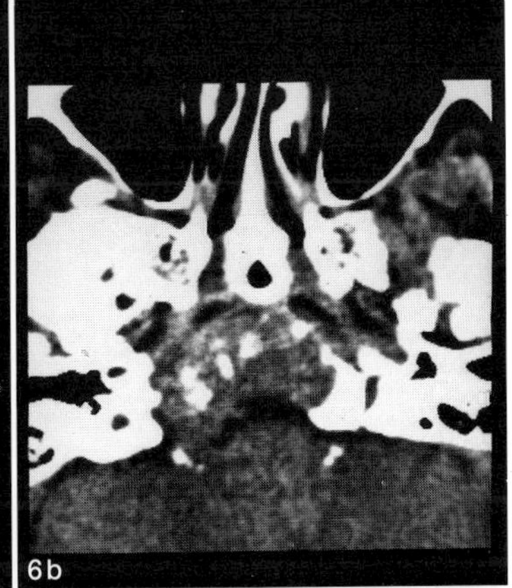

6b

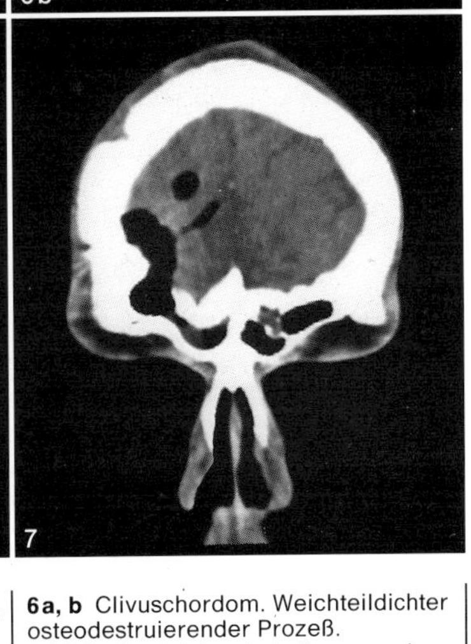

7

1 Astrozytom. Auftreibung und Deformierung der Medulla oblongata. KM-assistiertes CT.
2 Hemiaplasie der rechten Kleinhirnhemisphäre sowie der rechten Tonsille. Zufallsbefund.
3 Chordom para- und intrasellär mit Zerstörung der medialen temporalen Basis und Ausdehnung nach epipharyngeal.

4a, b Chondromyxosarkom des Clivus, des Keilbeins und der hinteren Ethmoidalzellgruppe rechts.
5 Metastase eines Schilddrüsenkarzinoms rechts temporobasal mit Osteodestruktion des großen Keilbeinflügels und der Temporalschuppe. Intratemporale und intraorbitale Ausdehnung.

6a, b Clivuschordom. Weichteildichter osteodestruierender Prozeß.
7 Links frontolaterale Luftansammlung nach operativer Versorgung einer frontobasalen Fraktur.

Spinale Computertomographie

Untersuchungstechnik

Technische Voraussetzungen

Mit Einführung der modernen, hochauflösenden CT-Geräte der 3. und 4. Generation gelang es trotz kurzer Scanzeiten, rausch- und bewegungsartefaktfreie Bilder der Wirbelsäule zu erhalten. Die spinale Computertomographie, wie sie heute durchgeführt wird, erfordert allerdings einige spezielle technische Voraussetzungen:

– Computertomographisches digitales Röntgenbild (Topogramm® [Siemens], Scout View® [GE], Pilot-View® [Picker]).

– Computerprogramme, um die Höhenbestimmung der Schnittebene und die Kippung der Abtasteinheit zu steuern.

– Gantryneigbarkeit ± 15°–20°.

– Variable Schichtdicken (1, 1,5/2–4 mm).

– Hohe räumliche Auflösung – besser als 1,0 mm – und hohe Dichteauflösung – besser als 0,5%.

– Computerprogramme zur Vergrößerung und Rekonstruktion von interessierenden Regionen mit Änderung der Pixelgröße.

– Computerprogramme für sekundäre Rekonstruktionen in allen räumlichen Richtungen.

– Möglichkeiten zur Distanz- und Dichtemessung.

– Kurze Scanzeiten.

In der Regel verwendet man in der spinalen Computertomographie je nach zu untersuchender Region und klinischer Fragestellung 1,5 (2)–4 mm dicke Schichten. Zwischen Schichtdicke und räumlicher Auflösung bzw. Dichteauflösung besteht ein direkter Zusammenhang. Dünne Schichten (1,5/2 mm) bewirken eine gute räumliche Auflösung, da der partielle Volumeneffekt wegfällt. Möglichst kleine Pixelgrößen verbessern ebenfalls deutlich die räumliche Auflösung. Andererseits verursachen jedoch dünne Schichten wegen des Quantenrauschens eine Herabsetzung der Dichteauflösung. Hohe Schichtdicke (4/5 mm) und hohe Röhrenströme zur Vermeidung des Quantenrauschens verbessern die Dichteauflösung. Routinemäßig verwendet man bei der Untersuchung des Wirbelkanals eine Schichtdicke von 4 mm bei hoher Röhrenspannung und großer Anzahl von Projektionen. Nur bei besonderer Fragestellung, zum Beispiel an der Halswirbelsäule zur Untersuchung der nur 2–3 mm breiten Bandscheibe, wird einer kleineren Schichtdicke der Vorrang gegeben.

Die optimale Schnittrichtung erfolgt senkrecht zur Wirbelsäule, parallel zum Bandscheibenverlauf, wobei das digitale Röntgenbild (Topogramm®, Scout View®, Pilot-View®) und das spezielle Computerprogramm zur Einstellung der Schichthöhe und der Gantryneigung benutzt werden. Kurze Scanzeiten sind für eine Erstellung bewegungsartefaktfreier Bilder erforderlich.

Kontrastmittelanwendung

Kontrastmittelassistierte spinale Computertomographie nach intrathekaler Gabe eines wasserlöslichen Myelographikums (Isovist®, Solutrast® 200 M), gegebenenfalls als Folgeuntersuchung einer vorangegangenen konventionellen Myelographie nach entsprechendem zeitlichen Intervall von 2–4 Stunden. Mit ihr gelingt eine Darstellung der intraduralen Strukturen wie Rükkenmark und Nervenfilamenta.

Die intravasale Kontrastmittelanwendung eines i. v. zu applizierenden Kontrastmittels (z. B. Ultravist®) zur artdiagnostischen Differenzierung von Tumoren, z. B. Meningeome oder Neurinome, vaskulärer Veränderungen, zur Differenzierung zwischen hypertrophem Narbengewebe und Rezidivprolaps in einer postoperativen Narbe ist durchaus indiziert. Die Kontrastmittelgesamtmenge, die bei der zerebralen Computertomographie 1 ml/kg Körpergewicht beträgt, liegt bei der spinalen Computertomographie höher. Sie wird in der Regel als rasche Bolusinjektion von 2–2,5 ml/kg Körpergewicht verabreicht.

Anatomie

Atlantoaxiales Gelenk und normale Halswirbelsäule

Die ersten beiden Halswirbel unterscheiden sich wegen ihrer spezifischen anatomischen Funktion entscheidend von den Halswirbeln C3–C7. Während letztere aus den Wirbelkörpern, Bogenwurzeln, Bögen, Spinal- und Transversalfortsatz sowie oberen und unteren Gelenkfortsätzen bestehen, weist der Wirbel C1 lediglich einen vorderen und hinteren Wirbelbogen mit den seitlichen Massae laterales auf. Die Massae laterales tragen daher teilweise die artikulierenden Gelenkflächen, die Foramina transversaria und den Transversalfortsatz (Tafel 95b/B, C).

Der zweite Halswirbel – Axis – hat als wesentliches Merkmal den Dens, eine konische, runde Fortsetzung des Wirbelkörpers nach kranial, der mit der dorsalen Gelenkfläche des vorderen Atlasbogens artikuliert. Ein kräftiger Bandapparat – Ligg. alaria, Lig. apicis dentis, Lig. transversum und Ligg. flava – begrenzt die Rotationsbewegung des Kopfes im Atlantoaxialgelenk auf ungefähr 45°.

Die knöcherne Form des oberen Spinalkanals ist queroval, wobei der transversale Durchmesser größer ist. Der knöcherne Spinalkanal ist ungefähr dreieckig mit nach dorsal gerichteter Spitze. Der Durchmesser nimmt von C1–C3 ab und bleibt dann relativ konstant in seiner Weite bis C7.

Die zervikalen Wirbelkörper, ebenso die Bögen, Spinal- und Transversalfortsätze, nehmen von C3–C7 an Größe zu. Die Wirbelkörper sind dabei auf den axialen Schnitten annähernd oval, dorsal flach oder leicht konkav begrenzt. Die Transversalfortsätze tragen die Foramina transversaria, durch die die Vertebralarterie ab C6, dünne Venen sowie ein sympathisches Nervengeflecht verlaufen.

Das Foramen intervertebrale ist im axialen Scan nach anterolateral gerichtet. Die knöchernen Begrenzungen des Foramens stellen die Wirbelkörper mit dem Processus uncinatus, die Bogenwurzeln und die Gelenkfortsätze dar. Durch die Foramina verlaufen im oberen Anteil die zervikalen Spinalnerven, kleine Venen und Arterien, die von Fett und Bindegewebe umgeben sind.

Die Bandscheiben der sechs unteren Halswirbel sind schmal, in der Regel etwas höher als die thorakalen, aber immer niedriger als die lumbalen. Dünne Schichten (1,5/2 mm) sind zu einer einigermaßen partiellen volumeneffektfreien Darstellung der zervikalen Bandscheiben erforderlich. Die anterior höhere Bandscheibe verursacht die physiologische Halslordose.

Der Bandapparat besteht wie in den unteren Regionen aus den Ligg. longitudinalia anterius und posterius, die im CT nur im Falle einer Bandverkalkung sichtbar sind. Weitere Bänder sind die Ligg. interspinosa, Lig. nuchae und Ligg. flava. Letztere sind wegen des geringen epiduralen Fettgewebes und des partiellen Volumeneffektes der zervikalen Wirbelbögen im CT in der Regel ebenfalls nicht darstellbar.

Der Epiduralraum enthält nervale und vaskuläre Strukturen sowie Bindegewebe. Das venöse System besteht aus einem dicht anastomisierenden Plexus innerhalb und außerhalb des Spinalkanals. Diese Venen des zervikalen Wirbelkörpers sowie den Wirbelkörper durchziehende basivertebrale Venen (meist paarig) bilden den anterioren und posterioren Venenplexus. Der äußere Venenplexus um den Wirbelkörper und um die Bögen anastomosiert durch die Ligg. flava mit dem inneren Venenplexus; außerdem finden sich noch den Wirbelkörper und die neuralen Foramina perforierende Venen.

Die intraduralen Strukturen sind lediglich im intrathekalen kontrastmittelassistierten CT ausreichend erkennbar. Es zeigt sich ein annähernd elliptisches, zentral gelegenes Zervikalmark, dessen Vorderfläche flach mit der median verlaufenden Fissur und dessen Rückseite rund mit der flachen posterioren Fissur zur Darstellung kommt.

Acht Paare von Spinalnerven verlassen das Halsmark, wobei sie sich jeweils aus einer größeren dorsalen sensorischen Wurzel und einer kleineren ventralen motorischen Wurzel vereinigen. Das sensible Spinalganglion liegt normalerweise, im CT teilweise gut sichtbar, im neuralen Foramen gerade distal der Vereinigung von ventraler und dorsaler Wurzel.

Tafel 95a: Normale spinale Anatomie

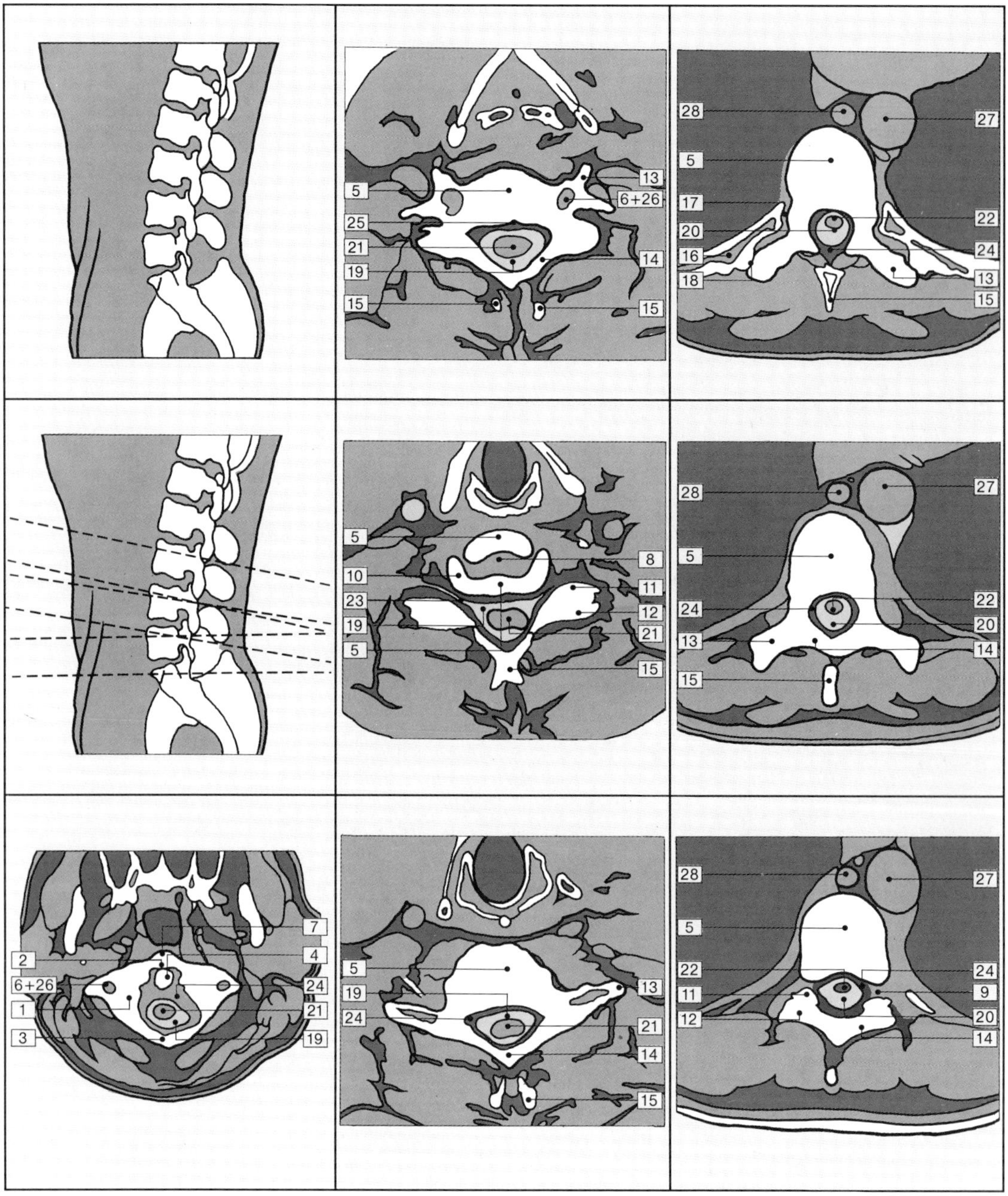

1 Massa lateralis
2 Vorderer Atlasbogen
3 Hinterer Atlasbogen
4 Dens
5 Wirbelkörper
6 Foramen transversarium
7 Tuberculum anterius
8 Bandscheibe
9 Neuroforamen
10 Processus uncinatus
11 Oberer Gelenkfortsatz
12 Unterer Gelenkfortsatz
13 Processus transversus
14 Wirbelbogen
15 Processus spinosus
16 Costa
17 Costovertebralgelenk
18 Costotransversalgelenk
19 Zervikaler Subarachnoidalraum
20 Thorakaler Subarachnoidalraum
21 Zervikalmark
22 Thorakalmark
23 Nervenwurzel
24 Epidurales Fettgewebe
25 Impression durch das basivertebrale Venengeflecht
26 A. vertebralis
27 Aorta thoracica descendens
28 Ösophagus

Tafel 95b: Normale spinale Anatomie

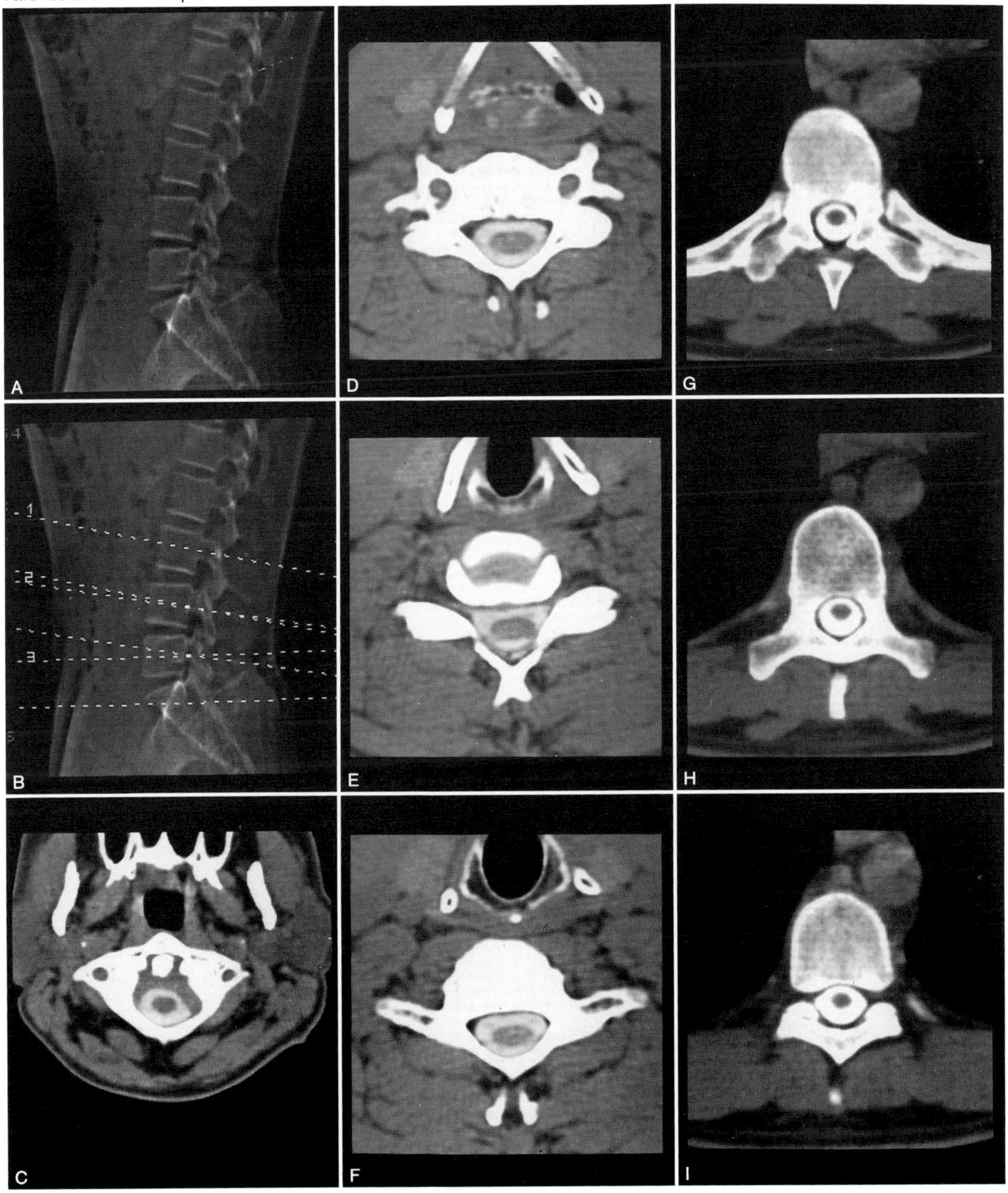

A Laterales digitales Röntgenbild der lumbosakralen Wirbelsäule.
B Laterales digitales Röntgenbild (wie oben) und eingezeichnete Schnittlinien parallel zu den Intervertebralräumen L3/4, L4/5, L5/S1.
C Axialer Schnitt durch Atlas und Dens (KM-assistiertes spinales Computertomogramm).

D Axialer Schnitt durch den Wirbelkörper C6 (KM-assistiertes spinales Computertomogramm).
E Axialer Schnitt durch den Intervertebralraum C6/7 (KM-assistiertes spinales Computertomogramm).
F Axialer Schnitt durch den Wirbelkörper C7 (KM-assistiertes spinales Computertomogramm).

G Axialer Schnitt durch den Intervertebralraum Th5/6 (KM-assistiertes spinales Computertomogramm).
H Axialer Schnitt durch den Wirbelkörper Th6 (KM-assistiertes spinales Computertomogramm).
I Axialer Schnitt durch das Neuroforamen Th6/7 (KM-assistiertes spinales Computertomogramm).

Tafel 96a: Normale spinale Anatomie

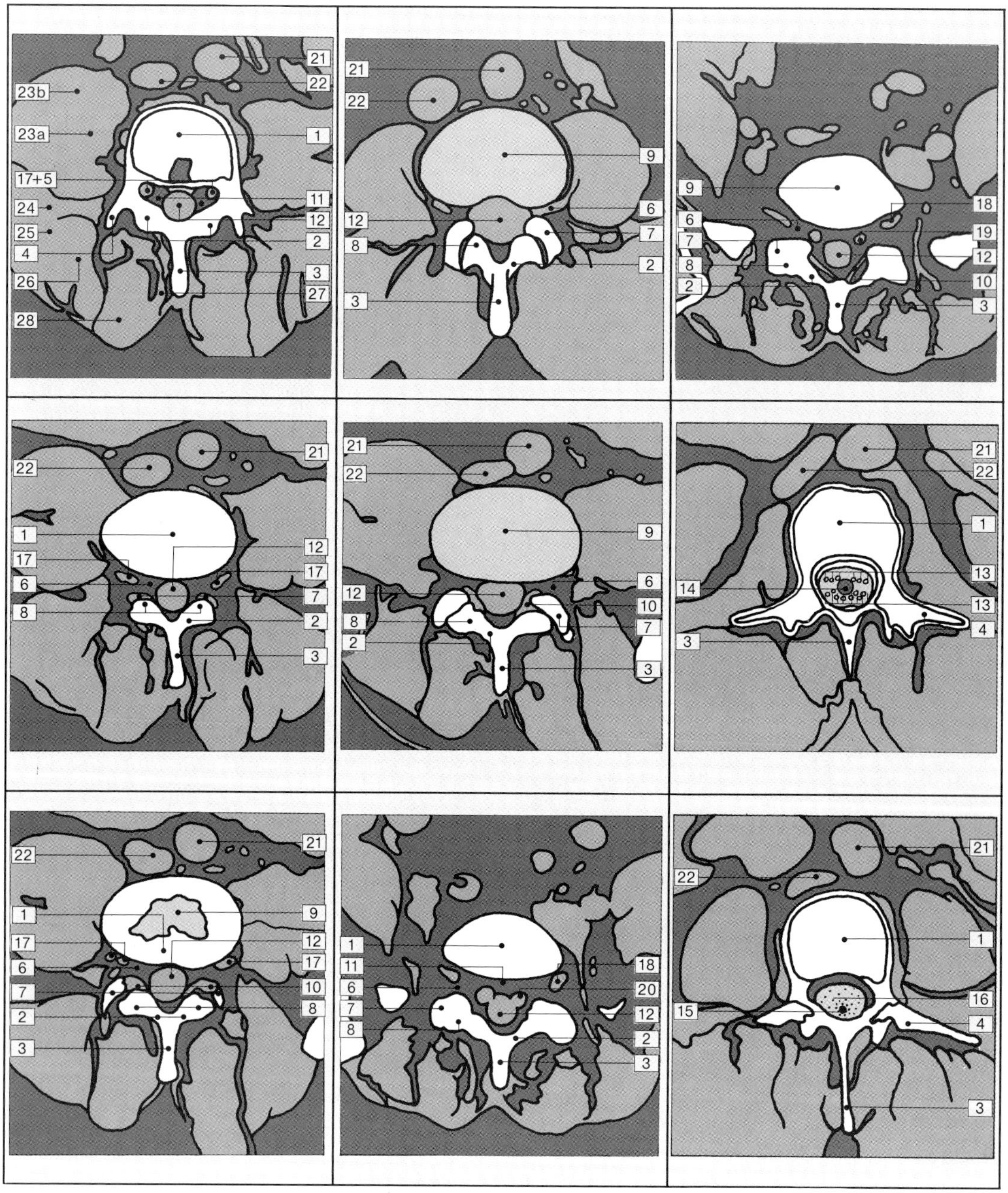

1 Wirbelkörper
2 Wirbelbogen
3 Processus spinosus
4 Processus transversus
5 Lateraler Recessus
6 Neuroforamen
7 Oberer Gelenkfortsatz
8 Unterer Gelenkfortsatz
9 Bandscheibe (teilweise partiell angeschnitten)
10 Ligamentum flavum
11 Epidurales Fettgewebe
12 Lumbaler Duralsack
13 Lumbale und sakrale Nervenfilamenta
14 Conus medullaris
15 Filum terminale internum
16 Filamenta der Cauda equina
17 Nervenwurzel L 3
18 Nervenwurzel L 5
19 Nervenwurzel S 1
20 Nervenwurzelursprung S 1 aus dem lumbalen Duralsack (sog. Pandabär-Phänomen)
21 Aorta abdominalis
22 V. cava inferior
23 M. psoas major (a) und minor (b)
24 M. quadratus lumborum
25 M. iliocostalis des M. erector spinae
26 M. longissimus des M. erector spinae
27 M. interspinalis des M. transversospinalis
28 M. multifidus des M. transversospinalis

Tafel 96b: Normale spinale Anatomie

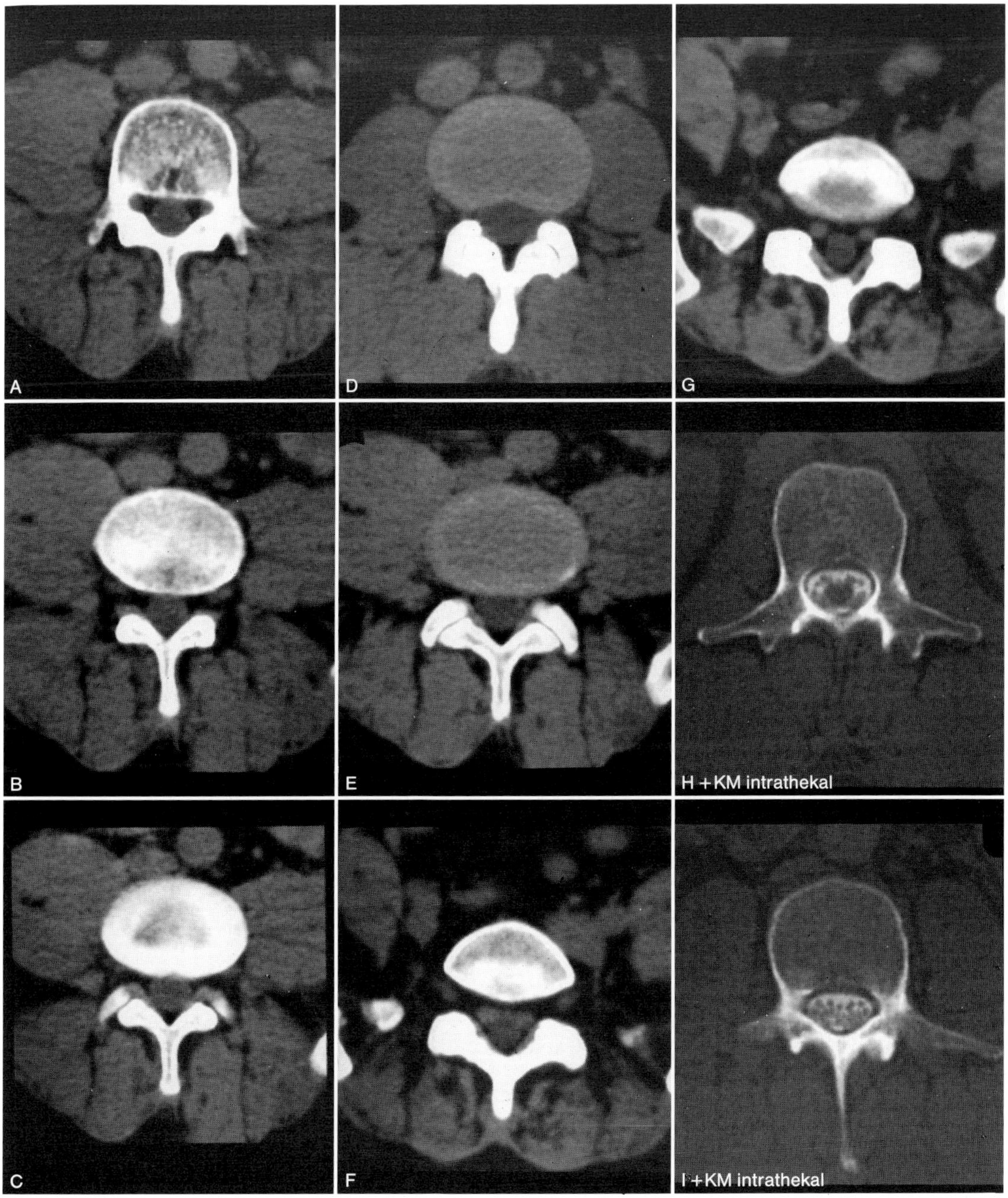

A Axialer Schnitt durch den 3. Lendenwirbelkörper.
B Axialer Schnitt durch den 3. Lendenwirbelkörper und die obere Etage des Neuroforamens L3/4.
C Axialer Schnitt durch die mittlere Etage des Neuroforamens L3/4.
D Axialer Schnitt durch den Intervertebralraum L3/4 mit typischer dorsaler Bandscheibenbegrenzung.
E Axialer Schnitt durch den Intervertebralraum L4/5 mit typischer dorsaler Bandscheibenbegrenzung.
F Axialer Schnitt durch die unteren Anteile des 5. Lendenwirbelkörpers und der oberen Etage des Neuroforamens L5/S1.
G Axialer Schnitt durch den Intervertebralraum L5/S1.
H Axialer Schnitt durch L1, Conus medullaris und die umgebenden deszendierenden lumbalen und sakralen Wurzeln der Cauda equina (KM-assistiertes spinales Computertomogramm).
I Axialer Schnitt durch L3 mit Darstellung des zentral gelegenen und von den Nervenfilamenta der Cauda equina umgebenen Filum terminale internum.

Normale thorakale Wirbelsäule

Der thorakale Wirbelkörper ist im axialen Scan vorne am Mediastinum angrenzend konvex und hinten konkav begrenzt. Seine Form ist ungefähr dreieckig, wobei der transversale und der sagittale Durchmesser etwa gleich sind. Seine superioren und inferioren Gelenkflächen artikulieren mit den Rippen. Die Bogenwurzeln liegen in den oberen Hälften des Wirbelkörpers und gehen in die beiden kurzen Laminae über, die dachziegelartig übereinander zu liegen kommen. Der Transversalfortsatz artikuliert mit dem Tuberculum der gleichen Rippe im Kostotransversalgelenk. Der knöcherne Spinalkanal, gebildet durch Wirbelkörper, Bogenwurzeln und Bögen, ist im Bereich der gesamten BWS relativ konstant in seiner Form und gleich weit in transversalem und sagittalem Durchmesser. In den oberen Anteilen ist er eher elliptisch und abgeflacht im sagittalen Durchmesser. Er wird in den unteren Anteilen eher kreisförmig.

Die Bandscheiben sind dünn und in ihrer Höhe niedriger als die der zervikalen oder lumbalen Wirbelsäule. Im axialen Scan werden sie in der Regel selten homogen, sondern häufig mit partiellem Volumeneffekt der angrenzenden Wirbelkörper dargestellt. Die Gelenkfortsätze liegen ungefähr parallel zur koronaren Schnittebene.

Der Bandapparat wird durch die Ligg. longitudinalia anterius und posterius, die Ligg. flava, Ligg. interspinosa und intertransversaria gebildet. Im Spinalraum findet sich dorsal und lateral eine breite Zone von Fettgewebe, dessen Verteilung in den anterioren Abschnitten sehr schmal ist. Dieser Raum enthält weiterhin Venen, nutritive Arterien, die ventralen und dorsalen Wurzeln, die Spinalganglien und die spinalen Nerven. Das Thorakalmark ist rund mit einer anterioren medianen Fissur. Die posterointermedianen und posterolateralen Sulci sind dagegen zu flach, um im CT gesehen zu werden.

Normale lumbosakrale Wirbelsäule

Die lumbosakrale Wirbelsäule besteht aus 5 freien lumbalen und 5 fusionierten sakralen Wirbelkörpern. Der lumbale Wirbel setzt sich zusammen aus Wirbelkörper, Bogenwurzel, Wirbelbogen, Gelenkfortsatz, Transversal- und Spinalfortsatz, wobei der Processus transversus bei LWK 1 und LWK 5 kürzer und dicker ist als bei den dazwischenliegenden Lendenwirbeln. Der knöcherne Spinalkanal ist im Querschnitt eher rund oder etwas oval mit größerem Transversaldurchmesser. In der mittleren und unteren Lumbalregion ist er dreieckig mit nach hinten gerichteter Spitze und ebenfalls größerem Transversaldurchmesser. Eine Zunahme des sagittalen Durchmessers und der interpedunkulären Distanz besteht von kranial und kaudal.

Im lateralen Rezessus, begrenzt durch die Hinterfläche des Wirbelkörpers, durch die Bogenwurzel und den Wirbelbogen bzw. superioren Gelenkfortsatz, verläuft eingebettet in epidurales Fettgewebe der Spinalnerv. Die lumbosakrale Übergangsregion zeigt eine Abwinkelung von gewöhnlich 10–20°. Gelegentlich beträgt der Winkel bis 45°. Eine bandscheibenparallele Gantryneigung ist in solchen Fällen bei Gantrykippbarkeit von ± 20° nicht möglich.

Die lumbale Bandscheibe, bestehend aus dem zentralen Nucleus pulposus und dem peripheren Anulus fibrosus, weist CT-Dichtewerte von 50–110 H. E. auf. Die lumbalen Bandscheiben sind anterior dicker als posterior; daraus resultiert die Lendenlordose. Die normale Höhe einer gesunden Bandscheibe beträgt 8–12 mm, wobei die lumbosakrale Bandscheibe deutlich schmaler und höchstens 10 mm, häufig weniger als 5 mm hoch ist. Die Bandscheiben sind lumbal in der Regel dorsal nierenförmig. Im Lumbosakralbereich sind diese dorsal gerade oder leicht konvex begrenzt.

Der spinale Bandapparat besteht aus den Ligg. longitudinalia anterius und posterius, aus den Ligg. flava und dem Lig. interspinosum. Das Lig. flavum ist mit 3–5 mm deutlich breiter als zervikal oder thorakal. Das vordere und hintere Längsband ist in der Regel computertomographisch nicht differenzierbar.

- *Inhalt des lumbosakralen Spinalkanals*

Der Epiduralraum zwischen Dura und knöchernem Spinalkanal enthält Fett, Nerven, Bänder und Blutgefäße. Das epidurale Fettgewebe ist lumbal besonders im anterioren Abschnitt sowie anterolateral breit ausgebildet. Zwischen den Ligg. flava findet sich dorsal ebenfalls reichlich epidurales Fettgewebe. Die Nervenwurzeln entspringen aus

Tafel 97: Zervikaler Bandscheibenprolaps

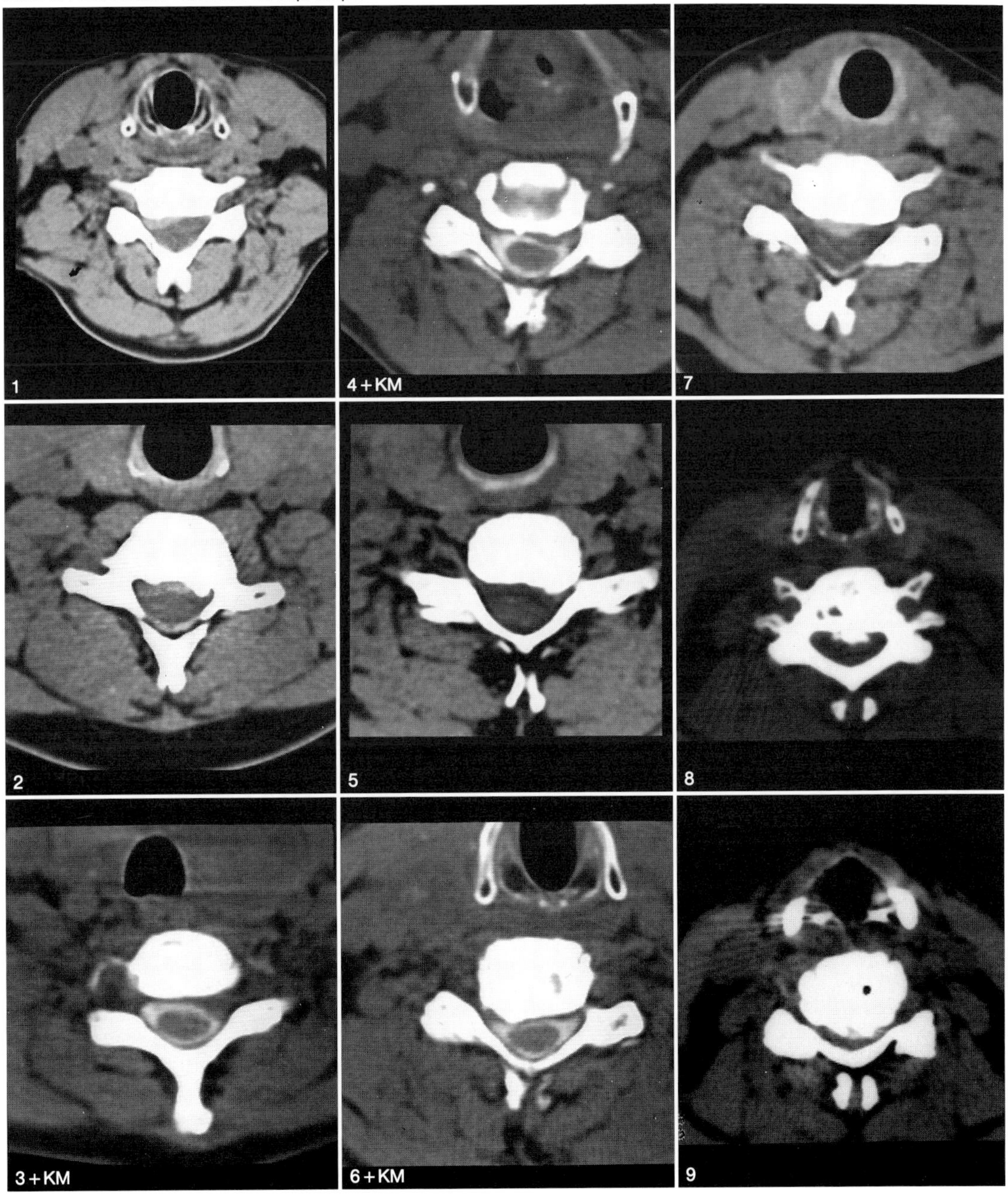

1 Weicher lateraler Prolaps rechts C4/5. Nativ-CT.
2 Weicher medialer Prolaps und Osteophyt links C6/7. Nativ-CT.
3 Weicher lateraler Prolaps (freie Sequester) links C6/7. Myelo-CT.

4 Weicher und harter lateraler Prolaps links C4/5. Myelo-CT.
5 Harter Prolaps links HWK 7. Nativ-CT.
6 Harter Prolaps rechts C6/7. Myelo-CT.

7 Weicher mediolateraler Prolaps rechts C6/7.
8 Medialer harter Prolaps C4/5.
9 Spinalkanalstenose C6/7.

dem anterolateralen Umfang des Duralsakkes, kreuzen das epidurale Fettgewebe und ziehen zum jeweiligen Neuroforamen.

Als Variation – „conjoined nerve roots“ – verlassen zwei Wurzeln den Duralsack in derselben Höhe und können den knöchernen Spinalkanal gemeinsam durch dasselbe Neuroforamen, aber auch getrennt durch zwei Neuroforamina verlassen. Hauptsächlich betroffen sind davon die Wurzeln L5 und S1 bei einem Vorkommen von 1% der Gesamtpopulation.

Der Duralsack endet meist in Höhe des 2. Sakralwirbels im Filum terminale externum, das am Os coccygis anhaftet. Conus medullaris, Filum terminale internum, Nervenwurzeln der Cauda equina, umgeben von Liquor, sowie Blutgefäße sind der intradurale Inhalt. Der Conus medullaris endet meist bei Th 12–L1.

Die venöse Drainage des Lumbalbereiches erfolgt über ein dichtes Gefäßnetz. Basivertebrale Venen, die paarig, aber auch einzeln angelegt sein können, werden aus dem Zufluß venöser Kanäle aus dem Wirbelkörper gebildet. Die basivertebralen Venen erscheinen gelegentlich im CT als hypodense Kanäle, die leicht mit Frakturen oder Lysen verwechselt werden können. Teilweise bilden sie eine Y-förmige intravertebrale Gefäßstruktur. Die nebenstehende Zeichnung veranschaulicht dies schematisch.

Der anteriore externe venöse Plexus anastomosiert mit den Wirbelkörpern. Die anterioren internen vertebralen Venen laufen im knöchernen Spinalkanal hinter dem Wirbelkörper im epiduralen Fettgewebe von sakral nach zervikal. Diese Gefäße anastomosieren mit dem posterioren inneren venösen Plexus und von dort mit den aszendierenden lumbalen Venen via intervertebrale Venen. Der anteriore innere Venenplexus ist im Nativ-CT oft sichtbar, besonders dann, wenn viel epidurales Fettgewebe vorhanden ist.

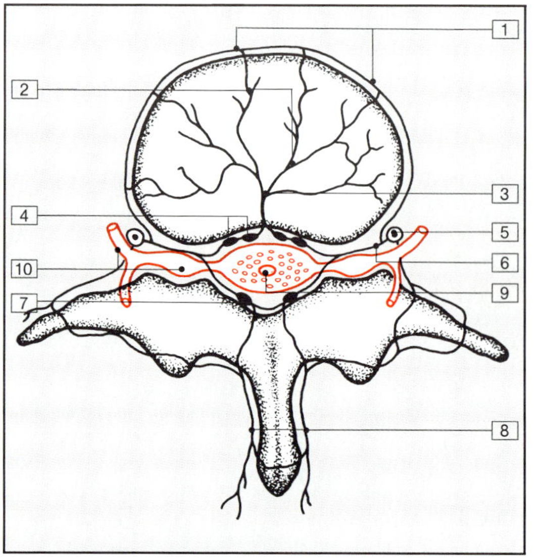

51

1 Plexus venosus anterior externus
2 Plexus basivertebralis
3 V. basivertebralis
4 Vv. vertebrales anteriores internae
5 V. lumbalis ascendens
6 V. intervertebralis
7 Plexus venosus posterior internus
8 Plexus venosus posterior externus
9 Duralsack mit Cauda equina und Filum terminale internum
10 Spinalganglion und Spinalnerv

Abb. 51: Schematische Darstellung der inneren und äußeren Wirbelvenenplexus und ihrer Verbindungswege.

Bandscheibenprolaps

Die Bandscheibenvorfälle stellen die häufigste Ursache überhaupt für eine Raumbeengung im Spinalkanal dar. Dabei führt das Mißverhältnis zwischen dem zur Verfügung stehenden Raum und dem Bandscheibenprolaps zu einer Läsion nervösen Gewebes mit konsekutiven Reizerscheinungen und/oder neurologischen Ausfällen.

Der lumbale Bandscheibenprolaps kommt am häufigsten vor. In der Literatur findet sich die Angabe von 96%. Ob diese Zahl zutrifft, muß bei den jetzigen diagnostischen Möglichkeiten bezweifelt werden; aus neurochirurgischem Blickwinkel dürften bis zu 10% der weichen Bandscheibenvorfälle zervikal lokalisiert sein. Thorakale Bandscheibenvorfälle sind eine Seltenheit. Die Unterscheidung in weichen und harten Prolaps führt fließend weiter zu den degenerativen, chronisch osteophytären Knochen-Bandscheibenveränderungen (s. Kapitel „Spinalkanalstenose, Osteoarthropathie“, S. 226). Es gibt nicht selten Fälle, wo das Hinzutreten eines weichen Prolapses die chronische Symptomatik seitens einer osteophytären Veränderung verstärkt.

Tafel 98: Zervikaler und lumbaler Bandscheibenprolaps

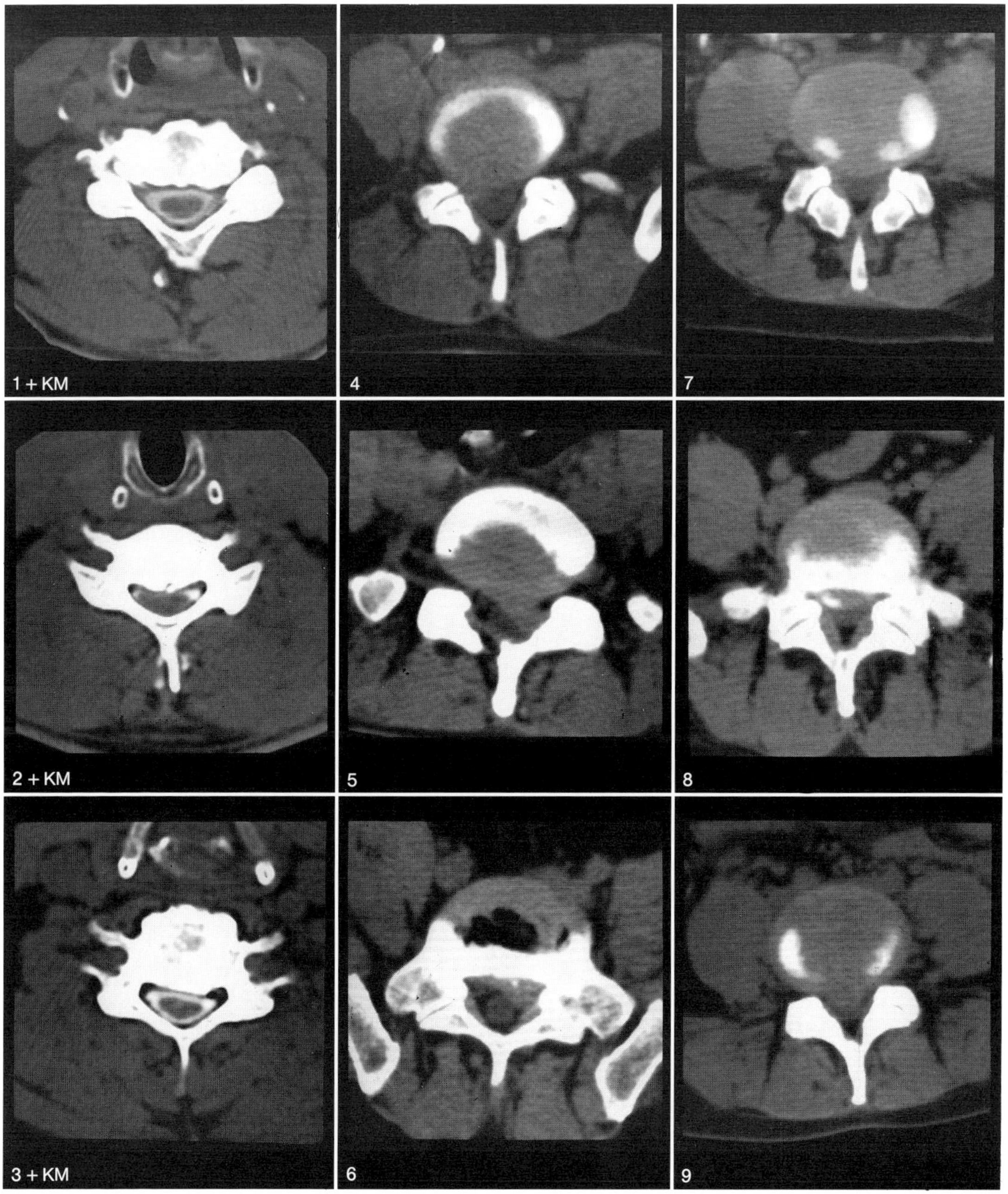

1 Schwere Unkarthrose mit Einengung beider Neuroforamina C5/6. Myelo-CT.
2 Zervikale Spinalkanalstenose mit Aufbrauchung des Subarachnoidalraumes. Deformierung und Kompression des Zervikalmarkes bei HWK 6. Myelo-CT.
3 Spinalkanalstenose bei C6/7 mit a.-p.-Durchmesser von 0,9 cm. Myelo-CT.

4 Lateraler Prolaps L4/5 rechts.
5 Mediolateraler Prolaps L5/S1 links.
6 Mediolateraler Prolaps L5/S1 links mit Verkalkung. Vakuumphänomen.

7 Medialer Prolaps L3/4.
8 Medialer Prolaps L4/5 mit Verkalkung und engem Rezessus.
9 Medialer Prolaps L4/5.

Die Bandscheibe setzt sich aus zwei Anteilen, dem Anulus fibrosus und dem inneren Gallertkern, dem Nucleus pulposus, zusammen. Der Faserring haftet fest am Periost der Wirbelkörperkanten und umgibt den Gallertkern ringartig. Die Bandscheibe ist den bradytrophen Geweben zuzurechnen. Eine Gefäßversorgung besteht lediglich im Kindesalter; später erfolgt der Stoffaustausch durch Diffusion. Dabei bewirken die verschieden starken Druckschwankungen, denen die Bandscheibe normalerweise unterliegt, ein Druckgefälle für die Aufnahme von Flüssigkeiten und niedermolekularen Stoffwechselsubstanzen. Im Liegen nimmt die Bandscheibe dabei die notwendigen Stoffe auf; im Stehen und Sitzen werden die Stoffwechselschlacken zusammen mit der Flüssigkeit wieder abgegeben. Bei einem Mißverhältnis von physiologischer Be- und Entlastung, bei unphysiologischen Bewegungen oder ständigen Mikrotraumen der Wirbelsäule resultieren Störungen des Stoffwechselaustausches und somit Verschleiß- und Aufbraucherscheinungen an der Bandscheibe.

Man unterscheidet folgende Stufen des Bandscheibenschadens:

Dérangement interne. Hier bestehen Risse im Anulus fibrosus; der Gallertkern zeigt eine Gefügelockerung.

Bandscheibenprotrusion. Der Anulus fibrosus gibt nunmehr bei zunehmender Materialermüdung samt gelockertem Nucleus pulposus nach und wölbt sich in den Spinalraum leicht vor. Dieser Zustand ist noch reversibel.

Bandscheibenprolaps. Bei einer Kontinuitätsunterbrechung des Anulus fibrosus prolabiert das degenerativ veränderte Bandscheibengewebe bis zur äußersten Faserschicht oder bei Zerstörung derselben bis zum Lig. longitudinale posterius. Dieser Zustand ist irreversibel.

Freie Sequestrierung. Reißt ein Teil des Bandscheibengewebes ab, so resultiert ein freier Sequester im Spinalkanal. Dabei besteht die Möglichkeit einer akuten Querschnittssymptomatik. Andererseits kann der Sequester auch ganz nach lateral in Richtung auf das Foramen rutschen (intraforaminaler Sequester).

Physiologische und pathologische Altersveränderungen. Das Dérangement interne, die Bandscheibenprotrusion, aber auch altersphysiologische Veränderungen führen zu mehr oder weniger schweren degenerativen Veränderungen der Bandscheibe und sekundär auch an den benachbarten Knochenstrukturen. Die hochpolymerisierten Glukoproteide im Gallertkern werden bei ungenügender und behinderter Diffusion durch Kollagen ersetzt; anstelle des elastischen Gewebes findet sich vermehrt faseriges Bindegewebe. Die durch diese Veränderungen hervorgerufene Höhenverminderung des Zwischenwirbelraumes führt sekundär am benachbarten Knochen zu Spangenbildung, osteochondrotischen Randzakken und spondylotischen Schädigungen mit konsekutiver Einschränkung der physiologischen Beweglichkeit der Wirbelsäule. Diese degenerativen Veränderungen nehmen mit steigendem Alter an Häufigkeit zu; im Senium gibt es praktisch keine Wirbelsäule, die diese Läsionen vermissen läßt.

Erscheinungsformen des zervikalen und lumbalen Bandscheibenprolapses

Es gibt vier lokalisatorisch wichtige Formen:

– Der laterale Prolaps, der nur die Wurzel affiziert und zu einer monoradikulären Symptomatik Anlaß gibt.

– Der mediolaterale Prolaps, der sehr oft mehrere Wurzeln, darüber hinaus aber auch das Myelon oder die Kauda komprimieren kann.

– Der intra- bzw. extraforaminale Prolaps, der zu allermeist die höhergelegene Wurzel komprimiert und eine monoradikuläre Symptomatik hervorruft.

– Der mediale Prolaps, der das Myelon oder die Kauda im Sinne eines akuten Querschnittssyndroms lädiert.

- *Zervikaler Prolaps*

Gegenüber der lumbalen Wirbelsäule gilt es zunächst einmal, wichtige Unterschiede des zervikalen Bereiches herauszustreichen. Die HWS ist weniger mit Volumen umgeben und besitzt eine sehr viel größere Bewegungsmöglichkeit. Dies zeigt sich in der Fähigkeit, die HWS zu beugen, strecken, seitwärts zu neigen und zu rotieren, wobei die Dornfortsätze auffallenderweise nach der

Tafel 99: Lumbaler Bandscheibenprolaps

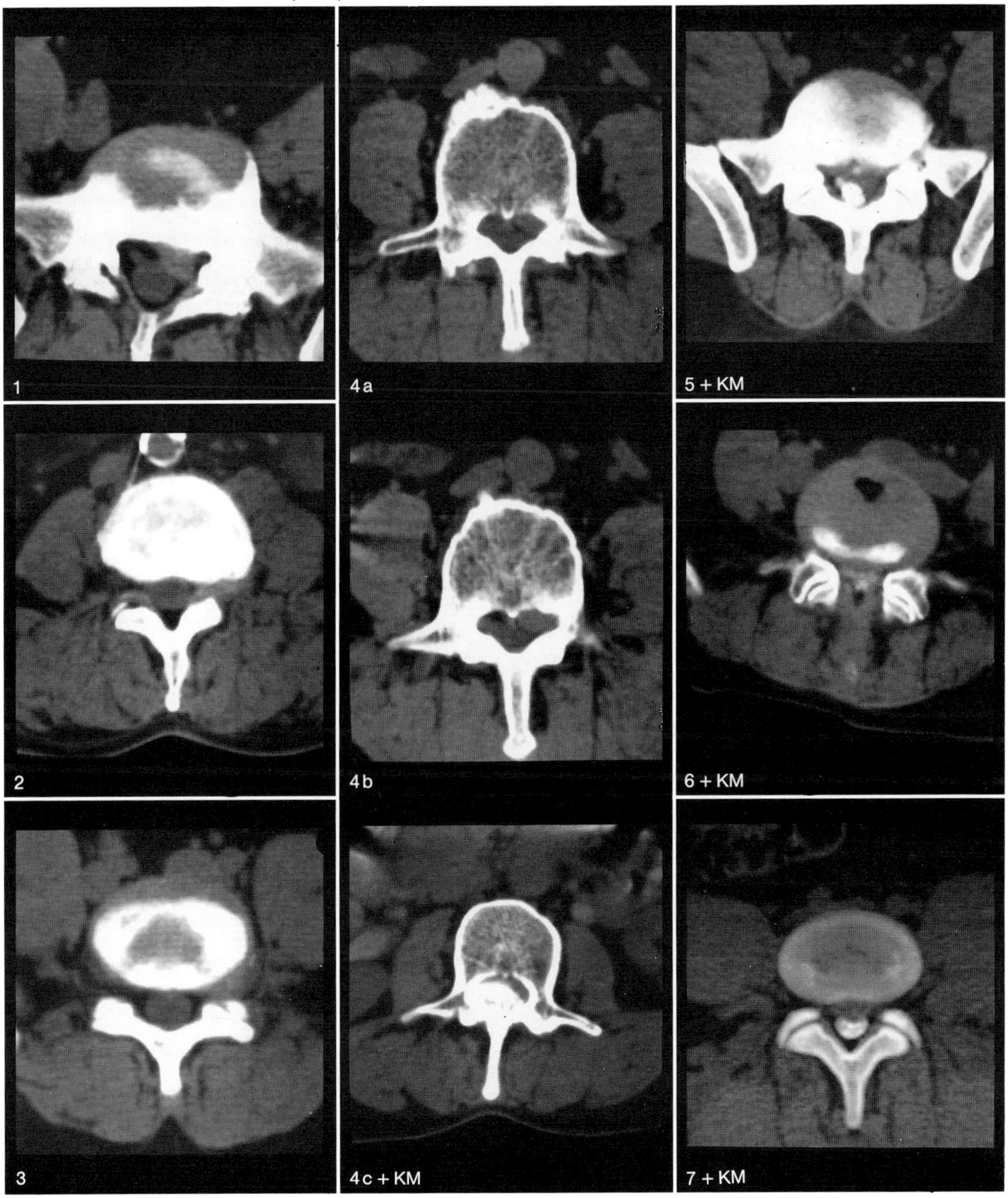

1 Freier Sequester L5/S1 links.
2 Intraforaminaler Sequester bei L3/4 links.
3 Intraforaminaler Sequester bei L4/5 links

4a–c Sequestrierter Prolaps von L4/5 links nach oben in die Region der Wurzel L4. Nativ-CT (a, b). Myelo-CT mit Nachweis der erheblichen Raumforderung (c).

5 Mediolateraler Prolaps L5/S1 links. Myelo-CT.
6 Flacher medialer Prolaps L3/4. Myelo-CT.
7 Ausgedehnter medialer Prolaps L4/5. Myelo-CT.

Gegenseite ausweichen. Diese Tatsachen erklären auch die zumeist ausgeprägteren und häufigeren, röntgenologisch faßbaren degenerativen Veränderungen der HWS gegenüber der BWS und LWS. Das Verhältnis zwischen Spinalwurzel und Neuroforamen ist im Bereich der HWS deutlich schlechter: Zusätzlich liegen die kleinen Zwischenwirbelgelenke am Processus uncinatus zum Neuroforamen sehr ungünstig, so daß Unkarthrosen sehr leicht den lateralen Rezessus, die Wurzel und das Foramen irritieren bzw. ausfüllen können. Das Myelon und der fast rechtwinklige Abgang der Spinalwurzeln beweisen zusätzlich den Unterschied zur LWS und erklären bei medialer Affektion die komplexe neurologische Symptomatik im Sinne eines Transversalsyndroms. Dieses kann auch durch Affektion der A. spinalis anterior entstehen. Schließlich verläuft die A. vertebralis im Foramen des Querfortsatzes von HWK 6 an. Chronische degenerative Veränderungen können durch Stenosierung eine vielgestaltige zerebrale Symptomatik mit Schwindel, Ohrensausen, synkopalen Bewußtseinsstörungen sowie Sehstörungen oder die Migraine cervicale hervorrufen.

Entsprechend der größten Belastung finden sich in den Höhen C 6/7 und C 5/6 die häufigsten weichen Bandscheibenvorfälle, wobei die Etage C 6/7 mit über der Hälfte aller Fälle bevorzugt ist. Auch die osteophytären Protrusionen kommen am häufigsten bei C 5/6 und C 6/7 vor. Weiche Prolapse oberhalb von C 5 sind eine Seltenheit. Degenerative Veränderungen mit radikulärer und/oder medullärer Symptomatik lassen sich höher als C 5 dagegen eher antreffen. Auf die Wurzeln bezogen bedeutet dies, daß die Wurzel C7 am häufigsten betroffen ist, gefolgt von den Wurzeln C 6 und C 8.

C5-Syndrom: Kennmuskel: M. deltoideus und biceps mit entsprechender motorischer Schwäche. Sensibilität am Oberarm und an der Schulter gestört, dort auch Schmerzen. BSR möglich herabgesetzt.

C6-Syndrom: Kennmuskel: M. biceps und brachioradialis. Schmerzen und Sensibilitätsstörungen am Arm radialwärts, im Daumen und 2. Finger. BSR fast immer gestört oder ausgefallen.

C7-Syndrom: Kennmuskel: M. triceps, pronator teres, abductor pollicis brevis, opponens pollicis. Schwäche der Streckung im Ellenbogengelenk, der langen Fingerbeuger und des M. pectoralis major. Schmerzen zwischen Ulna und Radius. Sensibilitätsstörung dementsprechend und im 2.–4. Finger. TSR häufig abgeschwächt oder ausgefallen.

C8-Syndrom: Kennmuskel: M. interossei. Schmerzen und Sensibilitätsstörung an der Ulnarkante und im 4. und 5. Finger. Trizepsparese und TSR-Störung seltener als bei C7.

CT-Befunde

Die Weite des Spinalkanals, der Recessus laterales und der Neuroforamina läßt sich sehr gut abbilden; die appositionelle Unkarthrose, knöcherne Randzacken und Sporne zeigen die für Knochen adäquate Dichte (s. Kapitel „Spinalkanalstenose, Osteoarthropathie“, S. 226). Der weiche Prolaps weist eine Dichte von 60–80 H. E. auf und läßt sich lateral sowie mediolateral im Nativ-CT in 40% darstellen (Tafel 97/1, 2, 7), natürlich in Abhängigkeit von der Qualität des CT-Gerätes. Wenn CT-Ergebnis und neurologischer Befund korrespondieren, kann die Diagnostik als abgeschlossen angesehen werden.

Reicht die Nativ-CT-Diagnostik nicht aus, muß eine computerassistierte Myelographie durchgeführt werden. Diese Untersuchung hat dann den Nachweis zu erbringen, ob die Wurzel bzw. der Duralschlauch im Sinne eines Bandscheibenprolapses eingedellt ist. Dabei ist dann die Frage zu beantworten, ob ein weicher Prolaps (Tafel 97/3, 4) oder eine osteophytäre Vorwölbung (Tafel 97/6) die Wurzel irritiert. Dies ist für das operative Vorgehen von Wichtigkeit: Ein weicher lateraler Prolaps sollte von hinten, ein weicher medialer sowie ein harter von vorn operiert werden. Das Myelo-CT erbringt mehr Information als die konventionelle Myelographie.

- *Lumbaler Prolaps*

Die lumbale Wirbelsäule umfaßt normalerweise 5 Wirbelkörper; selten finden sich 6 rippenlose Lendenwirbelkörper bei Lumbalisation des ersten Sakralsegmentes oder 4 Lendenwirbelkörper bei Sakralisation des 5. Lendenwirbels.

95% der lumbalen Bandscheibenschädigungen sind bei L 4/5 und L 5/S1 lokalisiert. Der Zwischenwirbelraum L 3/4 ist in 2–3%

Tafel 100: Lumbaler Bandscheibenprolaps

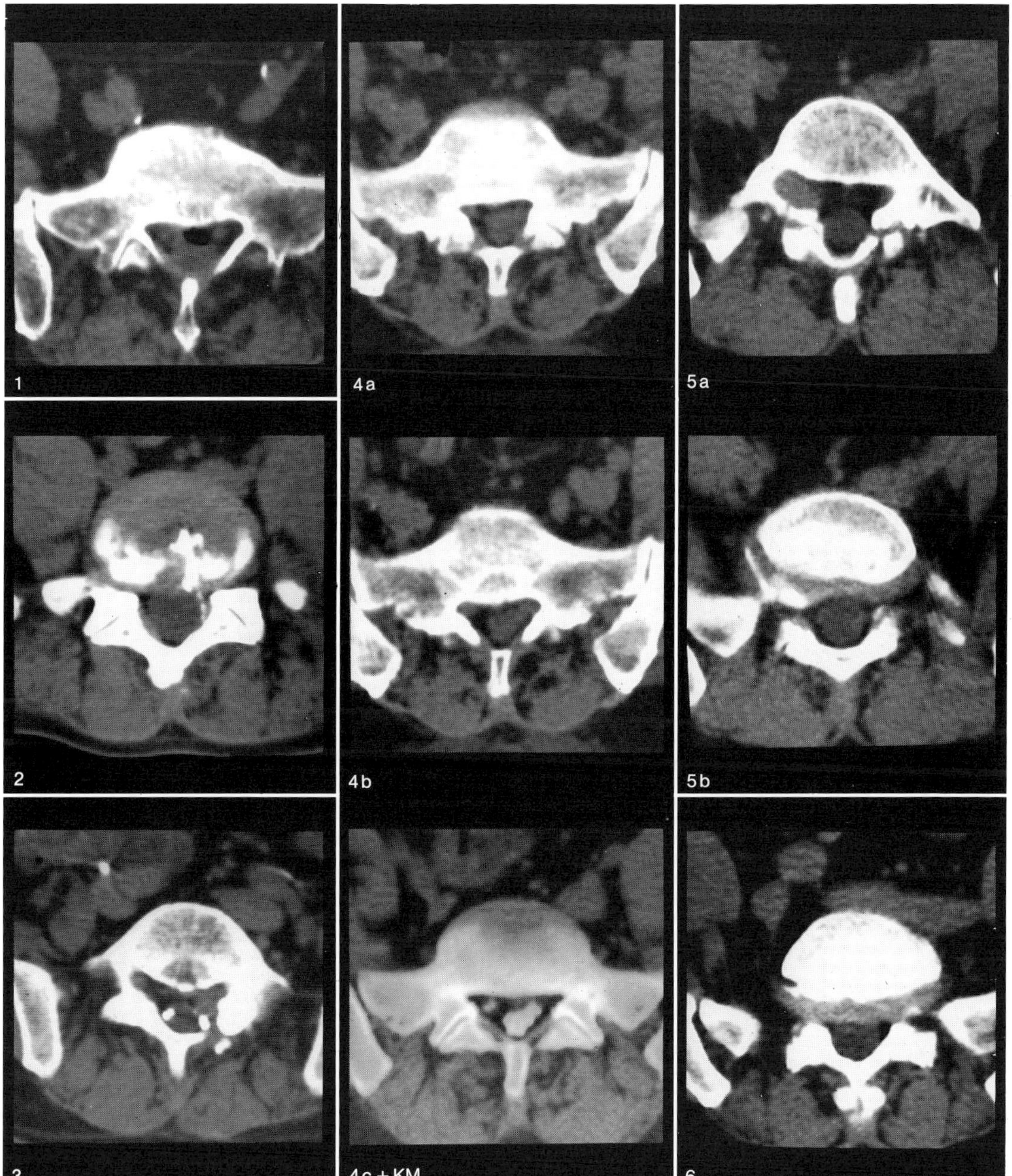

1 Sequestriertes Vakuumphänomen.
2 Intraoperativ zurückgelassener Tantalpuder im Zwischenwirbelraum und epidural.
3 Intradural liegendes Duroliopaque®, Zustand nach Bandscheibenvorfall-Operation.

4a–c Doppelwurzel bei L5/S1 links. Nativ-CT (a, b), Myelo-CT (c).

5a, b Spondylolisthesis mit lateralem Prolaps L5/S1 rechts; Spaltbildung ist zu sehen.
6 Spondylolisthesis mit Vortäuschung eines medialen Prolapses.

betroffen. Nach der topographischen Anatomie wird man daher vor allem neurologische Reizerscheinungen oder Ausfälle im Bereich der Wurzeln L4, L5 und S1 erwarten. Die Wurzeln L5 und/oder S1 sind in ca. 75% am pathologischen Geschehen beteiligt.

L4-Syndrom: Kennmuskel: M. quadriceps. PSR-Störung, Schmerzen und Sensibilitätsstörung im L4-Band über das Knie bis zum Innenknöchel.

L5-Syndrom: Kennmuskel: M. tibialis anterior und M. peronaei. Schmerzen und Sensibilitätsstörung im L5-Band zur Großzehe.

S1-Syndrom: Kennmuskel: M. triceps surae. ASR-Störung, Schmerzen und Sensibilitätsstörung im S1-Band zur Wade und in die Kleinzehe.

Der lumbale Bandscheibenprolaps ist eine Erkrankung des mittleren Lebensalters: Bis zu 70% entfallen auf den Zeitraum vom 31. bis zum 50. Lebensjahr. Mit zunehmender Lebenserwartung sollte allerdings nicht übersehen werden, daß der Anteil älterer Menschen jenseits des 60. Lebensjahres bis auf 10% veranschlagt werden muß. Davon gehören etwa 4,5% dem geriatrischen Bereich im engeren Sinne, d. h. dem Lebenszeitraum nach dem 65. Lebensjahr an.

CT-Befunde

Ein Bandscheibenprolaps liegt bei folgenden Zeichen vor (26):

– Konvexbogige Vorwölbung der normalerweise konkav konfigurierten Bandscheibenrückfläche nach dorsal (Tafel 98/7–9). Ganz geringgradige Vorwölbungen könnten am ehesten auch für eine Protrusion sprechen. Die Dichtewerte des Bandscheibenvorfalls liegen bei 60–80 H.E.

– Fehlende Abgrenzbarkeit zwischen dorsaler Bandscheibenfläche und dem Duralsack durch Kompression des epiduralen Fettes (Tafel 98/7–9, Tafel 99/4a, b).

– Asymmetrische Verlagerung der Bandscheibe nach dorsolateral mit Kompression einer Nervenwurzel, die auf der anderen Seite noch abgegrenzt werden kann: lateraler Vorfall (Tafel 98/4–6, Tafel 99/1–3).

– „Nasen-“ bzw. „zungenförmige“ mediale oder mediolaterale Vorwölbung von dichterem fibrösem Bandscheibengewebe in den Periduralraum, möglicherweise mit Kompression des Duralsackes und einer Nervenwurzel: medialer oder mediolateraler Bandscheibenvorfall (Tafel 98/5, 7–9). Diese Bilder könnten am ehesten für einen freien Sequester sprechen (Tafel 99/1, 4a, b).

– Völlige Verlegung des Neuroforamens, wobei hyperdenses Gewebe sogar extraspinal liegen kann: intraforaminaler Prolaps oder Sequester (Tafel 99/2–4).

Weitere CT-Besonderheiten

– Manche Bandscheibenvorfälle (6–10%) zeigen Verkalkungen (Tafel 98/6, 8).

– Im Intervertebralraum lassen sich mitunter Gasansammlungen finden (sogenanntes Vakuumphänomen) (Tafel 98/6). Der gelöste Stickstoff kann dabei im unter Druck stehenden und degenerativen Bandscheibengewebe aufgenommen werden und verbleibt dort offenbar längere Zeit. Gas kann gelegentlich in den Intervertebralgelenken (Tafel 101/2a, b), sehr selten auch im Epiduralraum (Tafel 100/1) und im Bandscheibenprolaps selbst nachweisbar sein.

– Artefakte können die Bandscheibendiagnostik im CT erheblich behindern. Ölige Kontrastmittelreste (Tafel 100/3) und vor allem in den Zwischenwirbelraum eingebrachter und zum Teil in den Spinalkanal gerutschter Tantalpuder (Tafel 100/2) können die primäre bzw. sekundäre Diagnostik des Bandscheibenprolapses bzw. des Rezidivs erheblich behindern bzw. unmöglich machen.

– Die Spondylolisthesis (Tafel 100/5a, b, 6) vermag in Unkenntnis oder bei Nichtbeachten des Röntgenleerbildes bzw. des Scanogramms einen medialen Massenbandscheibenprolaps vorzutäuschen, der durch die Stufenbildung simuliert wird.

– Zwillingswurzeln (Tafel 100/4a–c) können einen Bandscheibenprolaps vortäuschen, sogar einen freien Sequester.

– Ein lumbaler Bandscheibenprolaps kann im Rahmen eines engen Spinalkanals zusätzlich auftreten und die akute neurologische Symptomatik hervorrufen (s. Kapitel „Spinalkanalstenose, Osteoarthropathie“, S. 226).

– Differentialdiagnostisch müssen Abszeß (Tafel 108/4a, b), Angiom, Wurzelzyste, Tumor (Tafel 104/5) und eine alte epidurale Blutung in Betracht gezogen werden. Sie können täuschend einen lateralen Band-

Tafel 101: Lumbaler enger Spinalkanal

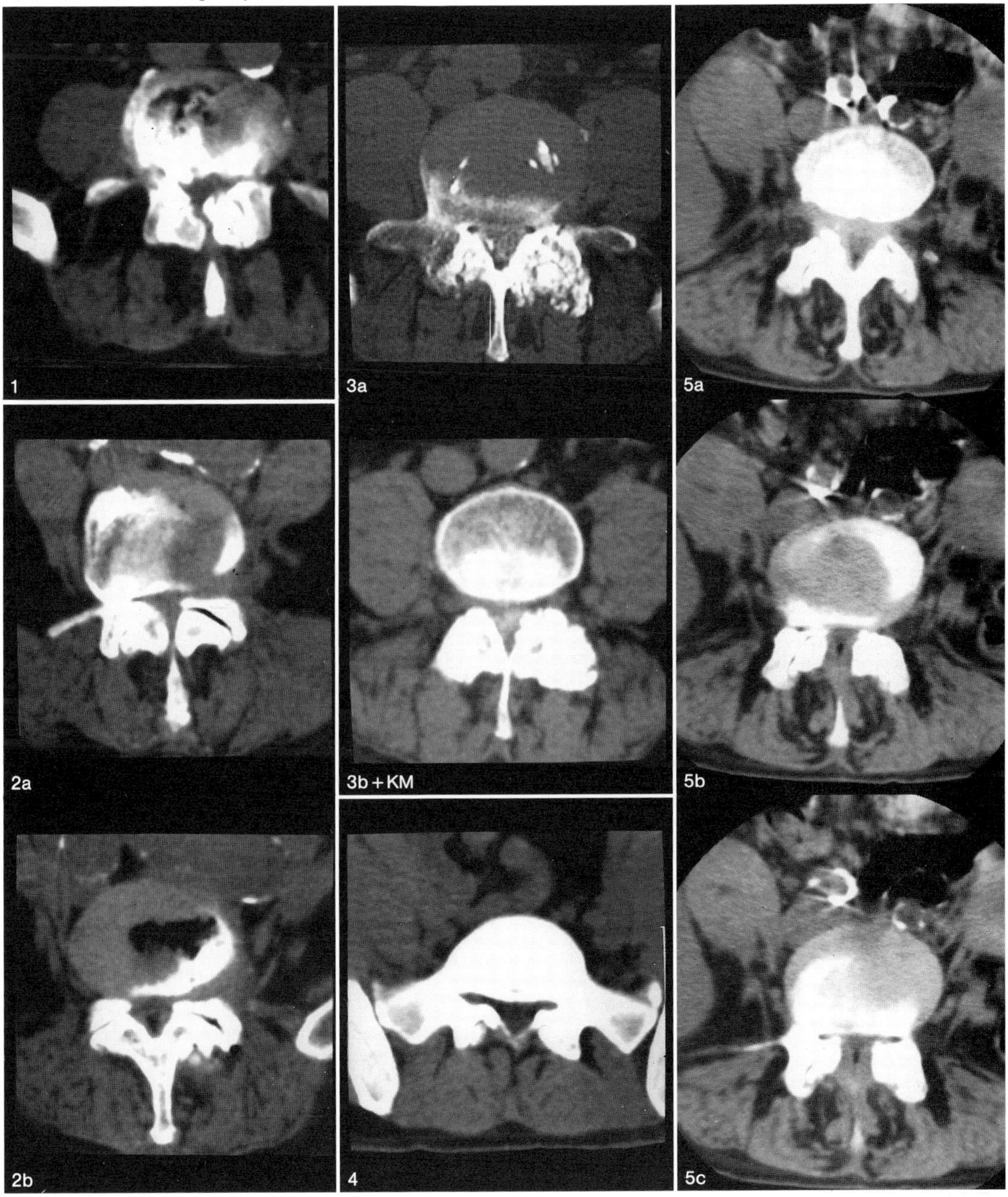

1 Enger Spinalkanal bei L4/5. Vakuumphänomen.
2a, b Enger Spinalkanal bei L4/5. Vakuumphänomen. Gas im Gelenkspalt links.

3a, b Enger Spinalkanal bei L4/5. Bandscheibenprolaps L4/5 rechts, schwere Osteoarthropathie.
4 Laterales Rezessussyndrom S1 beidseits.

5a–c Enger Spinalkanal und Spondylolisthesis bei L4/5. Verdickung der Lgg. flava. Mediale Bandscheibenprotrusion.

scheibenprolaps imitieren; in vielen Fällen vermag die Operation erst die richtige Diagnose zu stellen.

– Extraforaminale Sequester können mit dem Spinalganglion verwechselt werden.

– Der Vergleich zur Myelographie und zu den operativen Befunden läßt keinen Zweifel an der hohen diagnostischen Wertigkeit der CT: Nach eigenen Erfahrungen an 220 Patienten mit einem lumbalen Bandscheibenprolaps stimmten die Ergebnisse in 85% überein. Man kann wohl davon ausgehen, daß in bis zu 90% eine Erstoperation ohne Myelogramm durchgeführt werden kann (190). In den restlichen Fällen, vor allem bei nicht ganz harten neurologischen Symptomen, muß auch heute noch myelographiert werden. Gelegentlich sollte danach eine CT-Myelographie (Tafel 99/5–7, Tafel 110/2) angeschlossen werden.

Spinalkanalstenose, Osteoarthropathie

Die Spinalkanalstenose liegt definitionsgemäß dann vor, wenn ein räumliches Mißverhältnis zwischen dem knöchernen und ligamentären Spinalkanal sowie den darin liegenden nervalen Strukturen besteht. Die Spinalkanalstenose kann den zentralen Teil des Spinalkanals und/oder den peripheren Anteil des Spinalkanals (Recessus lateralis, Neuroforamen) betreffen. Selten sind die im dorsalen Anteil des Spinalkanals gelegenen Strukturen einengend verändert: Es handelt sich dann um die sogenannte Fornixstenose. Bei einem a.-p.-Durchmesser von 10–12 mm wird von einer relativen, bei weniger als 10 mm von einer absoluten Spinalkanalstenose gesprochen. Der spalt- bzw. kanalartige Recessus lateralis kann bis fast zur völligen Verlegung obturieren. Die Entstehung der Spinalkanalstenose ist vielfältig. Es gibt angeborene Formen, zum Beispiel bei Achondroplasie. Die erworbenen Stenosen müssen am häufigsten auf degenerative Veränderungen zurückgeführt werden. Osteoarthropathische Prozesse mit appositionellem Knochenanbau, Gelenkveränderungen und Hypertrophie der Ligamenta bedingen die Verengung des Spinalkanals. Dies vermag die Spondylolisthesis ebenfalls; nach Laminektomie oder bei Morbus Paget kann eine Stenose ebenfalls beobachtet werden.

Im zervikalen Bereich (Tafel 97/9, Tafel 98/1–3) ist die Spinalkanalstenose klinisch häufig Ursache für die sogenannte zervikale Myelopathie, die sich neurologisch mit hochgradigen Querschnittsbildern dokumentieren kann. Pathologische Veränderungen oberhalb von C5 führen zu tetraparetischen Krankheitsformen. Laterale Spinalkanalstenosen führen zu radikulären Störungen, die Übergänge zum harten Bandscheibenprolaps sind fließend (s. zervikaler Prolaps, S. 220, 222 und Tafel 97/5, 6, 8, Tafel 98/1).

Im lumbalen Bereich (Tafel 101/1–5) werden die Veränderungen am häufigsten bei L3/4 und L4/5, ganz selten bei L5/S1 beobachtet. Klinisch resultiert häufig das Krankheitsbild der Claudicatio intermittens spinalis. Ältere Menschen vom 6. Dezennium an sind am häufigsten betroffen. Kombinationen mit einem zusätzlichen Bandscheibenprolaps (Tafel 101/3b) kommen vor.

Das CT-Bild zeigt den engen Spinalkanal und die oft bis zum Grotesken sich steigernden Knochen- und Gelenkveränderungen. Aus neurochirurgischem Blickwinkel muß nicht selten eine normale und computerassistierte Myelographie angeschlossen werden, um die Operationsindikation und das Ausmaß der Laminektomie besser abstekken zu können, zumal wenn die Symptomatik nicht absolut beweisend ist – eine häufige Tatsache im neurochirurgischen Alltag. Nur bei exakter Diagnose sind die operativen Ergebnisse überzeugend gut.

Spinale Tumoren

Man unterscheidet folgende Tumoren:

Gliomatöse Tumoren	**Nichtgliomatöse Tumoren**
Astrozytom (zumeist pilozytisch)	Neurinom
Oligodendrogliom	Meningeom
Ependymom	Angiom
Glioblastom	Mißbildungstumoren
Gangliozytom	Sarkom
	Chordom, Chondrom
	Chondrosarkom
	Lipom
	Aneurysmatische Knochenzyste
Metastatische Tumoren (inkl. Plasmozytom, malignes Lymphom)	

Tafel 102: Spinale Tumoren

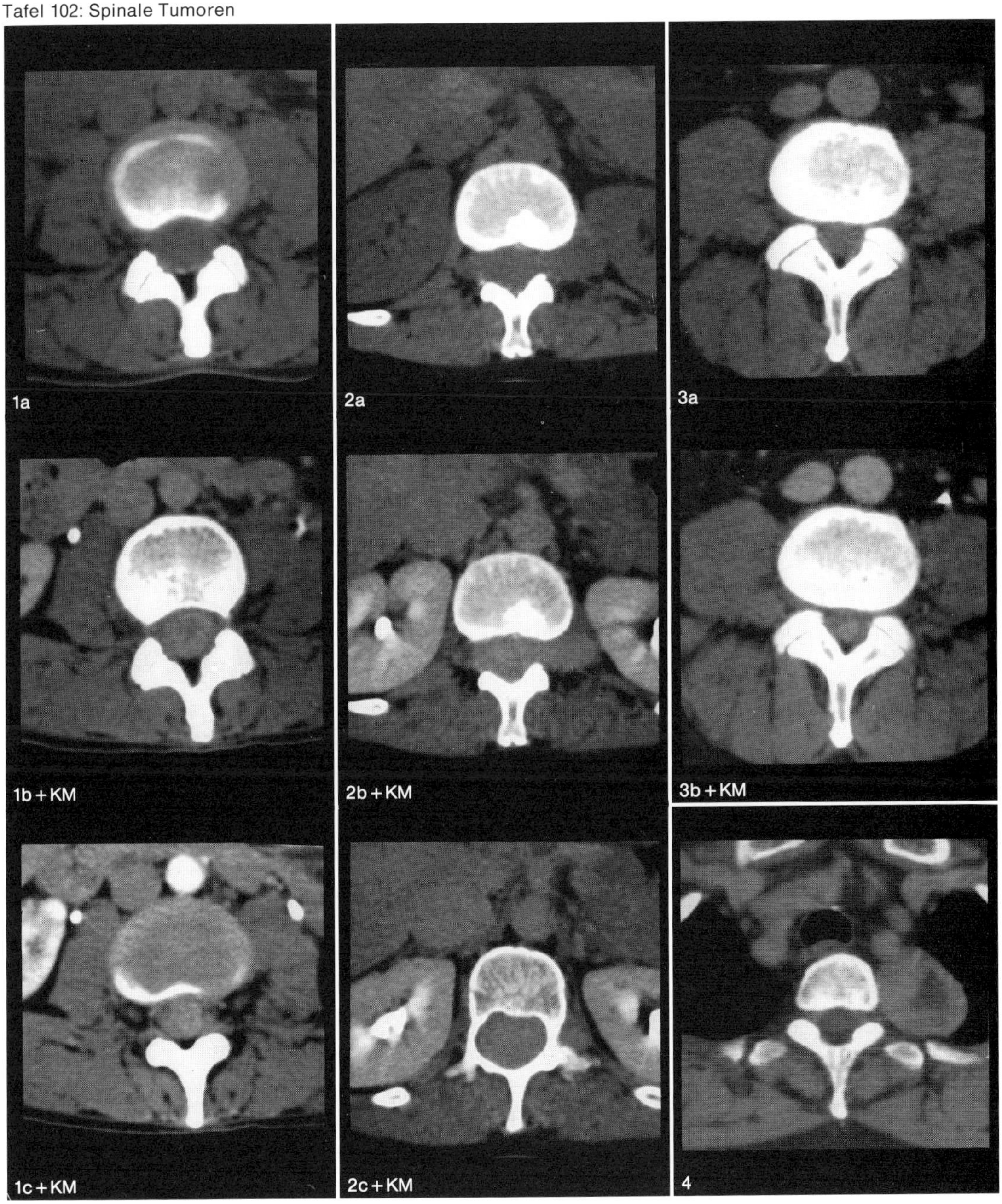

1a–c Neurinom bei L 2/3. Nativ-CT (a). Positives Enhancement nach i. v. Gabe von KM (b, c).

2a–c Neurinom bei Th 12/L 1, Sanduhrtumor links. Nativ-CT (a). Positives Enhancement nach i. v. Gabe von KM (b). Erweiterung des Spinalkanals (c).

3a, b Intradurales Neurinom bei L 4/5. Nativ-CT (a). Positives Enhancement nach i. v. Gabe von KM (b).

4 Intrathorakales, paravertebrales Neurinom links mit zentraler Zone verminderter Dichte.

Die gliomatösen Tumoren liegen intramedullär oder im Bereich des Filum terminale. Die nichtgliomatösen Tumoren befinden sich intraspinal, sind aber intra- und/oder extradural lokalisiert. Neurinome können im Sinne eines Sanduhrtumors sowohl intra- und extradural wachsen, gelegentlich sogar nur extraspinal paravertebral liegen. Metastatische Tumoren können zu einer neurologischen Symptomatik führen, wenn entsprechende nervöse Strukturen intradural oder intraforaminal tangiert werden.

Das Verhältnis von spinalen zu zerebralen Tumoren beträgt 1: 6. Die häufigsten Tumoren stellen die Metastasen dar, gefolgt von Neurinomen, Meningeomen und Gliomen. Bezüglich des Sitzes sind die Thorakalsegmente in fast 50% gegenüber der Lumbosakralregion bzw. den Zervikalsegmenten bevorzugt.

Nachfolgend werden die wichtigsten spinalen Tumoren besprochen.

- *Neurinom*

Es kommt am häufigsten zwischen dem 25. und 40. Lebensjahr vor und findet sich im gesamten Spinalkanal. Im CT kein auffallendes Dichteverhalten im Nativscan, bis auf die manchmal nachweisbare erhebliche Erweiterung des knöchernen Spinalkanals (Tafel 102/2c). Das extraspinale Wachstum ist typisch und weitgehend beweisend für ein Neurinom (Tafel 102/2a–c, 4), aber nicht immer (Tafel 103/2). Nach i.v. Gabe von Kontrastmittel findet sich in der Regel starkes Enhancement.

- *Meningeom*

Es kommt am häufigsten im thorakalen Bereich vor, lumbal nur als Rarität. Der Altersgipfel liegt um und jenseits des 50. Lebensjahres. Das weibliche Geschlecht ist bevorzugt, ganz besonders im thorakalen Bereich. Da die spinalen Meningeome sehr häufig verkalkt sind, lassen sich diese im Nativscan als hyperdense, kalkdichte Raumforderung abbilden (Tafel 103/1a, 3). Nach i.v. Gabe von Kontrastmittel findet sich ein positives Enhancement in den nichtverkalkten Bezirken (Tafel 103/1a–c, 2a, b)

- *Ependymom*

Es stellt den häufigsten intramedullären Tumor dar; es ist im thorakolumbalen Bereich und dabei besonders als Tumor des Filum terminale am Kauda-Konus-Bereich zu finden. Im Gegensatz zu den vorgenannten Tumoren reicht das Ependymom über mehrere Segmente. Der Tumor weist neben soliden, kontrastmittelaufnehmenden Bezirken auch Zysten auf (Tafel 103/4a, b). Nativ läßt sich der Tumor im allgemeinen schlecht erkennen.

- *Pilozytisches Astrozytom*

Dieser Tumor kommt am häufigsten im Zervikalbereich vor. Beobachtungen im Thorakalbereich und sogar im Kauda-Konus-Bereich sind bekannt. Die bisher mitgeteilten Fälle zeigten im CT zystische, verkalkte und solide kontrastmittelaufnehmende Anteile. In einer eigenen Beobachtung war der Tumor total hypodens (Tafel 103/5).

Tafel 103: Spinale Tumoren

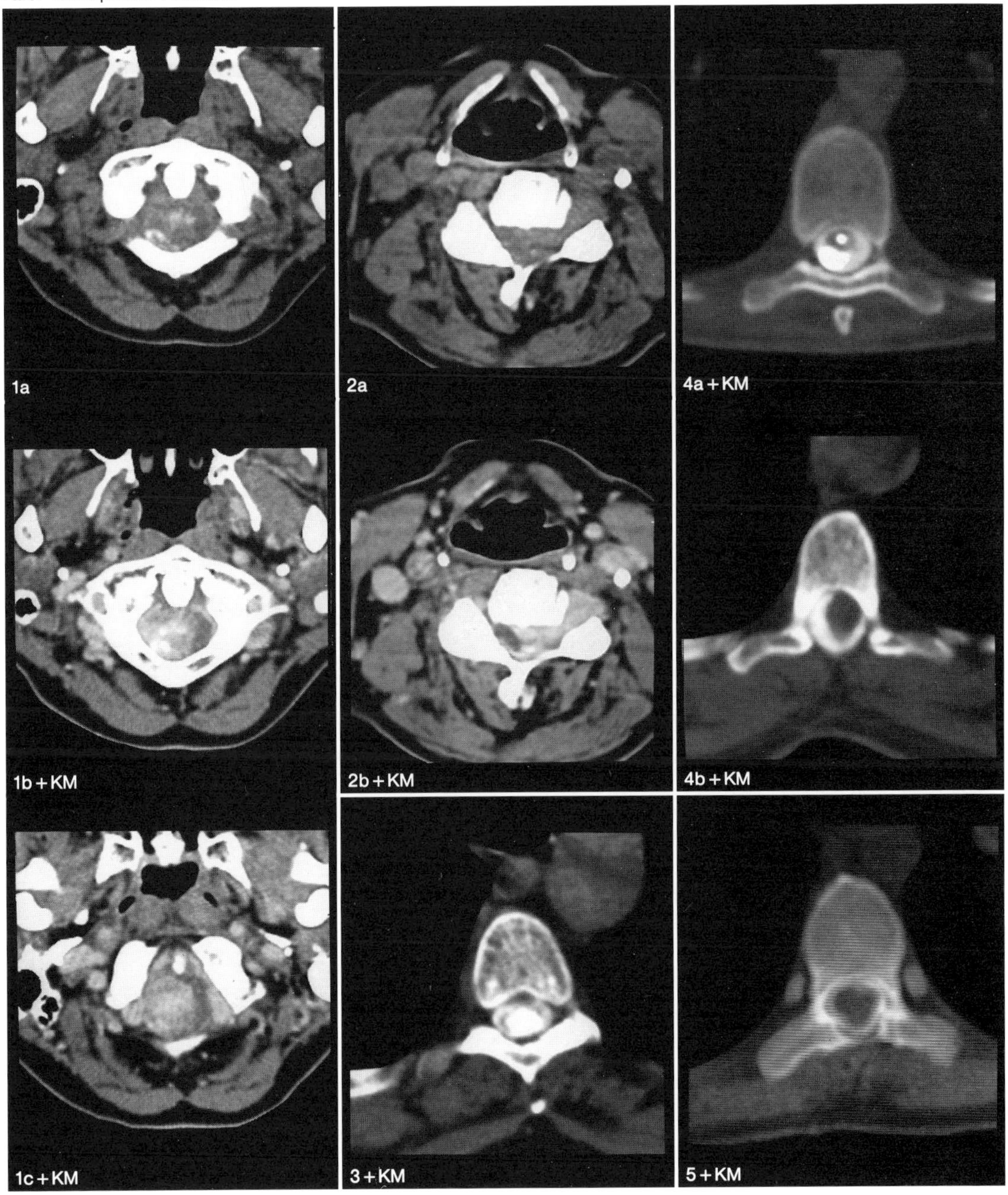

1a–c Meningeom am Foramen occipitale magnum bis C2 herabreichend. Nativ-Bild mit Verkalkungen (a). Positives Enhancement nach i. v. Gabe von KM (b, c).

2a, b Meningeom C3/4 links, sanduhrartig, unter Verdacht auf Neurinom operiert. Nativ-CT (a). Positives Enhancement nach i. v. Gabe von KM (b).
3 Meningeom Th4 dorsal gelegen. Verkalkter Tumor mit erheblicher Kompression des Myelons.

4a, b Ependymomrezidiv von Th4–8. Myelo-CT. Tumorzyste im Myelo-CT.
5 Astrozytom bei Th4. Myelo-CT. Aufgetriebenes Mark.

- *Mißbildungstumoren*

Sie sind am häufigsten im lumbosakralen Bereich lokalisiert und nicht selten im Rahmen der Spina bifida zu betrachten (Tafel 104/1a–c). Entsprechend den verschiedenen Strukturen, die in diesen Geschwülsten vorkommen (Verkalkungen, Zysten, Fett = Lipom) ergibt sich ein buntes, gemischtes Dichteverhalten. Nach Kontrastmittelgabe können sich Anteile des Tumors anfärben.

- *Metastasen inkl. malignes Lymphom, Plasmozytom*

Der häufigste spinale Tumor überhaupt ist die Metastase; diese Absiedelungen finden sich am häufigsten in der Thorakolumbalregion. Die Metastasen breiten sich je nach Befall und Ausdehnung des malignen Prozesses in den Wirbelkörpern, den Halbbögen, den Dornfortsätzen und/oder paravertebralen Strukturen aus. Die Grenzen der Metastasen sind in der Regel unscharf. Es gibt aber auch ziemlich begrenzte Absiedelungen (Tafel 104/5–7). Das CT beweist sehr eindrücklich die zerstörten und mit Tumormassen ausgefüllten Wirbelsäulenanteile (Tafel 104/2–4).

Das maligne Lymphom kann paravertebral zu Tumorpaketen führen, die durch die Foramina intervertebralia mit dem Spinalkanal in Verbindung stehen können. Nach Kontrastmittelgabe wird ein positives Enhancement beobachtet. Isoliertes Wachstum des malignen Lymphoms intraspinal extradural kann vorkommen (Tafel 105/4a, b). Allerdings vermag nur die CT-Myelographie diagnostisch weiterzuhelfen.

Das Plasmozytom stellt den von allen primären Knochengeschwülsten häufigsten Tumor dar (häufig Männer im 6. und 7. Dezennium). Im CT-Bild ist die Spongiosa aufgelöst (Tafel 105/2). Die unterschiedlichen Defekte können in den Spinalkanal hineinragen und zu neurologischer Symptomatik führen; sie sind mitunter nicht von den gewöhnlichen Metastasen abzugrenzen. Die Klinik entscheidet hier.

Tafel 104: Spinale Mißbildungstumoren, Metastasen

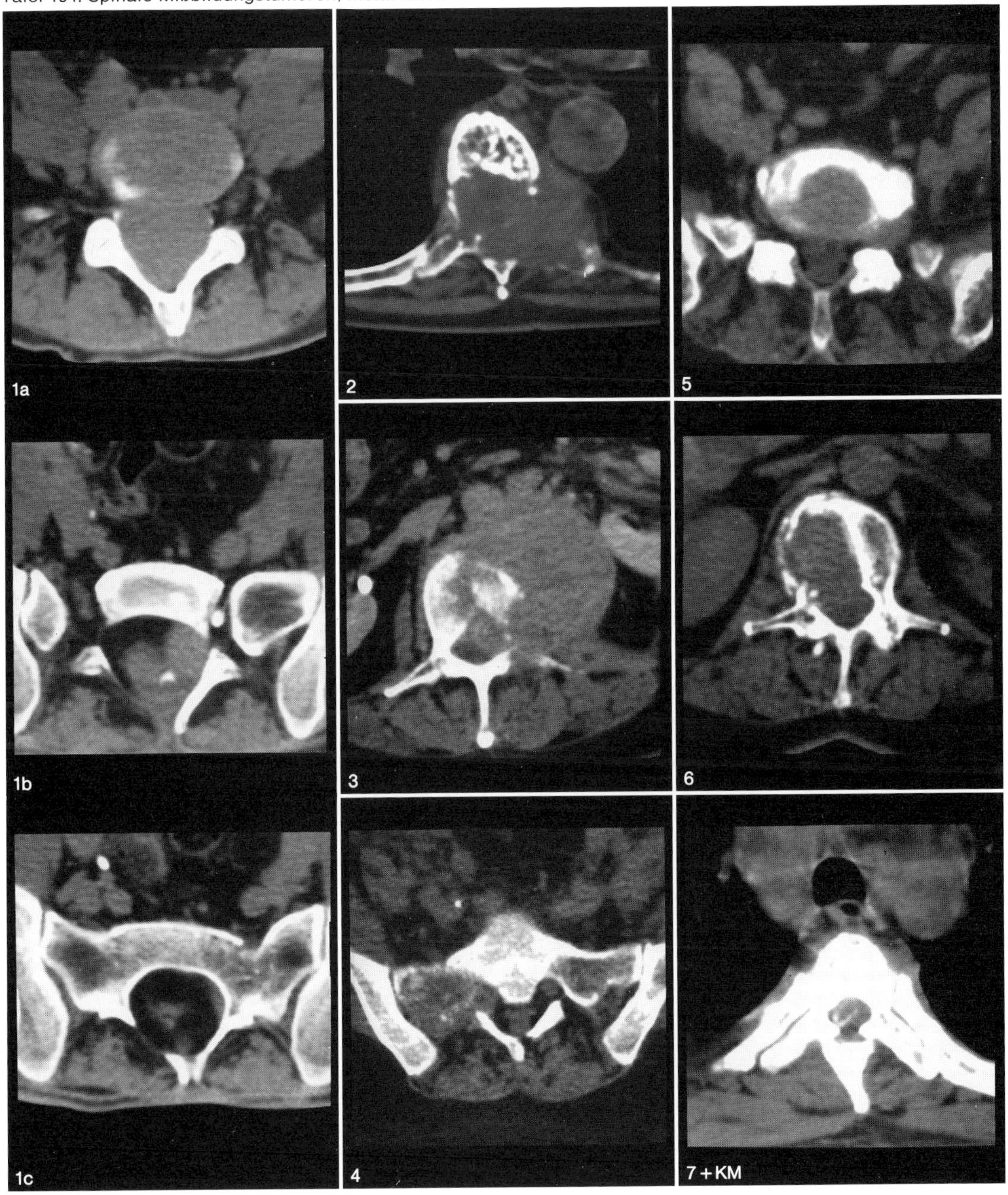

1a–c Mißbildungstumor am lumbosakralen Übergang. In der Anamnese Spina-bifida-Operation. Erweiterter Spinalkanal. Gemischtes Dichteverhalten (Verkalkung, Zyste, solider Tumor).

2 Thorakale Metastase eines Nierenkarzinoms mit kompletter Ausfüllung des Spinalkanals.
3 Lumbale Metastase eines Nierenkarzinoms mit teilweiser Ausfüllung des Spinalkanals.
4 Sakrale Metastase eines Mammakarzinoms mit Affektion der Wurzel S1 rechts.

5 Lumbale Metastase eines unbekannten Primärtumors paravertebral bei L5/S1 links; Patient wurde unter dem Verdacht eines intraforaminalen Sequesters operiert.
6 Metastase eines Schilddrüsenkarzinoms bei L2. Scharfe Begrenzung, auch gegenüber dem Kaudalsack. Keine neurologischen Ausfälle.
7 Isolierte epidurale Metastase eines Prostatakarzinoms links bei Th4. Keine Knochenveränderungen. Myelo-CT.

Diagnostisches Vorgehen, Wertigkeit der CT-Untersuchung

Die Diagnostik sollte stets mit Röntgennativaufnahmen beginnen (Destruktionen, Verkalkungen, Wirbelkanalerweiterungen, Spina bifida, erweitertes Foramen intervertebrale etc.). Die Sinnfälligkeit der CT-Diagnostik bei intraspinalen Tumoren hängt davon ab, ob man eine Vermutungsdiagnose hinsichtlich der Höhe aussprechen kann. Ist dies der Fall, sollte man die CT-Untersuchung mit i.-v.-Gabe von Kontrastmittel anschließen. Wenn die neurologische Symptomatik aber kein sensibles Niveau zeigt, die Höhe also nicht bekannt ist, muß eine Myelographie durchgeführt werden, u. U. später eine CT-Myelographie. In diesem Zusammenhang muß allerdings darauf hingewiesen werden, daß das sensible Niveau u. U. zwei Segmente tiefer liegen kann als die wirkliche Läsion. Das Ziel, die Myelographie wie beim lumbalen Bandscheibenprolaps möglichst zu vermeiden, hat sich in gleicher Weise nicht verwirklichen lassen. Im Vergleich zu anderen Gebieten hat die spinale CT mit Ausnahme der Metastasen und primären Knochentumoren bei Spinaltumoren enttäuscht. Die Kernspintomographie zeigt diesbezüglich jetzt schon bessere Ergebnisse (110). Von neurochirurgischer Seite ist zu fordern, daß bei geringstem Zweifel bezüglich der diagnostischen und operativen Möglichkeiten eine Myelographie oder eine Kernspintomographie durchgeführt wird. Bei Metastasen kann nach dem Nativscan noch eine CT-Myelographie notwendig werden, wenn man Aufschluß über die intraspinalen Verhältnisse haben will zur Frage nach einer möglichst sinnvollen Entlastungsoperation.

Tafel 105: Spinale Tumoren

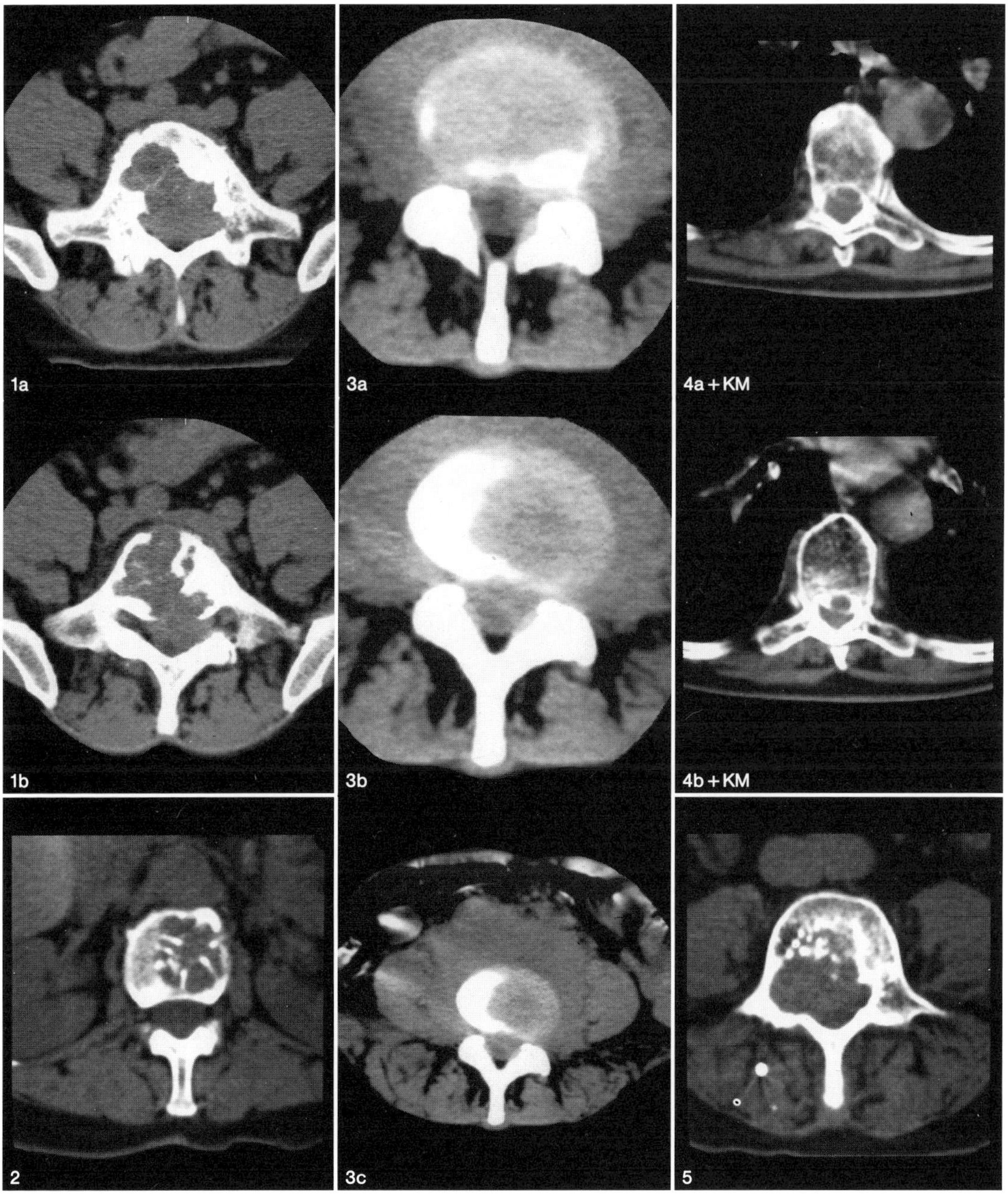

1a, b Hypernephrommetastase LWK5. Osteolytisch wachsender Tumor mit erheblicher Kompression des Duralsackes von ventral her.
2 Plasmozytom bei L2. „Plasmozytomwirbelkörper".

3a–c Malignes Lymphom mit massiver prä- und paravertebraler Ausbreitung. Einbruch in den Spinalkanal durch die Foramina beidseits. Wurzelkompression L4 links.

4a, b Malignes Lymphom bei Th3/4. Rein dorsale epidurale Lage. Myelo-CT.
5 Aneurysmatische Knochenzyste.

Spinale Traumatologie

Traumatische Läsionen der Wirbelsäule können entsprechend der Art und des Ausmaßes der Gewalteinwirkung sehr unterschiedlich sein. Prädisponierende Faktoren wie Osteoporose, degenerative bzw. rheumatische Erkrankungen vermögen zusätzlich das Verletzungsmuster zu variieren. Man unterscheidet Wirbelsäulenbrüche mit und ohne neurologische Symptomatik – ein wichtiger Unterschied vor allem bezüglich der Therapie. Die neurologischen Störungen können bis zum kompletten Transversalsyndrom reichen. Man unterscheidet folgende Krankheitsbilder:

Commotio spinalis mit flüchtiger, nicht gravierender, schnell vorübergehender neurologischer Symptomatik.

Contusio spinalis mit mehr oder weniger ausgeprägter neurologischer Symptomatik bis zum voll ausgeprägten Querschnittssyndrom. Sie kann isoliert bei Luxationen, aber auch im Rahmen von einspießenden und komprimierenden Knochenfragmenten entstehen.

Frakturen und Luxationen, die mit oder ohne neurologische Symptomatik beobachtet werden können. Spezielle Frakturen sind:

C1-Berstungsfraktur nach Jefferson mit vorderem und hinterem Bogenbruch des Atlas;

Densfraktur, u. U. mit einer Jefferson-Fraktur kombiniert;

Luxationsfraktur bei C2/3 – sogenannte Hangman's Fracture.

Rückenmarkszerreißungen bei Traumen mit großer lokaler Gewalteinwirkung. Seitlich und/oder a.-p. bestehen im Röntgenbild größere Distanzen zwischen den Wirbelkörpern.

Epidurales Hämatom. Der typische Verlauf entspricht dem bekannten Verlauf im Endokranium mit einem Intervall, meist im Sinne einer auffallenden Verschlechterung eines vorher bestehenden neurologischen Befundes.

Subdurales Hämatom. Bei den seltenen Fällen dieser Traumaform besteht sehr früh nach dem Trauma eine komplexe neurologische Symptomatik (Tafel 106/6).

Der Wurzelausriß im Zervikalbereich ist durch das neurologische Defizit der entsprechenden Wurzel gekennzeichnet. Auf eine Wurzel drückende Knochenfragmente rufen dieselbe Symptomatik hervor (Tafel 106/7).

CT-Befunde

Die Commotio spinalis läßt keinen pathologischen Befund erwarten. Die Contusio spinalis zeigt in der Mehrzahl der Fälle ebenfalls keine Auffälligkeiten; bei ausgedehnten Kontusionen, etwa im Rahmen von einspießenden Knochenstücken, finden sich hyperdense Herde im Myelon. Frakturen und Luxationen lassen sich sehr gut abbilden. Der Vorteil gegenüber konventionellen Schichtaufnahmen liegt in der Beurteilbarkeit der intraspinalen Verhältnisse, die für das operative Vorgehen von enormer Wichtigkeit sind. Auch das detailgerechte Ausmaß der Verletzungen an Querfortsätzen (Tafel 106/1, 2, 8), Wirbelbögen und Wirbelkörpern (Tafel 106/3–5) läßt sich besser abbilden. Das spinale epidurale Hämatom entzieht sich häufig dem CT-Nachweis. Wenn es nachweisbar ist, stellt sich ein sichelartiges hyperdenses, dem Knochen anliegendes Gebilde dar. Das subdurale Hämatom sieht ähnlich aus. Der Wurzelausriß läßt sich nur im kontrastmittelassistierten Computertomogramm nachweisen; dieses stellt somit nur eine bessere visuelle Darstellungsmöglichkeit gegenüber der Myelographie dar (Tafel 106/7).

Diagnostisches Vorgehen

– Röntgennativaufnahmen immer notwendig.

– CT nötig in unklarer Situation und wenn neurologische Symptomatik vorhanden und Indikation zur Operation diskutiert wird.

– Konventionelle Schichtaufnahmen selten notwendig.

– Kontrastmittelassistiertes CT nur in Ausnahmefällen (Wurzelausriß, unklare Kompression des Duraschlauches bzw. Myelon).

Tafel 106: Spinale Traumatologie

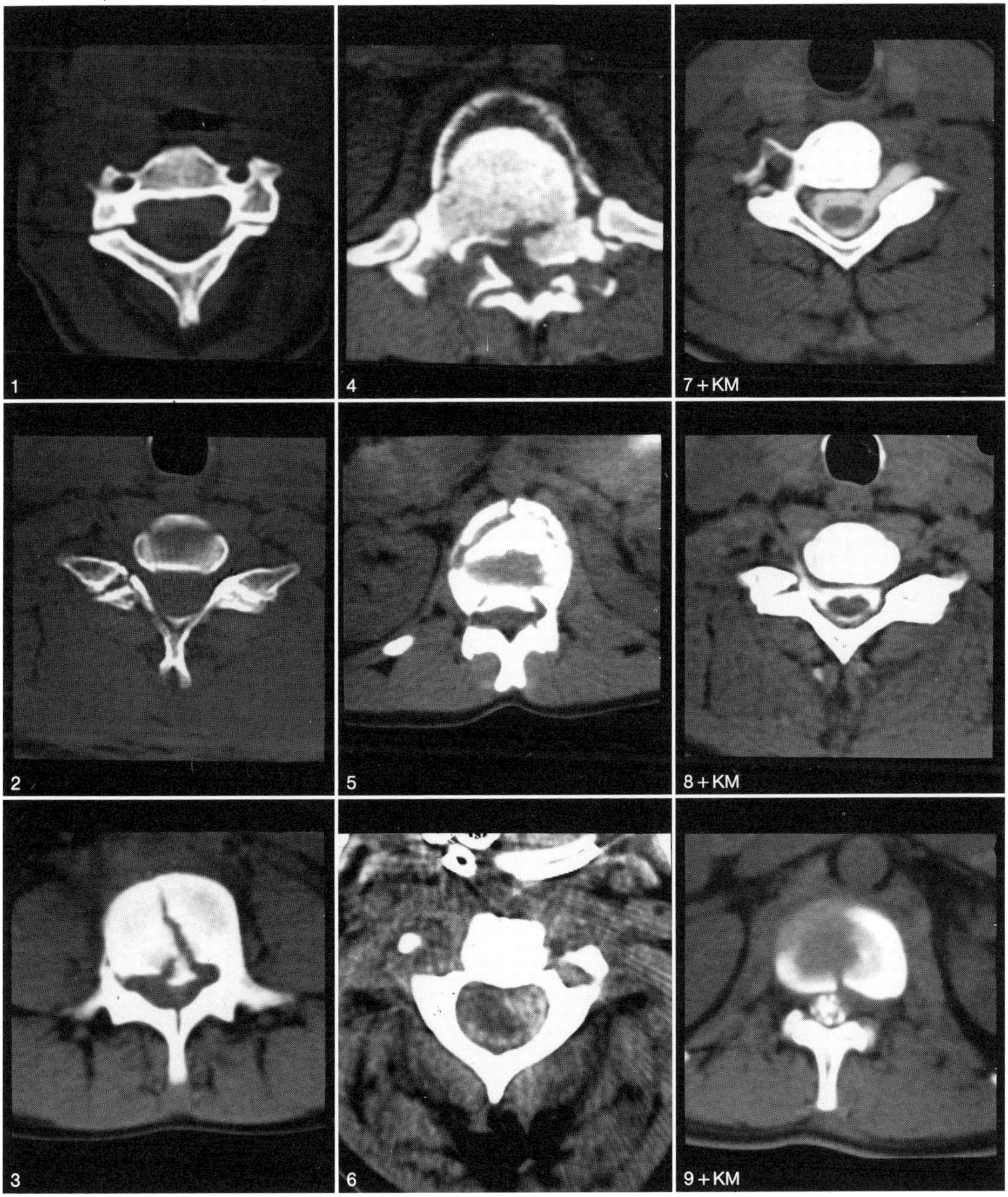

1 Luxation bei C2/3 rechts.
2 Fraktur des rechten Querfortsatzes bei C7 rechts.
3 Querfraktur und Stückbruch bei L1.

4 Ausgeprägte thorakale Fraktur Th10/11 mit Bogenbrüchen.
5 Ausgeprägte Trümmerfraktur L1 mit Dislokation eines Fragmentes in den Spinalkanal.
6 Akutes subdurales Hämatom links in Höhe C3/4 bei Luxationsfraktur.

7 Wurzelausriß C6 links. Myelo-CT.
8 Luxationsfraktur C6/7 rechts. Fraktur des Transversalfortsatzes C7 (s. Abb. 2) rechts. Knochensplitter mit Wurzeleinspießung. Postoperativ Rückbildung aller neurologischer Ausfälle. Myelo-CT.
9 Posttraumatischer Bandscheibenprolaps bei L2/3 links bei Fraktur L2. Myelo-CT.

Spinale Fehlbildungen

Fehlbildungen der Wirbelsäule und/oder des Rückenmarkes finden sich am häufigsten am kraniozervikalen und thorakolumbosakralen Übergang. Man unterscheidet verschiedene Formen:

• *Dysrhaphische Störungen*

– Spina bifida occulta, Wirbelbogenspaltbildung (Tafel 104/1a–c, Tafel 107/1, 3).

– Meningozele (Tafel 107/2a, b, 3), geschlossen, okkult – oder offen.

– Myelozele immer offen.

– Diastematomyelie mit bindegewebigem oder knöchernem Septum.

– Konustiefstand (lumbale Myelodysplasie).

– Megakauda, häufig verbunden mit Wurzelzysten (Tafel 104/1a, Tafel 107/1, 2a, b).

• *Arnold-Chiari-Syndrom*

– Typ I: Tiefstand der Tonsillen unter die Ebene des Foramen occipitale magnum; Ventralverlagerung der Medulla oblongata (Tafel 107/4a, b).

– Typ II: zusätzlich Verlagerung des IV. Ventrikels unterhalb oder in die Nähe des Foramen occipitale magnum.

– Typ III: zusätzlich mit okzipitaler Enzephalozele.

– Typ IV: zusätzlich mit zerebellarer Hypoplasie.

• *Syringomyelie bzw. Syringohydromyelie* (Tafel 107/5a, b, 6)

• *Mißbildungen der Wirbelkörper und Wirbelbögen* (Tafel 108/1a, b, 2).

Die CT-Untersuchung vermag bei den spinalen Fehlbildungen generell die mißgebildeten Bezirke gut darzustellen. Zelen, Zysten, lipomartige Gebilde, fehlende Knochenbezirke lassen sich durch entsprechendes Dichteverhalten klar abbilden. Das Arnold-Chiari-Syndrom läßt sich erst im Myelo-CT genau beurteilen.

Die Syringomyelie stellt eine sich über mehrere Segmente ausdehnende zystische zentrale Höhenbildung des Rückenmarkes meist im zervikalen Bereich dar. Das Myelo-CT zeigt in der größeren Zahl der Fälle die Erweiterung des Zentralkanals, der sich mit einer gewissen zeitlichen Latenz kontrastmittelgefüllt markiert (Tafel 107/5b, 6). Die Untersuchungsmethode der Wahl stellt aber die Kernspintomographie dar.

Tafel 107: Spinale Mißbildungen

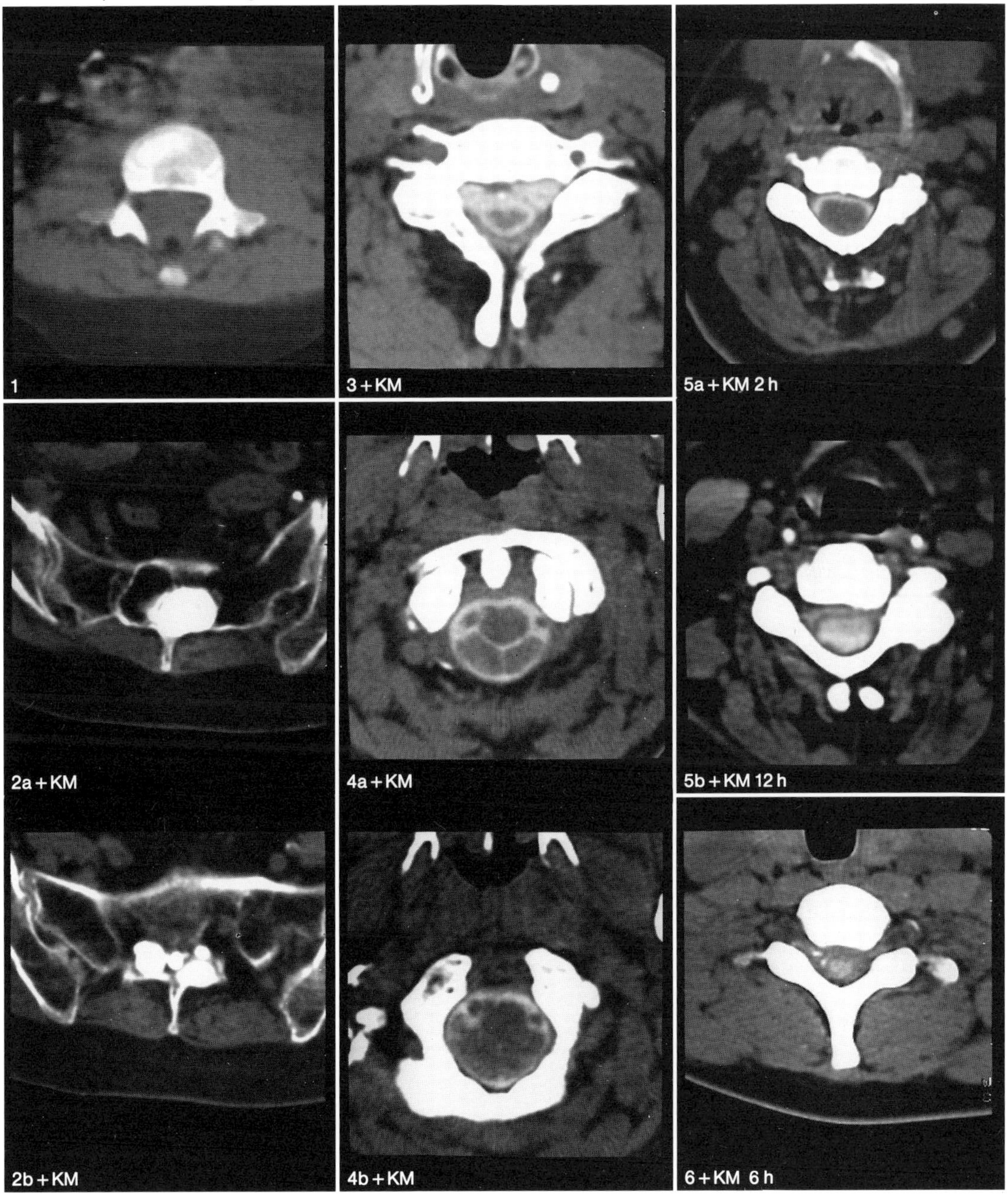

1 Spina bifida occulta, Megakauda, intraspinales und subkutanes Lipom.
2a, b Sakrale Meningozele mit multiplen Wurzelzysten. Myelo-CT.

3 Ventrale gekammerte Meningozele im Zervikalbereich. Spaltbildung des Dornfortsatzes.
4a, b Arnold-Chiari-Syndrom Typ I. Im Myelo-CT Darstellung von Aa. vertebrales, Medulla oblongata und beider hernierter Kleinhirntonsillen.

5a, b Syringohydromyelie. Myelo-CT 2 Stunden nach KM-Instillation, Darstellung des aufgetriebenen und dichtegeminderten Zervikalmarks (a). Myelo-CT 12 Stunden nach KM-Instillation, Penetration des KM in den erweiterten Zentralkanal (b).
6 Erworbene Syringohydromyelie nach tuberkulöser Myelitis. Myelo-CT 6 Stunden nach KM-Instillation.

Entzündliche spinale Prozesse

- *Diszitis und Spondylitis*

Die Krankheitsbilder entstehen im Rahmen einer hämatogenen Aussaat, lokal im Rahmen zum Beispiel eines Psoasabszesses (Tafel 108/3a, b, Tafel 109/1a, 2) oder postoperativ. Im CT ist die Dichte des Gewebes im Intervertebralraum erheblich erniedrigt. Am angrenzenden Knochen lassen sich osteolytische Herde gut und relativ früh im Vergleich zur konventionellen Röntgenaufnahme darstellen. Die paraspinale Ausbreitung kann ebenfalls besser abgeschätzt werden (Tafel 108/3a, b, Tafel 109/2). Nach i.-v.-Gabe von Kontrastmittel kann man gelegentlich ein schlieren- oder girlandenartiges Enhancement herbeiführen.

- *Myelitis*

Computertomographisch findet sich eine Auftreibung des Myelons mit diffus inhomogener Dichteanhebung und geringgradig positivem Kontrastmittelenhancement. Die Encephalomyelitis disseminata scheint durch kleine hypodense Herde mit positiver Kontrastmittelaufnahme charakterisiert zu sein.

- *Arachnoiditis*

Postoperative Veränderungen und Komplikationen (S. 242).

- *Epiduraler Abszeß*

Diese entzündliche Erkrankung ist selten; sie kommt im Rahmen von septischen Erkrankungen, aber auch bei eitrigen paravertebralen Krankheiten (z. B. Psoasabszeß) vor. Die neurologische Symptomatik ist meist gravierend, das Krankheitsgefühl sehr ausgeprägt. Die CT-Diagnostik ist meist unmöglich oder sehr erschwert. Die im normalen Computertomogramm oder der CT-Myelographie erhobenen Befunde sprechen für einen uncharakteristischen raumfordernden Prozeß (Tafel 108/4a, b, 5a, b).

Tafel 108: Spinale Normvarianten, Entzündungen

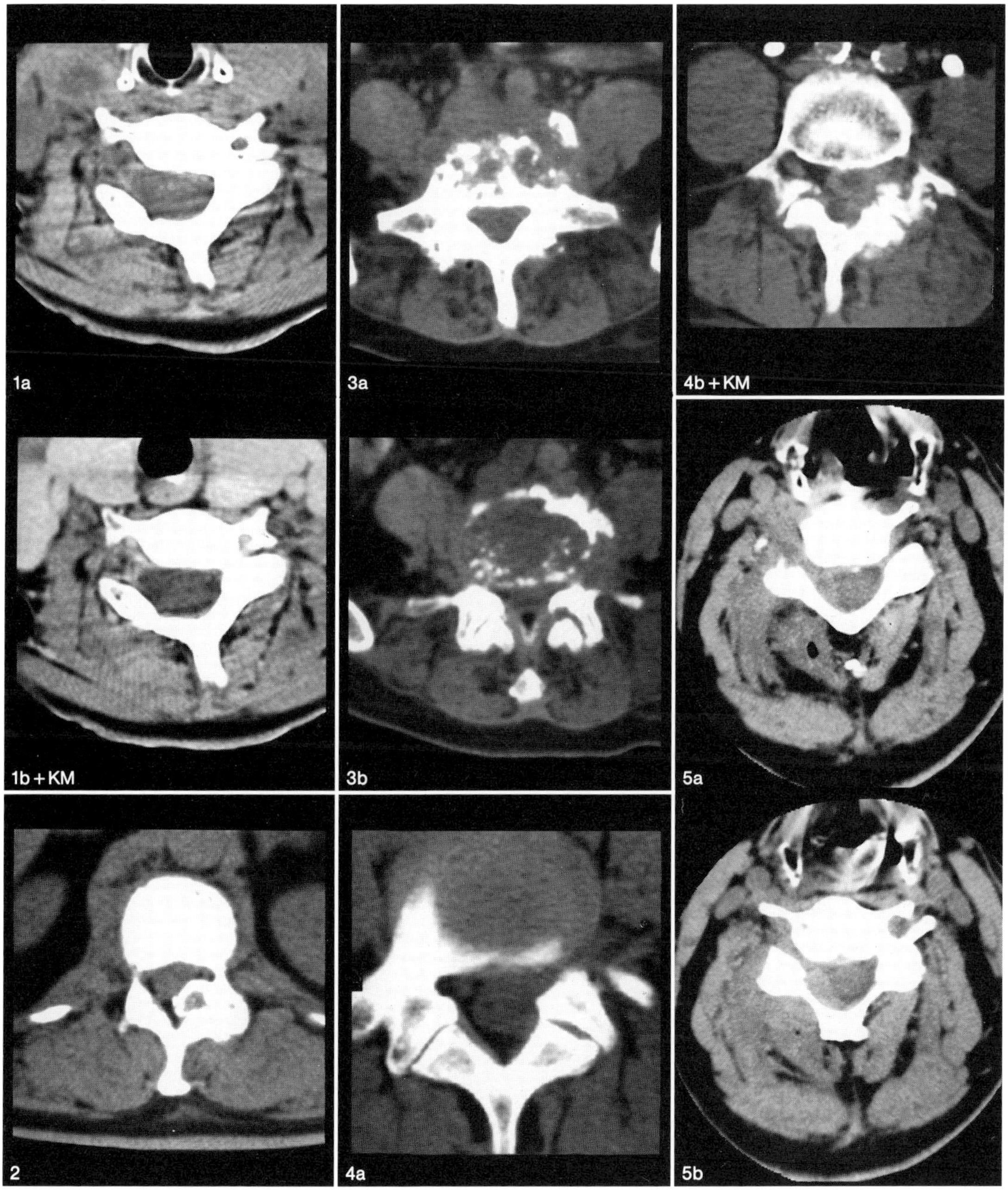

1a, b Anomalie des Neuroforamens C4/5. Bogenaplasie rechts. Verdacht auf Neurinom wurde entkräftet.
2 Hypertrophie des kleinen Wirbelgelenks links mit zentraler Spinalkanalstenose bei L1/2.

3a, b Spondylodiszitis L3/4 nach Streptokokkeninfektion. Schnittebene durch den Wirbelkörper (a). Schnittebene durch die Bandscheibe (b).
4a, b Epiduraler Abszeß bei L4/5 links; als Bandscheibenprolaps operiert.

5a, b Epiduraler Abszeß rechts C5/6. Nativ-CT.

Atlantoaxiale Manifestation der chronischen Polyarthritis (CP)

Unter den aseptischen entzündlichen Prozessen spielen die pathologischen Veränderungen am kraniozervikalen Übergang bei chronischer Polyarthritis (CP) eine besondere Rolle. Bei dem langen Krankheitsverlauf kommt es in einem hohen Prozentsatz – je nach Krankheitsdauer bis zu 50% aller Fälle – zu einer Manifestation an den Gelenken der Atlantoaxialregion und insbesondere an den periartikulären Weichteilen und am Bandapparat, die zu teilweise erheblichen Fehlstellungen mit neurologischem Defizit führen kann. Das Krankheitsbild kann sich von erheblichen Schmerzen bis zu sehr komplexen neurologischen Störungen steigern. Im schlimmsten Fall resultiert eine Tetraplegie. Pathologisch-anatomisch kommt es zu chronisch proliferativen und destruktiven Veränderungen am spinalen Übergang, so daß folgende Befunde zu erheben sind:

– Pannusartiges entzündliches Gewebe mit Zerstörung des Bandapparates, wobei insbesondere der Funktionsverlust des Lig. transversum zu einer dorsalen Densdislokation führt.

– Subluxationsstellungen des atlantoaxialen Gelenkes führen zu einer anterioren und vertikalen Form. Die letztere ist mit einer pseudobasilären Impression verbunden.

– Entzündliche Arrosionen des Dens, der Intervertebralgelenke und der Wirbelkörper sowie der Processus spinosi.

Diese Veränderungen sind meist in unterschiedlichem Ausmaß kombiniert und haben die Tendenz, fortzuschreiten. Fälle eines „sudden death" infolge von Markkompression sind schon wiederholt beschrieben worden. Die obengenannten Veränderungen lassen sich im CT eindeutig nachweisen. Das chronische Granulationsgewebe (Pannus) nimmt intravenös verabreichtes Kontrastmittel auf (Tafel 109/4a, b, 7). Die CT-Myelographie beweist die erhebliche Kompression des Myelons (Tafel 109/5, 7). Gegenüber den konventionellen normalen und Röntgenschichtaufnahmen sowie dem Myelogramm lassen sich räumlich wichtige Details, die für die operative Therapie sehr wichtig sind, ermitteln.

Tafel 109: Chronische Polyarthritis

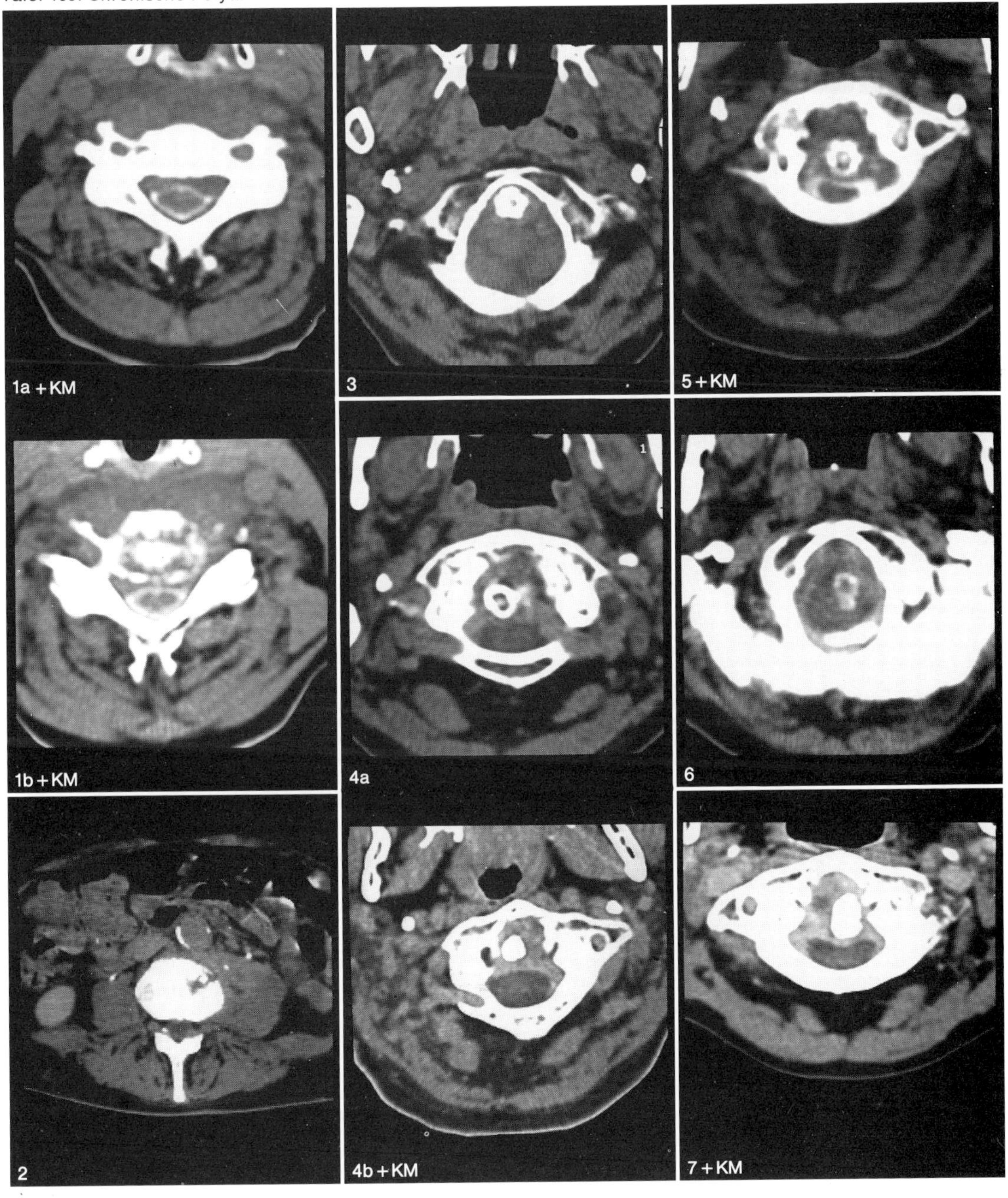

1a, b Spondylodiszitis C5/6 ungeklärter Genese. Myelo-CT mit Nachweis von ventral links gelegenen epiduralen Granulationen. Operativ bestätigt (a). Myelo-CT mit osteomyelitischen Destruktionen (b).
2 Psoasabszeß links mit Spondylodiszitis L3/4. Linke Wurzel L4 affiziert.

3 Chronische Polyarthritis; pseudobasiläre Impression mit Densarrosion.
4a, b Chronische Polyarthritis; Densdislokation und -destruktion. Nativ-CT (a); nach i.v. Gabe von KM Anfärbung des Pannus (b).

5 Chronische Polyarthritis; Densarrosion und -dislokation, angedeuteter Pannus. Myelo-CT mit Nachweis der erheblichen Kompression des Myelons.
6 Chronische Polyarthritis; pseudobasiläre Impression mit Densdestruktion und -dislokation.
7 Chronische Polyarthritis mit Tetraparese. Densdislokation. Nach i. v. Gabe von KM Anfärbung des Pannus. Kompression des Zervikalmarks.

Postoperative Veränderungen und Komplikationen

Postoperative Narben nach lumbaler Bandscheibenprolapsoperation; das Bandscheibenprolapsrezidiv

Schon in der Vor-CT-Ära gab es große Schwierigkeiten bei der Trennung von Bandscheibenprolapsrezidiv und postoperativen Narben. Diese haben sich aus neurochirurgischer Sicht kaum durch die spinale CT verändert, auch wenn von mehreren Seiten (s. u.) Versuche unternommen wurden, die Narbenbildungen in mehrere Untergruppen zu unterteilen und das Verhalten nach i.-v.-Kontrastmittelgabe zur Differentialdiagnostik gegenüber einem Rezidivprolaps heranzuziehen. Danach sollen Narben Kontrastmittel aufnehmen, ein Rezidivprolaps dagegen nicht. Freie Sequester in ein Narbengewebe sollen dabei als Aussparung zu sehen sein. Die CT-Myelographie scheint bei dieser Problematik vielleicht bessere Ergebnisse zu erbringen, abgesehen davon, daß mit dieser Methode auch das Problem der Arachnopathie abgeklärt werden kann. In etwa einem Drittel der Patienten mit Verdacht auf Bandscheibenprolapsrezidiv in gleicher Höhe und Seite erbringt das Nativ-CT einen später auch durch Operation bestätigten positiven Befund: zwei Drittel bedürfen der Myelographie oder besser der Myelo-CT. Bei den postoperativen Narben fehlt sehr häufig eine Verschiebung des Duralschlauches zur Gegenseite der Operation; dieser ist im Gegenteil nicht ganz selten ins Operationsgebiet verzogen (Tafel 110/1a, b). Beim Rezidiv finden sich dagegen häufiger Verlagerungen des Kaudalsackes zur Gegenseite der Operation (Tafel 110/2). Aus dem Dichteverhalten im Nativscan auf die Narbe oder das Rezidiv schließen zu wollen, schlägt völlig fehl. Der neurochirurgische Alltag sieht zumeist anders aus, als die bisherigen Publikationen zu diesem Thema (173, 174, 200) erhoffen lassen.

- *Arachnopathie*

Sie ist häufig mit epiduralen Narben vergesellschaftet. Ihr sicherer Nachweis gelingt nur in der CT-Myelographie; diese zeigt dann typischerweise eine Verklumpung von Kaudafasern, ersichtlich an den geringen Kontrastmittelaussparungen im Kaudalsack (Tafel 110/3, 5, vgl. mit Tafel 96b/H, I).

- *Diszitis und Spondylitis*

Man unterscheidet eine septische und aseptische Form (Tafel 110/6). Im CT finden sich ähnliche Bilder wie bei der spezifischen und nichtspezifischen Spondylodiszitis auf hämatogener Basis (s. Kapitel „Entzündliche spinale Prozesse“, S. 238).

- *Meningocele spuria*

Nach Duraverletzung kann es zu Liquoransammlungen kommen, die zumeist nicht von echter Arachnoidea ausgekleidet sind. Die verminderte Dichte in einer sackartigen Ansammlung ist dabei beweisend (Tafel 110/7, 8).

- *Epidurale Nachblutung*

In der eigenen Erfahrung hat sich das CT nicht bewährt. Die Klinik und das Myelogramm waren dabei aussagekräftiger. In der unmittelbaren postoperativen Phase finden sich ohnehin Blutungsreste, so daß daher die Trennung von raumfordernden, operativ zu versorgenden epiduralen Hämatomen schlecht sein dürfte.

- *Retroperitoneale Blutung*

Diese lebensbedrohliche Komplikation nach intraoperativer Gefäßverletzung bietet im CT ein sehr eindrucksvolles Bild: Hyperdense Areale als Zeichen der Blutung finden sich in großer Ausdehnung im Retroperitonealraum, also weit über das operativ versorgte lumbale Einzelsegment hinaus. Weiterhin sind Lufteinschlüsse im Zwischenwirbel- und Retroperitonealraum zu erkennen (Tafel 110/4).

Tafel 110: Spinale postoperative Komplikationen

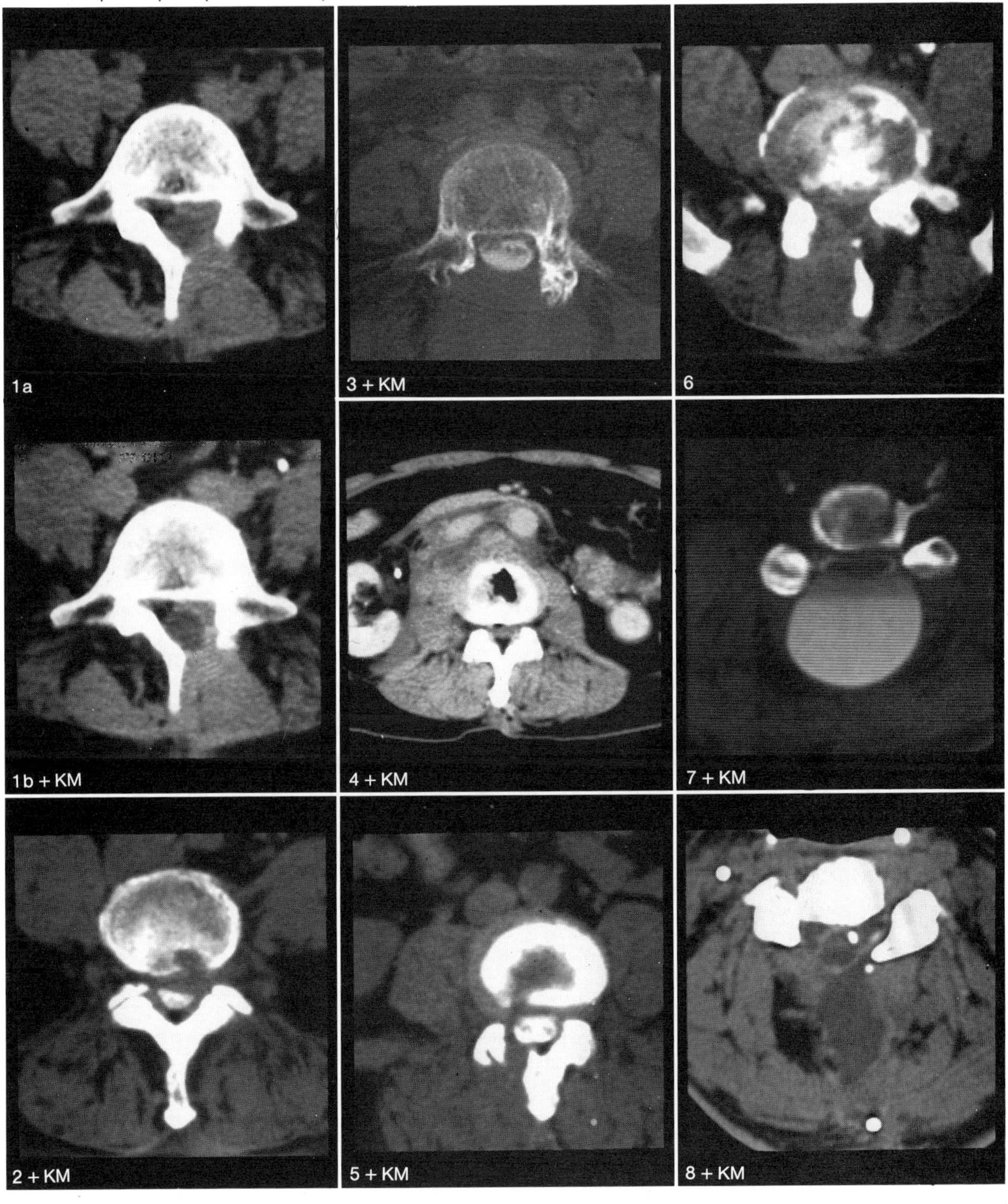

1a, b Postoperative Narbe L4/5 links (a). Anfärbung des Narbengewebes nach i. v. KM-Gabe, Ausziehung des Kaudalsackes zum OP-Defekt hin (b).
2 Bandscheibenprolapsrezidiv L4/5 links. Myelo-CT mit deutlicher Kompression des Kaudalsackes.

3 Zustand nach Laminektomie L4/5. Postoperative Arachnopathie im Myelo-CT.
4 Retroperitoneales Hämatom nach Bandscheibenprolapsoperation bei L2/3 links. Das CT mit KM zeigt die Ventralverlagerung der mit KM gefüllten großen Gefäße.
5 Postoperative Narbe und Arachnopathie bei L3/4 rechts. Myelo-CT.

6 Aseptische postoperative Spondylodiszitis L4/5 nach erweiterter Fensterungsoperation rechts.
7 Postoperative Meningozele mit Markkompression (Klinik Tetraspastik) nach zervikaler Laminektomie wegen zervikaler Myelopathie. Myelo-CT.
8 Postoperative Meningozele nach zervikaler Laminektomie. Myelo-CT.

Verzeichnis der Bildtafeln

Tafel 1: Artefakte 14
Tafel 2: Normalbefund des Gehirns ohne KM, axiale Schnittführung 24
Tafel 3: Normalbefund des Gehirns mit KM, axiale Schnittführung 26
Tafel 4: Normalbefund des Gehirns mit KM, koronare Schnittführung 28
Tafel 5: Normalbefund, Zisternographie 30
Tafel 6: Normalbefund des Felsenbeins 32
Tafel 7: Normalbefund des Gesichtsschädels 34
Tafel 8: Normalbefund der Orbita 36
Tafel 9: Pyramidenbahn, sensible Leitungsbahn 39
Tafel 10: Sehbahn, Bahnen der Augenmotorik 41
Tafel 11: Sprachzentren, Riechbahn, Hörbahn 43
Tafel 12: Epidurales Hämatom 46
Tafel 13: Epidurales Hämatom, Verlauf 47
Tafel 14: Akutes subdurales Hämatom 49
Tafel 15: Chronisches subdurales Hämatom 51
Tafel 16: Chronisches subdurales Hämatom 52
Tafel 17: Kontusionsblutungen 54
Tafel 18: Kontusionsblutungen 55
Tafel 19: Traumatische Subarachnoidalblutungen 57
Tafel 20: Schußverletzungen 59
Tafel 21: Spätfolgen eines Hirntraumas 61
Tafel 22: Operationsfolgen 63
Tafel 23: Mißbildungen 67
Tafel 24: Mißbildungen 70
Tafel 25: Dysrhaphien, Phakomatosen 71
Tafel 26: Hydrozephalus 75
Tafel 27: Behandelter Hydrozephalus 77
Tafel 28: Frühkindliche Hirnschäden 79
Tafel 29: Frühkindliche Hirnschäden 81
Tafel 30: Hygrome 82
Tafel 31: Arachnoidalzysten 83
Tafel 32: Infarkte 87
Tafel 33: Infarkte 88
Tafel 34: Infarkte 89
Tafel 35: Infarkte 91
Tafel 36: Infarkte, Sinusvenenthrombose 92
Tafel 37: Intrazerebrale Blutungen 94
Tafel 38: Intrazerebrale Blutungen 95
Tafel 39: Aneurysmablutungen 97
Tafel 40: Aneurysmen 98
Tafel 41: Angiome 100
Tafel 42: Folgeerscheinungen von Subarachnoidalblutungen 101
Tafel 43: Hirnatrophien 103
Tafel 44: Hirnatrophien 105
Tafel 45: Fokale Hirnatrophien 107
Tafel 46: Normotensiver Hydrozephalus 109
Tafel 47: Multiple Sklerose 111
Tafel 48: Leukodystrophien 113
Tafel 49: Enzephalitis 115
Tafel 50: Hirnabszesse 117
Tafel 51: Hirnabszesse 118
Tafel 52: Meningitis 120
Tafel 53: Seltene Entzündungen 121
Tafel 54: Astrozytome 127
Tafel 55: Astrozytome 129
Tafel 56: Oligodendrogliome 131
Tafel 57: Glioblastome 133
Tafel 58: Glioblastome 135
Tafel 59: Pilozytische Astrozytome 137
Tafel 60: Seltene Tumoren 139
Tafel 61: Pinealistumoren, Plexuspapillome 141
Tafel 62: Medulloblastome 143
Tafel 63: Meningeome 145
Tafel 64: Meningeome 147
Tafel 65: Meningeome 149
Tafel 66: Neurinome 151
Tafel 67: Hypophysenadenome 153
Tafel 68: Hypophysenadenome 155
Tafel 69: Mikroadenome 157
Tafel 70: Angioblastome, Mißbildungstumoren 159
Tafel 71: Mißbildungstumoren 161
Tafel 72: Kraniopharyngeome 163
Tafel 73: Lipome, skeletogene Tumoren 165
Tafel 74: Metastasen 167
Tafel 75: Pathologische Prozesse der Orbita 169

Tafel 76: Pathologische Prozesse der Orbita 171
Tafel 77: Kalottennahe hypodense Herde 173
Tafel 78: Kalottennahe hyperdense Herde 175
Tafel 79: Intrazerebrale hypodense Herde 177
Tafel 80: Intrazerebrale hyperdense Herde 179
Tafel 81: Pathologische intrakranielle Verkalkungen 181
Tafel 82: KM-anreichernde Herde 183
Tafel 83: Ventrikeldeformationen 185
Tafel 84: Intra- und paraventrikuläre Prozesse 187
Tafel 85: Prozesse der vorderen Schädelgrube 189
Tafel 86: Intra-, para- und supraselläre Prozesse 191
Tafel 87: Empty-Sella-Syndrom 193
Tafel 88: Pinealis- und Cisterna-magna-Prozesse 195
Tafel 89: Kleinhirnbrückenwinkelprozesse 197
Tafel 90: Pathologie des Felsenbeins 199
Tafel 91: Pathologie des Felsenbeins 203
Tafel 92: CT-Luftzisternomeatographien 205
Tafel 93: Pathologie des Gesichtsschädels 207
Tafel 94: Pathologie der Schädelbasis, basale Zisternographie 209
Tafel 95: Normale spinale Anatomie 212
Tafel 96: Normale spinale Anatomie 214
Tafel 97: Zervikaler Bandscheibenprolaps 217
Tafel 98: Zervikaler und lumbaler Bandscheibenprolaps 219
Tafel 99: Lumbaler Bandscheibenprolaps 221
Tafel 100: Lumbaler Bandscheibenprolaps 223
Tafel 101: Lumbaler enger Spinalkanal 225
Tafel 102: Spinale Tumoren 227
Tafel 103: Spinale Tumoren 229
Tafel 104: Spinale Mißbildungstumoren, Metastasen 231
Tafel 105: Spinale Tumoren 233
Tafel 106: Spinale Traumatologie 235
Tafel 107: Spinale Mißbildungen 237
Tafel 108: Spinale Normvarianten, Entzündungen 239
Tafel 109: Chronische Polyarthritis 241
Tafel 110: Spinale postoperative Komplikationen 243

Literatur

1. Abbassioun K
CT in hydatid cyst of the brain
J Neurosurg 49 (1978) 408

2. Afra D, Norman D, Levin VA
Cysts in malignant gliomas. Identification by computerized tomography
J Neurosurg (1980) 821

3. Ambrose J
Computerized transverse axial scanning (tomography). Part 2: Clinical application
Brit J Radiol 46 (1973) 1023

4. Ambrose J
Computerized X-ray scanning of the brain
J Neurosurg 40 (1974) 679

5. Ambrose J
CAT appearance in head trauma
1st European Sem on CAT London 1976

6. Artmann H, Gail M, Hacker H
Reversible enlargement of cerebral spinal fluid spaces in chronic alcoholics
Amer J Neuroradiol 2 (1981) 23

7. Aulich A, Lange S, Steinhoff H, Schindler E, Wende S
Diagnosis and follow-up studies in brain abscesses using CT
In: Lanksch, Kazner: Cranial computerized tomography
Berlin: Springer 1976

8. Aulich A, Wende S, Fenske A, Lange S, Steinhoff H
Diagnosis and follow-up studies in cerebral infarcts
In: Lanksch, Kazner: Cranial computerized tomography
Berlin: Springer 1976

9. Baker H, Campbell K, Houser W, Reese D, Sheedy P, Holman C
Computer assisted tomography of the head, an early evaluation
Mayo Clinic Proceedings 49 (1974) 17

10. Beevor Ch
On the distribution of the different arteries supplying the human brain
Philosoph Trans Royal Soc B Vol CC-B 262 (1907) 1

11. Bergstrom M
Computed tomography of cranial subdural and epidural hematomas: Variation of attenuation related to time
J Comp Assist Tomogr 1 (1977) 449

12. Bingas B
Spinale Computertomographie
Berlin: Schering 1984

13. Bird CR, Hasso AN, Stewart CE, Hinshaw DB Jr, Thompson JR
Malignant Primary Neoplasms of the Ear and Temporal Bone. Studied by High-Resolution Computed Tomography
Radiology 149 (1983) 171–174

14. Brooks AR, Chiro G di
Theory of image reconstruction in computed tomography
Radiology 117 (1975) 561

15. Buonanno F
Computed tomography in late-infantile metachromatic leukodystrophy
Ann Neurol 4 (1978) 43

16. Buonanno FS, Moody DM, Ball MR, Laster DW
Computed cranial tomographic findings in cerebral sinovenous occlusion
J Comput Assist Tomogr 2 (1978) 281

17. Cahil DW
Neurosarcoidose – A review of the rare manifestations
Surg Neurol 15 (1981) 204

18. Carbajal JR
Radiology of cysticercosis of the CNS including CT
Radiology 125 (1977) 127

19. Caroll B, Lane B
Diagnosis of progressive multifocal leukoencephalopathy by computed tomography
Radiology 122 (1977) 137

20. Chakeres DW, Kapila A
Computed Tomography of the Temporal Bone
Medical Radiography and Photography 60 (1984)

21. Chakeres DW, Spiegel PK
A Systematic Technique for Comprehensive Evaluation of the Temporal Bone by Computed Tomography
Radiology 146 (1983) 97–106

22. Chambers A, Lukin R, Tomsic T
Suprasellar Masses
Seminars in Roentgenology 19 (1984) 84

23. Chintipalli K, Unger JM, Shaffer K, Millen SJ
Otosclerosis: Comparison of Complex-Motion Tomography and Computed Tomography
Amer J Neuroradiol 6 (1985) 85–89

24. Chiro G di
An atlas of detailed normal pneumencephalography anatomy
Springfield Illinois, USA: Thomas 1961

25. Chiro G di
An atlas of pathologic pneumencephalography anatomy
Springfield Illinois USA: Thomas 1967

26. Claussen C, Grumme T, Treisch J, Lochner B, Kazner E
Die Diagnostik des lumbalen Bandscheibenvorfalls
RöFo 136 (1982) 1–8

27. Collard M, Dupont H, Moel G
Ere nouvelle de la neuroradiologie: La tomographie axiale transverse computérisée T. A. T. C. (EMI scanner) et ses indications
J Radiol Electrol 56 (1975) 453

28. Constant P
Serial studies in cerebral infarction
1st European Sem on CAT London 1976

29. Cornell SH, Christie JH, Chiu Ch, Lyon LW
Computerized axial tomography of the cerebral ventricles and subarachnoid spaces
Amer J Roentgenol 124 (1975) 186

30. Cronqvist S, Brismar J, Jellin K, Söderström CE
Computer assisted axial tomography in cerebro-vascular lesions
Acta Radiol Diagn 16 (1975) 135

31. Cushing H, Eisenhardt L
Meningeomas, Their Classification, Regional Behaviour, Life History and Surgical End Results
New York: Hafner 1962

32. Davis KR, Ackerman RH, Kistler, JP, Mohr JP
Computed tomography of cerebral infarction: Hemorrhagic contrast enhancement and time appearance
Comput Tomography 1 (1977) 71

33. Davis KR, Taveras J, New R, Schnur J, Roberson G
Cerebral infarction diagnosis by computerized tomography
Amer J Roentgenol 124 (1976) 643

34. Dihlmann W
Computertomographie des lumbalen Diskusprolaps und der Vertebralkanalstenose
Z Rheumatol 43 (1984) 153–159

35. Dolinskas C
A sign of subarachnoid bleeding on cranial computed tomograms of pediatric head trauma patients
Radiology 126 (1978) 409

36. Duda EE, Huttenlocher PR
Computed tomography in adrenoleukodystrophy
Radiology 120 (1976) 349

37. Duus, P
Neurologisch-topische Diagnostik
Stuttgart: Thieme 1976

38. Enzmann DR
Computed tomography of central nervous system infections in immunosuppressed patients
Amer J Neuroradiol 1 (1980) 239

39. Fawcitt RA
Radiological diagnosis of intracranial pearly tumours
1st European Sem on CAT London 1976

40. Fitz C, Harwood-Nash D
Neuroradiology of tuberous sclerosis in children
Radiology 110 (1974) 635

41. Forbes WSC, Isherwood I
Computed tomography in syringomyelia and the associated Arnold Chiari type I malformation
Neuroradiology 15 (1978) 73–78

42. Friedmann G, Thun F
Diagnose and Differentialdiagnose intrakranieller Verkalkungen
Röntgen-Bl 31 (1978) 242

43. Gado M, Hanaway J, Frank R
Functional anatomy of the cerebral cortex by computed tomography
J Comp Ass Tomogr 3 (1979) 1

44. Gado M, Phelps M, Coleman RE
An extravascular component of contrast enhancement in cranial computed tomography
Radiology 117 (1975) 589–597

45. Gänshirt H
Der Hirnkreislauf
Stuttgart: Thieme 1972

46. Gawler J, DuBoulay G, Bull J, Marshall J
Computer assisted tomography (EMI scanner), its place in investigation of suspected intracranial tumors
Lancet (1974) 419

47. Genant HK, Chafetz N, Helms CA
Computed tomography of the lumbar spine
San Francisco: Department of Radiology, University of California 1982

48. Gerlach J
Pädiatrische Neurochirurgie
Stuttgart: Thieme 1967

49. Glane S, Geeler RB, Duncan CC, Piepmerer JM
Metrizamide enhanced CT for evaluation of brainstem tumors
Amer J Neuroradiol 1 (1980) 31–34

50. Götze P, Kühne D
Hirnatrophische Veränderungen bei chronischem Alkoholismus
Arch Psychiat Nervenkr 226 (1978) 137

51. Goodenough DJ, Weaver KE, Davis DO
Potential artifacts associated with the scanning pattern of the EMI scanner
Radiology 117 (1975) 615

52. Gordon R, Herman GT, Johnson SA
Image reconstruction from projections
Scientific American (1975) 56

53. Greenfield JG
Neuropathology
London: Arnold 1958

54. Greitz T
Pre- and postoperative evaluation of cerebral blood flow in low-pressure hydrocephalus
J Neurosurg 31 (1969) 644

55. Greitz T
Hydrocephalus, atrophy and their differential diagnosis
1st European Sem on CAT London 1976

56. Greitz T, Hindmarsh T
Computer assisted tomography of intracranial CSF circulation using a water-soluble contrast medium
Acta Radiol Diagn Stockholm 15 (1974) 497–507

57. Gross H, Jellinger K
Morphologische Aspekte zerebraler Mißbildungen
Wiener Z Nervenheilk 27 (1969) 9

58. Grote W
Neurochirurgie
Stuttgart: Thieme 1975

59. Grumme T, Lanksch W, Kazner E, Aulich A, Meese W, Lange S, Steinhoff H, Wende S
Zur Diagnose des chronisch subduralen Hämatoms im Computertomogramm
Neurochirurgica 19 (1975) 95

60. Grumme T, Lanksch W, Wende S
Diagnosis of spontaneous intracerebral hemorrhage by computerized tomography
In: Lanksch, Kazner: Cranial computerized tomography
Berlin: Springer 1976

61. Grumme T, Meese W, Lange S
Axiale Computertomographie des Schädels (CT-Scan) in der Neuropädiatrie
Monatsschrift Kinderh 124 (1976) 751

62. Grumme T, Steinhoff H, Wende S
Diagnosis of supratentorial tumors with computerized tomography
In: Lanksch, Kazner: Cranial computerized tomography
Berlin: Springer 1976

63. Grunwald F, Volles E
Spinale Computertomographie: ein Erfahrungsbericht
Diagnostik 16 (1983) 20–25

64. Gullotta F, Kersting G, Wüllenweber R
Recurrences of gliomas – a comparative clinico-pathomorphological study
J Neurosurg Sci 17 (1973) 56

65. Gyldensted C
CAT of the brain in multiple sclerosis
1st European Sem on CAT London 1976

66. Hacker H
Tomometrie: Die direkte Röntgendiagnose von Gehirnerkrankungen
Deut Ärzteblatt (1975) 811

67. Hampel H
Lehrbuch der allgemeinen Pathologie, 25. Aufl
Berlin: Springer 1960

68. Harwood-Nash D, Fitz C
Neuroradiology in infants and children
St Louis: Mosby 1976

69. Haughton VM, Williams AL
Computed tomography of the spine
St Louis, Toronto, London: Mosby 1982

70. Hayashi T, Yoshida M
Radiological features of holoprosencephaly
Surg Neurol 12 (1979) 261

71. Heinz E
Reversibility of cerebral atrophy in anorexia nervosa and Cushing's syndrome
J Comput Assist Tomogr 1 (1977) 415

72. Heinz E
Computed tomography in white-matter disease
Radiology 130 (1979) 371

73. Hindmarsh T, Greitz T
Computer cisternography in the diagnosis of communicating hydrocephalus
Acta Radiol 346 (1975) 91

74. Holland I
Computed tomography in Alexander's disease
Neuroradiology 20 (1980) 103

75. Hooper R
Patterns of acute head injury
London: Arnold 1969

76. Hounsfield GN
A method of and apparatus for examination of a body by radiation such as X or gamma radiation
Patentschrift 1283915 (1968)
London: The Patent Office

77. Hounsfield GN
Computerized transverse axial scanning (tomography). Part I: Description of system
Brit J Radiol 46 (1973) 1016

78. Houston M
A textbook of neurology, 5th Edition
Philadelphia: Lean and Febiger 1973

79. Huckmann MS, Fox J, Topel J
The validity of criteria for the evaluation of cerebral atrophy by computed tomography
Radiology 116 (1975) 85

80. Isfort A
Spontane Hirnblutungen. Klinik, angiographische Diagnostik und chirurgische Therapie. Hrsg. Schering AG
Berlin: Blaschker 1967

81. Isherwood I
Electron density and atomic number determinations – methods, limitations and a study of colloid cysts
1st European Sem on CAT London 1976

82. Janetta PJ
Trigeminal neuralgia and hemifacial spasm
Trans Amer Neurol Ass 100 (1975) 89–91

83. Janetta PJ
Neurovascular compression in cranial nerve and systemic disease
Ann Surg 192 (1980) 518–525

84. Jellinger K
Spezielle Pathologie des zentralen und peripheren Nervensystems sowie der neuromuskulären Peripherie
In: Holzner JH: Pathologie des Menschen, Band 4
München: Urban und Schwarzenberg 1976

85. Kautzky R, Zülch KJ, Wende S, Tänzer A
Neuroradiologie auf neuropathologischer Grundlage
Berlin: Springer 1976

86. Kazner E, Aulich A, Grumme T
Results of computerized axial tomography with infratentorial tumors
In: Lanksch, Kazner: Cranial computerized tomography
Berlin: Springer 1976

87. Kazner E, Grumme T, Aulich A
Axial computerized tomography in neuropediatric diseases
In: Lanksch, Kazner: Cranial computerized tomography
Berlin: Springer 1976

88. Kazner E, Lanksch W, Steinhoff H
Cranial computerized tomography in the diagnosis of brain disorders in infants and children
Neuropädiatrie 7 (1976) 136

89. Kazner E, Lanksch W, Steinhoff H, Wilske J
Die axiale Computertomographie des Gehirnschädels – Anwendungsmöglichkeiten und klinische Ergebnisse
Fortschr Neurol Psychiat 43 (1975) 487

90. Kazner E, Wende S, Grumme T, Lanksch W, Stochdorph O
Computertomographie intrakranieller Tumoren
Berlin: Springer 1981

91. Kendall BE
Leucoencephalopathies and other parenchymal diseases
1st European Sem on CAT London 1976

92. Knöringer P
Diagnostischer Wert der Computertomographie bei spinalen Verletzungen
Der Unfallchirurg 88 (1985) 63–75

93. Kramer RA, Janetos GP, Peristein G
An approach to contrast enhancement in computed tomography of the brain
Radiology 116 (1975) 641

94. Krayenbühl H, Yasargil MG
Die zerebrale Angiographie
Stuttgart: Thieme 1965

95. Kretschmann HJ, Weinrich W
Neuroanatomie der kraniellen Computertomographie
Stuttgart: Thieme 1984

96. Kretzschmar K, Aulich A et al
Der Einsatz der Computertomographie in der Strahlentherapie der Hirntumoren
Fortschr Röntgenstr 128 (1978) 226

97. Kricheff II
The tentorium
1st European Sem on CAT London 1976

98. Kricheff II, Pinto RS, Bergeron RT, Cohen N
CT-aircisternography and canalography in the diagnosis of small acoustic neuromas.
17. Meeting Amer Soc Neuroradiol Toronto 1979
Amer J Neuroradiol 1 (1980) 57–63

99. Lane B
Computerized cranial tomography in cerebral diseases of white matter
Neurology 28 (1978) 534

100. Lang J
Neuroanatomie (Kongreßbericht)
Arch Otorhinolaryngol 231 (1981) 1–69

101. Lange S
Das Computertomogramm vom Gehirn – Kontrast, Schärfe und Strukturinhalt
Freie Universität Berlin: Med Habil-Schr 1976

102. Lange S, Aulich A, Lanksch W
Image artefacts in computerized tomography
In: Lanksch, Kazner: Cranial computerized tomography
Berlin: Springer 1976

103. Lange S, Golde G
Resolution characteristics of computerized tomography and their impact on quantitative brain diagnosis
In: Lanksch, Kazner: Cranial computerized tomography
Berlin: Springer 1976

104. Lange S, Grumme T, Meese W
Anatomie des Gehirns im Computertomogramm
Fortschr Geb Röntgenstr Nuklearmed 125 (1976) 421

105. Lanksch W, Grumme T, Kazner E
Computed tomography in head injuries
Berlin – Heidelberg – New York: Springer 1979

106. Lanksch W, Kazner E
CT findings in brain edema
In: Lanksch, Kazner: Cranial computerized tomography
Berlin: Springer 1976

107. Lanksch W, Meese W, Kazner E
CT findings in closed head injuries with special reference to contusions
In: Lanksch, Kazner: Cranial computerized tomography
Berlin: Springer 1976

108. Lazorthes G
Vascularisation et circulation cérébrales
Paris: Masson 1961

109. Lee SH, Rao KC
Cranial computed tomography
New York: McGraw-Hill 1983

110. Lochner B, Halbsguth A, Pia HW, Fischer PA
Die spinale Kernspintomographie
Der Nervenarzt 56 (1985) 174–185

111. Loepp W, Lorenz R
Röntgendiagnostik des Schädels
Stuttgart: Thieme 1954

112. Mafee MF, Kumar A, Yannias DA, Valvassori GE, Applebaum EL
Computed tomography of the middle ear in the evaluation of cholesteatomas and other soft-tissue masses: Comparison with pluridirectional tomography
Radiology 148 (1983) 465–472

113. Mafee MF, Selis JE, Yannias DA, Valvassori GE, Pruzansky S, Applebaum EL, Capek V
Congenital sensoneural hearing loss
Radiology 150 (1984) 427–434

114. Marcu H, Becker H
Computed tomography of bilateral isodense chronic subdural hematomas
Neuroradiology 14 (1977) 81

115. Mark JA
Positive contrast ventriculography combined with computed tomography: Technique and applications
J Comput Assist Tomogr 4 (1980) 608

116. Mawad ME, Silver AJ, Hilal SK, Ganti SR
Computed tomography of the brain stem with intrathecal metrizamide. Part I: The normal brain stem
Amer J Neuroradiol 4 (1983) 1–11

117. Mawad ME, Silver AJ, Hilal SK, Ganti SR
Computed tomography of the brain stem with intrathecal metrizamide. Part II: Lesions in and around the brain stem
Amer J Neuroradiol 4 (1983) 13–19

118. McAtamney P
Technical aspects of the CT 1010 EMI head scanner
In: Lanksch, Kazner: Cranial computerized tomography
Berlin: Springer 1976

119. McCullough E, Baker H, Houser W, Reese D
An evaluation of the quantitative and radiation features of a scanning X-ray transverse axial tomography: The EMI scanner
Radiology 111 (1974) 709

120. McCullough E, Payne T, Baker H, Hattery R, Sheedy P, Stephens D, Gedgaudus E
Performance evaluation and quality assurance of computed tomography scanners, with illustrations from the EMI, ACTA and DELTA scanners
Radiology 120 (1976) 173

121. Meese W, Kluge W, Grumme T, Hopfenmüller W
CT evaluation of the CSF spaces of healthy persons
Neuroradiology 19 (1980) 131–136

122. Meese W, Aulich A, Kazner E, Wüllenweber R
CT findings in angiomas and aneurysms
In: Lanksch, Kazner: Cranial computerized tomography
Berlin: Springer 1976

123. Meese W, Lanksch W, Wende S
Cerebral atrophy and computerized tomography – aspects of a qualitative and quantitative analysis
In: Lanksch, Kazner: Cranial computerized tomography
Berlin: Springer 1976

124. Merland J, Chiras J, Melki J
Etude tomodensitométrique dans la maladie de Wilson
Neuroradiology 16 (1978) 269

125. Miller D, Dawes AT, Cowie JW
Routineuntersuchungen des Felsenbeins unter Verwendung hochauflösender multiplanarer Rekonstruktionsverfahren
electromedica (Siemens) 53 (1985) 2–15

126. Moseley JF
The role of C.A.T. in diagnosis and management of intracranial infections
In: Computerized axial tomography
Berlin: Springer 1977

127. Müller H, Wüthrich R, Hünig R, Elke M, Hochstetter AV
A graphical reporting sytem for computerized axial X-ray tomography (EMI-scanning)
Eur Neurol 11 (1974) 197

128. Mummenthaler M
Neurologie, 4. Aufl
Stuttgart: Thieme 1973

129. Nadjmi M, Piepgras U, Vogelsang H
Kranielle Computertomographie
Stuttgart: Thieme 1981

130. Naidich RP, Pinto R, Kushner M, Lin J, Kricheff I, Leeds N, Chase N
Evaluation of sellar and parasellar masses by computed tomography
Radiology 120 (1976) 91

131. Naidich T
Primary tumors and other masses of the cerebellum and fourth ventricle: Differential diagnosis by computed tomography
Neuroradiology 14 (1977) 153

132. Naidich T, Epstein F, Lin J, Kricheff I, Hochwald G
Evaluation of pediatric hydrocephalus by computed tomography
Radiology 119 (1976) 337

133. Naidich T, Pudlowski R, Naidich J
Computed tomography signs of Chiari II malformation
Radiology 134 (1980) 391, 657

134. Netter FH
Nervous system
Ciba collection of medical illustrations

135. New PF, Scott WR
Computed tomography in the brain and orbit
Baltimore USA: William and Wilkins 1976

136. New PF, Scott WR, Schnur JA, Davis KR, Taveras JM
Computerized axial tomography with the EMI scanner
Radiology 110 (1974) 109

137. New PF, Scott WR, Schnur JA, Davis KR, Taveras JM, Hochberg FH
Computer tomography with the EMI scanner in the diagnosis of primary and metastatic intracranial neoplasms
Radiology 114 (1975) 75

138. Northfield DWC
The surgery of the central nervous system
Oxford: Blackwell 1973

139. O'Dwyer J, Newton T, Hoyt W
Radiologic features of septooptic dysplasia
Amer J Neuroradiol 1 (1980) 443

140. Oldendorf W
Isolated flying spot detection of radiodensity discontinuities – displaying the internal structural pattern of complex objects
IRE Trans Biomed Electronics 8 (1961) 68

141. Paxton R, Ambrose J
The EMI-scanner. A brief review of the first 650 patients
Brit J Radiol 47 (1974) 530

142. Payne EE
Atlas zur Hirnpathologie
Nürnberg: Sandoz 1970

143. Perey AK, Elveback L, Okazak H, Kurland L
Neoplasms of the central nervous system
Neurology 22 (1972) 40

144. Pernkopf E
Topographische Anatomie, 4. Band
München: Urban und Schwarzenberg 1957

145. Perry B, Bridges C
Computerized transverse axial scanning (tomography). Part 3: Radiation dose considerations
Brit J Radiol 46 (1973) 1048

146. Peters G
Klinische Neuropathologie
Stuttgart: Thieme 1970

147. Peylan-Ramu N et al
Computer assisted tomography in methotrexate encephalopathy
J Comput Assist Tomogr 1 (1977) 216

148. Pfadenhauer K, Ebeling U, Bergleiter R, Stoeter P
Zuverlässigkeit der Computertomographie bei der Diagnostik von Rezidivbeschwerden nach lumbalen Bandscheibenoperationen
Fortschr Röntgenstr 139 (1983) 127–131

149. Pfeiler M
The physics and technology of computed tomography; an introduction
In: Lanksch, Kazner: Cranial computerized tomography
Berlin: Springer 1976

150. Phelps ME, Gado MH, Hofmann EJ
Correlation of effective atomic number and electron density with attenuation coefficients measured with polychromatic X-rays
Radiology 117 (1975) 585

151. Phelps ME, Hofmann EJ, Ter-Pogossian MM
Attenuation coefficients of various body tissues, fluids and lesions at photon energies of 18 to 136 keV
Radiology 117 (1975) 573

152. Piepgras U
Neuroradiologie
Stuttgart: Thieme 1977

153. Pinto RS, Kricheff II, Bergeron RT, Cohen N
Small acoustic neuromas: detection by high resolution gas CT cisternography
Amer J Roentgenol 139 (1982) 129–132

154. Post JD
Computed tomography of the spine
Baltimore/London: Williams & Wilkins 1984

155. Pressman BD, Kirkwood JR, Davis DO
Computerized transverse tomography of vascular lesions of the brain. Part 1: Arteriovenous malformations. Part II: Aneurysms
Amer J Roentgenol Radium Ther Med 124 (1975) 208, 215

156. Quisling R
Computed tomographic evaluation of the early phase of adrenoleukodystrophy
Neuroradiology 17 (1979) 285

157. Raininko R, Törma T
Contrast enhancement around a prolapsed disc
Neuroradiology 24 (1982) 49–51

158. Rambaugh C et al
Cerebral CT findings in drug abuse: Clinical and experimental observation
J Comput Assist Tomogr 4 (1980) 330

159. Rao K, Brennan T, Garcia J
Computed tomography in the diagnosis of Creutzfeld-Jakob-disease
J Comput Assist Tomogr 1 (1977) 211

160. Reeder M
Cerebellopontine angle mass
Seminars in Roentgenology 19 (1984) 1

161. Reese DF, O'Brien PC, Beeler GW, Gerding PR, McCullough EC
An investigation for extracting more information from computerized tomography scans
Amer J Roentgenol Radium Ther Med 124 (1975) 177

162. Reisner T, Maida E
Computerized tomography in multiple sclerosis
Arch Neurol 37 (1980) 475

163. Remmele W
Pathologie, Band 4
Berlin: Springer 1984

164. Rettinger G, Kalender W, Henschke F
Hochauflösungs-Computertomographie des Felsenbeines
Computertomographie 1 (1981) 109–116

165. Rettinger G, Wigand ME, Kalender W
Darstellung von Nerven und Gefäßen des Kleinhirnbrückenwinkels: ein Vergleich computertomographischer und operativer Befund.
elektromedica (Siemens) 2 (1983) 45–80

166. Rosenbaum AE, Drayer BP
CT cisternography with metrizamide
Acta Radiol Suppl Stockholm 355 (1977) 323–337

167. Rubin RC, Hochwald G, Tiell M
Hydrocephalus: III. Reconstitution of the cerebral cortical mantle following ventricular shunting
Surg Neurol 5 (1976) 179

168. Rueck JD
Pathogenesis of Binswanger chronic progressive subcortical encephalopathy
Neurology 30 (1980) 920

169. Russel DS
Discussion: The pathology of spontaneous intracranial haemorrhage
Proc Roy Soc Med 47 (1954) 689

170. Sandritter W
Histopathologie, 2. Aufl
Stuttgart: Schattauer 1967

171. Scheid W
Lehrbuch der Neurologie, 2. Aufl
Stuttgart: Thieme 1966

172. Schneider E, Becker H, Fischer P
The course of brain atrophy in Parkinson' disease
Arch Psychiatr Nervenkr 227 (1979) 89

173. Schubiger O
Die Computertomographie der Wirbelsäule
Stuttgart: Hippokrates 1984

174. Schubiger O, Valavanis A
CT differentiation between recurrent disc herniation and postoperative scar formation: the value of contrast enhancement
Neuroradiology 22 (1982) 251–254

175. Scott WR, New PFJ, Davis KR, Schnur JA
Computerized axial tomography of intracerebral and intraventricular hemorrhage
Radiology 112 (1974) 73

176. Shaffer KA, Haughton VM, Wilson CR
High resolution computed tomography of the temporal bone
Radiology 134 (1980) 409–414

177. Smith P, Peters T, Müller H, Elke M
Towards the assessment of the limitations on computerized axial tomography
Neuroradiology 9 (1975) 1

178. Sortland O
Computed tomography combined with gas cisternography for the diagnosis of expanding lesions in the cerebellopontine angle
Neuroradiology 18 (1979) 19–22

179. Steele JR, Hoffman JC
Brainstem evaluation with CT cisternography
Amer J Neuroradiol 1 (1980) 521–526

180. Steinhoff H, Lanksch W, Kazner E, Grumme T, Meese W, Lange S, Wende S
Computed tomography in the diagnosis and differential diagnosis of glioblastomas
Neuroradiology 14 (1977) 193

181. Steinhoff H, Lange S
Principles of contrast enhancement in computerized tomography
In: Lanksch, Kazner: Cranial computerized tomography
Berlin: Springer 1976

182. Steven EA
CT brain scanning in intraparenchymal pyogenic abscesses
Amer J Roentgenol 130 (1978) III

183. 183. Swartz JD
High-resolution computed tomography of the middle ear and mastoid. Part I: Normal radioanatomy including normal variations
Radiology 148 (1983) 449–454

184. Swartz JD, Faerber EN
Congenital malformations of the external and middle ear: High-resolution CT findings of surgical import
Amer J Neuroradiol 6 (1985) 71–76

185. Swartz JD, Goodman RS, Russell KB, Ladenheim SE, Wolfson RJ
High-resolution computed tomography of the middle ear and mastoid. Part III: Surgically altered anatomy and pathology
Radiology 148 (1983) 461–464

186. Swartz JD, Goodman RS, Russell KB, Marlowe FI, Wolfson RJ
High-resolution computed tomography of the middle ear and mastoid. Part II: Tubotympanic disease
Radiology 148 (1983) 455–459

187. Swartz JD, Wolfson RJ, Marlowe FI, Popky GL
Postinflammatory ossicular fixation: CT analysis with surgical correlation
Radiology 154 (1985) 697–700

188. Symon L, Hinzpeter Th
Enigma of normal pressure hydrocephalus
Clin Neurosurg 24 (1977) 24

189. Taveras JM, Wood EH
Diagnostic neuroradiology, 2nd Edition
Baltimore, USA: Williams and Wilkins 1976

190. Thurn P, Friedmann G
Computertomographie der Wirbelsäule und des Spinalkanals
Stuttgart: Enke 1983

191. Ulrich J
Grundriß der Neuropathologie
Berlin: Springer 1975

192. Valk J
CT and cerebral infarction
New York: Raven Press 1980

193. Valvassori GE, Potter GD, Hanafee WN, Carter BL, Buckingham RA
Radiology of the ear, nose and throat
Stuttgart–New York: Thieme 1982

194. Virapongse C, Sarwar M, Kier EL, Sasaki CT
High-resolution computed tomography of the temporal bone: Its role in the evaluation of middle ear disease
Amer J Otolaryngol 4 (1983) 107–112

195. Wackenheim A
Neuroradiologie
Paris: Doin 1960

196. Weisberg L
Contrast enhancement visualized by computerized tomography in acute multiple sclerosis
J Comput Assist Tomogr 5 (1981) 293

197. Weisberg L, Straberg D
Computed tomography findings in the Arnold Chiari type I malformation
Comput Tomogr 5 (1981) 1

198. Weiss Th, Treisch J, Claussen C
Computertomographische Abklärung des Lumbalsyndroms an der degenerativ veränderten Lendenwirbelsäule
Z Orthop 121 (1983) 733–737

199. Weiss Th, Treisch J, Claussen C, Banzer D
Irrtumsmöglichkeiten und Schwierigkeiten in der computertomographischen Diagnostik lumbaler Bandscheibenvorfälle
Fortschr Röntgenstr 138 (1983) 54–60

200. Weiss Th, Treisch J, Kazner E, Claussen C, Schörner W, Fiegler W
Intravenöse Kontrastmittelgabe bei der Computertomographie (CT) der operierten Lendenwirbelsäule
Fortschr Röntgenstr 141 (1984) 30–34

201. Welchmann JM
CT of intracranial tuberculomata
Clin Radiol 30 (1979) 567

202. Wende S
A german multicentre study of intracranial tumours
1st European Sem on CAT London 1976

203. Wende S
Die kombinierte Anwendung von Computertomographie und Luftcisternographie bei Kleinhirnbrückenwinkeltumoren
Fortschr Geb Röntgenstr 132 (1980) 666–667

204. Wende S, Nakayama N
Zisternographie mit negativen und positiven Kontrastmitteln
In: Plester, Wende, Nakayama: Kleinhirnbrückenwinkel-Tumoren
Berlin: Springer 1978

205. Wilson CB, Yorke C, Prioleau G
Microsurgical vascular decompression for trigeminal neuralgia and hemifacial spasm
West J Med 132 (1980) 481–484

206. Withmann A, Dieckmann G
Intracranial facial nerve decompression in the management of hemifacial spasm
Appl Neurophysiol 45 (1982) 291–294

207. Wüllenweber R, Winkel K zum, Grumme T, Lange S, Meese W
Differentialdiagnose des Schlaganfalls im Computertomogramm
Neurochirurgica 19 (1976) 1

208. Youmanns JR
Neurological surgery, Vol. 3
Philadelphia, London, Toronto: Saunders 1973

209. Zeidler U, Kottke S, Hundeshagen H
Hirnszintigraphie
Berlin: Springer 1972

210. Zimmermann RD
CT in the early diagnosis of herpes simplex encephalitis
Amer J Roentgenol 134 (1980) 61

211. Zimmermann RA
Computed tomography of pediatric head trauma: acute general cerebral swelling
Radiology 126 (1978) 403

212. Zülch KJ
Über die Entstehung und Lokalisation der Hirninfarkte
Zentrabl Neurochir 21 (1961) 3

213. Zülch KJ
Atlas of the histology of brain tumors
Berlin: Springer 1971

214. Zülch, KJ
Atlas of gross neurosurgical pathology
Berlin: Springer 1975

215. Zülch KJ
Principles of the new health organization (WHO) classification of brain tumors
Neuroradiology 19 (1980) 59

Sachwortverzeichnis

A

abnorme Gefäßverläufe, CT-Luftzisternomeatographie 204
Abszeß
– epiduraler spinaler 238, 241
– – zerebraler 116
– Hirnabszeß 114, 116–118
Adenom(a)
– basophiles 152
– chromophobes 152, 153
– eosinophiles 152, 155
– Hypophyse 17, 152–156
– Makroadenom 152
– Mikroadenom 152, 154–157
– sebaceum 72
Adhaesio interthalamica 21, 28, 135
Aditus ad antrum mastoideum 32
Adrenoleukodystrophie 112
Agenesie, Septum nasi 64
AICA (A. cerebelli inferior anterior) 90
AIDS 110, 119
Akromegalie 154, 155
Akustikusneurinom 150, 151, 200, 203–205
Ala major ossis sphenoidalis 34
Alexander-Krankheit 110, 113
Alkoholenzephalopathie 106
Alzheimer-Krankheit 104, 107
Amenorrhö-Galaktorrhö-Syndrom 154, 155
Amyloidangiopathie 90
Anenzephalie 64, 65
Aneurysma 93, 96–98
– Blutungen 97, 101
– fusiformes 93
– Karotisaneurysma 98
– Mediaaneurysma 98
– Riesenaneurysma 93, 96, 98, 181
– sackförmiges 93
– V. Galeni 99, 194, 195
– zylindrisches 93
Angiitiden 90
Angioblastom 158, 159
Angiofibrom, juveniles 206
Angiom(a) 99, 100
– arteriovenosum 99, 168
– capillare 99
– cavernosum 99
– venosum 99
angiomatöse Veränderungen, intrameatale 204, 205
Angiomatose
– enzephalotrigeminale 72
– leptomeningeale 72
Angiopathie, kongophile 90
Anomalien
– Blutgefäße 198
– Nerven 198
Anophthalmie 64
Anteriorinfarkt 86
anterolaterales System 38
Antikoagulantientherapie 90
Antrum mastoideum 32
Aplasie, perisylvische 65, 72
Apoplexie-Arterie 93
Aprosopie 65
Aquaeductus vestibuli 32
Aquädukt 19, 22, 30
Aquäduktstenose 75
– chronische 171
– kongenitale 69
Arachnoidalzyste 80, 83, 173
Arachnoiditis 238
Arachnopathie 242, 243
arachnopathische Veränderungen, Kleinhirnbrückenwinkelzisterne 204, 205
Arcus zygomaticus 34
Area praetectalis 40
Arhinenzephalie 65
Arnold-Chiari-Syndrom 66, 236, 237
Artefakte 13, 14
– Bildartefakte 13
– flächenförmige 13
– Kreisartefakte 14
– Overrange-Artefakte 13, 14
– Rotationsartefakte 13
– streifenförmige 13
Arteria(ae)
– basilaris 25, 26, 31, 84, 85
– carotis interna 26, 31, 35, 198
– cerebellares 85
– cerebelli inferior anterior (AICA) 90
– – – posterior (PICA) 90
– cerebri anterior 26, 84, 85
– – media 26, 84, 85
– – posterior 26, 84, 85, 90
– chorioidea anterior 84, 85
– – posterior 85
– Heubneri sive recurrens 84
– lenticulostriatae et pallidostriatae 85, 93
– meningica media 45
– ophthalmica 36
– pericallosa 96
– vertebralis 31
arteriosklerotische Demenz 104
Articulatio
– atlantooccipitalis 32
– temporomandibularis 32, 34
Aspergillom 117

Aspergillusinfektion 114
Astrozytom
– Riesenzellastrozytom 138, 139, 186, 187
– spinales 226, 229
– – pilozytisches 228
– zerebrales 17, 126–128, 209
– – pilozytisches 126, 134, 136, 137, 168, 169
Ataxie, zerebelläre 86, 102
Auflösung, räumliche 11
Augenmotorik, Bahnen der 40, 41
Augenmuskeln 168, 170
– Verdickung 171
Augenverletzung, perforierende 171
Ausziehung, porenzephale 177
Azephalie 65

B
Bahnen der Augenmotorik 40, 41
Balkenagenesie 184
Balkenaplasie 68, 71
Balkenlipom 165, 187
Balkenmangel 65, 66, 69
Bandscheibenprolaps
– Grundlagen 218
– lumbaler 221, 222
– postoperative Narben 242, 243
– retroperitoneale Blutung 242, 243
– Rezidiv 242, 243
– zervikaler 217, 219, 220
Basalganglien 17
Basilaristhrombose 90
Bewegungsstörungen, extrapyramidale 102
Bildartefakte 13
Bildraster 11
Bildrekonstruktion 11
Blut-Hirn-Schranke 15
– Störungen 86, 93
Blutung(en)
– Aneurysmablutung 97, 101
– epidurale spinale Nachblutung 242
– Hirnmassenblutung 90, 93
– intrakranielle 78
– intrazerebrale 94, 95
– Kontusionsblutungen 53–55
– Marklagerblutungen 53
– Ponsblutung 95
– Striatum-claustrum-Blutung 93
– Subarachnoidalblutung 96, 101, 179
– – traumatische 56, 57
– Thalamusblutung 93, 95, 179
– Ventrikelblutung, traumatische 56
– Wühlblutung 97
Bochdalek'sches Blumenkörbchen 14
Bogengang, lateraler 201
Brachium pontis 30
Brustwirbelsäule, normale 216
Bulbärhirnsyndrom 44
Bulbushochstand 198
Bulbus oculi 36, 168–171
Bulla ethmoidalis 34
Buphthalmus 168

C
Canalis
– caroticus 28, 33
– hypoglossi 32
– infraorbitalis 34
– nasolacrimalis 34, 35
– n. facialis 32
– opticus 36, 170
– semicircularis anterior 32
– – lateralis 32
– – posterior 32
Canavan-Krankheit 110
Candidainfektion 114
Capsula
– externa 22–24
– interna 22–24, 38
Caput
– mallei 32
– mandibulae 32, 34
– nuclei caudati 22, 24
Carotis-Sinus-cavernosus-Fistel 168, 171
Cavum
– Meckeli 30
– nasi 36
– septi pellucidi 22, 69
– subdurale 36
– tympani 32
– veli interpositi 69
– Vergae 69–71
Cella media 19, 24, 29
Cella-media-Index 104
Cellula(ae)
– ethmoidales 36
– ethmoidalis posterior 34
– mastoideae 32
Cerebellum 21, 28
Chemodektom 200
Chiasma opticum 22, 31, 152, 154
Chiasmasyndrom 153, 155
chirurgischer Eingriff, Folgen und Komplikationen 62, 63
Choanen 28
Cholesteatom 120, 199
– angeborenes 200
– erworbenes 201, 202
Cholesteringranulom 201
Chondrom 164, 165
Chondromyxosarkom 209
Chordom 164, 165, 191, 209

chronisch-adhäsive Otitis 200
chronische Aquäduktstenose 171
chronische Polyarthritis 240, 241
chronisches epidurales Hämatom 46
chronisches subdurales Hämatom 48, 50–52
– hyperdenses (Typ IV) 50, 51
– hypodenses (Typ I) 50
– inhomogen-dichtes (Typ II) 50
– isodenses (Typ III) 50, 51
Cisterna
– ambiens 22, 24
– basalis 24, 28
– cerebellaris superior 24, 28, 30
– cerebellomedullaris 28
– chiasmatis 22, 30, 36, 157
– corporis callosi 97
– cruralis 22
– insularis 22, 25, 28
– interhemisphaerica 22, 23, 25
– interpeduncularis 22, 24
– laminae quadrigeminae 24
– magna 22
– – Prozesse 194, 195
– perimesencephalica 30
– pontocerebellaris 30
– quadrigemina 22, 30
– supravermis 24
– venae Galeni 25
Claustrum 23
Clivus 28, 32, 34, 35
Clivuschordom 209
Cochlea 32
Cockayne-Syndrom 112
CO-Intoxikation 177
Colliculus
– inferior 30
– superior 30
Columna posterior 30
Commissura
– anterior 21, 180
– habenularum 180
– posterior 21
Commotio
– cerebri 44
– spinalis 234
completed stroke 86
Compressio cerebri 44
Concha(ae)
– inferior 34, 36
– media 34, 36
– nasales 28
Condylus occipitalis 32
Confluens sinuum 19, 26, 28
Contre-coup-Verletzung 44
Contusio
– cerebri 44
– spinalis 234
Cord sign 90
Corpus(ora)
– adiposum orbitae 36
– callosum 21, 24
– geniculatum laterale 40
– incudis 32
– mamillaria 22
– pineale 25, 26, 28
Coup-Verletzung 44
– Contre-coup-Verletzung 55
Cranioschisis
– partialis 64, 65
– totalis 64, 65
Crista
– galli 34, 36
– occipitalis interna 25, 194
Crus
– breve incudis 32
– longum incudis 32
Cryptococcusinfektion 114
CT-Luftzisternomeatographie 16, 204, 205
Cuneus 21, 23, 24
Cushing-Syndrom 154

D

Dandy-Walker-Syndrom 68, 70, 184, 194
Degeneration, hepatolentikuläre 106
degenerative Erkrankungen 102–113
Dekompressionsoperation, Folgen nach 63
Demenz 102
– arteriosklerotische 104
– präsenile (M. Alzheimer) 104
– senile 104
Dermoid 160
Dermoidzyste 161
Desorientierung 102
Diastematomyelie 236
Dichteauflösung 11
differentialdiagnostische Tabellen 172–197
diffuse Gliomatose 130
diffuses traumatisches Ödem 53
Diszitis 238, 239, 241–243
Dorsum sellae 26, 31, 36
Drainageinsuffizienz 76
„Dreiländereck“ 84
Durafibrom 148
Dysgenesien 64, 65
Dysplasie
– fibröse 168, 206
– olfakto-genitale de Morsier 64, 65
Dysrhaphien 64–69, 71
– kraniale 65
– rhombozerebelläre 65
dysrhaphische Äquivalente 69

E
Echinokokkus 119
Echinokokkuszyste 121
Einklemmung, erhöhter Hirndruck 44, 63
ektopisches Pinealom 140
Empty-Sella-Syndrom 156, 190, 193
Empty triangular sign 90
Empyem, subdurales 116
Endodermalzysten 158
endokrine Ophthalmopathie 168, 170, 171
En-plaque-Meningeom 119
Entlastungshämatom 63, 77
Entmarkungsenzephalopathien 110
Entzündungen
– spinale 238, 239
– zerebrale 114–121
Enzephalitiden 114
Enzephalitis 115
– akute nekrotisierende 114
– Herdenzephalitis 114, 120
– Herpes-simplex-Enzephalitis 115
– Leukoenzephalitis 114
– Polioenzephalitis 114
– Zytomegalieenzephalitis 115
enzephalomalazische Zyste 84
Enzephalopathie(n) 106
– Alkoholenzephalopathie 106
– Entmarkungsenzephalopathien 110
– Leukoenzephalopathie 110
enzephalotrigeminale Angiomatose 72
Enzephalozele 66
Enzephalozystomeningozele 66
Enzephalozystozele 66, 67
Ependymitis granularis 120
Ependymoblastom 139
Ependymom
– spinales 226, 228, 229
– zerebrales 136, 139, 186, 187
Epidermoid 160
Epidermoidzyste 161
epiduraler Abszeß
– spinaler 238, 241
– zerebraler 116
epidurales Hämatom
– spinales 242
– zerebrales 45–47
Epipharynx 34, 35
epitympanales Cholesteatom 199
Epitympanon 201
Erkrankungen
– degenerative 102–113
– neuropädiatrische 64–83
Exophthalmus 169, 171
Exostosen 200
Expressionsfraktur 61
extrapyramidale Bewegungsstörungen 102

F
Fahr-Krankheit 181
Faltung 10
Faltungsalgorithmus 11
Falx
– cerebelli 26, 28, 180
– cerebri 19, 25, 28, 36, 180
Falxosteom 181
Fazialiskanal 201
Fazialisneurinom 200, 204
Felsenbein 25
– Normalbefund 32, 33
– Prozesse 198–209
Fenestra
– cochleae 32
– vestibuli 32
fibröse Dysplasie 168, 206
Fibrosarkom 206
fingerförmiges Hirnödem 177
Fischgrätenmuster 14
Fissura
– longitudinalis superior 31
– mediana anterior 30
– orbitalis superior 36
– petrooccipitalis 32
– Sylvii 22, 23, 25, 28, 31
Flocculus 30
fokales traumatisches Ödem (Typ I) 53
Folia
– arboris vitae 108
– cerebelli 30
Foramen
– Luschkae 30, 74
– Magendii 30, 74
– magnum 28
– Monroi 19, 152
– – Blockade 49, 51, 76, 87, 184, 185
– – Zyste 158
– ovale 33
– spinosum 33
– stylomastoideum 33
Fornix 21
Fossa
– cranii anterior 35
– – media 35
– – posterior 35
– interpeduncularis 30
– jugularis 33
– pterygoidea 34
– pterygopalatina 36
Fraktur
– Expressionsfraktur 61
– frontobasale 209
– Gehörgang 202
– Impressionsfraktur 45
– Längsfraktur 202

– Le-Fort-III 207
– Mastoid 202
– Mittelgesicht 207
– Pyramidenlängsfraktur 203
– Querfraktur 202
– spinale 234, 235
– Wirbelfraktur 234, 235
Fremdkörper
– Orbita 168
– Verkalkungen 180
Frontalhirn, Prozesse 188, 189
Frontalhirnindex 104
Frontalhorn 19
frühkindliche Hirnschäden 78–81
Funiculus lateralis 30

G

Ganglion geniculatum 32
Gangliozytom 138
gedeckte Hirntraumen 44–57
Gefäßverläufe, abnorme, CT-Luftzisterno-meatographie 204
Gehirn
– normales 18–43
– Substanzdefekte 60
– Topographie 18–43
Gehörgang
– Atresie 198, 199
– Fraktur 202
– Stenose 198
Gehörknöchelchenkette 201
– Mißbildungen 198, 199
– Ruptur 202
gekreuzte Lähmungen 38, 86
Genu corporis callosi 21–23
Germinom 141, 195
Geruchshalluzinationen 42
Gesichtsschädel
– Karzinome 206
– Normalbefund 34, 35
Glandula
– lacrimalis 36
– pinealis 21
Glioblastom 17, 132–135
– Schmetterlingsglioblastom 135
Gliom(a)
– apoplecticum 134
– Mischgliom 130, 131
– Optikusgliom 170, 190
Globoidzellenleukodystrophie Krabbe 112
Globus-pallidus-Infarkt 177
Glomus-jugulare-Tumor 196, 197, 200, 203
Glomustumor 164, 198, 200
Glomus-tympanicum-Tumor 200
Granulom 119
– Cholesteringranulom 201
– eosinophiles 200
granulomatöse Leptomeningitis 119
Gratiolet-Sehstrahlung 40
Grenzzoneninfarkt 84, 89
Gyrus(ri)
– cerebri 20–23
– cinguli 21–23
– frontalis superior 21, 23, 24
– hippocampi 22
– occipitotemporalis lateralis 21
– parahippocampalis 21
– postcentralis 24, 38, 39
– praecentralis 24, 38
– rectus 22

H

Habenula 26
Hämangiom 100
– kavernöses 158, 169, 170
Hämangioperizytom 148, 149
Haematocephalus 95
– internus 78
– totalis 59
Hämatom
– akutes subdurales 48, 49
– chronisches epidurales 46
– chronisches subdurales 48, 50–52
– Entlastungshämatom 63, 77
– epidurales spinales 234
– – zerebrales 45–47
– hyperdenses chronisches subdurales (Typ IV) 50, 51
– hypodenses chronisches subdurales (Typ I) 50
– inhomogen-dichtes chronisches subdurales (Typ II) 50
– isodenses chronisches subdurales (Typ III) 50, 51
– Nachblutung, epidurale spinale 242
– Pancake-Hämatom 49, 57
– retrobulbäres 168
– subdurales spinales 234, 235
– – zerebrales 48–52, 173
hämorrhagischer Infarkt, 88–90
Halswirbelsäule
– atlantookzipitale Region 211
– normale 211
Hamartom 158, 159
Hasenohrphänomen 49, 50
Hasenscharte 64
H.E. (s. Hounsfield-Einheiten)
Hemiatrophie(ia) 61, 107, 184
– cranii 80
Hemispasmus facialis 204
hepatolentikuläre Degeneration 106
Herdenzephalitis 114, 120

Herniation 44
Herpes-simplex-Enzephalitis 115
Herpesviren Typ 1 114
Heschlsche Querwindungen 42
hintere Schädelgrube 19
Hinterhorn 19, 24, 29
Hippel-Lindau-Syndrom 73
Hippocampus 24
Hirnabszeß 114, 116–118
Hirnatrophie 80, 81, 102–108, 184
– Kleinhirnatrophie, hereditäre 107
Hirnhemihypertrophie 72
Hirninfarkt (s. auch Infarkt) 84–93
– Topik 84, 85
– traumatischer 56
Hirnkontusionen 53–57
Hirnmassenblutung 90, 93
Hirnmetastasen 17, 164, 166, 167
Hirnnerv
– 5. 200
– 9. 200
– 10. 200
– 11. 200
– 12. 200
Hirnödem (s. auch Ödem) 185
Hirnprolaps 61
Hirnschäden, frühkindliche 78–81
Hirnschwellung 184
Hirntraumen
– offene 58
– gedeckte 44–57
– Spätfolgen 60, 61
Hirntumoren 122
– Altersverteilung 124
– WHO-Klassifikation 123
Hirnvolumenstörungen 65, 72
Histiozytom 138, 139
Histiozytose X 138, 139
Hörbahn 42, 43
Holoprosenzephalie 64, 65
– alobäre 65
– lobäre 65
Horner-Trias 86
Hounsfield 9
– Einheiten (H.E.) 11
– Linie 14
Huntington-Chorea 106
Hydranenzephalie 67, 78, 173
Hydrocephalus (s. auch Hydrozephalus)
– aresorptivus 62, 73, 80, 184
– communicans 184
– – posttraumatischer 60, 75
– hypersecretorius 73
– low-pressure 16
– occlusus 73, 184, 200
Hydrozephalie 65
Hydrozephalus (s. auch Hydrocephalus) 75, 152
– aktiver 74
– behandelter 76, 77
– beim Kind 73–77
– normotensiver 108, 109
Hygrom 75, 82
– subdurales 76, 80, 82, 173
– – akutes 48, 62
– – des Kindes 80
hyperdense Herde
– intrazerebrale 178–180
– kalkähnliche Dichte 180
– kalottennahe 174, 175
hyperdenses chronisches subdurales Hämatom (Typ IV) 50, 51
Hyperostose 170
Hyperprolaktinämie 153, 155, 156
hypodense Herde
– kalottennahe 172, 173
– intrazerebrale 176–178
hypodenses chronisches subdurales Hämatom (Typ I) 50
Hypophyse 157
Hypophysenadenom 17, 152–156
– basophiles 152
– chromophobes 152, 153
– eosinophiles 152, 155
Hypophysenstiel 157
Hypopituitarismus 154
Hypoplasie, Mittelohr 198
Hypothalamus 28, 152

I

Impressionsfraktur 45
Incisura tentorii 31
Infarkt (s. auch Hirninfarkt) 17, 173
– Anteriorinfarkt 86
– Globus pallidus 177
– Grenzzoneninfarkt 84, 89
– hämorrhagischer 90
– ischämischer 86
– Mediainfarkt 87
– Posteriorinfarkt 87
– raumfordernder 87
– Stammganglieninfarkt, hämorrhagischer 88
– venöser 90, 92
– zugespritzter 86
Infarzierung, hämorrhagische 89
Infektion
– Aspergillusinfektion 114
– aszendierende 58
– Candidainfektion 114
– Cryptococcusinfektion 114
Infundibulum 30

inhomogen-dichtes chronisches subdurales Hämatom (Typ II) 50
Innenohr, Mißbildungen 198
Insula 22, 24
Insult, angiospastischer 96
Intensitätsprofil 9, 10
Interhemisphärenspalt 26
intradurale Zyste 65
intrakranielle Blutungen 78
intrameatale angiomatöse Veränderungen 204
intraselläre Prozesse 190–192
intrathekale Applikation 16
intraventrikuläre Applikation 16
intraventrikuläre Prozesse 186, 187
intrazerebrale Blutungen 94, 95
intrazerebrale hyperdense Herde 178–180
– kalkähnliche Dichte 180
intrazerebrale hypodense Herde 176–178
intrazerebraler Substanzdefekt 62
Involution, physiologische 104
ischämische Attacken, transiente 86
ischämische neurologische Defizite, reversible 86
ischämischer Infarkt 86
isodenses chronisches subdurales Hämatom (Typ III) 50
Isthmus pontis 30

J

Jakob-Creutzfeldt-Krankheit 106
juveniles Angiofibrom 206

K

kalkähnliche Dichte, intrazerebrale hyperdense Herde 180
kalottennahe hyperdense Herde 174, 175
kalottennahe hypodense Herde 172, 173
Kalottenosteom 175
Karotisaneurysma 98
Karotisverschluß 88
Karzinom
– äußerer Gehörgang 200
– Epipharynx 164, 206
– Gesichtsschädel 206, 207
– Mamma 201
– Nase 206
– Nasennebenhöhlen 164, 206, 207
– Orbita 164, 168
– Wirbelsäule 230, 231
kavernöses Hämangiom 158, 168–170
Kavernom 158
Keilbeinaplasie 168, 206
Keilbeinflügel 168
Keilbeinhöhle 35, 152
Keilbeinmeningeom 146, 147, 149
Kiefergelenk 28
Kieferhöhle 35
Kinetik 16
– Angiografin 16, 17
Kleinhirnatrophie 108
– hereditäre 107
Kleinhirnbrückenwinkel 150
– Prozesse 196, 197
Kleinhirnbrückenwinkelzisterne, arachnopatische Veränderungen 204
Kleinhirnhemisphäre 24, 209
Klippel-Feil-Syndrom 198
Knochendefekte, Orbita 170
Knochenerosionen, Orbita 170
Knochenmetastasen 206
knöcherne Veränderungen, Orbita 170
Kolliquation 84
Kolloidzyste 158, 159, 187
Komplikationen, postoperative 62, 63
kongenitale Aquäduktstenose 69
kongophile Angiopathie 90
Kontrastauflösung 9, 11
kontrastmittelanreichernde Herde 182, 183
Kontrastmittelanwendung
– spinale CT 210
– zerebrale CT 15–17
Kontusionsblutungen (Typ II und III) 53–55
Konvexitätsmeningeom 175
Koronarschnitt 15
– Holoprosenzephalie 65
Krabbe-Syndrom (Globoidzellenleukodystrophie) 112
kraniale Dysrhaphien 65
Kraniopharyngeom 162, 163
Kreisartefakte 14

L

Labyrinthfisteln 201
Lähmungen, gekreuzte 38, 86
Längsfraktur 202
Lagerung des Patienten 15
Lamina
– cribrosa 34, 35, 42
– lateralis proc. pterygoidei 34
– medialis proc. pterygoidei 34
– papyracea 34, 35, 171
– perpendicularis ossis sphenoidalis 34
– quadrigemina 21, 22, 24
Lappenaplasie, parietookzipitale 70
lateraler Bogengang 201
Le-Fort-III-Fraktur 207
Leitungsbahn, sensible 38, 39
Lemniscus lateralis 42
Lemniscussystem, mediales 38, 39
Lendenwirbelsäule, normale 216
Lens 36
leptomeningeale Angiomatose 72
„letzte Wiesen“ 84

Leukodystrophie 110, 112, 113
– Globoidzellenleukodystrophie Krabbe 112
– metachromatische 110, 113
– spongioforme 110
Leukoenzephalitis 114
Leukoenzephalopathie, progressive multifokale 110
Leukose 138
Linienraster 13
Lipom 160, 194
– Balkenlipom 165, 187
Liquorrhö 47
Lissenzephalie 72
Lobulus(li)
– cerebri 20–23
– paracentralis 21
Lobus
– frontalis 24, 28, 30, 36
– occipitalis 21, 24, 28, 30
– parietalis 24
– temporalis 24, 28, 30, 36
low-pressure hydrocephalus 16
Lückenschädel 66
Luftzisternomeatographie 16, 204, 205
lumbale Myelodysplasie 236
Luxation, spinale 234, 235
Luxusperfusion 86
Lymphom
– malignes spinales 226, 230, 233
– malignes zerebrales 138, 139, 169, 206, 207
– Orbita 168–170

M

Makroadenom 152
Makrogyrie 65, 72
Makroprolaktinom 153
malignes Lymphom
– Orbita 168–170
– spinales 226, 230, 233
– zerebrales 138, 139, 169, 206, 207
Malignome, sekundäre, Felsenbeinregion 201
Mammakarzinom 201
Mandibula 28, 34
Manubrium mallei 32
Marklager
– Blutungen 53
– unreifes 81
Massa intermedia 19
Mastoid 28
– Fraktur 202
Mastoiditis 114, 200
Meatus
– acusticus externus 32, 34
– – internus 32, 34
– nasi inferior 34, 36
– – medius 34, 36
– – superior 36
Mediaaneurysma 98
Mediainfarkt 87
mediales Lemniscussystem 38, 39
Medulla oblongata 21
Medulloblastom 142, 143
Megabasilaris 196
Megacisterna magna 194, 195
Megadolichobasilaris 93, 100
Megakauda 236, 237
Megalenzephalie 72, 110
Melanom, primäres meningeales 148
Membrana tympani 32
meningeales Melanom, primäres 148
Meningeom
– En-plaque-Meningeom 119, 169
– Felsenbein 200, 204
– Keilbein 146, 147, 149
– Konvexitätsmeningeom 175
– Olfaktoriusmeningeom 147
– Optikusscheidenmeningeom 168–170
– osteoplastisches 206
– spinales 226, 228, 229
– Tentoriummeningeom 147, 149
– Tuberculum sellae 144, 146
– zerebrales 17, 144–147, 149
Meningeomatose 149
Meningitis 119, 120
– aseptische 160
– basale 119
– granulomatöse Leptomeningitis 119
– tuberkulöse 121
Meningocele spuria 242, 243
Meningozele
– spinale 236, 237
– zerebrale 66, 194
Merkfähigkeitsstörungen 102
Meroenzephalie 64, 65
metachromatische Leukodystrophie 110, 113
Metastasen
– Felsenbein 201
– Knochen 206
– Orbita 168, 170
– Schädelbasis 209
– spinale 230, 231, 233
– zerebrale 17, 164, 166, 167
metastatisch-eitrige Herdenzephalitis 114
Metrizamid-Computerzisternographie 108
Michelmißbildung 198
Migrationsstörungen 65, 72
Mikroadenom 152, 154–157
Mikroenzephalie 72
Mikrogyrie 65, 72
Mikrophthalmie 64

Mikropolygyrie 65, 72
Mikroprolaktinom 154, 155
Mikrotie 198
Mischgliom 130, 131
Mißbildung(en)
– Innenohr 198
– Michelmißbildung 198
– neuropädiatrische 64–77
– spinale 236, 237
– Wirbelkörper 236, 239
Mißbildungstumoren
– spinale 226, 230, 231
– zerebrale 158–163
Mittelgesichtsfrakturen 207
Mittelhirnsyndrome 44
Mittelohr
– Agenesie 198
– Dysplasie 198
– Hypoplasie 198
mittlere Schädelgrube 19
Mondini-Defekt 198
monstrozelluläres Sarkom 138
Morbus
– Alexander 110, 113
– Alzheimer 104, 107
– Canavan 110
– Fahr 181
– Jakob-Creutzfeldt 106
– Paget 206
– Parkinson 104
– Pelizaeus-Merzbacher 112
– Pick 106
– Recklinghausen 151
– Sturge-Weber 65, 71–73, 174, 181
– Wilson 106
motorisches Sprachzentrum Broca 42
Mukormykose 208
Mukozele 168, 171, 208
multiple Sklerose 110, 111
Musculus
– levator palpebrae superioris 36
– longus capitis 35
– masseter 35
– obliquus inferior 36
– – superior 36
– pterygoideus lateralis 35
– – medialis 35
– rectus inferior 36
– – lateralis 36
– – medialis 36
– – superior 36
– temporalis 35
Myelitis 238
Myelodysplasie, lumbale 236
Myelozele 236
Myositis 168

N
Nävus 72
Narben, postoperative spinale 242, 243
Nasennebenhöhlen
– Aplasie 208
– Entzündung 208
– Hypoplasie 208
– Karzinom 164, 206, 207
Nebennierenatrophie 112
Neoplasmen 122–167
Nervenzelltumoren 138
Nervus
– facialis 198
– oculomotorius 154
– opticus 31, 36, 168, 170
– – pilozytisches Astrozytom 168
– trigeminus 31
– vestibulocochlearis 31
Neuralrohr 72
Neurinom
– Akustikusneurinom 150, 151, 200, 203–205
– Fazialisneurinom 200, 204
– Orbita 170
– spinales 226–228
– zerebrales 150, 151
Neuroblasten 72
Neurofibromatose Recklinghausen 72, 206
neurofunktionelle Systeme 18, 38–43
neurokutane Syndrome 72
neurologische Defizite, reversible ischämische 86
neuropädiatrische Erkrankungen 64–83
normotensiver Hydrozephalus 108, 109
Nucleus lentiformis 22, 24
Nystagmus 86

O
Ödem
– diffuses traumatisches 53
– fingerförmiges 177
– fokales traumatisches (Typ I) 53
– Hirnödem 185
– periventrikuläres 74
– trichterförmiges 177
offene Hirntraumen 58
okzipitale Meningozele 66, 194
olfakto-genitale Dysplasie de Morsier 64, 65
Olfaktoriusmeningeom 147
Oligodendrogliom 128, 130, 131, 181
Oligogyrie 70
Oliva medullae oblongatae 30
Operationsfolgen, Schädelhirntraumen 62
Operculum
– frontale 24
– parietale 24

– temporale 24
Ophthalmopathie, endokrine 168, 170, 171
Optikusgliom 170, 190
Optikusscheidenmeningeom 168–170
optisches Sprachzentrum 42, 43
Orbita 28, 34–37, 168–171
– Fremdkörper 168
– Karzinom 168
– Läsionen 170
– Metastasen 168, 170
– Normalbefund 36, 37
– Strukturen 168
Orbitafett 168, 170
Orbitalphlegmone 169
Orbitaspitze 168, 170
Os
– frontale 36
– sphenoidale 36
– zygomaticum 36
Osteoarthropathie 226
Osteom 164, 200, 206
– Falxosteom 181
– Kalottenosteom 175
Osteomyelitis, Schädel 114
osteoplastisches Meningeom 206
Osteosarkom 206
Ostitis deformans Paget 206
Otitis
– chronisch-adhäsive 200
– maligna externa 199, 200
– media acuta 200
– media chronica 199, 200
Overrange-Artefakte 13, 14

P
Pacchionische Granulationen 45
Pachygyrie 72
Palpebra superior 36
Pancake-Hämatom 49, 57
Paragangliome, nonchromaffine 200
Paralyse, progressive 108
Parapharyngealraum 35
paraselläre Prozesse 190–192
paraventrikuläre Prozesse 187
parietookzipitale Lappenaplasie 70
Parinaud-Syndrom 41, 140
Parkinson-Krankheit 104
Parotistumor 201
Partialvolumeneffekt 13, 14
Pedunculus(li)
– cerebellaris inferior 30
– – superior 22, 30
– cerebri 24, 30, 38
Pelizaeus-Merzbacher-Krankheit 112
periorbitales Gewebe 171
perisylvische Aplasie 65, 72
periventrikuläres Ödem 74
Phakomatosen 65, 71, 72
Photopsien 40
Phthise, Bulbus oculi 168, 171
physiologische Involution 104
PICA (A. cerebelli inferior posterior) 90
Pick-Krankheit 106
pilozytisches Astrozytom
– spinales 228
– zerebrales 126, 134, 136, 137, 168, 169
Pinealis 23, 180
Pinealisregion
– Prozesse 194, 195
– Tumoren 140, 141
Pinealistumor 141, 195
Pinealoblastom 140
Pinealom 140, 194
– ektopisches 140
Pinealozytom 140
Pixel 11
Planum sphenoidale 28
Plasmozytom 226, 230, 233
Platybasie 206
Plexus chorioideus 17, 25, 26, 29, 180
Plexuspapillom 73, 140, 141
Pneumatozele 58, 62
Pneumatozephalus 58, 173
Pneumosinus dilatans 71
Polioenzephalitis 114
Polyarthritis, chronische 240, 241
Polyp 207
Polyposis nasi 208
Pons 21, 22, 24, 28, 30, 38
– Blutung 95
pontomedullärer Übergang 30
porenzephale Ausziehung 177
Porenzephalie 78
– schizenzephale 65
Posteriorinfarkt 87
postoperative Narben, spinale 242, 243
posttraumatischer Hydrocephalus communicans 60
posttraumatische Zyste 60
Praecuneus 21, 23, 24
präpontine Zisterne 22
präsenile Demenz 104
primäres meningeales Melanom 148
Primärtumor, Lunge, Niere, Prostata, Schilddrüse 201
Processus
– clinoideus anterior 26, 34, 36
– mastoideus 32, 34
– pterygoideus 35
– styloideus 33
– uncinatus ossis sphenoidalis 34
progressing stroke 86
progressive multifokale Leukoenzephalopathie 110

progressive Paralyse 108
Projektil 58, 59
Prolaktin 152, 154, 156
Prolaktinom 152
– Makroprolaktinom 153
– Mikroprolaktinom 154, 155
Promontorium 32
Prosenzephalon 64
Prozesse
– Cisterna-magna-Region 194, 195
– Felsenbeinregion 198–209
– Frontalhirn 188, 189
– intraselläre 190–192
– intraventrikuläre 186, 187
– Kleinhirnbrückenwinkel 196, 197
– paraselläre 190–192
– paraventrikuläre 186, 187
– Pinealisregion 194, 195
– Schädelbasis 206–209
– Sellaregion 190–192
– supraselläre 190–192
– Viszerokranium 206–209
– vordere Schädelgrube 188, 189
Pseudotumor
– orbitae 168–170
– vermis 194
Psychosyndrom 102
Pterygoid 35
Putamen 23
Pyozele 168, 208
Pyramide 22
Pyramidenbahn 38, 39
Pyramidenlängsfraktur 203
Pyramis medullae oblongatae 30

Q

Querfraktur 202

R

Radiatio
– acustica 42
– optica 40
Radionuklid-Zisternographie 108
räumliche Auflösung 11
Ramus mandibulae 34
raumfordernder Infarkt 87
Raumforderung 122
Rautengrube 42
Recessus
– epitympanicus 32
– hypotympanicus 32
– infundibuli 19, 190
– lateralis, Spinalkanal 226
– lateralis ventriculi IV 30
– pharyngeus lateralis 34
– supraopticus 19, 75
– suprapinealis 19, 180
Recklinghausen-Krankheit 151
Retikulumzellsarkom 206
Retinoblastom 168
– malignes 169
– Metastase 185
retrobulbäres Gewebe 171
retrobulbäres Hämatom 168
reversible ischämische neurologische Defizite (RIND) 86
Rhabdomyosarkom 164, 165
Rhinenzephalie 67
rhombozerebelläre Dysrhaphien 65
Riechbahn 42, 43
Riesenaneurysma 93, 96, 98, 181
Riesenzellastrozytom, subependymales 138, 139, 186, 187
Rindenprellungsherde 53
Rotationsartefakte 13
Rückprojektion 10

S

Sarkoidose 119
Sarkom
– Fibrosarkom 206
– monstrozelluläres 138
– Osteosarkom 206
– Retikulumzellsarkom 206
– Rhabdomyosarkom 164, 165
– Schläfenbein 201
Schädelbasis
– Malignome 206
– Prozesse 206–209
Schädelgrube
– hintere 19
– mittlere 19
– vordere 19, 22, 35, 188, 189
Schädelhirntraumen 44–63, 207
Schädelosteomyelitis 114
Schädelprellung 44
schizenzephale Porenzephalie 65
Schmetterlingsglioblastom 135
Schußverletzungen 58, 59
Sehbahn 40, 41
Seitenventrikel 24, 28
Sellaballonierung 156
Sellaboden 31, 153, 156
Sellaregion, Prozesse 190–192
Sella turcica 28
Semicanalis
– m. tensoris tympani 32
– tubae auditivae 32
senile Demenz 104
sensible Leitungsbahn 38, 39
sensorisches Sprachzentrum Wernicke 42

Septum
– nasi 36
– – Agenesie 64
– pellucidum 21, 24, 28
– – Zyste 70, 71
– sinus sphenoidalis 34
Shading 14
Shuntblockade 76
Shuntgefäße 57
Siebbeinlabyrinth 34, 35
Siebbeinzellen 35, 171
Sinus
– cavernosus 19, 31, 152, 155
– frontalis 25, 34, 36
– maxillaris 28, 34, 36
– petrosus superior 19
– rectus 17, 19, 26
– sagittalis inferior 19, 26, 28
– – superior 19, 26, 28
– sigmoideus 33
– sphenoidalis 28, 31, 34, 36
– sphenoparietalis 19
– transversus 28
– tympani 32
Sinusitis 114, 208
Sinusvenenthrombose 90, 92, 201
Slit-Ventricle-Syndrom 76
Spätfolgen eines Hirntraumas 60, 61
Spina
– bifida occulta 236, 237
– caroticojugularis 33
– tympanica 201
spinale Fehlbildungen 236, 237
spinale Traumatologie 234, 235
spinale Tumoren 226–229, 233
Spinalkanalstenose 226
Splenium corporis callosi 21, 23
Spondylitis 238, 239, 241–243
Spongioblastom 134
spongioforme Leukodystrophie 110
Sprachzentrum
– motorisches Broca 42, 43
– optisches 42, 43
– sensorisches Wernicke 42, 43
Stammganglieninfarkt, hämorrhagischer 88
Stapes 32
Status spongiosus 60, 80
Stauungspapille 168, 171
STH 152, 154, 156
– Exzess 155
Streaking 13
Streckkrämpfe 44
Striatum-claustrum-Blutung 93
Stroke
– completed 86
– progressing 86
Sturge-Weber-Syndrom 65, 71–73, 174, 181
Subarachnoidalblutung 96, 101, 179
– traumatische 56, 57
subdurales Empyem 116
subdurales Hämatom
– spinales 234, 235
– zerebrales 48–52, 173
subdurales Hygrom 48, 62, 76, 80, 173
subependymales Riesenzellastrozytom 138, 139, 186, 187
Substanzdefekt, intrazerebraler 62
Sulcus(ci)
– basilaris 30
– calcarinus 40
– centralis 25
– cerebri 20–23
– cinguli 25, 29
– lateralis anterior 30
– – posterior 30
– medianus posterior 30
– parietooccipitalis 25
– pontomedullaris 30
Syndrome, neurokutane 72
Syringomyelie 66, 236, 237

T

Tegmen
– pontis 39
– tympani 32
Tela chorioidea 180
Temporalhorn 19, 24, 29
Temporallappenepilepsie 42
Tentorium cerebelli 19, 22, 26, 28, 180
Tentoriumhypoplasie 66
Tentoriummeningeom 147, 149
Tentoriumschlitz 44
Teratom 160
Thalamus 23, 24
– Blutung 93, 95, 179
Thrombose
– Basilaristhrombose 90
– Sinusvenenthrombose 90, 92
Tonsilla cerebelli 30
Toxoplasmose 119, 121, 181
Tractus
– bulbothalamicus 38
– olfactorius 42
– optici 40
– spinothalamicus 38
Tränendrüse, Tumor 168
traumatische Subarachnoidalblutungen 56
traumatische Ventrikelblutung 56
traumatischer Hirninfarkt 56
Traumatologie, spinale 234, 235
Traumen
– Felsenbeinregion 202

– Schädelhirntraumen 44–63, 207
Trepanationsdefekt 62
Trigeminusneuralgie 204
Trigonum 19, 23, 24
Tuberculum
– jugulare 33
– nuclei cuneati 30
– – gracilis 30
– sellae, Meningeom 144, 146
Tuberkulom 119, 121
Tuberkulose 119
tuberkulöse Meningitis 121
tuberöse Sklerose 71, 72, 181
Tumor(en)
– Glomus-jugulare-Tumor 196, 200, 203
– Glomus-tympanicum-Tumor 200
– Glomustumor 164, 198, 200
– Hirntumoren 122–124
– Lunge 201
– Mißbildungstumoren, spinale 226, 230
– – zerebrale 158–163
– Nervenzelltumoren 138
– Niere 201
– Parotistumor 201
– Pinealistumor 141, 195
– Prostata 201
– Pseudotumor orbitae 168–170
– – vermis 194
– Schilddrüse 201
– spinale 226–229, 233
– – metastatische 226
– Tränendrüse 168
Tympanosklerose 201

U
Ulegyrie 80
Uncinatuskrisen 42
Uncus gyri hippocampi 30
Untersuchungstechnik
– spinale CT 210
– zerebrale CT 15–17

V
Vasopathien 84–101
Vasospasmus 101
Vena
– basalis 26
– cerebri interna 26
– – magna Galeni 26, 78, 99, 194, 195
– jugularis 198
– ophthalmica superior 36
– thalamostriata 78
venöse Blutleiter 19
Ventrikel
– III. 19, 21–24, 28
– IV. 19, 21, 28, 30
Ventrikelblutung, traumatische 56
Ventrikeldeformationen 185
Ventrikelkollaps 76
Ventrikelsystem 19
Ventrikulitis 76, 119
Verkalkungen
– pathologische 181
– physiologische 180
Vermis superior cerebelli 24
Verschlußkrankheit, arterielle 25, 26, 45
Vessel-loop-Syndrom 204, 205
Viszerokranium, Prozesse 206–209
Vomer 34
vordere Schädelgrube 19, 35
– Prozesse 188, 189
Vorderhorn 23, 24, 29
Vorderlappeninsuffizienz 153
Voxel 11

W
„wachsende Fraktur“ 60, 61
WHO-Klassifikation, Hirntumoren 123
„Wiesen, letzte“ 84
Wilson-Krankheit 106
Wirbelfraktur 234, 235
Wirbelluxation 234, 235
Wolfsrachen 64
Wühlblutung 97
Wurzelausriß 234, 235
Wurzeleintrittszone 204
Wurzelzysten 236, 237

Z
Zäruloplasminmangel 106
Zephalozelen 64, 65
Zisterne, präpontine 22
Zisternographie
– Normalbefund 30, 31
– Radionuklidzisternographie 108
Zwei-Punkte-Diskrimination 39
Zyklopie 65
Zyste(n)
– Arachnoidalzyste 80, 83, 173
– Dandy-Walker-Zyste 184, 194
– Echinokokkuszyste 121
– Endodermalzyste 158
– enzephalomalazische 84
– Epidermoidzyste 161
– intradurale 65
– Kolloidzyste 158, 159, 187
– Orbita 168
– posttraumatische 60
– Wurzelzysten 236, 237
Zystizerkose 119, 181
Zytomegalieenzephalitis 115
Zytostatikatherapie 119